GAIL WALRAVEN

Basic Arrhythmias: With 12-Lead EKGs
EIGHTH EDITION

心律失常基础
12 导联心电图
（第 8 版）

编　著　〔美〕盖尔·瓦尔雷文

主　译　苗立夫　崔振双　李晓冉

天 津 出 版 传 媒 集 团
天津科技翻译出版有限公司

著作权合同登记号：图字：02-2019-212

图书在版编目(CIP)数据

心律失常基础：12 导联心电图 /(美)盖尔·瓦尔
雷文(Gail Walraven)编著；苗立夫，崔振双，李晓冉
主译. —天津：天津科技翻译出版有限公司，2021.12
书名原文：Basic Arrhythmias(with 12-Lead EKGs)
ISBN 978-7-5433-4143-2

Ⅰ. 心… Ⅱ. ①盖… ②苗… ③崔… ④李… Ⅲ.
①心律失常–心电图 Ⅳ. ①R541.704

中国版本图书馆 CIP 数据核字(2021)第 173945 号

授权单位：Pearson Education, Inc.
出　　版：天津科技翻译出版有限公司
出 版 人：刘子媛
地　　址：天津市南开区白堤路 244 号
邮政编码：300192
电　　话：(022)87894896
传　　真：(022)87895650
网　　址：www.tsttpc.com
印　　刷：天津海顺印业包装有限公司分公司
发　　行：全国新华书店
版本记录：889mm×1194mm　16 开本　38 印张　600 千字
　　　　　2021 年 12 月第 1 版　2021 年 12 月第 1 次印刷
　　　　　定价：220.00 元

(如发现印装问题，可与出版社调换)

译者名单

主　译　苗立夫　崔振双　李晓冉

副主译　尹燕平　崔永亮　石宇杰

译　者（按姓氏汉语拼音排序）

崔永亮	清华大学第一附属医院华信医院心血管内科
崔振双	解放军总医院第七医学中心心血管内科
范绚维	清华大学第一附属医院华信医院心血管内科
高　超	北京中医药大学深圳医院
贡玉苗	解放军总医院第七医学中心心血管内科
郭志琴	清华大学第一附属医院华信医院心血管内科
何慧琳	清华大学第一附属医院华信医院心血管内科
李　健	清华大学第一附属医院华信医院心血管内科
李俊峡	解放军总医院第七医学中心心血管内科
李晓冉	首都医科大学附属友谊医院心血管内科
苗立夫	清华大学第一附属医院华信医院心血管内科
石苗茜	解放军总医院第七医学中心心血管内科
石宇杰	解放军总医院第七医学中心心血管内科
田新利	解放军总医院第七医学中心心血管内科
孙　鹤	清华大学第一附属医院华信医院心血管内科
王　伟	清华大学第一附属医院华信医院心血管内科
王一可	清华大学第一附属医院华信医院心血管内科
许思昊	清华大学第一附属医院华信医院心血管内科
尹燕平	清华大学第一附属医院华信医院心血管内科
张艳苓	解放军总医院第七医学中心心血管内科
张源波	解放军总医院第七医学中心心血管内科
赵笑男	河北省邢台市人民医院心血管内科

评审员

本书评审员为内容的改进提出了很好的建议。他们的评价对于协助进行本书的修订和更新十分重要，非常感谢他们的帮助。

第 8 版评审员

Ashley Cheryl, BSN, RN, Education Instructor, Saint Francis Hospital, Department of Education and Professional Development, Tulsa, OK

Scott Jones, MBA, EMT-P, EMS Professor, Victor Valley College Regional Public Safety Training Center, Yucaipa, CA

Lawrence Linder, PhD, NREMTP, Program Manager, Hillsborough Community College, Tampa, FL

以往版本的评审员

Lauri Beechler, RN, MSN, CEN, Director, Paramedic Program, Loyola University Medical Center, Maywood, IL

Jackilyn E. Cypher, RN, MSN, NREMT-P, Paramedic Program Course Director, Lead Instructor, Portland Community College, Cascade Campus, Portland, OR

Deborah Ellis, RN, MSN, NP-C Assistant Professor, Missouri Western State University, Saint Joseph, MO

Mary Fuglaar, PHRN, NREMT-B Training Lieutenant, Fort Bend County EMS Rosenberg, TX

Brian Hess, Star Technical Institute Philadelphia, PA

Bradley K. Jordan, EMT-P EMT-P/Level 1 EMS Instructor, Rockingham Community College, Wentworth, NC

Christine Markut, PhD, RN, BC, CNE, Associate Professor, Stevenson University, Stevenson, MD

Lynette McCullough, NREMT-P, MCH Program Coordinator, Paramedic Technology, Griffin Technical College, Griffin, GA

Jeff McDonald, BS, LP Program Coordinator Tarrant County College, Hurst, TX

Mike McEvoy, EMS Coordinator, Saratoga County, NY

Matthew F. Powers, RN MS CEN MICP EMS Chief, North County Fire Authority Fire/Emergency Nursing, Daly City, CA

Trent Ragsdell, MBA, Life Support Program Manager/EMS Coordinator, 55th Medical Group Education and Training Department, Offutt AFB, NE

Ken Schoch, Program Director, Yavapai College Prescott, AZ

Douglas P. Skinner, BS, NREMTP, NCEE, Training Officer, Loudoun County Fire Rescue, Leesburg, VA

Michael Smertka, EMT-P, EMS, Assistant Instructor, Cleveland Clinic EMS Academy Cleveland, OH

Kimberly Tew, BSN, RN, University of Iowa College of Nursing, Iowa City, IA

Paul S. Visich, PhD, MPH, Director of the Human Performance Laboratory, Central Michigan University Mt. Pleasant, MI

Carl Voskamp, MBA, LicP, EMS Program Coordinator, The Victoria College Victoria, TX

Michael L. Wallace, MPA, E T-P, CCEMTP, EMS Captain/Educator, Central Jackson County Fire Protection District, Blue Springs, MO

Charlotte A. Wisnewski, PhD, RN, BC, CDE, CNE, Associate Professor, University of Texas Medical Branch School of Nursing, Galveston, TX

中文版前言

　　对于每一名医生来说，心电图识图是一项基本要求，但如何正确解读心电图仍是一项具有挑战性的任务，因此选择一本浅显、生动、系统的心电图学习参考书尤为重要。

　　心电图的基本组成部分并不复杂，但如何理解其波形代表的心脏节律、心肌供血及结构改变等异常并不简单，这不仅需要了解心脏电解剖系统的基本知识，还应具备一定的空间想象力和逻辑思维能力。

　　Gail Walraven 医生致力于心电图工作，编著了《心律失常基础：12 导联心电图》一书。这本书着重讲解基本的电生理和五大心律失常。而附加的章节增加了实践学习，涵盖了心脏解剖、临床表现、12 导联心电图和心脏起搏器。他运用自己创新性的理念和方法使得心电图学习变得有趣及实用。

　　我们被本书独特的写作风格吸引，因而进行了翻译，但因时间仓促及水平所限，书中难免存在不足之处，敬请读者批评指正！

前言

在心电图这个高深领域内有多种层次水平的读本,也有多种学习方法。为便于参考,可将相关知识概述如下。

单导联心电图

第三级:能够解释复杂的心律失常,包括窦性停搏、起搏点、异常心律和传导阻滞等。

12 导联心电图

第一级:能够识别一些简单的心电图,通常是威胁生命的心律失常,但不了解其特征或机制。

第二级:根据起搏部位基本了解常见心律失常的特征和机制,但不了解更复杂心律失常的特征。

第四级:熟悉 12 导联心电图(如束支传导阻滞、梗死部位、电轴偏倚)。

第五级:能够辨别复杂心电图的变化(如隐匿性传导、传导交互影响、三束支阻滞、希氏束电图)。

第一级、第二级和第三级可以了解单导联心电图及其特征。第四级和第五级可掌握多导联或 12 导联心电图检查心律失常和更复杂的情况。

通常情况下,学员会以从简单到复杂的顺序逐步完成这些阶梯层次。但是,不幸的是,一些学员经常由于缺乏为深入理解而进行的训练,从而无法进入这个迷人的领域。本书的目的是为那些感兴趣但又无法接受其他形式培训的个人提供一个良好的理解基础。本书的主要内容集中在第二级,即对常见而又简单的心律建立一个基本概念。希望本书能为人们提供一种愉快和有趣的方式以巩固基础,从而为以后在心电图领域的继续深造打下基础。

本书针对以下几类人群:

• 以前曾通过学习了解心电图的人员。

• 无法参加常规心电图培训的人员。

• 参加过正式心电图培训并希望同时使用该课程巩固学习成果的人员。

因为本书本质上是为将来的学习提供基础,所以在不给学员任何误解或错误印象的情况下,谨慎地灌输简单、基本的概念。为此,有些知识可能被删除,或是一带而过,因为其太复杂,进而可能让读者在无法得到导师帮助的情况下感到困惑。希望本书能为新学员打开大门,并为教师提供更多的课堂学习以达到巩固和细化的目的。

这本书最初完全设计成自我指导书,第 1~8 章着重讲解基本的电生理、波和测量、心律分析和五大心律失常。多年来附加的章节增加了实践学习,涵盖了心脏解剖、临床表现、

12 导联心电图和心脏起搏器。因此,这本书的前半部分是自我指导式的,而附录是常见的练习。这两个部分一起为心电图领域的学习提供良好的基础。

关于第 8 版

《心律失常基础:12 导联心电图》多年来广受欢迎,数十万学员在开始学习心电图时成功地使用了本书。更新本书而且又维持它的精华部分是一个挑战。在这个版本中,我们修复了一些错误,删除了一些心电图,添加了一些新的插图,升级了一些旧的插图,扩展了一些内容,并澄清了一些模棱两可的部分。但在很大程度上,正文并没有明显的变化。请注意,后文列出了一份学习目标大纲。这些目标深入地概述了在完成每一章节学习后你应该掌握的内容。

我对第 8 版《心律失常基础:12 导联心电图》感到非常兴奋,希望你能和我一样喜欢它。随着它的升级和全新外观,它将一如既往地帮助学员开始他们的心电图学习。

第 8 版的新内容

- 更多的 12 导联心电图练习。
- 从简单的摹图过渡到真实世界的 12 导联心电图。
- 修订了一些内容。
- 增加了一些新的内容。
- 规范化的新版授课支撑材料。

致谢

感谢这些年来为《心律失常基础:12 导联心电图》一书做出贡献的所有人。在过去的几年里,来自全国各地的数百人提出了自己的想法和建议,贡献了心电图,提供了临床病历,并与我讨论了心电图解读。如果没有这些临床上的帮助,这本书就不会获得今天享有的卓越声誉。对于第 8 版,我想再次感谢 Jerrold Glassman 博士(圣地亚哥斯克里普斯慈善医院心脏科医学主任),每当我提出新问题时,他总是抽出时间来帮助我。在这个版本中,我还要感谢 Elizabeth Ann Morrell 护士(斯克里普斯慈善医院护理部高级主任)。我要特别感谢 James N.Phan 在收集新的心电图条带中给予的巨大帮助。

布雷迪出版公司的团队为此书的出版制订了严格的标准,无数的出版专业人士在本书中也留下了他们的印记。最近,培生教育集团凭借其印刷和媒体专业知识将我们推向了新的高度。和这样的专业人士一起工作总是一种乐趣。

谢谢你们。

盖尔·瓦尔雷文

加利福尼亚,拉霍拉

本书预览

本文的前8章以"程序化学习模式"设计成自我教学单元。因此,它是一个完全独立的学习包;你只需要一支铅笔和一套心电图卡尺就可以学习,这些在大多数医疗用品店和医疗书店都能买到。这里提供的所有其他形式的内容都旨在使学习成为一个愉快和有价值的过程。在开始本课程之前,我将简单介绍前8个章节的格式。

大部分材料已经被组织成相似时间段的学习单元,这样你就可以在学习之时调整自己的节奏。前3章介绍心电图的基本原理,然后解释许多理论和概念,这些理论和概念是心律失常解读的基础。从第4章开始,你将根据心律失常在心脏内的起源部位,开始系统地学习心律失常,最后,你将获得补充练习材料,以确保你学习的知识能够留存在记忆中,并通过自我测试来验证你的知识。每个单独章节的内部结构基本如下。

自学单元

本书将教授你需要知道的所有心律失常解读的规则和解释材料。当你阅读本书时,你会被要求填空或者回答问题。答案在右边的空白处,与问题直接对应。在阅读书籍之前,先养成用本书的"心率计算器"书签来覆盖页边空白处的习惯,当你被要求回答问题时,在空白处写下你的答案,然后在书页上滑动书签,以显示想要的答案。如果你对一个答案有疑问,请回到前面来寻找答案。

要点

在每一章的末尾,会有本章要点的简短总结。这主要是为复习提供的,当你完成这一章时,这些要点将成为你未来的参考。

自我测试

每一章结束时都会对该章所包含的重要信息进行自我测试。自我测试的格式与正文的格式非常相似,但每个问题都被放到专门提供问题答案的章节框架中,之所以这么做是因为自我测试的目的是告诉你,是否学习了章节中的内容,所以你需要在完成该章节学习和开始自我测试之间留出一定的时间。如果你在完成这一章后立即进行测试,你可能只是在识别熟悉的术语,而不是真正地理解了信息。所以,一旦你完成了这一章,休息一两个小时,然后回来参加考试。如果你在测试中做得很好,那就进入下一章。如果测试结果表明你没有真正地学习好这些材料,那么在继续下一章节的学习之前你要再补习一下这部分知识,否则只会让你困惑,最终可能妨碍你学好未来的课程。

心电图练习

大多数章节包括至少一张 EKG 心律条练习题,让你学会分析和解读心律失常的技巧,多加练习可能是提高心律失常解读技能的最重要手段。

本书旨在使你能够自学心律失常解读,因此你就要充分利用时间进行练习。然而,如果你能找到一位指导你学习和激发你思考的导师,你的学习将会大大加快。如果可能的话,在你开始本课程之前确定一位潜在的导师,并安排你需要的指导帮助,解答你的问题,你的视野会随着你在这门自学课程中的进步而扩展。

助记卡

一些需要记忆的信息已记录在本书随附的助记卡上,这是一种在短时间内记忆材料的有效方法。当你要去记忆信息时,停下课程并使用助记卡完成这项任务。完成后再返回课程。

学习目标

下面的目标详细地概述了在完成每一章后你可以预习什么和做什么。

第 1 章　心脏电生理

1. 描述了心律失常的电生理基础。

1.1 指出了心律失常监测的用途和局限性。

1.1.1 区分心脏的电活动和机械功能。

1.1.2 叙述了心律失常监测/灌注评估。

1.2 解释如何形成心脏冲动。

1.2.1 简要描述钠泵。

1.2.2 定义极化和描述极化状态。

1.2.3 定义去极化和解释其产生的原因。

1.2.4 定义复极和解释其产生的原因。

1.3 描述心脏电活动传导系统。

1.3.1 识别电传导的 5 个主要区域。

1.3.2 概述传导系统的物理结构。

1.3.3 描述通过传导系统的一般电流模式。

1.3.4 给出窦房结、房室结和心室的固有心率。

1.4 解释神经系统对心脏冲动形成的影响。

1.4.1 区分夺获和逸搏。

1.4.2 指出对心脏冲动形成有影响的神经系统。

1.4.3 识别上述神经系统的两个对立分支,并说明如果刺激每个分支对心脏的影响。

1.4.4 描述如果其中一个分支被阻断对心脏的影响。

第 2 章　波与测量

2. 将心电刺激转换到适合解读心律失常的可见图形介质。

2.1 演示用于检测心电活动的监测设备。

2.1.1 准备监测设备/材料。

2.1.2 演示用于监测心律失常的电极布置。

2.1.3 优化电极和皮肤之间的接触。

2.1.4 选择具有良好波形可视性的导联用于心律失常的解读。

2.2 用规范的方格纸显示心电活动。

2.2.1 给定心电图纸在心电图机中运行的标准速度,确定与以下每一项相关的时间间隔:

a. 速度标记。

b. 一个小格子。

c. 一个大格子。

2.3　将单个心动周期的组成部分与产生的电生理事件联系起来。

2.3.1　区分以下图形：

a. 波形。

b. 段。

c. 间期。

d. 波群。

2.3.2　给定一个心动周期,定位下列各成分并描述产生它的电事件：

a. P 波。

b. PR 段。

c. PR 间期。

d. Q 波。

e. R 波。

f. S 波。

g. QRS 波群。

h. ST 段。

i. T 波。

2.3.3　给出以下每种情况的正常持续时间：

a. PR 间期。

b. QRS 波群。

2.3.4　识别两个不应期。

2.3.5　识别心脏易损期。

2.3.6　识别心电图描记中由非心脏电活动引起的干扰。

2.4　区分单个心动周期和心电图心律条。

第 3 章　心电图心律条分析

3.　利用现成的分析格式从心律条中收集必要的数据来解读出现的心律失常。

3.1　利用系统分析格式进行心律失常的解读。

3.2　概述心律条系统分析法的 5 个组成部分。

3.2.1　系统分析描述规律性的相关内容,包括 RR 间期、PP 间期、模式和是否为异位心律。

3.2.2　描述系统分析心率的相关方面。

3.2.3　描述系统分析 P 波的相关方面,包括位置、形态和模式。

3.2.4　描述系统分析 PR 间期的相关方面,包括持续时间、变化和模式。

3.2.5　描述系统分析 QRS 波群的相关方面,包括持续时间、形态和模式。

A.6　解释收缩和舒张。

　　A.6.1　描述心房舒张和收缩。

　　A.6.2　描述心室舒张和收缩。

A.7　解释冠状动脉循环。

　　A.7.1　描述冠状动脉循环的功能。

　　A.7.2　描述冠状动脉、静脉和冠状窦的功能。

A.8　识别心脏表面。

附录 B　心律失常的病理生理和临床意义

B.1　描述心律失常的临床表现。

　　B.1.1　定义心排血量。

　　B.1.2　给出计算心排血量的公式。

　　B.1.3　列出影响心排血量的 3 种心律失常。

　　B.1.4　列出 8 个心排血量减少的症状。

B.2　解释治疗心律失常的一般原则。

　　B.2.1　列出可能有助于支持灌注的其他措施。

　　B.2.2　解释美国心脏协会在制订和维持用于治疗心律失常的先进心脏生命支持建议
　　　　　方面的作用。

B.3　解释本书中 22 种基本心律失常的意义,并描述每种心律失常的临床特点。

附录 C　12 导联心电图

C.1　解释 12 导联心电图的优点。

C.2　陈述心电图的基本原理。

C.3　解释导联和电极的放置。

　　C.3.1　区分双极和单极导联。

　　C.3.2　定义监测导联。

　　C.3.3　描述导联在额面和水平面上的位置。

C.4　解释通过心脏的电向量和电轴。

　　C.4.1　定义平均 QRS 轴。

　　C.4.2　解释导联轴。

　　C.4.3　解释 R 波、Q 波、S 波、QS 波、电轴偏转、J 点和 QT 间隔的心电图特征。

　　C.4.4　解释向量关系。

　　C.4.5　描述电轴偏倚并给出电轴左、右偏的意义。

　　C.4.6　描述一种快速估算 QRS 电轴的方法。

C.5　描述打印一个 12 导联心电图报告的标准格式。

　　C.5.1　解释学习识别正常 12 导联心电图的重要性。

C.6　说明 12 导联心电图的局限性。

附录 D　基础 12 导联心电图解读

D.1　解释心电图上的心肌损伤。

  D.1.1　定义缺血。

  D.1.2　定义心肌梗死。

  D.1.3　描述与心肌损伤相关的心电图变化。

  D.1.4　描述缺血的演变（梗死时间）。

  D.1.5　解释导联和心脏特定表面损伤的关系。

D.2　在 EKG 上解读心腔扩大。

  D.2.1　说明心腔扩大的原因。

  D.2.2　描述心腔扩大的 EKG 特征。

D.3　解释 EKG 上的束支阻滞。

  D.3.1　定义束支阻滞。

  D.3.2　描述束支阻滞 EKG 的表现。

  D.3.3　在 EKG 上区分右束支和左束支阻滞。

D.4　解释 EKG 上的其他异常。

  D.4.1　描述心包炎 EKG 表现。

  D.4.2　描述洋地黄中毒 EKG 表现。

  D.4.3　描述高钾血症和低钾血症 EKG 表现。

  D.4.4　描述高钙血症和低钙血症 EKG 表现。

D.5　解释分析 12 导联 EKG 的格式。

  D.5.1　说出 12 导联 EKG 简单有效分析的关键。

  D.5.2　说出 EKG 的概要分析应涉及的名目。

附录 E　起搏器

E.1　描述起搏器。

  E.1.1　解释人工起搏器的用途。

  E.1.2　定义夺获。

  E.1.3　说出起搏器的 3 个组成部分。

E.2　说出心脏起搏器起搏的腔室。

E.3　描述"智能"起搏器。

E.4　解释起搏器起搏冲动的两种基本方式。

  E.4.1　定义触发起搏器。

  E.4.2　定义抑制起搏器。

E.5　解释用于起搏器分类的三字母代码系统。

E.6　解释心脏起搏器的评估。

  E.6.1　描述心电图上起搏器的表现。

  E.6.2　描述评估起搏器功能的基本顺序。

E.6.3 描述起搏钉和波群之间的关系。

E.7 描述 4 种常见的起搏器故障。

E.8 解释如何修复起搏器故障。

目 录

第 **1** 章

心脏电生理

自学单元

本章将会阐述心律失常发作时心脏电生理发生的真实改变、心电监测的用途及不足、心脏电冲动的形成及其在整个心脏的传导,并介绍神经系统是如何通过影响心脏电冲动的形成来影响心率的。

心脏电与机械功能

1.心脏把血泵入全身各组织器官。这个过程包括两部分:
- 电冲动发放,激活心脏。
- 心肌对电刺激做出反应,产生机械运动,促成心脏泵血。

心脏有两种不同类型的细胞来完成以上两种活动。其一是电传导细胞,其发放电冲动,并将冲动传导到整个心脏。其二是机械收缩细胞,对电刺激做出反应,心脏收缩泵血。因此,当_____细胞发放冲动并传到整个心脏后,_____细胞做出反应,产生收缩运动,使心脏泵血。　　　　　　　电;钠泵

2.心脏只有在受到电活动的刺激后,才会发生收缩反应。所以,如果没有_____刺激,就不会发生机械活动。　　　　　　　　　　　　　　　　　　　　　　　电

3.电细胞发放电刺激后,会引发机械细胞发生_____反应。　　　　　　　收缩

4.没有_____刺激,就不会引起机械细胞收缩。　　　　　　　　　　　　电

5.由于不能在活体心脏上直接观察心肌,我们必须依赖外在检查手段来评价电细胞和工作细胞的功能状态。要想全面评估心脏的功能状态,必须对_____和　　电
_____的功能状态都做出评价。　　　　　　　　　　　　　　　　　　机械

6.我们使用血压、脉搏和其他灌注指标来评价心脏的机械功能,判断心脏泵功能是否正常。同样,我们也需要寻求评价心脏电活动的方法。最好的方式就是心电

图(EKG)监测。所以,我们用心电图评价心脏的_____活动,而用_____和_____评价心脏的机械活动。

电;脉搏
血压

7.有一种少见的情况,心肌对电刺激不会产生机械收缩反应。这时,只有电活动,但是没有_____反应。如果心脏电传导系统功能正常,但是没有心肌有效收缩,那么就只能采集到心电图,而测不出血压,摸不到_____。

机械
脉搏

8.要想评价患者的心脏功能,就必须通过检查_____和_____来评价心脏机械功能,通过分析_____来评价心脏电传导功能。

脉搏;血压
心电图

9.心电图是将心脏电活动用图形的方式表现出来。从心电图上可以看出心脏的节律。从技术上讲,心律失常是指不正常的心脏节律,尽管这个术语通常用来指所有的心脏电模式。术语节律障碍是心律失常的同义词,它们都指心脏不正常的_____活动。

电

10.心电图不能反映心脏机械活动——机械活动必须通过患者的脉搏和血压来判断。但是,心电图可以反映心脏的_____状态,这是评价患者情况很重要的一方面。心电图提供了可辨识的节律状态。心律失常心电图就是心脏不正常_____的图形展示。

电活动
电活动

11.要想正确理解并解读心律失常,首先必须理解心脏内电活动的具体运行模式。这是因为所有心律失常都是心脏异常电活动的真实表现。术语心电图学专指进行心律失常分析,因为心律失常心电图就是对心脏异常_____活动的体表记录。

电

12.为了帮助理解并解读每一种心律失常心电图,应该认识心脏内形成心律失常的电活动过程。为了做好这一点,应该将心脏的电活动和机械活动分开,那么,我们现在就只讨论心脏的_____活动。

电

电冲动形成

13.心脏的电(起搏)细胞在没有外界刺激的情况下能够产生冲动。在细胞水平,电平衡发生变化,产生电流,即形成冲动。心脏细胞这种自身形成电冲动的能力称为自律性。自律性是指心脏细胞在_____外界刺激的情况下产生冲动的能力。并不是所有心肌细胞都具备这种能力,只有心脏电传导系统的起搏_____才具有这种性能。

没有
细胞

14.电冲动的产生是心肌内电解质运动的体现,准确地说,电解质在细胞内外的移动促成了电冲动的形成。产生电冲动的主要电解质是Na^+和K^+。Na^+和_____是产生心脏电冲动的主要电解质。两种电解质均携带正电荷,但是带电量不等。Na^+带电量较K^+"多",使K^+相对于Na^+呈负性状态。正是细胞在静息状态时电解质带电量的差异,促使电解质跨过细胞膜,而电解质跨过_____的运动产生了电冲动。

K^+

细胞膜

15.细胞处于静止状态时,钾位于细胞内,钠位于细胞外,所以细胞外电位为正,细胞内电位相对为负。内外电荷处于_____状态,无电流移动(图1.1A)。当Na⁺向细胞内流动,K⁺流向细胞外时,电流便产生了(图1.1B)。当Na⁺重新回到细胞外时,K⁺也相应回到细胞内,便完成复极过程(图1.1C)。这种电解质在细胞内外的移动就是钠泵活动。这一活动发生于每一次心跳时。_____是指电解质在细胞内外的移动,这种移动即促使电冲动的形成。当细胞内外电荷平衡时,没有_____流产生。当细胞内外正负电荷易位,便形成了_____冲动。

平衡

钠泵

电

电

16.电流的形成需要有电位差。静息细胞内外电荷是平衡的,没有电流产生,称为极化状态。此时,细胞内外电荷是_____,并预备除极。所以极化是指细胞内外电荷_____,无_____产生的一种预备除极状态。因此,当细胞处于预备除极状态时,称为_____细胞。细胞内外电荷交换形成_____流。一旦起搏细胞发出冲动,电流即沿着传导通路在细胞间传导,直至_____受到刺激收缩。

平衡的

平衡;电

极化;电

心肌细胞

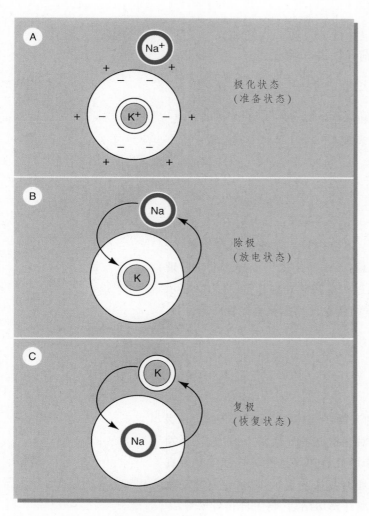

图1.1　钠泵:电冲动形成的化学基础。

极化,去极化

17.极化状态指"预备除极"阶段。随着两种化学电荷交换位置,波形电流即传遍整个心脏。这种电流波形称为去极化,并使电冲动传遍心脏(图1.1B)。极化指细胞的"预备"状态,而_____则指释放电荷、形成电流的过程。

去极化

18.细胞去极化后,正负电荷将重新回到最初的位置,细胞预备再次释放电荷(图1C)。去极化后,细胞内外电荷恢复到最初状态,称为复极化。复极是指电荷回到_____位置。复极发生于去极化_____。

最初;之后

19.如果细胞外的正电荷与细胞内的负电荷达到平衡,则不会有电荷流动,这种状态称为_____,为"预备"状态。

极化

20.细胞内外的电荷交换位置,形成电活动,称为_____,而电荷恢复到最初状态称为_____。

去极
复极

21.如果极化称为预备状态,_____称为电荷释放状态,那么,_____将称为恢复状态。

去极;复极

22.现在让我们来看一看这种单个细胞活动和整个心脏实际状态之间的联系。前面描述的心脏中每一个细胞的一系列变化,均表现为_____式运动,导致整个心脏对电冲动做出反应,发生同样的运动。

波

传导系统

23.心脏内的电传导细胞均位于传导系统内。机体内传导系统的分布如图1.2所示。记住这些知识是认识心律失常的基础(注意:该书后面提供卡片帮助学习理解心律失常。正常情况下,窦房结产生电激动,通过房室结传导到心室。图1.2显示了一个正常电冲动的传导轨迹。电冲动离开房室结和希氏束后将会怎样传导?

_____

_____

_____。

冲动将沿左右束支传导到浦肯野纤维

24.在正常心脏,传遍整个心脏的第一个冲动来源于窦房结。电冲动激动心房肌,并通过结间束传导到房室结。如果用显微镜观察这些传导通路上的细胞,会发现它们与其他心房肌细胞没有任何不同,以至于研究者质疑这些传导细胞是否真的存在。但是,现在的电生理研究支持这些传导通路存在的观念,或认定电冲动就是按照这一路线传导到房室结的。请问,电冲动离开窦房结后,将怎样传导?

_____

_____

_____。

沿着结间束和心房肌传导

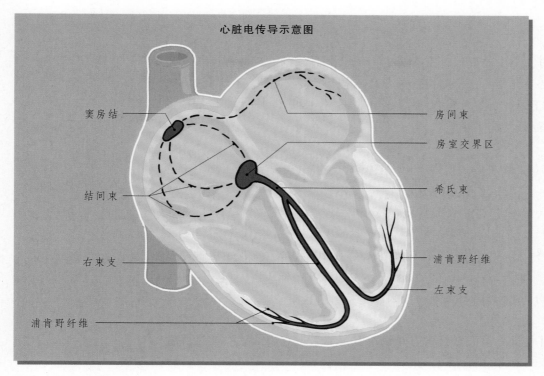

图 1.2　传导系统。

25.传导通路上的下一个传导组织区域位于房室结部位。房室结的特殊之处在
于它确实含有传导组织,却没有传导系统其他部位所具有的起搏细胞。实际上,在
房室交界区存在起搏细胞。所以,当谈及传导时,用"房室结"这个词,但当涉及冲动
的形成,用"房室交界"这个词更准确。千万不要混淆。其实解释起来很简单,不至于
造成两个词使用上的混乱。因此,当我们讨论_____相关的内容,用"房室结"这
个术语,而当特指具有起搏功能的组织时,就应该指房室_____。

传导

交界区

26.冲动离开房室结,通过_____到达左、右束支。这些束支分别位于左、右心室。　　希氏束

27.在束支的末端,小纤维发放电冲动到心肌细胞,引起心肌收缩。这些终末的
纤维称为_____。

浦肯野纤维

28.心肌细胞自身是电传导系统的一部分吗?_____
_____。

不是,它们由机械细胞组
　成,而不是电传导细胞

29.将传导系统的各部分正确排序。

1._____	(a)希氏束	1. b
2._____	(b)窦房结	2. f
3._____	(c)浦肯野纤维	3. e
4._____	(d)左、右束支	4. a
5._____	(e)房室结	5. d
6._____	(f)结间束	6. c

固有心率

30.传导系统的 3 个主要部位都有自身的心率,称为固有心率,并可以按此频率发放冲动。固有心率是指每一个部位按惯有的心率范围发放冲动。各个部位有时可以发放高于或低于固有心率的冲动,提示超出常规。一般来讲,每个部位都按各自的_____心率范围发放冲动。

固有

31.心脏主要部位的固有心率范围:

窦房结	60~100 次/分
房室交界区	40~60 次/分
心室	20~40 次/分

这些知识会为分析心电图提供线索。如果心率在 20~40 次/分,提示电冲动可能来源于_____。如果心率在 40~60 次/分,提示电冲动可能来源于_____,如果心率在 60~100 次/分,提示电冲动最有可能来源于_____。

心室;房室交界区
窦房结

32.这些规律对分析心律失常经常有帮助。但是如果把它当成绝对的指导性_____,而不是仅为参考,则会发生误导。

规则

33.一般情况下,最快的固有心率将称为心脏的起搏心率,并超速抑制其他部位的激动。窦房结的固有心率最快,并使心率保持在_____到_____。因此,正常心电图表现为"窦房结"起源。窦房结是心脏正常的起搏点,因为此处心率要比其他部位的心率_____。

60 次/分;100 次/分

快

兴奋性,逸搏

34.如果一个部位变得过度兴奋,则会以较快的频率发放冲动,并可以抑制窦房结冲动而支配心脏的起搏功能。如果窦房结以 72 次/分发放冲动,房室交界区突然以 95 次/分的频率发放冲动,那么_____将成为心脏的起搏点。

房室交界区

35.易兴奋的部位加速发放冲动并成为心脏起搏点的现象称为过度兴奋。这是一种我们不希望出现的现象,因为它会抑制正常起搏点冲动,引起心跳加快。过度兴奋发生于窦房结以下部位_____发放冲动并控制心脏起搏时。

加速

36.当正常起搏点由于某种原因发放频率变慢时,会产生不同的结果。如果窦房结的起搏心率低于其固有心率,甚至不能发放冲动,那么下面较高部位的传导组织将以其固有心率发放冲动支配心脏起搏。窦房结下面的较高部位指的是_____,所以,由于窦房结不能正常激动,房室交界区将成为心脏起搏点。这种机制称为逸搏。这是心脏发生_____障碍时所具备的正常保护性特性。

房室交界区

起搏

37.和过度兴奋不同的是,逸搏是心脏的一种保护性机制。请问过度兴奋心率比逸搏心率快还是慢?_____。

更快

38.传导系统不同部位的固有心率是指其_____的频率。　　发放冲动

39.窦房结的固有心率在_____到_____。所以正常心率一般就在这个范围。　　60 次/分；100 次/分

40.如果心电图显示心率在 40~60 次/分，提示冲动可能来源于_____。　　房室交界区

41.心室传导组织的固有心率是多少？_____。　　20~40 次/分

42.这种频率的分布特点不可能是绝对的，只能作为_____。作为提示，它将有助于分析理解心律失常，但是如果把它看作一成不变，将使学习者产生困扰。　　参考

43.心脏起搏功能的规则是_____发出冲动的部位通常就是心脏的起搏点。　　最快

44.在正常心脏，_____发放冲动最快，因此成为心脏的_____。　　窦房结；起搏点

45.如果房室交界区或心室细胞过度兴奋，_____时都可以成为心脏的起搏点。　　冲动频率加速到高于窦房结的频率

46.前面描述的过程称为_____。　　过度兴奋

47.如果窦房结不能起搏，或者起搏心率低于正常范围，_____将可能成为心脏起搏点。　　房室交界区

48.前面描述的心脏安全保护性机制称为_____。　　逸搏

神经系统的影响

49.心脏除了有自身的固有心率外，还会受到自主神经系统的影响。自主神经系统的两种神经作用相反，所以使心脏处于相对平衡状态。交感神经系统既作用于心房（包括窦房结、心房肌、结间束、房室交界区）也作用于心室。一旦交感神经兴奋，心房、心室均会做出以下反应：
- 心率加快。
- 房室结传导加快。
- 心肌兴奋性增强。

副交感神经作用相反，但只影响心房，它对心室的作用很小，甚至没有。当副交感神经兴奋时，心率将降低，同时房室结的兴奋性和传导性也降低。请问，交感神经兴奋后，心房、心室将有何反应？_____

_____。　　心率加快，房室传导加快，心肌兴奋性增强

这些神经的影响如图 1.3 所示。

50.迷走神经(副交感神经的一部分)受到刺激后,心率会_____。如果交感神经和副交感神经处于平衡状态,心率就会维持在正常水平。试想,如果阻断迷走神经的正常作用,将会产生什么样的结果?

下降

_____
_____
_____。

将会产生与交感神经兴奋相同的反应:心率加快、房室传导加快、兴奋性增强

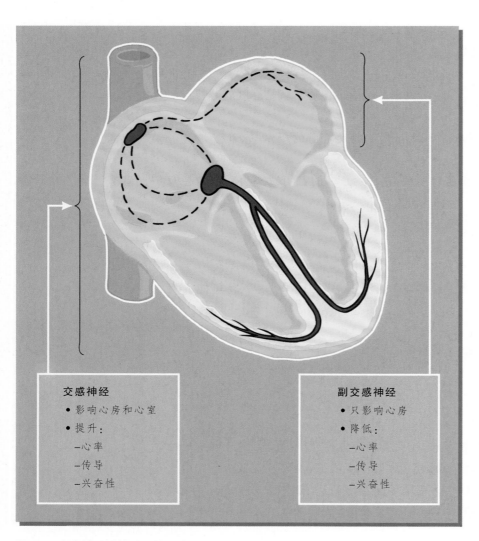

交感神经
- 影响心房和心室
- 提升:
  - 心率
  - 传导
  - 兴奋性

副交感神经
- 只影响心房
- 降低:
  - 心率
  - 传导
  - 兴奋性

图 1.3 自主神经系统对心脏的支配。

51.如果患者的心率太低,则应该使用药物通过兴奋交感神经分支或_____以加快心率。

抑制副交感神经分支

52. 影响心率的自主神经系统的两个分支是_____分支和_____分支。

交感神经;副交感神经

53.哪种神经受刺激后会使心率加快、房室传导及兴奋性增高?_____。

交感神经

54.有一种神经分支作用于心房,又作用于心室,而另一种仅作用于心房。请问,哪种神经既作用于心房、又作用于心室? _____。

交感神经

55.如果两种神经对心脏的作用持恒,心率将会怎样? _____。

心脏保持正常固有心率

56.如果自主神经系统的任一种神经分支被抑制,将会产生什么样的后果?
_____

_____

_____。

心脏将会接受另一神经的支配

57.根据前面的知识分析,副交感神经被抑制后,心率将会怎样变化?
_____。

心率将会增快

58.迷走神经属于自主神经中的_____。因此,刺激迷走神经将导致心率_____,如果被抑制,将导致心率_____。

副交感神经
减慢;加快

59.以上讨论只涉及心脏_____活动,与心脏机械活动无关。为了阐述心脏的收缩运动及脉搏的形成,必须把心脏的电活动和_____活动联系起来。

电
机械

60.心肌细胞受到电刺激后,会做出收缩反应。然而,有时因为心肌受损或电解质失衡而不能收缩。这时,心肌电活动是正常的,而心肌不发生_____活动。这种患者的心电图是正常的,但是_____可能减弱或消失。

机械
脉搏

61.本书中将要讲述的与之相反的一种情况更为常见,那就是心肌能够收缩,但是心脏电活动却不稳定。有时,电冲动使心室提前于心房收缩,或者电冲动太多,以至于心脏不能做出有效的收缩反应。还有时,电冲动在心室还没有完全充盈时提前发放,使心室收缩射血不足,导致脉搏减弱。以上这些电活动不稳定的情况,在心电图上表现为_____。

心律失常

要点

- 心脏有两种类型的细胞:
  - 电细胞,可发起和传导冲动。
  - 机械细胞,对刺激做出反应而收缩。
- 心律失常是电活动的形象表现。
- 电活动先于机械活动。
- 电活动可以在没有机械(脉搏)的情况下发生。
- 如果电冲动刺激机械细胞收缩,则心脏会收缩并泵送血液,从而产生脉搏。
- 极化是指电荷平衡且可以放电时。
- 去极化是能量的释放,伴随着电荷在细胞膜上的转移。
- 复极化是电荷返回到其初始准备状态。
- 去极化与收缩的不同之处在于,去极化是一种电现象,而收缩是跟随去极化的机械现象。
- 如图 1.2 所示,正常心脏中的电流起源于窦房结,然后通过心房内和结间束到达房室结,再通过希氏束到达左右束支,最终通过浦肯野纤维刺激机械细胞。
- 传导系统的固有心率如下:

窦房结	60~100 次/分
房室交界区	40~60 次/分
心室	20~40 次/分

- 心率最快点成为起搏点。
- 窦房结是心脏的正常起搏点。
- 夺获是指某点起搏加速并控制起搏点。
- 逸搏是指正常的起搏点减速或出现问题,而较低位的起搏点产生起搏。
- 自主神经系统的影响也会影响心脏。
  - 交感神经刺激可引起:
    心率加快
    房室传导加快
    兴奋性增加
  - 副交感神经刺激可引起:
    心率减慢
    房室传导减慢
    兴奋性下降
- 交感神经会影响心房(即窦房结、心房内和结间通路以及房室交界)和心室;副交感神经只影响心房。
- 如果自主神经系统的一个分支被阻塞,则另一分支将占优势。

自我测试

说明:用你从本章学到的知识完成自我评估。如果你的答案都是正确的,并且你对自己所掌握的知识感到胸有成竹,那么可进入下一章。然而,如果你在任何一题出错,你应该在进行下一章之前复习这一章的知识。如果你对其中任何一个基本原则不确定,现在就花点儿时间回顾一下整个章节。除非你对这一章的内容感到很有把握,否则不要开始下一章的学习。

题目	相关知识点	答案
1.命名两种类型的心脏细胞,并说出它们各自负责什么类型的活动。	1,2,3,4	电细胞:传导;机械细胞:收缩
2.这两类细胞如何共同产生心脏活动?	1,2,3,4	电细胞刺激肌肉细胞完成收缩
3.什么样的体征可用来反映心脏的机械功能?	5,6,7,8	脉搏,血压,其他灌注参数
4.如何评估心脏的电活动?	5,6,7,8,10	分析心电图
5.心律失常是哪些类型的心脏活动的表现?	9,10,11,12	电活动

题目	相关知识点	答案
6.当正电荷和负电荷在心脏细胞的细胞膜上交换时会发生什么?	13,14,15,16,17	将会启动电流
7.解释极化状态。	14,15,16,17,19,21	当电荷处于平衡状态且处于放电准备状态时
8.解释去极化。	16,17,20,22	电荷在细胞膜上转移时所伴随的电能释放
9.去极化等于收缩吗?	17	不是,去极化是电现象,收缩是机械性的,跟随着去极化
10.什么是复极化?	18,20,21	使电荷恢复到其原始准备状态
11.按冲动在心脏中传播的顺序列出传导系统的区域。	23,24,25,26,27,29	窦房结、心房内和房间通路、房室结、希氏束、左右束支、浦肯野纤维
12.哪个部位通常是心脏的起搏点,为什么?	24,33,34,43,44	窦房结,因为它具有最快的固有心率
13.给出以下每个起搏点的固有心率: 窦房结_____ 房室交界区_____ 心室_____	30,31,32,38,39,40,41,42	60~100 次/分 40~60 次/分 20~40 次/分
14.哪个现象负责起搏点加速并覆盖更高的起搏点,从而接管起搏心脏?	33,34,35,45,46	夺获
15.如果较低的起搏点在较高的起搏点发生故障后接管起搏功能,则称之为什么?	33,36,37,47,48	逸搏
16.哪个神经系统具有控制心脏活动的两个分支?	49	自主神经
17.命名上一个问题中确定的神经系统的两个分支。	49,52	交感神经;副交感神经
18.列出交感神经兴奋对心脏影响的 3 种情况。	49,50,51,53	心率加快,房室传导加速,兴奋性增加
19.列出副交感神经兴奋时对心脏影响的 3 种情况。	49,50,51,58	心率减慢,房室传导减慢,兴奋性降低
20.交感神经支配心脏的哪一部分?	49,54	心房,心室
21.副交感神经支配心脏的哪一部分?	49,54	只有心房
22.如果分支阻滞怎么办?	50,51,55,56,57,58	另一分支将控制心脏

第**2**章

波与测量

自学单元

在本章中,你将学习如何将心脏电活动转移到心电图纸上,以便对其进行观察和分析以解释心律失常。你将了解相关设备,并将了解在心电图纸上绘制心电图图像的所有细节。你将了解单个心动周期与心电图心律条之间的区别,了解构成心电图上单个心动周期的不同成分,并了解每个成分代表心脏某部位变化的意义。

引言

1.在第 1 章中,你了解到心律失常是心脏_____活动的表现。你了解到,心   电
律失常称为_____。研究心律失常,我们必须将电活动转换为可以看到的形式。   心脏电生理学

电极

2.心脏电活动的模式可以通过贴在皮肤表面的电极连接监测仪器,从而在心
电图纸上显示电活动。电极是附着在患者_____上的小物件,然后用电线将其连   皮肤
接到机器上,显示在心电图_____上。   纸

3.如果可以确保电极和皮肤之间的良好接触,则可以最佳地显示电活动。这可
以通过几种方式完成:
- 通过轻微摩擦皮肤。
- 清除障碍物,例如灰尘或毛发。
- 通过使用接触介质,例如盐水或医用胶。

所有这些措施旨在改善电极和裸皮之间的_____。   接触

4.放置在皮肤上的_____可以反映心脏的电活动,并使用心电图机将其呈   电极
现在心电图纸上。为确保正确地记录电活动的情况,必须确保_____和_____   皮肤;电极
的良好连接。

5.通过轻轻_____皮肤,清除皮肤上的_____或_____多余的毛发可   摩擦;灰尘;剃除

以改善皮肤与电极之间的接触。确保良好接触的一种重要方法是使用某种类型的
接触介质,例如_____和_____。　　　　　　　　　　　　　　　　　盐水;凝胶

6.当心电图机打开但尚未与患者连接时,该机器将在纸上简单地产生一条直
线。这条线称为等电位线,因为所有的电势都是相等的,没有电流流过。一旦机器连
接到患者电极,指针将响应其接收到的电流在纸上(等电位线上方或下方)移动。如
果没有电流流过,或者电势相互平衡,则心电图纸将呈现_____。当机器接收到　　直线
电信号,指针则会相应地向_____或者向_____移动。　　　　　　　　　　　　上;下

电流规律

7.心电图的一个非常基本的规律是电流从心脏流到电极。这表示,如果电流流
向正极,则在心电图纸上产生的图案将是直立的。相反也成立:如果方向从正极(或
流向负极)流出,则图案将向下偏斜。如果电流流向正极,机器在心电图纸上产生的
图案将是_____,见图 2.1。　　　　　　　　　　　　　　　　　　　　　　　　直立的

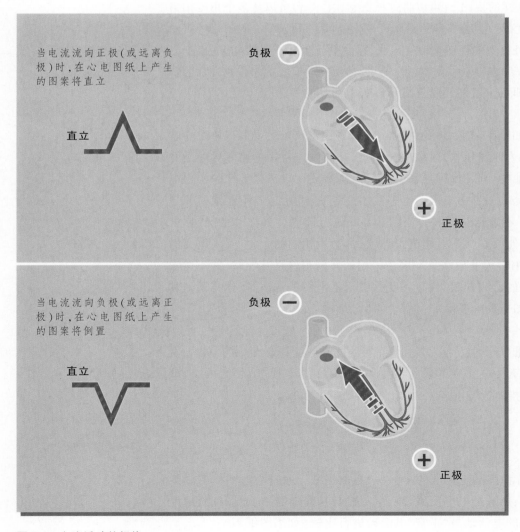

图 2.1　电流活动的规律。

8.查看图 2.1,如果电流流向负极,你认为图表中的图像是正向的还是负向的?
_____。

负向的

9.如果心电图纸显示的是正向的图形,你可以认为电流主要流向_____极。

正

10.如果心电图纸上的图形为负向,则可以认为电流是流向_____极而又远离_____极。

负

正

11.因此,我们可以根据心电图纸上图形的正负类型来确定电流的方向。但是要基于此信息得出任何结论,我们必须确保电极始终位于患者身上的同一位置,以使信息不具有误导性。电极在患者身上的放置位置应为_____,以避免混淆或曲解信息。

同一(标准)位置

监测导联

12.用于记录心电图电极的位置让我们可以看到心脏电势的单视图。通过电极的排列,可以得到许多这样的视图。(可以将这种概念比作一台可以从多个角度拍摄心脏的照相机,每个角度都为心脏本身的整体可视化提供了可能。)心脏的每种视图都称为导联。可以通过机器上的旋钮来改变导联,以使电流通过不同的电极。由于心电图的复杂性,需要检查许多导联以观察整个心脏。然而,对于基本的心律失常的解释,仅需监测一个导联即可。监测导联仅显示心脏电活动的一个_____。

视角

13.监测患者的心脏电活动时,如心律失常,应选择图形清晰的导联。单个导联能够得到清晰的图形称为监测导联,通常用于_____模式。常用的监测导联是Ⅱ导联,但现在也常用其他的导联,如胸导联(MCL_1)。胸导联可以清楚地反映心房电活动,有时也用于辨别复杂的心律失常。本书常用Ⅱ导联示例,这并不能说明Ⅱ导联总是比 MCL_1 好,也并不意味着总需要使用Ⅱ导联进行监测。同样的情况,你可以用导联Ⅱ、MCL_1 或其他导联。不管用哪个导联,都适用相同的_____,重要的是要学好心律失常。本书常用Ⅱ导联只是因为采用的案例正好是Ⅱ导联,并不意味着其是唯一的甚至最好的监测导联。在学习更多关于心电图的知识时,你将遇到其他的监测导联,但本书图例的导联除非另有说明,均为_____。

监测

模式

Ⅱ导联

14.图 2.2 显示监测Ⅱ导联的放置位置,注意正极的位置在心尖部,负极的位置在右锁骨下方。第 3 个电极即无关电极,不测量此导线中的电流。正常起搏点为_____,电流指向心室,电向量主要指向正极Ⅱ导联。因此,电活动在Ⅱ导联将是_____。

窦房结

正向的

心电图纸

15.所有的心电图解释都基于标准的、统一的心电图纸。通过心电图机的图纸的规格及速度保持不变;所有的心电图纸及心电图机都是同样的。确立图纸及速度的标准主要着眼于个体的电活动与"正常"电活动进行比较。如果图纸不_____,我们将不能把个体的心电图与其他心电图进行比较,也无法比较一个人在不同时

标准

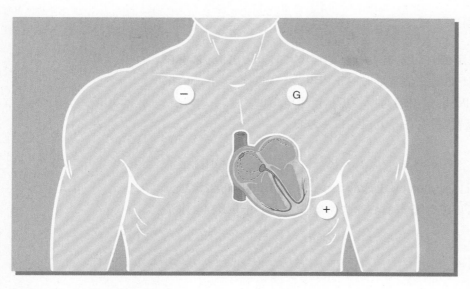

图 2.2　监测 Ⅱ 导联的放置位置。

间的几种心电图。同样,如果所有的心电图机以不同的_____运行,我们将没有一个标准的心电图来比较各个心电图。　　速度

16.由于所有心电图纸上都有_____标记,因此,我们必须了解这些标记的标准化含义,以便能够解释叠加在心电图纸上的心电图描记线。查看图 2.3 所示的示例心电图纸。你会注意到有垂直线和水平线。还要注意每个第 5 行都比其他行要粗。两个粗线之间有几条细线?_____。　　标准

4

17.心电图纸上的线可以帮助确定向量的方向和幅度。当所有的电力相等时,既不会出现向上偏斜,也不会出现向下偏斜,即为等电位线。如果电流向正极,则触控笔会产生一个_____波。如果电流主要流向负极,则该波将为_____。如果不存在电流,或者正负电力相等,则心电图纸将显示一条_____线,称为等电位线。　　正向;负向

直

图 2.3　心电图纸样板(上边缘的 3 条垂直线是所有 EKG 方格纸的时间标准的度量。两条垂直线之间的距离为 3s;因此,该条带的持续时间为 6s)。

电压测量

18.电流或电压的强度将决定偏斜的大小。如果是非常大的正向电流，它将在等电位线上方产生一个高尖峰。如果它是非常弱的正向电流，则对应于电荷的振幅，偏斜将仅略高于等电位线。因此，偏斜的高度将指示产生电荷的_____大小。　电压或振幅
负偏斜也遵循相同的原理：电流越强，波在等电位线以下越低。

19.由于电压会在心电图上产生垂直向上或向下偏斜，因此可以通过尖峰的高度（与心电图纸上的水平线进行比较）来测量电压的大小（图 2.4）。电压可以定量测量（以毫伏为单位），这些图形可以进行基本的心律失常解读。在心电图纸上，水平线测量_____。　电压

时间测量

20.心电图纸可以提供的第二点也是更重要的一点是确定时间。垂直线可以告诉你心脏中的电流从一个区域传播到另一个区域需要多少时间。垂直线是简单的心律失常识别最重要的标记，因为它们可以告诉你电流在心脏中传播所需的_____。　时间

21.心电图机的标准速度为 25mm/s。以这种标准速率，我们知道从一条粗垂直线到下一条粗垂直线需要 0.20s。因此，如果偏斜从一条粗线开始，到另一条粗线结束，我们将知道心脏内部电流持续了_____s。这是一个必须记住的基本数字，因为它是你稍后要学习的许多心率、规则和正常值的基础。心电图方格纸上两条粗垂直线之间的距离（时间）为_____s。　0.20　0.20

22.如果两条粗垂直线之间的时间范围为 0.20s，并且在同一区域内有 5 个小方块，则每个小方块都等于 0.20s 的 1/5，即每个小格等于 0.04s。两条细垂直线之间或一个小方块之间的距离（时间）为_____s。　0.04

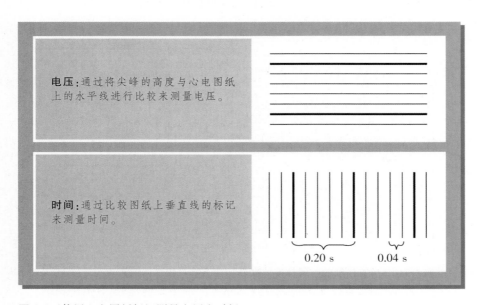

图 2.4　使用心电图纸标记测量电压和时间。

23.心电图纸可以用来测量_____和_____。

电压;时间

心动周期

24.如我们所知,心脏有 4 个腔室。上面两个是心房,下面两个是心室。在大多数情况下,心房作为一个团队而一起工作,心室也作为一个整体运动。因此,对于我们几乎所有的讨论,我们都将心房视为一个单元,将心室视为一个单元,尽管我们知道它们实际上是_____个独立的腔室,组成了心脏。

4

25.心脏的上腔称为_____,它们将被视为一个_____。同样的,_____位于下腔,被视为_____单元。

心房;单元;心室
一个

26.在正常心脏中,血液同时进入两个心房,然后随着心房收缩同时被迫进入两个心室。所有这些都非常协调,以便在心室收缩时心房充盈,心房收缩时心室充盈。在考虑心动周期时,我们认为_____先收缩。

心房

27.在心房收缩之前,它们必须首先接受电刺激以启动肌肉细胞收缩。实际上,任何心肌细胞要收缩,都必须首先接受_____刺激。我们知道,_____细胞具有发起冲动的能力,并最终导致心脏收缩,相同的电冲动也会在心电图纸上产生偏斜。通过仔细检查这些波形,我们可以确定心脏中存在的_____活动,有时我们甚至可以推测出预期的_____活动类型。但是要做出这些决定,我们必须首先探讨心脏的电活动产生_____的形态。

电;电

电
机械
波

28.在心脏电周期的每个阶段,心电图_____纸上都会产生不同的波形。通过学习识别这些波形和每个波形代表的心脏活动,我们可以研究心脏不同区域之间的关系,并开始了解在任何给定时间心脏内部发生了什么。对于每个起搏冲动,电流沿着_____通路,使心房去极化,然后使心室去极化。在此之后,该模式又从起搏的另一个冲动开始。每个心动周期都包含通常预期的心脏搏动。心脏周期始于起搏点的启动冲动,涵盖所有阶段,直到心室复极化。在心电图方格纸上,心动周期包括由电活动产生的所有波形,从开始_____冲动发生,直至心室_____。

方格

传导

起搏;复极化

29.在心电图上,每一阶段均以特定的波形显示。图 2.5 显示一系列心电活动循环的心律条。图 2.6 放大了单个心脏循环,以便我们可以更清楚地看到每个单独的波形。单个心动周期有望产生一次_____搏动。心电图心律条由多个_____周期组成。

心脏;心动

波,间期,段

30.在方格纸上标记活动时,等电位线上方或下方的偏斜称为波。在一个心动周期中,有 5 个显著的波形,每个波都标有一个字母。查看图 2.6,找到 P、Q、R、S 和 T 波。间期是指波之间(并可能包括波)的区域,而段则为波之间电活动的直线或区

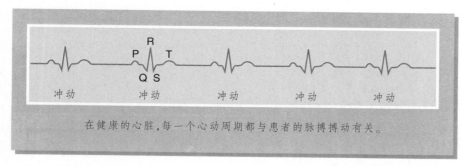

在健康的心脏,每一个心动周期都与患者的脉搏搏动有关。

图 2.5 典型的心电图心律条。

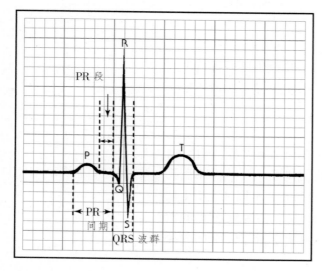

图 2.6 心电图波群。

域。在图 2.6 上找到 PR 段和 PR 间期(PRI)。PR 段是否包括任何波？＿＿＿＿＿。   否
PR 间期是否包括一些波？

＿＿＿＿＿＿＿＿＿＿＿＿＿＿＿＿＿＿＿＿＿＿＿   是的,PR 间期包括 P
＿＿＿＿＿＿＿＿＿＿＿＿＿＿＿＿＿＿＿＿＿＿＿   波和 PR 段
＿＿＿＿＿＿＿＿＿＿＿＿＿＿＿＿＿＿＿＿＿＿＿。

P 波和 PR 间期(PRI)

31.你在心动周期上看到的第一个波是 P 波。在图 2.6 中找到它。P 波从等电位
线的第一次偏斜开始。该＿＿＿＿＿波表示心房去极化。   P

32.当你在心电图上看到 P 波时,是否表示心房收缩了？   不,不一定。这意味着
＿＿＿＿＿＿＿＿＿＿＿＿＿＿＿＿＿＿＿＿＿＿＿   心房已经去极化,但
＿＿＿＿＿＿＿＿＿＿＿＿＿＿＿＿＿＿＿＿＿＿＿   是肌肉细胞有可能
＿＿＿＿＿＿＿＿＿＿＿＿＿＿＿＿＿＿＿＿＿＿＿   未响应收缩。仅通过
＿＿＿＿＿＿＿＿＿＿＿＿＿＿＿＿＿＿＿＿＿＿＿   查看心电图无法判
＿＿＿＿＿＿＿＿＿＿＿＿＿＿＿＿＿＿＿＿＿＿＿。   断心房是否收缩

33.当冲动离开心房并到达房室结时,会遇到轻微的延迟。房室结组织传导的速度不如其他组织快。这意味着去极化波要比通过心脏其他部位花费更长的时间才能通过房室结。在心电图上,这被转换为短时间的无电活动,称为 PR 段。这是 P 波和下一波之间的直线。在图 2.6 上找到 PR 段。PR 段代表_____的延迟时间。

房室结

34.房室结是传导速度最慢的心脏区域。也就是说,窦房结、心房和心室的电传导组织传导冲动的速度都比房室结快。这对有时间进行心房收缩和完全填充心室是必要的。在心电图中,房室_____处的延迟被视为_____波与下一波之间的短等电段,该段称为_____段。

结;P
PR

35.如果你希望在冲动到达心室之前观察心脏中的所有电活动,则可以查看 PR 间期。它包括 P 波和 PR 段。P 波显示_____去极化,PR 段由房室结中的_____引起。因此,PR_____包括所有心房和房室结的电活动。

心房;延迟
间期

QRS 波群

36.根据定义,PR 间期从 P 波的起始处开始,在下一波(称为 QRS 波群)的第一次偏斜处结束。PR 间期包括_____电活动和_____电活动,但不包括心室电活动。

心房;房室结

37.心电图上的心室去极化由 Q、R 和 S 三波组成的大波群显示。总的来说,这些波统称为 QRS 波群。该波群明显大于 P 波,因为心室去极化比心房去极化涉及更大的肌肉质量。QRS 波群从 Q 波开始。Q 波定义为在 P 波之后、R 波之前的第一个负向波。在图 2.6 上找到 Q 波。Q 波之后立即转为 R 波,这是继 P 波之后的第一个正向偏斜。接下来是 S 波,其定义为 P 波之后的第二个负向波,或 R 波之后的第一个负向波。总之,QRS 波群表示_____去极化。

心室

38.QRS 波群比 P 波更大且更复杂,主要是因为它涉及心脏的较大部分。QRS 波群通常看起来与图 2.7 所示的波形有所不同,但仍称为 QRS 波群。QRS 波群的几种不同形式如图 2.7 所示。无论外观如何,这些波群表示_____去极化。

心室

39.心室去极化后,它们开始复极化阶段,这在心电图上产生另一个波。T 波提示心室复极。心房也复极化,但其复极化不足以显示在心电图上,因此你看不到与 T 波相同的心房复极波。心室复极波更为突出,在心电图上被视为_____波。

T

40.现在,你已经了解了心电图上所有波形的定义以及每个波的含义,请转到本章末尾的心电图练习题,并在第 1 部分(图 2.1~2.12)的每道练习题上标记每个波。在将其标记在心电图上时,请务必记得每个波的含义。标记完波形后,返回并确定每个波的 PR 间期、PR 段和 QRS 群波。

见练习题(第 1 部分)

41.要解释心律失常,首先需要学会测量 PR 间期和 QRS 波群的持续时间。心电图纸上的网格标记用于确定冲动产生这些间期所需的时间。要进行这些测量,将

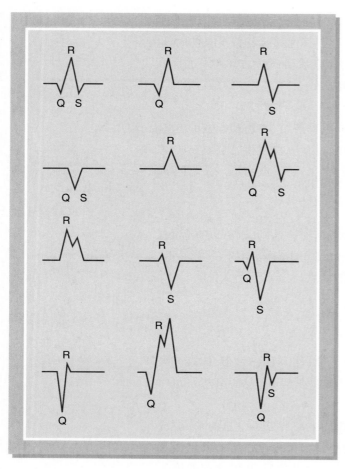

图 2.7　QRS 波形集合。

用到心电图卡尺。让我们先测量 PR 间期。你可以使用图 2.6 进行练习。将卡尺的一个点放在标记 P 波开始的第一个点上。然后将卡尺的另一个点放在 PR 间期的最后一点上,你会记得这实际上是_____波群的开始。确保你的测量中没有 QRS 波群的任何部分。现在,计算卡尺点内的小格子数量,然后乘以_____s,这是分配给每个小格子的时间,你的测量结果是_____s。

QRS

0.04

0.16

42.一般认为,PR 间期正常的时间必须在 0.12~0.20s。如果小于 0.12s,则认为是一个短 PR 间期;如果大于 0.20s,则称为长 PR 间期。P 波本身并不产生 PR 间期,它实际上是房室结或 PR_____的延迟,这取决于房室结传导的时间。正常 PR 间期应该是_____s;较长的 PR 间期提示在_____结_____。

段

0.12~0.20;房室;延迟

43.图 2.6 中所示波群的 PR 间期测量值是否正常?

正常。为 0.16s,在 0.12~

　　0.20s 这一正常范围

　　内

_____

_____

_____

_____

_____ 。

ST 段和 T 波

44.测量 QRS 波群的方法和 PR 间期相同。只要确保卡尺点正好在指示的位置即可。首先应该在等电位线以下的位置测量 Q 波。这部分通常不难。但 S 波更加困难。在 S 波和 T 波之间是一个叫作 ST 段的部分。尽管此段应该是直线,但 ST 段通常会陷入 QRS 波群和 T 波之间的过渡。因此,我们必须寻找一些提示来定位 S 波在哪里停止,以及_____波从哪里开始。如果存在这样的指示,通常是非常小的点或其他提示电流发生变化的运动。无论如何,这应该是 QRS 波群的外部测量。在测量中包括整个 S 波,但不要让它重叠到 ST 段或 T 波中。QRS 波群测量应包括_____波的开始和_____波的结束。

T

Q;S

测量

45.作为练习,请测量图 2.6 所示的 QRS 波群。你的测量结果是什么?_____s。

0.08

46.对于 QRS 测量的正常时间范围意见很难统一。通常认为它在 0.06~0.11s。为简单起见,我们将普通 QRS 波群的测量值定义为小于 0.12s。这意味着如果心室正常去极化,时间少于_____s。

0.12

47.图 2.6 所示的 QRS 测量是否正常?

_____

_____

_____。

正常,为 0.08s,小于 0.12s

练习

48.我们已经学会了如何测量 PR 间期和 QRS 波群,现在到了练习时间,通过不断地重复练习来掌握知识。如果可以,一开始就请别人检查一下自己的测量结果,这样就不会形成不良习惯。现在可以先测量本章结尾处的心电图练习题第 2 部分(图 2.13~2.30)中每个图上的 PR 间期和 QRS 波群。答案部分会为你提示卡尺放置在何处以获得答案,因此,如果你的测量结果与给出的答案不同,请查看波群的测量位置,以得出所示的答案。

见练习题(第 2 部分)

伪影,干扰

49.心电图描记上的波群是由心脏内的电活动产生的。但是,除了心脏活动之外,其他一些因素也可能干扰你要分析的图形。产生干扰或伪影的一些常见原因有:
- 肌肉震颤,发抖。
- 患者运动。
- 电极松动。
- 房间中其他电气设备的影响(称为 60 周交流电干扰)。

　　这些情况中的每一种都可能导致心电图产生＿＿＿＿＿＿＿，该伪影可能会影响你　　伪影
对心律失常的解释。当这些外部因素导致心电图变形时，这些波形被认为是干扰
波，它们会＿＿＿＿＿＿＿你对心律失常的判断，因此，认识这些波形很重要。　　　干扰

　　50.图2.8显示了在心电图监测中每种类型干扰的图形。如你所见，＿＿＿＿＿＿＿波　　干扰
会常常影响你，使你相信这种干扰波形是由心脏电活动引起的，但实际上并不是。

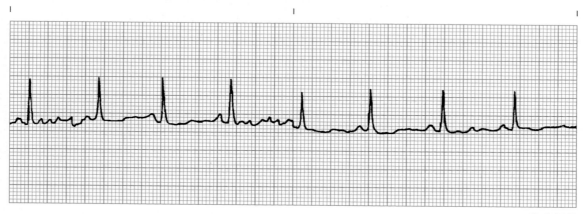

肌肉颤抖

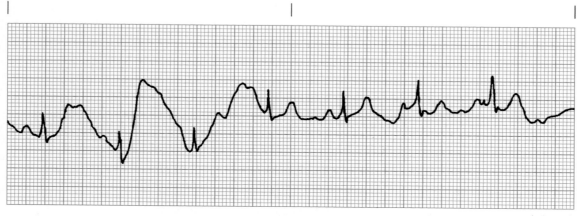

患者运动

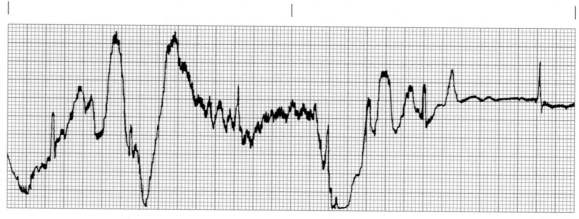

电极脱落

图 2.8　干扰波的类型。(待续)

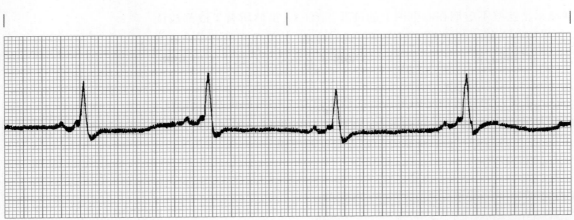

60 周交流电磁干扰

图 2.8（续）

在练习识别 P 波和 QRS 波群的过程中，你将越来越熟悉这些波形的常规图样，并且更容易与干扰波分开。当试图确定偏斜是否是由干扰所引起时，你应该尝试识别出＿＿＿＿＿＿波和＿＿＿＿＿＿波群的基本图形和节律，并与干扰波形做对比。　　　　　　　　P；QRS

不应期

51.我们回到电生理学的最后一节。由于去极化是在电荷通过跨细胞膜移动时发生的，因此，除非电荷处于其原始位置，否则将不会发生此过程。这意味着在＿＿＿＿＿＿过程完成之前，无法去极化。为了进行去极化，复极化必须＿＿＿＿＿＿。　　　　　　　　复极；完成

52.当电荷去极化并且尚未返回极化状态时，该细胞状态称为"不应期"，因为它不能再接受另一个冲动。如果一个细胞处于＿＿＿＿＿＿，它不能接受冲动，因为它还没有＿＿＿＿＿＿。　　　　　　　　不应期　　　　　　　　复极

53.在心电图上，心室的不应期为去极化或复极化时。因此，心电图上的 QRS 波群和 T 波将被视为心动周期的＿＿＿＿＿＿，因为它表示心脏无法对冲动做出反应。　　　　　　　　不应期

54.有时，电冲动会在复极化完全完成之前尝试使细胞放电。但是多数情况下，什么都不会发生，因为细胞没有复极化到原来的位置，因此不能＿＿＿＿＿＿。但是有时，如果刺激足够强，则可能会在一些位置上发生一些除极，在其余部分准备就绪之前放电。这将导致异常去极化，因此我们不希望这种情况发生。仅当大多数电荷返回＿＿＿＿＿＿位置时，才会发生这种过早的去极化。因此，不应期中有一小部分不是绝对不应期。这一小部分称为相对不应期，因为有些电荷是极化的，因此如果冲动足够强，则可以＿＿＿＿＿＿。　　　　　　　　去极化　　　　　　　　原来　　　　　　　　去极化

55.实际上有两个不应期：一个绝对不应期（没有冲动可以引起去极化时）和一个相对不应期（足够强的冲动会引起去极化时）。如果冲动足够强，则＿＿＿＿＿＿不应期将允许去极化，而＿＿＿＿＿＿不应期将不允许产生任何反应。　　　　　　　　相对　　　　　　　　绝对

56.图 2.9 显示了这些不应期在心电图上的位置。请注意，虽然所有 T 波都被认为是不应期，但 T 波的下降支代表相对不应期。这意味着，如果强烈的冲动落在 T 波的降支上，则可能导致心室_____。这一事实对研究特定的心律失常很重要。　　除极

57.现在，你已掌握开始分析心电图所需要的所有信息。你可以识别出构成一个心动周期的所有不同的波，并且可以测量 PR 间期和 QRS 波群。现在，你可以开始阅读第 3 章，并在开始分析心电图时学习如何应用这些知识。

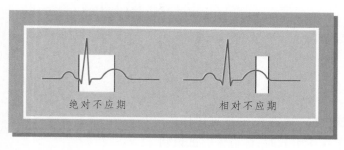

绝对不应期　　　　相对不应期

图 2.9　不应期。

要点

- 电极是通过皮肤检测电活动并将其传送到机器上进行显示的设备。
  - 可通过以下方法改善电极接触：
    - 摩擦皮肤。
    - 清洁或干燥皮肤。
    - 使用接触介质。
- 如果电流流向正极，则在心电图方格纸上产生的图形将是直立的；如果电流流向负极，则图形将倒置。
- 电极放置应经过标准化处理，以避免在心电图解释中产生混淆(图 2.2)。
- 导联反映的是心脏的单一视图，通常由来自多个电极的信息组合而成。
- 导联可以清楚地显示单个波形及其与其他波形的关系。本书中的所有示例都是 II 导联(尽管它只是许多导联中的一个)。
- 方格纸经过标准化处理，可以对心电图波形进行比较分析。
- 等电位线是无电流时在心电图上形成的直线。
- 方格纸上的垂直线测量时间；水平线测量电压(图 2.4)。
- 方格纸上的一个小方块(两条垂直细线之间的距离)为 0.04s。
- 方格纸上的一个大方块(两条垂直粗线之间的距离)为 0.20s。
- 心房通常先于心室收缩。
- 心电图上的单个心动周期包括从心房去极化到心室复极化在内的全过程。
- 一般单个心动周期会产生单个心跳(脉搏)。

- P 波代表心房去极化。
- PR 段表示房室结中的延迟。
- PR 间期包括 P 波和 PR 段，代表心房去极化和房室结的延迟。
- PR 间期是从 P 波开始到 QRS 波群的开始进行测量的。
- PR 间期通常在 0.12~0.20s。
- QRS 波群代表心室去极化。
- QRS 间期从 Q 波的开始测量到 S 波的结束。
- Q 波是 P 波之后、R 波之前的第一个负向波。
- R 波是 P 波之后的第一个正向波，或 QRS 波群的第一个正向波。
- S 波是 P 波之后的第二个负向波，或 R 波之后的第一个负向波。
- QRS 波群的间期通常小于 0.12s。
- 能够在心电图上产生干扰波的外部因素包括肌肉震颤、发抖、患者运动、电极松动和 60 周交流电干扰。
- 当细胞尚未复极时，它处于不应期，不能接受和响应另一个刺激。
- 当细胞完全不能响应任何刺激时，是处于绝对不应期。
- 如果刺激足够强，一些细胞能够做出反应，此时处于相对不应期。
- 如果在相对不应期出现冲动，则心脏可能会去极化，这是异常的。
- 绝对不应期包括 QRS 波群和 T 波的第一部分。
- 相对不应期是 T 波的降支。

自我测试

说明：用你从本章学到的知识完成自我评估。如果你的答案都是正确的，并且你对自己所掌握的知识感到胸有成竹，那么可进入下一章。然而，如果你在任何一题出错，你应该在进行下一章之前复习这一章的知识。如果你对其中任何一个基本原则不确定，现在就花点儿时间回顾一下整个章节。除非你对这一章的内容感到很有把握，否则不要开始下一章的学习。

题目	相关知识点	答案
1.电极是做什么用的?	1,2,4	连接皮肤表面传导电活动
2.列出 3 种改善电极与皮肤之间接触的方法。	2,3,4,5	摩擦皮肤;清洁皮肤;使用接触介质
3.如果电流流向正极,则方格纸上的波形是向上还是向下?	6,7,8,9,10,17	向上(直立)
4.为什么标准化电极放置很重要?	11,12	避免在解释心电图模式时产生干扰
5.什么是导联,它与电极有何不同?	12,13	导联是心脏的单一视图,通常由来自多个电极的信息组合而成
6.你需要了解多少导联来解释心律失常?	12,13	只需要一个监测导联
7.本书主要探讨的是哪条导联?	13	Ⅱ导联
8.上一个问题中确定的导联的电极位置是什么?	14	右锁骨下方的负极;心尖部的正极;左锁骨下方的接地电极
9.良好的监测导联什么功能是重要的?	12,13	清晰可视化基本波形
10.Ⅱ导联中,心电图上的波形是向上还是向下?	14	直立,因为电流流向正极
11.为什么使用标准化的心电图方格纸很重要?	15,16	标准化的标记使你能够测量心电图并将其与"正常"心电图波形进行比较
12.什么是等电位线?	17	这是无电流时在心电图上形成的直线
13.方格纸上的垂直线代表什么?	16,17,20,21,22,23	时间
14.方格纸上的水平线代表什么?	16,17,18,19,23	电压
15.方格纸上的两条粗线之间代表多长时间?	16,21,22	0.20s
16.方格纸上的一个小方块代表多少时间?	16,21,22	0.04s
17.哪个腔室在单个心动周期中首先收缩?	24,25,26	心房
18.如何才能使心脏收缩?	27	肌肉细胞必须受到电刺激
19.心电图的单个心动周期包括哪些心脏活动?	28	从心房去极化直至心室复极化的全过程
20.一次心脏跳动产生几个心动周期?	28,29	一个

题目	相关知识点	答案
21.在单个心动周期中出现的 5 个波是什么？	30,40	P 波、Q 波、R 波、S 波和 T 波
22.如何区分波、段和间期？	30	波是弧形的,段是直线,间期包括波和段
23.P 波代表什么,如何在心电图上找到它？	31	心房去极化;它是从心动周期的第一个波形直到向量返回等电线而测量的
24.PR 段代表什么？	33,34	房室结中的延迟
25.PR 间期是什么？如何测量？正常间期的时间是多少？	35,36,41,42,43,48	PR 间期包括 P 波和 PR 段。它是从 P 波的开始到 QRS 波群的开始进行测量的。通常为 0.12~0.20s
26.QRS 代表什么,如何测量,它的正常持续时间是多少？	37,38,44,45	心室除极,从 Q 波的开始到 S 波的结束进行测量,通常小于 0.12s
27.T 波代表什么？	39	代表心室复极
28.列出能够在心电图记录上产生干扰的 4 个外部因素。	49,50	肌肉震颤;患者运动;电极松动;交流电干扰
29.不应期是什么意思？	51,52,53	细胞尚未被复极,因此不能接受并响应另一种刺激的阶段
30.区分绝对不应期和相对不应期。	54,55,56	绝对不应期意味着心脏根本无法接受任何刺激。相对不应期意味着某些细胞能够对强烈刺激做出反应
31.相对不应期有什么重要意义？	54,55,56	如果在相对不应期出现冲动,则心脏可能会发生异常除极
32.心电图波群的哪个部分表示相对不应期？	56	T 波的降支

心电图练习(答案见第 529 页)

第 1 部分:波形图

　　对于以下每个心电图,标记单个心动周期的 P、Q、R、S 和 T 波(某些图形可能不包含所有波形)。完成所有测试题后,请核对你的答案。

2.1

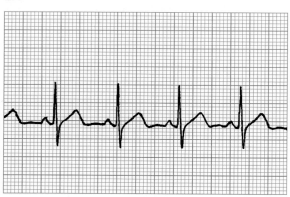

2.2

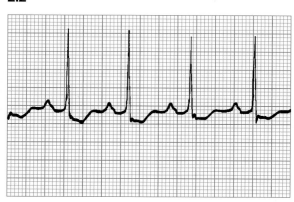

2.3

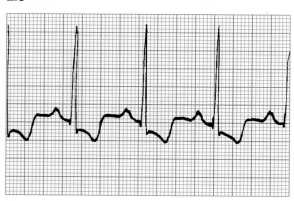

2.4

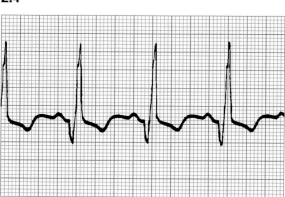

2.5

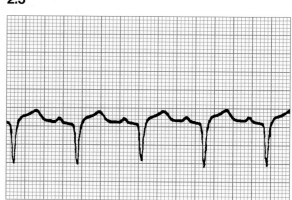

2.6

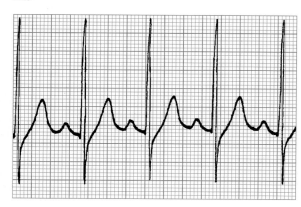

2.7

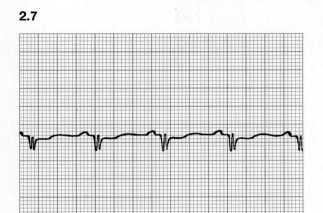

2.8

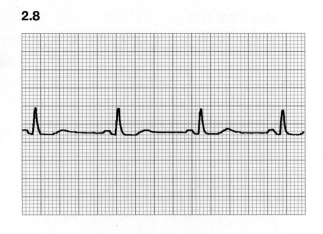

2.9

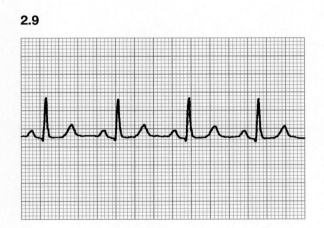

2.10

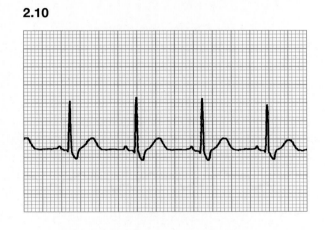

2.11

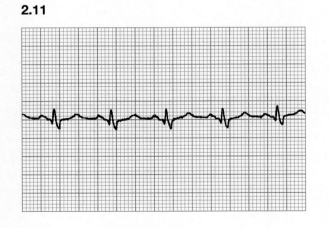

2.12

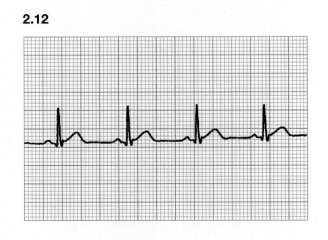

完成此练习后，核对你的答案。答案从第 530 页开始。核对完毕返回本章第 41 个知识点(第 19 页)。

第 2 部分:测量间期

对于以下每幅心电图,测量 PR 间期和 QRS 波群。测完请核对你的答案(从第 36 页开始)。

2.13

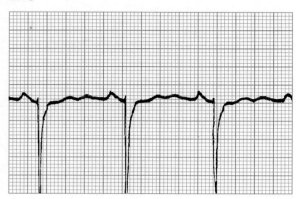

PR 间期:_____ s

QRS 波群:_____ s

2.14

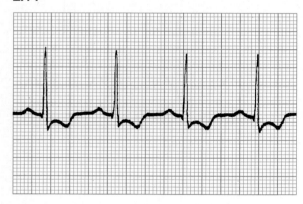

PR 间期:_____ s

QRS 波群:_____ s

2.15

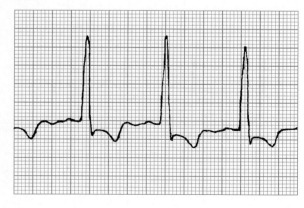

PR 间期:_____ s

QRS 波群:_____ s

2.16

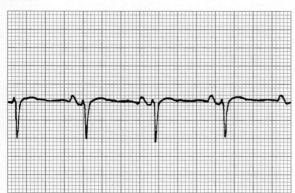

PR 间期：＿＿＿＿＿＿＿s

QRS 波群：＿＿＿＿＿＿＿s

2.17

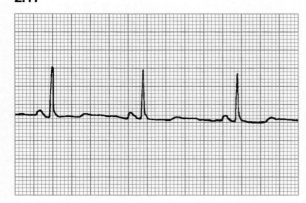

PR 间期：＿＿＿＿＿＿＿s

QRS 波群：＿＿＿＿＿＿＿s

2.18

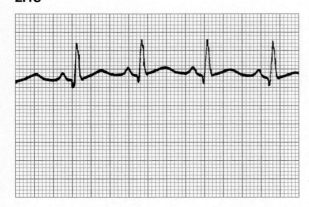

PR 间期：＿＿＿＿＿＿＿s

QRS 波群：＿＿＿＿＿＿＿s

2.16

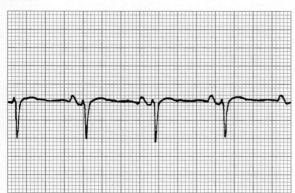

PR 间期：＿＿＿＿＿＿＿s

QRS 波群：＿＿＿＿＿＿＿s

2.17

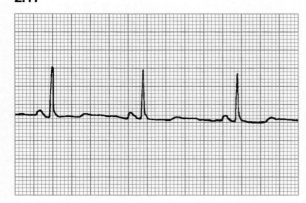

PR 间期：＿＿＿＿＿＿＿s

QRS 波群：＿＿＿＿＿＿＿s

2.18

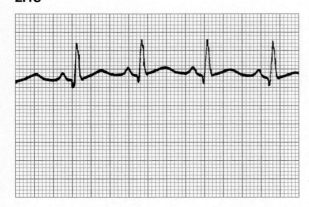

PR 间期：＿＿＿＿＿＿＿s

QRS 波群：＿＿＿＿＿＿＿s

2.19

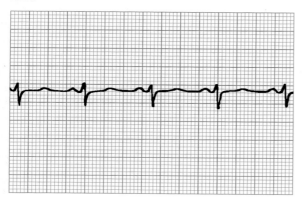

PR 间期:＿＿＿＿＿＿ s

QRS 波群:＿＿＿＿＿＿ s

2.20

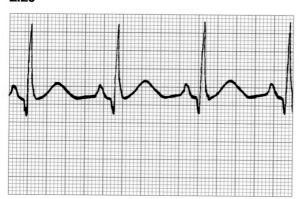

PR 间期:＿＿＿＿＿＿ s

QRS 波群:＿＿＿＿＿＿ s

2.21

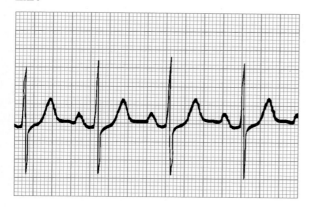

PR 间期:＿＿＿＿＿＿ s

QRS 波群:＿＿＿＿＿＿ s

2.22

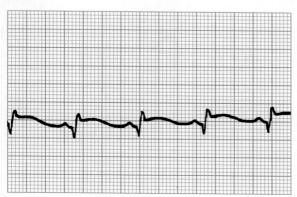

PR 间期：＿＿＿＿＿＿s

QRS 波群：＿＿＿＿＿s

2.23

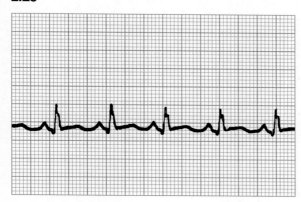

PR 间期：＿＿＿＿＿＿s

QRS 波群：＿＿＿＿＿s

2.24

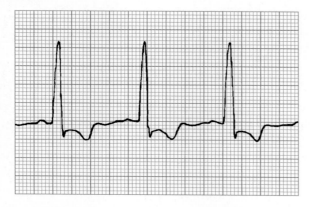

PR 间期：＿＿＿＿＿＿s

QRS 波群：＿＿＿＿＿s

2.25

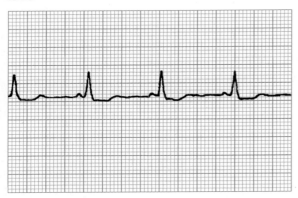

PR 间期:＿＿＿＿＿＿s

QRS 波群:＿＿＿＿＿＿s

2.26

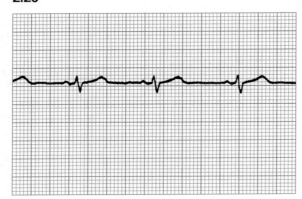

PR 间期:＿＿＿＿＿＿s

QRS 波群:＿＿＿＿＿＿s

2.27

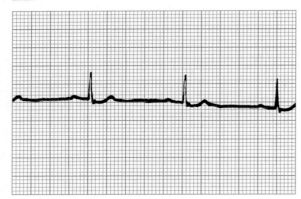

PR 间期:＿＿＿＿＿＿s

QRS 波群:＿＿＿＿＿＿s

2.28

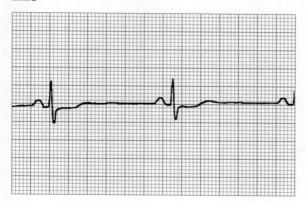

PR 间期：＿＿＿＿＿s

QRS 波群：＿＿＿＿＿s

2.29

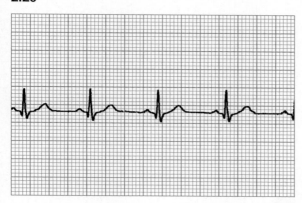

PR 间期：＿＿＿＿＿s

QRS 波群：＿＿＿＿＿s

2.30

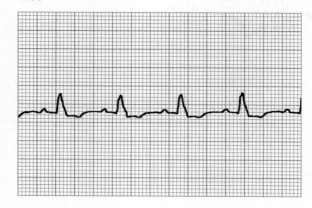

PR 间期：＿＿＿＿＿s

QRS 波群：＿＿＿＿＿s

完成此练习后，返回本章第 49 个知识点(第 21 页)。

第 2 部分：测量间期答案

2.13

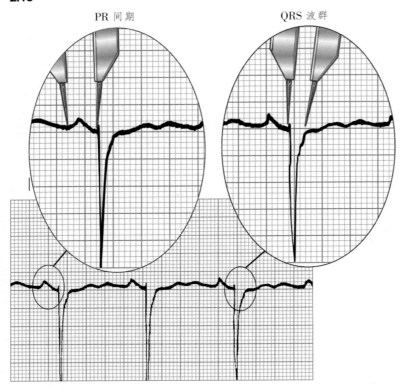

PR 间期：0.20 s
QRS 波群：0.12 s

2.14

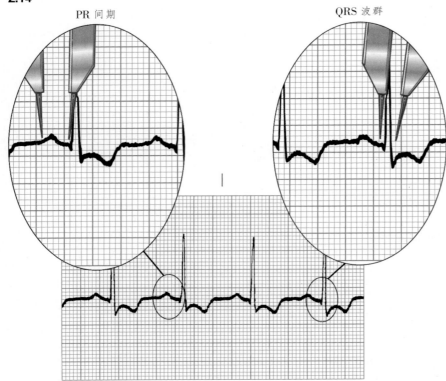

PR 间期：0.20 s
QRS 波群：0.10 s

2.15

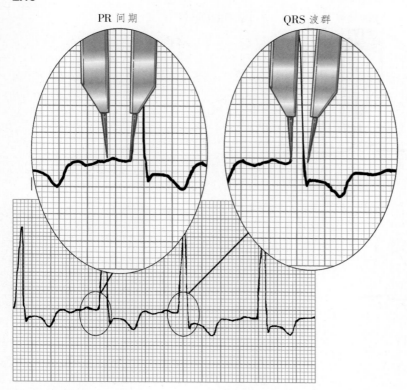

PR 间期:0.16 s
QRS 波群:0.12 s

2.16

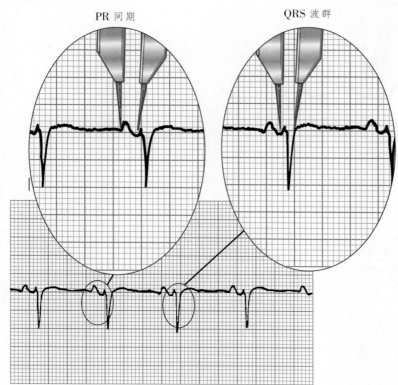

PR 间期:0.12 s
QRS 波群:0.10 s

2.17

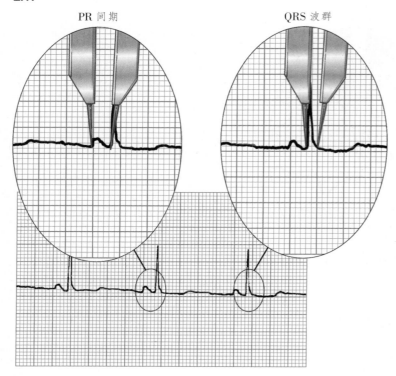

PR 间期：0.14 s

QRS 波群：0.08 s

2.18

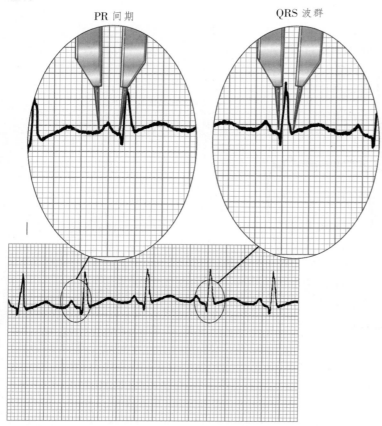

PR 间期：0.14 s

QRS 波群：0.10 s

2.19

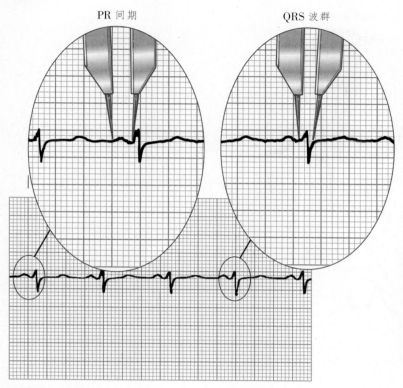

PR 间期 : 0.14 s

QRS 波群 : 0.10 s

2.20

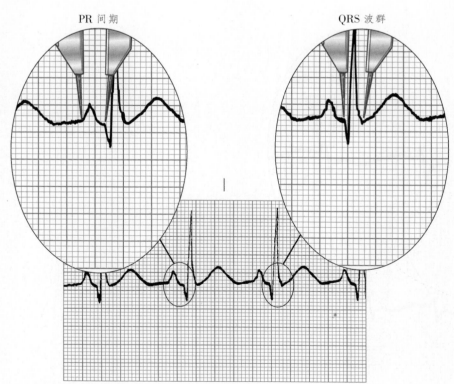

PR 间期 : 0.16 s

QRS 波群 : 0.14 s

2.21

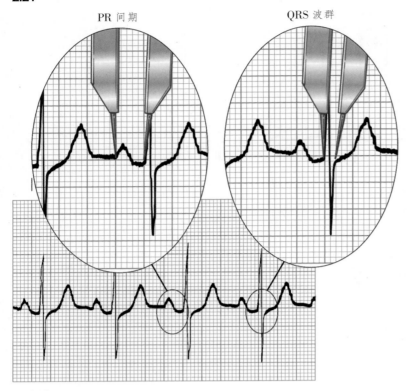

PR 间期

QRS 波群

PR 间期：0.20 s

QRS 波群：0.08 s

2.22

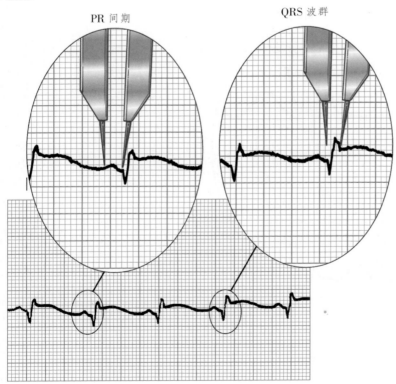

PR 间期

QRS 波群

PR 间期：0.12 s

QRS 波群：0.10 s

2.23

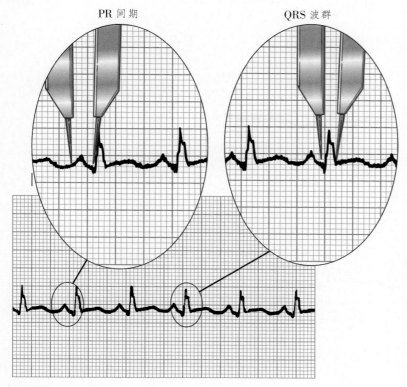

PR 间期:0.16 s
QRS 波群:0.11 s

2.24

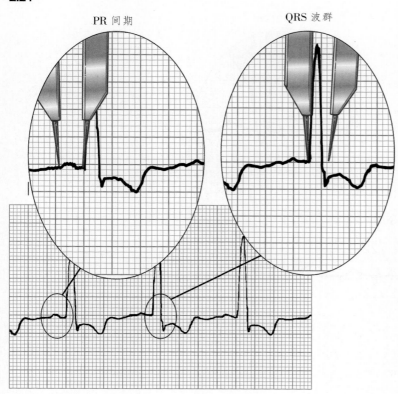

PR 间期:0.16 s
QRS 波群:0.14 s

2.25

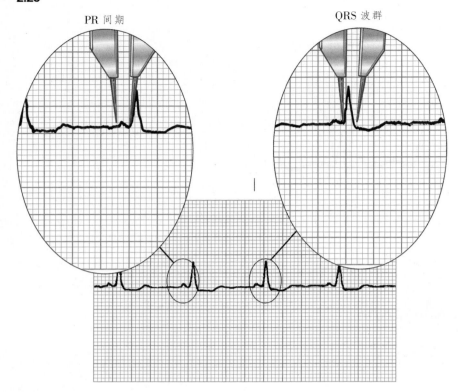

PR 间期:0.10 s
QRS 波群:0.10 s

2.26

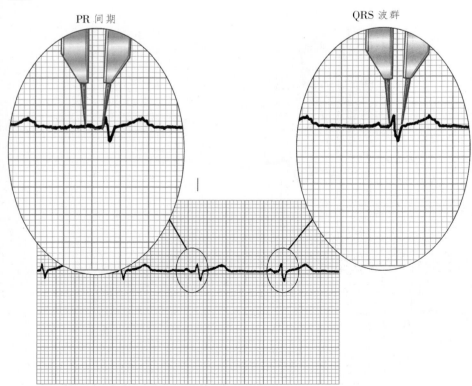

PR 间期:0.12 s
QRS 波群:0.08 s

2.27

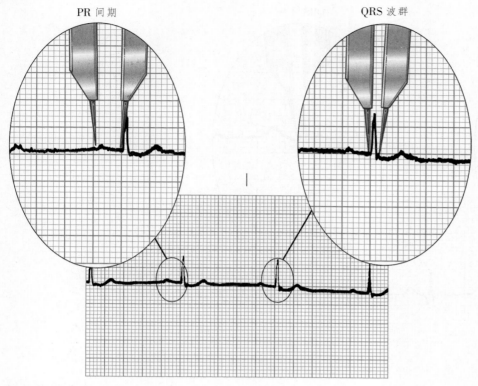

PR 间期　　　　　　　　　　　QRS 波群

PR 间期:0.18 s
QRS 波群:0.06 s

2.28

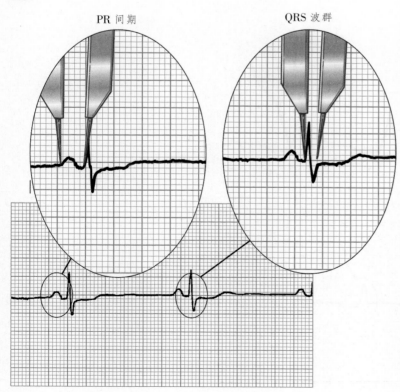

PR 间期　　　　　　　　　　　QRS 波群

PR 间期:0.16 s
QRS 波群:0.08 s

2.29

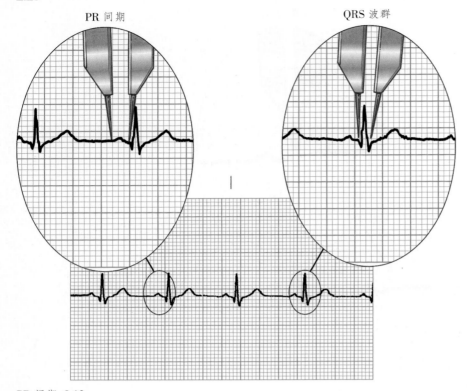

PR 间期:0.12 s

QRS 波群:0.08 s

2.30

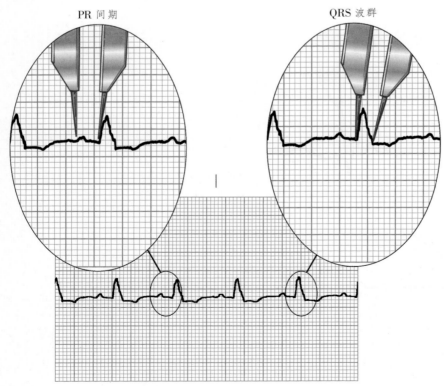

PR 间期:0.16 s

QRS 波群:0.12 s

第 **3** 章

心电图心律条分析

自学单元

你将在本章学习如何使用系统的分析方法收集心电图上的信息，并不断练习实践，最终能够利用该方法准确获取所需信息，对心电图做出正确诊断。

分析模式

1.在第 2 章中你已经熟知，在心电图上一个_____由 5 个不同的波形组成，跳动的心脏会产生一系列的_____波形,组成连续的心电图。

心动周期

心动周期

2.心电图比指纹还复杂。不仅每个人都有自己独特的心电图,而且每个人在不同时间的心电图也可能很不一样。所以,为了下次再见到同一个人的心电图时能够识别出来,简单记住 8~10 个波群是不够的。这种分析心电图的方法称为模式识别,是一种常见但较随意的观察心律失常的方法。更可靠的心电图分析方法是将波群分开,通过对每一个波形进行分析,推测心脏实际发生的变化。这种诠释心电图的方法比_____更为精确,也因为更可靠而更有价值。

模式识别法

3.根据起搏部位的不同,心律失常主要分为以下几类:
- 窦性。
- 房性。
- 交界性。
- 室性。

心律失常如此分类,是因为_____冲动来源于这些部位。

起搏

4.最常见的心律起源于窦房结,因为_____是心脏常见的起搏点。因此,一伤健康正常的心脏心电图表现为正常窦性心律(NSR),因为心律起源于_____。

窦房结(SA)

窦房结

5.要想了解各种心电图表现,请看本章最后的练习题。所有的心电图均为窦性心律。通过练习你会意识到掌握一个系统心电图分析方法的必要性。如果没有一种解读心电图的系统方法,即使面对正常心电图也很容易不知所措。为了培养解读心

电图的能力和信心，必须掌握系统的分析心电图的_____。   方法步骤

6.每一份心电图都能提供许多关于心脏变化的线索。这些线索包括波形、心率、测量结果和各个波之间的关系。专家们整理了这些数据，发现每一种心律失常都有各自的一系列特征。也就是说，每一种特定的心律失常都会重复发出同样的信号。所以，通过观察心电图上的信息，就可以识别心律是哪一种。但前提是，你必须熟知每种心律失常在心电图上应该展现的各种信息。我们将这些信息称为该种心律失常的心电图"特点"。例如，正常窦性心律心电图的特点包括 P 波和 QRS 波群之间的特定关系，以及心率和各个波值的范围。如果你事先记住这些要点，一旦遇到符合这些要点的心电图，你就有理由相信这个心电图就是正常窦性心律。因此，必须记住每种心电图的特点，才能在分析心电图时去寻找相应的_____。   线索

7.心电图判读实际上是一个"灰色"地带，任何信息都不是黑白分明的。当你想诊断一种心律失常时，你会发现不太可能给出一个明确的名称，尤其是比较复杂的心电图。此时你应该从心电图给出的众多线索中，排除大部分混杂因素，最后确定一两种最具特异性的诊断。在这个过程中，所选定的线索应该最具备诊断价值。即使常常不能对心电图做出准确的诊断，但是从中采集的_____中也应该符合一两种心律失常的表现，所以建议你熟练掌握各种类型心律失常的心电图特征。   线索

8.让我们复习一下在前面学过的要点，这对于我们重复进行心电图分析很重要。面对一份心电图，观察各种_____，并与各种心律失常心电图特征进行比对。如果有两种可能的诊断，或两个人的意见不均匀，那么谁的线索与相应的诊断符合点多，就由谁决定。因此，从心电图中采集信息线索并与相应的心律失常心电图_____比对很重要。可见，记住每种心律失常的心电图特征很重要，如此便能够让你在分析心电图时很轻松地想起这些知识。   线索
特征

9.虽然心电图的解读需要由大家讨论决定，而且每个人都有权发表自己的意见，但是我们都认同采用一个比较标准的流程进行分析。图 3.1 列出了分析的整个流程，我们将在下面逐一讨论。请看图 3.1，并确定我们应该从哪一项开始分析心电图_____。   规律性

规律性

10.规律性，或称_____，是通过观察心电图上的 RR 间期来确定的。将卡尺的一个点放在 R 波上（或 QRS 波群上其他比较突出的点），将另一个点放在下一个 QRS 波群的相同位置上，两点之间的距离即为 RR 间期。R 波代表心室_____，对应于患者的_____。   节律
去极化
脉搏

11.当判断节律是否规整时，测量一下_____。如果节律规整，RR 间期应该保持固定不变。固定的 RR 间期意味着节律_____。   RR 间期
规整

12.确定规律性的关键是要测量整条心电图上的所有的 RR 间期。如果间断测量，而没有测量_____RR 间期，经常会漏掉不规整的表现。   所有的

規律性(也称节律)
- 规整吗?
- 不规整?
- 不规整表现的形式?
- 有没有异位搏动?如果有,是早还是晚?

心率
- 准确的心率是多少?
- 心房率和心室率一样吗?

P 波
- P 波是规律出现的吗?
- 每个 QRS 波群都有一个相关的 P 波吗?
- P 波在 QRS 波群前还是后?
- Ⅱ 导联上 P 波是正常直立的吗?
- P 波比 QRS 波群多吗?
- 所有 P 波形态均匀吗?
- 不规则的 P 波与异位搏动有关吗?

PR 间期
- 所有 PR 间期固定吗?
- PR 间期在正常范围内吗?
- 如果 PR 间期不固定,是否有特定的规律?

QRS 波群
- 所有 QRS 波群持续时间相等吗?
- QRS 波群的测量值是什么?
- QRS 波群的测量值是否在正常范围内?
- 所有的 QRS 波群形态均匀吗?
- 不同的 QRS 波群是否与异位搏动有关?

图 3.1　心律失常的系统分析方法。

13.如果心电图节律不规整,你必须确定是否具备以下几个特点:
- 有规律地不规整(固定的不规整模式)。
- 基础节律规整(在规整的基础节律基础上,有一两个搏动干扰)。
- 完全不规整(无固定模式)。

如果不规整的节律有一个的固定模式,称为_____不规整;如果仅有一两个　　　规律地
搏动干扰规律的模式,称为基本_____;如果完全不规整,将_____任何固定　　　规整;无
模式。

14.如果整条心电图的节律都是有规律的,可以看作_____规整。有时节律　　　节律
非常接近规则,但又会相差一或两个小格,这就会让学习者感到困惑,因为他们通
常比较较真。然而,正如你现在知道的,心电图的解读并不总是精确的,节律也不例
外。经常可以看到,特别是心率较慢时,即使相差一小格,仍然被认为是规整的。一
般来讲,频率越快,应该具有越精确的_____,而频率慢时,准确性可放宽一点　　　规律
儿。关键问题是确保没有其他类型的不规整。如果有其他类型的不规整或存在规律
的不规整模式,肯定不能认为节律_____。　　　规整

15 如果节律不规整,观察所有的 RR 间期,看看这种不规整是否有一定的规
律,可能的模式包括:
- 整体的基础节律中出现一个或多个异位搏动干扰。
- 几个正常的搏动与几个异位搏动组成固定的组合规律出现。

如果排除了这些可能,应该考虑节律完全不规整。如果不规整的节律完全没有
规律的_____,则被认为是完全不规整的。　　　模式

心率

16.分析过程中的下一个主要步骤是计算心率(如图 3.2 所示)。计算心率有几

种常用的方法，选择哪种方法取决于节律的规律性。要选择计算频率的方法，首先必须确定节律是否_____。

规整

17.如果节律规整，计算心率最准确的方法是数出两个 R 波之间的小方格的数量，再除以 1500。一个更快的方法是计算两个 R 波之间的大方格的数目，然后除以 300。如果数小方格数，就用总数除以_____，如果数大方格数，就用总数除以_____，每个大方格里有 5 个小方格。

1500

300

18.还有一种更简单（但不那么准确）的方法来计算节律规整的频率。封底的折口上有一把小尺子。它是基于大方格数目除以 300 的机制，但它要求你记住如图 3.2 所示的比例规律。应该熟记这个比率表，因为它可能是你最常用的方法。这是一个快捷而且相当准确地计算心率的方法，但要这种方法只适用于节律_____的心电图。

规整

19.如果节律不规整，计算频率很容易。请看图 3.3 中的示例。可以看到，心电图纸上方空白处有很多垂直的小凹槽标记。每两个标记间为 3s 的距离。先数一下 6s 内 QRS 波群的数量，再乘以 10 就是每分钟的心率。这种估计不规整心律频率的方法需要你计算 6s 内 QRS 波群的数量，然后乘以_____来得到每分钟的心率（次/分）。

10

20.上面介绍的这种估测心率的方法最简单、快捷，但由于它不是很准确，只在节律不规整时使用。对于节律规整的心电图，应该数出两个 R 波之间小方格的数量，然后除以_____，或者数出两个 R 波之间的大方格数，再除以_____。再次强调，计算节律规整的心率，最方便的方法就是牢记图 3.2 所示的图表。

1500；300

21.到目前为止，你应该已经学会了判断心电图节律是否规整，并且计算出心率。转到本章末尾的心电图练习，对第 1 部分（图 3.1~3.6）中的心电图做出诊断。

见练习题（第 1 部分）

分类	计算方法	特点
A	数出 6s 内 R 波的数量，然后乘以 10	• 不是很准确 • 仅用于要求快速计算时
B	用两个连续 R 波之间的大方格数量除以 300 　或者遵循以下规律： 1 个大方格=300 次/分 2 个大方格=150 次/分 3 个大方格=100 次/分 4 个大方格=75 次/分 5 个大方格=60 次/分 6 个大方格=50 次/分	• 计算速度非常快 • 快速但不是很准确 • 仅用于节律规整时
C	用两个连续 R 波之间的小方格数量除以 1500	• 最准确 • 仅用于节律规整时 • 耗时

图 3.2　心率计算方法。

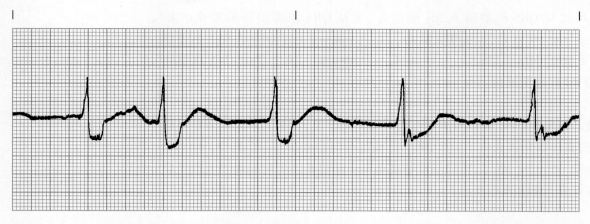

图 3.3 通过计数 6s 内 QRS 波群的数量来估测心率(这图所示案例在 6s 的周期内有 5 个 R 波,周期由边缘的凹槽标记,要计算出心率,可以将 R 波乘以 10,60s 内心跳 50 次)。

22.分析完规律性并计算出心率后,下一步就是弄清楚波形。这是分析心电图时一个非常基本的步骤。在解读心电图之前,必须首先识别每一个_____,这样你才能理解心脏到底发生了什么。

波形

P 波

23.分析波形,先要识别 P 波。QRS 波群容易引起注意,因为它通常最大、最明显。但你很快就会发现 P 波会是你最好的朋友,因为它比其他波更可靠。要开始识别波群,首先要找到_____波。

P

24.P 波具有特征性的形态,即使在许多无法识别的波群中也很突出。P 波的形态(形状)通常呈钝圆形,固定不变。有时,如果有起搏点不在窦房结,P 波形态会发生改变。但是如果起搏点在窦房结,而且没有病变或肥大(增大),则 P 波具有固定不变的平滑、圆钝的_____。

形态(形状)

25._____P 波的另一个特点是直立、均匀。回头看第 2 章的图 2.2,正常心房除极电流指向 Ⅱ 导联的正极,所以只要冲动起源于窦房结并向心室传导,P 波便会是直立的。随着你对心律失常的理解越来越深入,你会发现有时 P 波可能是负的。但是现在,你需要记住正常的 P 波一般是直立的。如果 P 波起源于_____,则为平滑、圆钝、_____的波形。

窦性

窦房结
直立

26.现在你知道,P 波通常出现在_____波群之前,因此,请看本章末尾的心电图练习第 1 部分(图 3.1~3.6),标记出每个 P 波。直接在心电图上标记 P 波,有助于全面分析心电图。(注:这是一种学习心律失常的有效方法,但如果心电图是患者唯一的原始心电图,则不要在原图上做标记。)

QRS

27.你能找出心电图中的每一个 P 波吗?如果识别 P 波有困难,或者不能确定一个波是否为 P 波,那么要记住这几个技巧。首先,你知道正常的 PR 间期是_____s。

0.12~0.20

因此，用卡尺比对 QRS 波群前 0.20s 的位置，测量 QRS 波群前面的距离。如果那里有一个波，那么这个波可能就是_____波。要确定 QRS 波群前是否存在 P 波，那么就在 QRS 波群前_____s 到_____s 的区域内寻找，因为这个范围是正常的 PR 间期测量值。

P

0.12；0.20

28.P 波是最可靠的波，所以分析心电图时要标出 P 波。如果其中大部分是规整的，但是偶尔在 T 波附近丢失了一个，那么 P 波很可能隐藏在另一个波中。因为 P 波的出现一般_____、确定，所以经常通过观察可见的 P 波出现的规律来推测某一个位置应该有一个 P 波存在。

规整

29.现在谈谈"丢失"的波。这种现象会在两种电活动同时发生时出现。例如，如果心房去极化的同时心室复极化，P 波则会与_____出现在心电图的同一个位置。当这种情况出现时，高大的波通常会掩盖较小的波的全部或大部分。在这种情况下，可以说 P 波消失或隐藏于 T 波当中。如果 P 波_____在 T 波当中，你可以通过标记其他 P 波或者在 T 波上寻找可疑的切迹来证实 P 波的存在。

T 波

消失（隐藏）

30.一旦所有的 P 波被标记出来，通常识别其他的波就不困难了。转到第 3 章的心电图练习，标记出第 1 部分心电图中的 Q、R、S、T 波（图 3.1~3.6）。当你做这些工作的时候，记下这些波之间的关系。即，每个 QRS 波群之前都有一个 P 波吗？每个 QRS 波群前只有一个 P 波，还是 P 波比 QRS 波群要多？

练习题

PR 间期与 QRS 波群

31.现在所有的波都被识别了，现在回到心电图练习第 1 部分（图 3.1~3.6）测量 PR 间期和 QRS 波群的各项参数，确定它们是否在正常范围内。如果你忘记了正常值，再复习一下第 2 章的要点（第 25 页）。

32.从心电图中获取需要的一些线索，是为了给心电图做出明确的诊断。如果仍不能对心律失常给出准确的诊断，可能是因为你还没有掌握各种心律失常的心电图特征。要识别心律失常，必须先从心电图中收集各种线索，然后再与每种心律失常的心电图_____做对比。

规则

33.下一章你将开始学习各种心律失常的心电图规则。在继续学习之前，还有一两个要点需要掌握，以便能够详细地解读心电图，而不是仅仅识别出来。例如，刚学会的那些测量，实际上都是时间的测量。然而，随着我们进入下一章，探索 PR 间期和 QRS 波群的测量值代表心脏真实活动的意义将会变得越来越重要，而不再仅仅把它当作正常或不正常的数字。比如，如果冲动从窦房结通过_____和_____的时间太长，则考虑为 PR 间期不正常。同样，如果冲动通过_____的时间过长，则考虑为 QRS 波群的时程不正常。实际数据并不像理解心脏如何变化引起数据不正常的机制那么重要。

心房

房室结；心室

34.我们来进一步讨论一下。研究表明，正常的心脏冲动从窦房结通过心房和房室结需要 0.12~0.20s。在心电图上,这个时间段称为_____间期。如果这个时间延长,PR 间期就长,我们可以推断冲动在心房或房室结的某个地方,传导有些延迟。

PR

35._____包括 P 波和 PR 段。P 波代表冲动通过_____传导并使之除极的时间。PR 间期中等电位线或 PR 段代表房室传导的延迟。心动周期中的这两部分给我们展示了冲动到达_____前的传导情况。因此,PR 间期代表发生在心室以上的心房和房室结的活动。这类活动称为室上性活动。室上性的意思就是心室_____的心脏活动。

PR 间期;心房

心室

以上

房室结的作用

36.在第 2 章中,你已经学到了_____是心脏中传导最慢的区域。也就是说,冲动在窦房结、心房和心室的传导都比房室结_____。关于房室结,还有一点应该知道。房室结是心房与心室之间的连接通道,起着"延缓"冲动传导的作用,以便于心室有足够的时间脱离不应期,接收冲动的刺激。这就是冲动传导到心室前发生轻微延迟的原因。正常心脏,房室结这个特点的重要性显现不出来,但当心房兴奋性增高时,会快速发放冲动,此时房室结会"屏蔽"掉大部分冲动,只允许少数通过,保证心室不会对所有冲动产生有效反应。房室结这个重要的功能称为"自动保险"机制,当你学习更复杂的心律失常时,你会了解到更多关于它的知识。由此可见,房室结是心脏的一个重要结构,它可以保护_____免受太多冲动的刺激。

房室结
快

心室

室性与室上性

37.当冲动起源于窦房结、心房或房室交界处时,称为室上性心律失常,因为它起源于心室上方。_____心律包括所有起源于心室上方的节律;实际上,只有起源于心室的节律不属于室上性心律。据此,将心律分为起源于心室和起源于心室_____两类。

室上性

之上

38.能帮助区分室性和室上性心律的心电图特点主要是 QRS 波群的宽度。因为研究表明,只有沿正常通路传导,才能保证冲动能在 0.12s 以内传导通过心室;心室通过其他通路去极化将需要更长的时间。因此,如果 QRS 波群的时限小于 0.12s,那么心室肯定是由冲动经正常传导通路除极的,即,冲动为_____起源。这就告诉我们,室上性节律意味着冲动起源于心室上方,并且 QRS 波群的时限小于_____s。

室上性

0.12

39.但是,这个规则不适用于相反的情况。也就是说,QRS 波群增宽并不意味着室性心律,引起 QRS 波群增宽的原因有以下几方面:
- 室上性冲动伴有束支阻滞。
- 因为心室尚未脱离上次搏动的不应期,冲动不能在心室正常传导。
- 心室自律性增高,成为心脏的起搏点。
这几种情况中,第 3 种最常见。这提示我们,_____通常由室性冲动引起。然

宽 QRS 波群

而，如果认定所有宽 QRS 波群都来源于心室，可能造成诊断上的困惑。所以要知道，正常的 QRS 波群肯定是室上性的，而宽 QRS 波群可以来源于室性冲动，也可以源于室上性心律伴心室传导异常。总之，宽 QRS 波群可以是室性的，也可以是室上性的，但 QRS 波群的时限在 0.12s 以内的肯定是_____的。

室上性

40.根据定义，室上性心律失常的 QRS 波群的时限必须小于_____s。然而，如前所述，它们经常因伴有心室_____延迟而出现例外。当发生这种情况时，你必须把它和你对心电图的解读一起记录下来。例如，正常的窦性心律，QRS 波群的时限应该_____0.12s，但如果同时存在心室_____异常，那么除了 QRS 波群将会变_____外，心电图仍符合正常窦性心律的所有特点。此时，可以将其诊断为窦性心律伴 QRS 波增宽。目前，没有必要更专业地识别它属于哪种类型的传导异常；如果你想在以后学习更多的心电图知识，自然能学会如何区分不同的传导异常。现在，你只需通过非正常传导的异常 QRS 波群来引起对_____的注意。无论心室传导是否正常，首先必须注意识别基本的心律失常。

0.12
传导

小于；传导
宽

宽 QRS 波群

41.现在你已经学会了分析特殊心律失常的必备知识。那么，下一步，熟练解读心电图的诀窍就是实践。所以，如果有时间，翻到本章末尾心电图练习的第 2 部分（图 3.7~3.15），进行实践练习。

见练习题（第 2 部分）

要点

■ 心脏搏动产生一系列的心动周期，这些周期性的电活动连在一起形成心电图。

■ 心律失常根据起搏部位不同进行分类。

■ 正常心律起源于窦房结，因此称为正常窦性心律。

■ 需要熟记每种心律失常的心电图规则，以便熟练解读心电图。

■ 心电图的解读基于心电图上的线索与特定心律失常的规律相符合的程度。

■ 心电图的解读如此复杂，有必要制订一个常规、系统的流程进行分析，然后反复练习使用。这个流程包括以下内容：

- 规律性。
- 心率。
- P 波。
- PR 间期(PRI)。
- QRS 波群(QRS)。

■ 规律性，或节律，通过测量心电图中的 RR 间期或 PP 间期来判断。如果节律不规整，请注意是有规律的不规整，还是完全不规整。如果是有规律的不规整，寻找不规整的规律性模式，它可以提示规律的异位搏动或成组群的激动。

■ 如果房室率不均匀，心率可指心室率(最常见)或心房率。心率的计算方法有 3 种：

1. 数出两个 R 波之间的小方格数目，然后除 1500。

2. 数出两个 R 波之间的大方格数，然后除以 300。有提供这些信息的标准表格，可以熟记，以便快速参考。

3. 数出 6s 内的 R 波数量，然后乘以 10。这种方法只能用于节律不规整时，因为准确度最低。

■ 正常心电图的 P 波应该在 QRS 波群之前规律出现，应该是直立、均匀的。每个 QRS 波群应该只有一个 P 波。有时 P 波有可能隐藏在前一次激动的 T 波中。

■ PR 间期代表心房和房室结的电活动。它包括心室以上部位的所有电活动。PR 间期由 P 波和 PR 段组成。PR 段因冲动在房室结的延迟传导形成。正常 PR 间期应该是恒定的，在 0.12~0.20s。

■ QRS 波群可以帮助你判断激动起源于心室还是室上部位。室上性激动形成的 QRS 波群时限小于 0.12s。然而，当存在心室内传导异常时，室上性心律的 QRS 波群可能变宽。如果是心室源性心律，QRS 波群时限将≥0.12s。窄 QRS 波群提示为室上性激动传导，而宽 QRS 波群既可以是室上性冲动伴室内传导异常，也可以是室性冲动传导。

自我测试

说明： 用你从本章学到的知识完成自我评估。如果你的答案都是正确的，并且你对自己所掌握的知识感到胸有成竹，那么可进入下一章。然而，如果你在任何一题出错，你应该在进行下一章之前复习这一章的知识。如果你对其中任何一个基本原则不确定，现在就花点儿时间回顾一下整个章节。除非你对这一章的内容感到很有把握，否则不要开始下一章的学习。

题目	相关知识点	答案
1.一个心动周期在心电图上表现如何？	1	一次心跳的电活动包括 P、Q、R、S 和 T 波
2.健康心脏的正常节律的名称是什么？	4	正常窦性心律

题目	相关知识点	答案
3.为什么必须用一个既定的流程来解读心电图?	2,5,9	心电图形态多样,不可能记住所有变化。必须先采集心电图上所有的线索,然后将其与各种心律失常的心电图规律做比对,再做出诊断。如果不按照常规的流程,可能会忽略重要的线索
4.为什么必须记住每种心律失常的心电图特点?	2,6,7,8,9	这样你才能与心电图显示的信息做比对,然后做出诊断
5.心电图分析流程的 5 个部分是什么?	9	规律性(节律)、心率、P 波、PR 间期、QRS 波群
6.如何判断心电图节律是否规整?	10,11,12,14	根据 RR 间期或 PP 间期是否相等来判断
7."规律地不规整"是什么意思?	13,15	不规整有一个规律的模式
8."基本规整"是什么意思?	13,15	基础节律是规整的,有时会被异位搏动扰乱
9."完全不规整"是什么意思?	13,15	不规则变化没有规律
10.如果你想精确计算节律规整的心电图的心率,可以数两个 R 波之间小方格的数目,再除以多少?	16,17,18,20	1500
11.如果数两个 R 波之间的大方格数目,除以多少可以算出心率?	16,17,18,20	300
12.当节律不规整时,数出 6s 内 R 波的数量,再乘以多少来计算心率?	19,20	10
13.分析心电图时,应先确定并标记哪个波?	22,23	P 波
14.正常窦性 P 波是什么样的?	23,24,25	外形平滑、圆钝、直立、均匀,固定不变
15.P 波在什么位置?	26	一般在 QRS 波群前
16.通常 PP 间期规整,还是不规整?	23,28	通常很规律
17.P 波隐藏在 T 波中是什么意思?	29	P 波在 T 波上或邻近 P 波,因此模糊难以辨认
18.分析心电图时,确定好 P 波之后,应该找哪个波?	30,31	QRS 波群和 T 波

题目	相关知识点	答案
19.为什么熟知这些波及其正常测值很重要?	32,33	因为它们能够反映心脏活动正常与否
20.什么是"室上性"心律失常?	33,34,35,36,37,38,39,40	冲动起源于心室以上部位的心律失常
21.如果 QRS 波群的时限小于 0.12s,推测冲动起源于哪里?	38,39,40	起源于心室以上部位
22.如果 QRS 波群的时限≥0.12s,可能是室上性心律伴心室传导异常。宽 QRS 波群的另一种解释是什么?	38,39,40	起源于心室的心律,QRS 波群也≥0.12s

心电图练习(答案见第 533 页)

第 1 部分:分析心电图

3.1

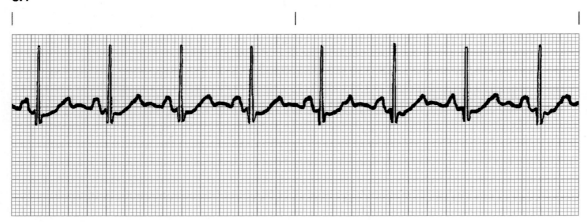

规律性: _____   PR 间期: _____

心率: _____   QRS 波群: _____

P 波: _____

3.2

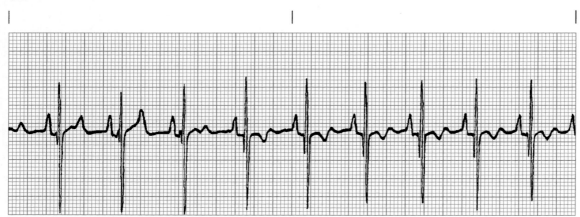

规律性: _____   PR 间期: _____

心率: _____   QRS 波群: _____

P 波: _____

3.3

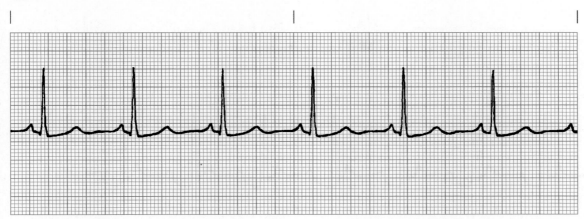

规律性： _____	PR 间期： _____
心率： _____	QRS 波群： _____
P 波： _____	

3.4

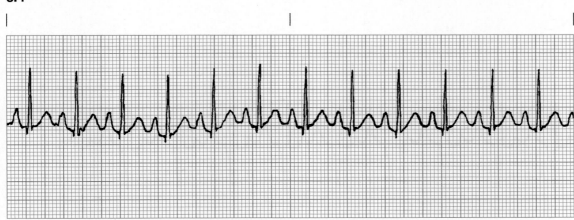

规律性： _____	PR 间期： _____
心率： _____	QRS 波群： _____
P 波： _____	

3.5

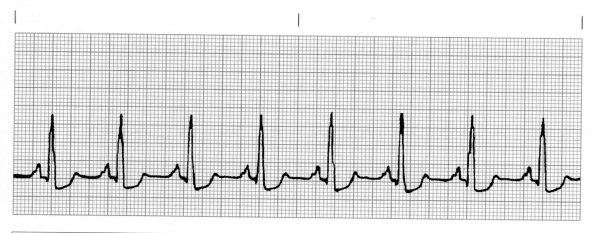

规律性: _____   PR 间期: _____

心率: _____   QRS 波群: _____

P 波: _____

3.6

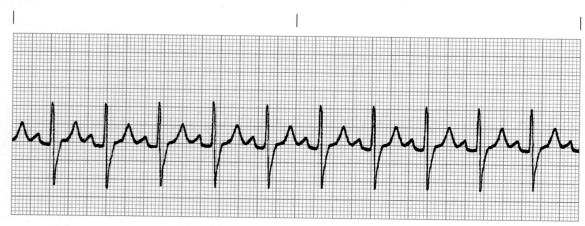

规律性: _____   PR 间期: _____

心率: _____   QRS 波群: _____

P 波: _____

3.7

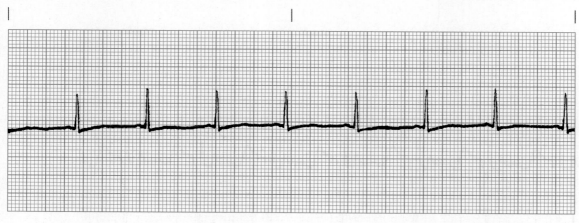

规律性：_____　　PR 间期：_____

心率：_____　　QRS 波群：_____

P 波：_____

第 2 部分:从心电图中收集线索

3.8

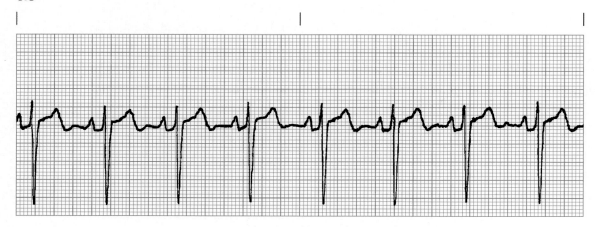

规律性:_____　　PR 间期:_____

心率:_____　　QRS 波群:_____

P 波:_____

3.9

规律性:_____　　PR 间期:_____

心率:_____　　QRS 波群:_____

P 波:_____

3.10

规律性：＿＿＿＿＿＿＿＿＿＿＿＿＿＿＿　　PR 间期：＿＿＿＿＿＿＿＿＿＿＿＿＿＿

心率：＿＿＿＿＿＿＿＿＿＿＿＿＿＿＿＿　　QRS 波群：＿＿＿＿＿＿＿＿＿＿＿＿

P 波：＿＿＿＿＿＿＿＿＿＿＿＿＿＿＿＿

3.11

规律性：＿＿＿＿＿＿＿＿＿＿＿＿＿＿＿　　PR 间期：＿＿＿＿＿＿＿＿＿＿＿＿＿＿

心率：＿＿＿＿＿＿＿＿＿＿＿＿＿＿＿＿　　QRS 波群：＿＿＿＿＿＿＿＿＿＿＿＿

P 波：＿＿＿＿＿＿＿＿＿＿＿＿＿＿＿＿

3.12

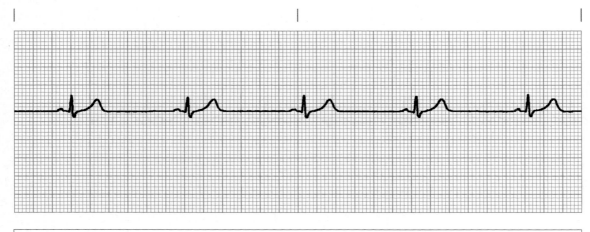

规律性:＿＿＿＿＿＿＿＿＿＿＿＿＿＿＿＿＿＿   PR 间期:＿＿＿＿＿＿＿＿＿＿＿＿＿＿＿＿＿

心率:＿＿＿＿＿＿＿＿＿＿＿＿＿＿＿＿＿＿＿   QRS 波群:＿＿＿＿＿＿＿＿＿＿＿＿＿＿＿

P 波:＿＿＿＿＿＿＿＿＿＿＿＿＿＿＿＿＿＿＿＿

3.13

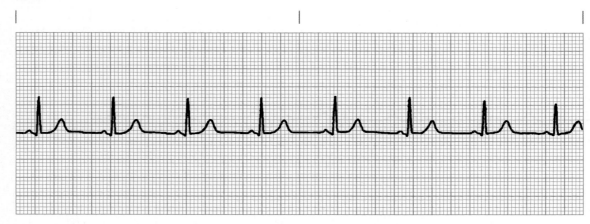

规律性:＿＿＿＿＿＿＿＿＿＿＿＿＿＿＿＿＿＿   PR 间期:＿＿＿＿＿＿＿＿＿＿＿＿＿＿＿＿＿

心率:＿＿＿＿＿＿＿＿＿＿＿＿＿＿＿＿＿＿＿   QRS 波群:＿＿＿＿＿＿＿＿＿＿＿＿＿＿＿

P 波:＿＿＿＿＿＿＿＿＿＿＿＿＿＿＿＿＿＿＿＿

3.14

规律性：_____   PR 间期：_____

心率：_____   QRS 波群：_____

P 波：_____

3.15

规律性：_____   PR 间期：_____

心率：_____   QRS 波群：_____

P 波：_____

第**4**章

窦性心律

自学单元

　　在本章中，你将学习窦房结起搏的特点以及由窦房结产生的所有窦性心律共有的特征。然后，你将学习 4 种起源于窦房结的不同心律失常的名称和特征。对于每一种心律失常，你将了解其病因、传导和由此产生的心电图特征(规律性、心率、P波、PR 间隔和 QRS 波群)。

引言

　　1.你将学到的第一种心律失常是起源于窦房结的心律失常。包括：

- 正常窦性心律(NSR)。
- 窦性心动过缓。
- 窦性心动过速。
- 窦性心律不齐。

　　每一种心律失常都将单独讨论。你需要记住提供给你的信息，因为它将为你提供必要的规则使你能够识别心律失常。你最终需要记住所有心律失常的_____，　　**规则**
我们将从_____结的起源开始。　　**窦房**

正常窦性心律

　　2.首先，我们将讨论正常的窦性心律(图 4.1)。我们将了解到什么是正常节律和如何定义正常节律，接下来我们将了解心律失常以及它与_____之间的区别。　　**正常心律**
从技术上来讲，正常窦性心律并不是心律失常，因为它是一种正常的节律模式。然而，你会经常听到像心律失常、心律异常和节律这样的短语被不严格地用于描述正常和异常的心电图模式。虽然正常的窦性心律并不是一种_____，因为它是一种　　**心律失常**
正常的节律模式，但我们将把它纳入所有心律失常的一般性讨论。

　　3.在正常窦性心律中，起搏点冲动起源于窦房结，并在正常时间内通过正常的传导通路传递。因为起搏点起源于_____结时，P 波将是均匀的，由于传导是正　　**窦房**

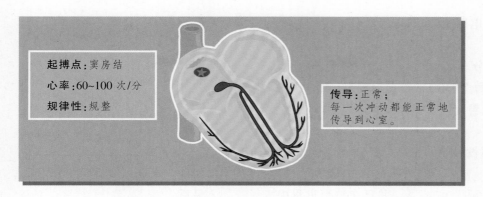

图 4.1　正常窦性心律的机制（起搏点是窦房结，60~100 次/分。每一次冲动都能正常地传导到心室）。

常的，每个 QRS 波群前面都会有一个 P 波。正常窦性心律，在每个_____波群之前都会有一个_____的 P 波。

QRS
均匀一致

4.在正常窦性心律中，心房受到窦性冲动的刺激，并在到达心室之前去极化。因为在 Ⅱ 导联主要的电冲动是朝向正极的，所以会产生一个直立的_____波。

P

5.由于窦房结的固有心率是 60~100 次/分，所以正常的窦性心率必然在这个频率范围内。如果心电图心率比_____次/分慢，或快于_____次/分，它就不是_____。

60；100
正常窦性心律

6.正常窦性心律的定义是一种规整的节律。也就是说，在整个心电图中_____间期必须是有规律的。即使正常的窦性心律被异常搏动所干扰，其潜在的模式也必须有一个规律的 RR 间期，这种情况称为_____。

RR
正常窦性心律

7.正常窦性心律一定是一种规整的节律，心率在_____到_____之间，在每个 QRS 波群前都有一个直立的 P 波。当你测量 PR 间期时，它一定在 0.12~0.20s，并且在整个过程中的持续时间都相同。也就是说，如果它小于_____s 或大于_____s，它就在正常范围之外，并且不能定义为_____。比如一个 PR 间期是 0.16s，那么每个 PR 间期必须都是 0.16s。如果 PR 间期从一个波群到下一个波群发生了改变，即使它保持在正常范围内，也不会被认为是正常窦性心律。在正常窦性心律中，PR 间期必须介于_____与_____s，并保持在_____过程中。

60 次/分；100 次/分

0.12
0.20；正常窦性心律

0.12；0.20；整个

8.正常窦性心律的 QRS 波群必须在正常范围内，也就是说，_____0.12s。这可能有一点儿麻烦，因为窦性心律可能符合所有其他规律，仍有一个宽大的 QRS 波群。当这种情况发生时，必须将其定性为"宽_____的窦性心律"。注意，这种模式不再称为"正常"窦性心律，而只能称之为"窦性心律"。如果你继续深入地研究心电图，你将会了解宽 QRS 波群现象背后的原因，并学习正确的术语来识别它，但现在只需记住，除非 QRS 波群小于_____s，否则就不是_____窦性心律。

小于

QRS 波群

0.12；正常

9.总结正常窦性心律的心电图规则(图 4.2):

规律性: 规整。

心率: 60~100 次/分。

P 波: 形状均匀;每个 QRS 波群前面都有一个 P 波。

PR 间期: 0.12~0.20s;恒定。

QRS 波群: 小于 0.12s。

当一个节律被称为正常窦性心律,它必须在每个 QRS 波群前有_____的 P 波,心率必须在_____至_____次/分,在整个过程中有_____的 RR 间期。它的 PR 间期必须在_____至_____s,并且在整个过程中_____。最后,QRS 波群必须小于_____s,如果不是,则必须称之为具有宽大 QRS 波群的窦性心律。

规律
60;100;恒定
0.12;0.20;恒定
0.12

10.现在回到第 3 章的练习。仔细收集每份心电图上可用的线索。每份心电图都被识别为窦性心律。将你的发现与正常心电图做对比,看看哪些符合正常窦性心律的规则。

窦性心动过缓

11.如果一种节律起源于窦房结,但不符合一条或多条正常窦性心律的规则,它可能会归于另一种窦性心律。如果心率低于 60 次/分,就称为心动过缓,意为心跳缓慢。当一个节律起源于窦房结,在每一个 QRS 波群前有一个正常、直立的 P 波,有正常的 PR 间期和 QRS 波群,并且是规律的,不符合正常窦性心律的唯一原因是心率过慢,称为窦性心动过缓(图 4.3)。当符合正常窦性心律的所有规则,除非心率低于_____次/分,这种节律可以确定为窦性心动过缓。

60

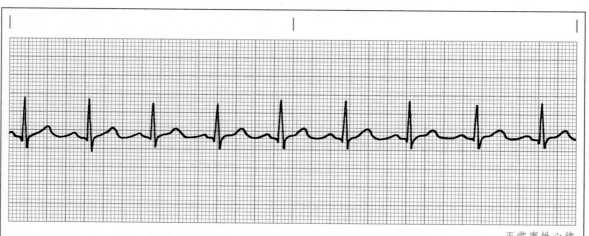

正常窦性心律

规律性: RR 间期恒定;节律规整。

心率: 心房率及心室率相等;心率在 60~100 次/分。

P 波: P 波均匀一致;每一个 QRS 波群前均有 P 波。

PR 间期: 0.12~0.20s;间期恒定。

QRS 波群: 小于 0.12s。

图 4.2 正常窦性心律。

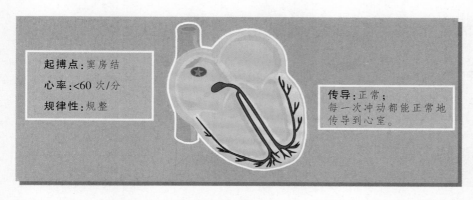

图 4.3 窦性心动过缓的机制(起搏点是窦房结,低于 60 次/分。每一次冲动都能正常地传导到心室)。

12.总结窦性心动过缓的心电图规则(图 4.4):

规律性:	规整。
心率:	低于 60 次/分。
P 波:	形状均匀;每个 QRS 波群前面都有一个 P 波。
PR 间期:	0.12~0.20s;恒定。
QRS 波群:	小于 0.12s。

窦性心动过速

13.同样的情况也适用于符合正常窦性心律的所有规则,除非心率过快。当心率过快时,称为心动过速,意思是心跳过快。一种起源于窦房结的节律符合正常窦性心律的所有规则,只是心率过_____,称为窦性心动过速(图 4.5)。当一个节律是规整的,在每一个 QRS 波群前有一个均匀一致的 P 波,有一个正常的和恒定的 PR 间期和 QRS 波群,但心率大于 100 次/分,则称为_____。

快

窦性心动过速

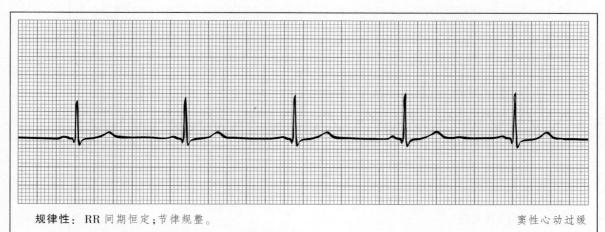

规律性:	RR 间期恒定;节律规整。
心率:	心房率及心室率相等;心率低于 60 次/分。
P 波:	P 波均匀一致;每一个 QRS 波群前均有 P 波。
PR 间期:	0.12~0.20s;间期恒定。
QRS 波群:	小于 0.12s。

窦性心动过缓

图 4.4 窦性心动过缓。

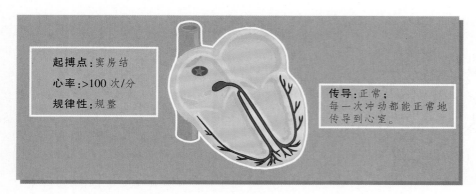

图 4.5　窦性心动过速的机制(起搏点是窦房结,高于 100 次/分,每一个冲动都能正常地传导到心室)。

14.总结窦性心动过速的心电图规则(图 4.6):

规律性:	规整。
心率:	高于 100 次/分(通常不超过 160 次/分)。
P 波:	形状均匀一致;每个 QRS 波群前面均有一个 P 波。
PR 间期:	0.12~0.20s;恒定。
QRS 波群:	小于 0.12s。

窦性心律不齐

15.我们将学习的最后一种窦性心律是窦性心律不齐(图 4.7)。这种节律的特点是通常会被认作正常窦性心律,除了患者的心率会随呼吸变化。当患者吸气时心率增快,呼气时心率减慢。这导致_____在心电图上不规则分布。每一个 QRS　　RR 间期

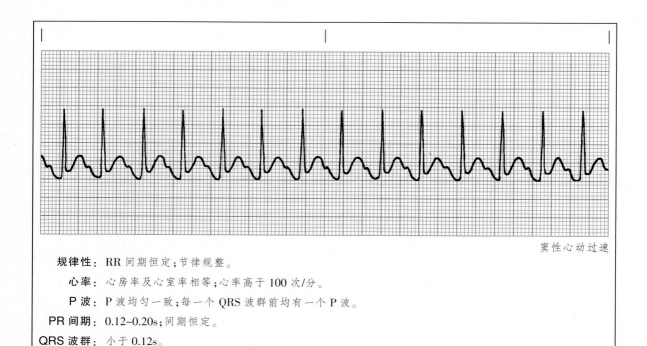

窦性心动过速

规律性:	RR 间期恒定;节律规整。
心率:	心房率及心室率相等;心率高于 100 次/分。
P 波:	P 波均匀一致;每一个 QRS 波群前均有一个 P 波。
PR 间期:	0.12~0.20s;间期恒定。
QRS 波群:	小于 0.12s。

图 4.6　窦性心动过速。

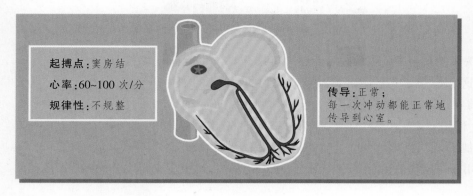

图 4.7 窦性心律不齐的机制。

波群前都有一个直立的 P 波,一个正常、恒定的 PR 间期,一个正常的 QRS 波群和一个_____的 RR 间期。正常窦性心律与窦性心律不齐的区别在于正常窦性心律是规整的,而窦性心律不齐是_____。真正的窦性心律不齐将在整个过程中有明显的不规整模式。如果节律只是很轻微的不规整,但可以被注意到(仅相差 1 或 2 小格),只会被认为是轻微的_____,而不会被认为是窦性心律不齐。

不规整的

不规整的

不规整

16.总结窦性心律不齐的心电图特点(图 4.8):

规律性:　　　不规整。

心率:　　　　60~100 次/分(通常)。

P 波:　　　　形状均匀;每个 QRS 波群前均有一个 P 波。

PR 间期:　　 0.12~0.20s;恒定。

QRS 波群:　　小于 0.12s。

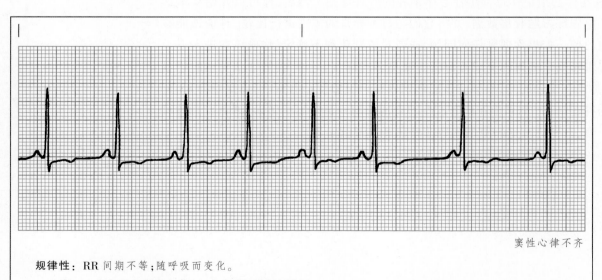

窦性心律不齐

规律性:RR 间期不等;随呼吸而变化。

心率:心房率及心室率相等;心率在 60~100 次/分。

P 波:P 波均匀一致;每一个 QRS 波群前均有一个 P 波。

PR 间期:0.12~0.20s;间期恒定。

QRS 波群:小于 0.12s。

图 4.8 窦性心律不齐。

复习

17.现在你知道前 4 种心律失常的规则了。正常的窦性心律起源于＿＿＿＿＿＿＿结，　窦房
在正常时间范围内正常传导。这意味着每一个 QRS 波群前有均匀的＿＿＿＿＿＿＿波，　P
PR 间期和 QRS 波群的测量值将在正常范围内，并且＿＿＿＿＿＿＿是恒定的。正常的窦　PR 间期
性心律，心率必须介于＿＿＿＿＿＿和＿＿＿＿＿＿次/分之间。如果心率低于 60 次/分，但　60;100
适用于正常窦性心律的所有其他规则，则称为＿＿＿＿＿＿＿；如果心率高于 100 次/分，　窦性心动过缓
则称为＿＿＿＿＿＿＿。如果心律适用于正常窦性心律的所有规则，除了不规整，这种节　窦性心动过速
律叫作＿＿＿＿＿＿＿。　窦性心律不齐

18.如果节律起源于窦房结，则会有均匀、直立的＿＿＿＿＿＿＿波，因为电流从心房　P
向下通过心室传播，因此在 Ⅱ 导联主要的电冲动朝向＿＿＿＿＿＿＿极。　正

19.对于正常窦性心律、窦性心动过速、窦性心动过缓和窦性心律不齐，PR 间
期总是介于＿＿＿＿＿＿＿和＿＿＿＿＿＿＿s 之间，并保持恒定。　0.12;0.20

20.在你学过的 4 种窦性心律中，唯一没有规整的 RR 间期的是＿＿＿＿＿＿＿。　窦性心律不齐

21.对于所有起源于窦房结的节律，QRS 时限应该＿＿＿＿＿＿＿。如果大于 0.12s 就　小于 0.12s
称为＿＿＿＿＿＿＿，这应该与你对基础规则的理解一起记录下来。目前，可以通过命名　具有宽 QRS 波群的窦
节律和"＿＿＿＿＿＿＿"来提高你的水平。如果你继续学习心电图，你会学到关于这种现　性心律;心电图练习
象的正确术语。

22.现在你必须记住每种窦性心律不齐的所有规则。然后，你可以开始从本章
末尾的心电图练习题收集数据，并将它们与每种异常的规则进行比较。你应该能够
识别每道习题。如果你遇到任何问题，或者对解题流程不确定，你应该在进入下一
章之前寻求帮助。如果你完成练习后想要更多的练习，可回到第 3 章末尾的练习
题。根据你现在学到的知识，你应该能够识别每一份窦性心电图。可以翻到第 88 页
核对你的答题结果。如果你在解答这些习题的任何一道时出了错误，请花点儿时间
复习这一章，直到你对这一章的内容非常熟悉再继续学习。

要点

- 起源于窦房结的心律。包括：
  - 正常窦性心律。
  - 窦性心动过缓。
  - 窦性心动过速。
  - 窦性心律不齐。
- 在所有的正常窦性心律中都有一个直立的 P 波,这是因为电流由心房传导至心室,在 Ⅱ 导联朝向正极。

- 正常窦性心律的心电图规则：

  规律性：　规整。

  心率：　　60~100 次/分。

  P 波：　　形状均匀;每个 QRS 波群前均有一个 P 波。

  PR 间期：0.12~0.20s;恒定。

  QRS 波群：小于 0.12s。

- 窦性心动过缓的心电图规则：

  规律性：　规整。

  心率：　　低于 60 次/分。

  P 波：　　形状均匀;每个 QRS 波群前均有一个 P 波。

  PR 间期：　0.12~0.20s;恒定。

  QRS 波群：小于 0.12s。

- 窦性心动过速的心电图规则：

  规律性：　规整。

  心率：　　大于 100 次/分(通常不超过 160 次/分)。

  P 波：　　形状均匀;每个 QRS 波群前均有一个 P 波。

  PR 间期：　0.12~0.20s;恒定。

  QRS 波群：小于 0.12s。

- 窦性心律不齐的心电图规则：

  规律性：　不规整。

  心率：　　60~100 次/分(通常)。

  P 波：　　形状均匀;每个 QRS 波群前均有一个 P 波。

  PR 间期：　0.12~0.20s;恒定。

  QRS 波群：小于 0.12s。

- 当一种节律被确定起源于窦房结，但其 QRS 波群的时限大于 0.12s 时，应被定义为具有宽 QRS 波群的窦性心律。

自我测试

说明:用你从本章学到的知识完成自我评估。如果你的答案都是正确的,并且你对自己所掌握的知识感到胸有成竹,那么可进入下一章。然而,如果你在任何一题出错,你应该在进行下一章之前复习这一章的知识。如果你对其中任何一个基本原则不确定,现在就花点儿时间回顾一下整个章节。除非你对这一章的内容感到很有把握,否则不要开始下一章的学习。

题目	相关知识点	答案
1.为什么窦性心律有直立的 P 波?	3,4,7,17,18	因为起源于窦房结的冲动会通过心房向下到达心室。在 Ⅱ 导联中,正极位于心尖部,主电流朝向正极,形成一个直立的波形
2.在窦性心律中,心率的范围是多少?	5,7,9,17	60~100 次/分
3.正常窦性心律中怎样定义 PR 间期?	3,7,9,17,19	0.12~0.20s,恒定
4.正常窦性心律是规整的还是不规整的?	6,7,9,17,20	规整

题目	相关知识点	答案
5.QRS 波测量时长为多少可以被称为正常窦性心律?	8,9,17,21	小于 0.12s
6.你如何定义起源于窦房结并符合正常窦性心律的所有规则,除了 QRS 过宽的节律?	8,9,21	具有宽 QRS 波群的窦性心律
7.窦性心动过缓的 P 波是怎样的?	3,11,17,18	正常和直立,每个 QRS 波群前均有一个 P 波
8.窦性心动过缓的心率范围是什么?	11,12	小于 60 次/分
9.窦性心动过缓是规整还是不规整的?	11,12,20	规整
10.窦性心动过缓的 PR 间期是多少?	11,12,19	0.12~0.20s,恒定
11.窦性心动过缓中正常的 QRS 波群时限是什么?	11,12,21	小于 0.12s
12.窦性心动过缓与正常窦性心律有何不同?	11,12	窦性心动过缓的心率低于正常窦性心律
13.窦性心动过速是规整的还是不规整的?	13,14,20	规整
14.窦性心动过速的心率范围是什么?	13,14	大于 100 次/分(通常不超过 160 次/分)
15.窦性心动过速的 PR 间期是多少?	13,14,19	0.12~0.20s,恒定
16.窦性心动过速中正常的 QRS 波群时限是什么?	13,14,21	小于 0.12s
17.窦性心动过速的 P 波是怎样的?	13,14,18	正常和直立,每个 QRS 波群前均有一个 P 波
18.窦性心动过速与正常窦性心律有何不同?	13,14	窦性心动过速的心率比正常窦性心律快
19.描述窦性心律不齐的节律(规律性)。	15,16,20	它是不规整的,心率随吸气增快,随呼气减慢
20.窦性心律不齐的心率范围是什么?	15,16	通常 60~100 次/分
21.窦性心律不齐的 PR 间期是多少?	15,16,19	0.12~0.20s,恒定
22.窦性心律不齐中正常的 QRS 波群时限是什么?	15,16,21	小于 0.12s
23.窦性心律不齐与正常窦性心律有何不同?	15,16,20	窦性心律不齐是不规整的,而正常窦性心律是规整的

心电图练习(答案见第 531 页)

4.1

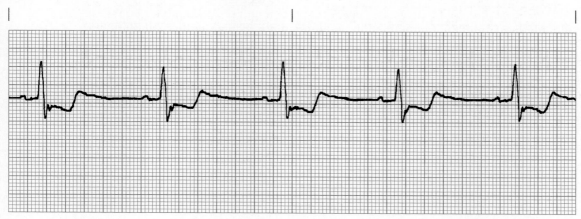

规律性：_____　　PR 间期：_____

心率：_____　　QRS 波群：_____

P 波：_____　　诊断：_____

4.2

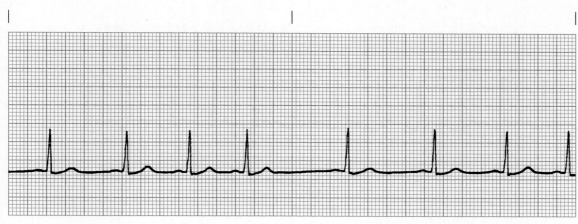

规律性：_____　　PR 间期：_____

心率：_____　　QRS 波群：_____

P 波：_____　　诊断：_____

4.3

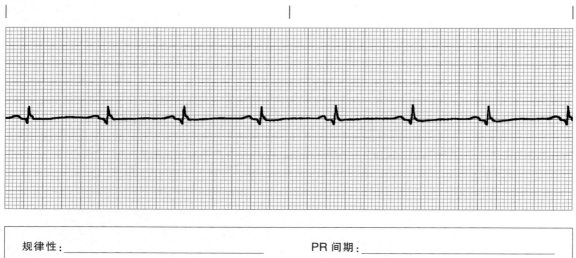

規律性:_____ PR 间期:_____
心率:_____ QRS 波群:_____
P 波:_____ 诊断:_____

4.4

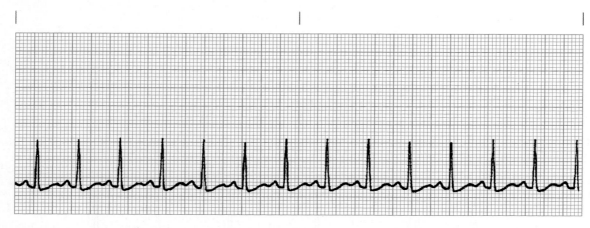

規律性:_____ PR 间期:_____
心率:_____ QRS 波群:_____
P 波:_____ 诊断:_____

4.5

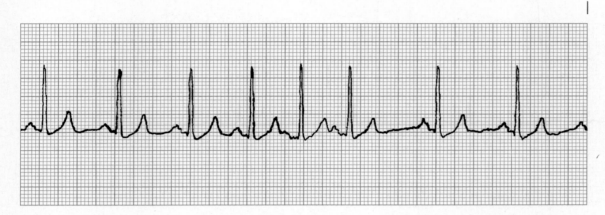

规律性：_____	PR 间期：_____
心率：_____	QRS 波群：_____
P 波：_____	诊断：_____

4.6

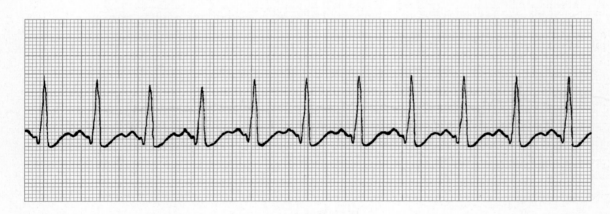

规律性：_____	PR 间期：_____
心率：_____	QRS 波群：_____
P 波：_____	诊断：_____

4.7

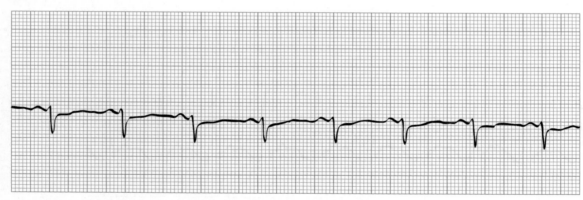

规律性：_____ PR 间期：_____

心率：_____ QRS 波群：_____

P 波：_____ 诊断：_____

4.8

规律性：_____ PR 间期：_____

心率：_____ QRS 波群：_____

P 波：_____ 诊断：_____

4.9

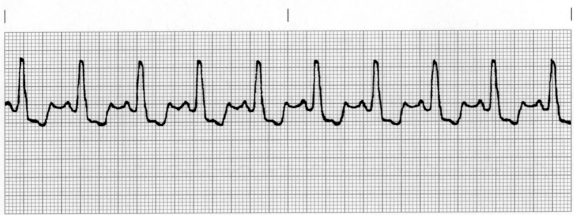

规律性：_____	PR 间期：_____
心率：_____	QRS 波群：_____
P 波：_____	诊断：_____

4.10

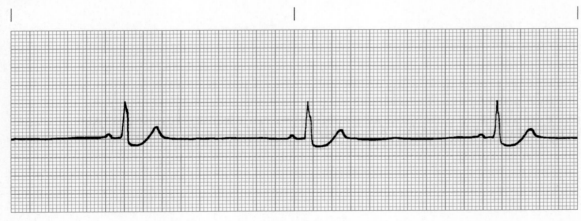

规律性：_____	PR 间期：_____
心率：_____	QRS 波群：_____
P 波：_____	诊断：_____

4.11

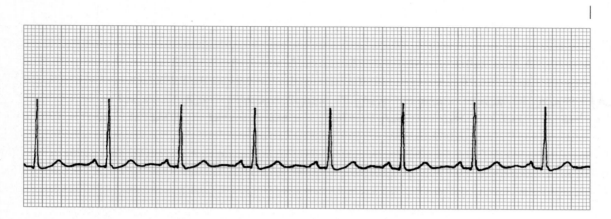

规律性：＿＿＿＿＿＿＿＿＿＿＿＿＿＿＿　　PR 间期：＿＿＿＿＿＿＿＿＿＿＿＿＿＿

心率：＿＿＿＿＿＿＿＿＿＿＿＿＿＿＿＿　　QRS 波群：＿＿＿＿＿＿＿＿＿＿＿＿

P 波：＿＿＿＿＿＿＿＿＿＿＿＿＿＿＿＿　　诊断：＿＿＿＿＿＿＿＿＿＿＿＿＿＿＿

4.12

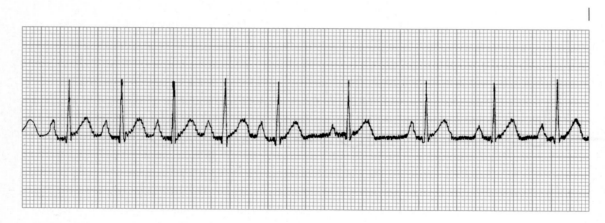

规律性：＿＿＿＿＿＿＿＿＿＿＿＿＿＿＿　　PR 间期：＿＿＿＿＿＿＿＿＿＿＿＿＿＿

心率：＿＿＿＿＿＿＿＿＿＿＿＿＿＿＿＿　　QRS 波群：＿＿＿＿＿＿＿＿＿＿＿＿

P 波：＿＿＿＿＿＿＿＿＿＿＿＿＿＿＿＿　　诊断：＿＿＿＿＿＿＿＿＿＿＿＿＿＿＿

4.13

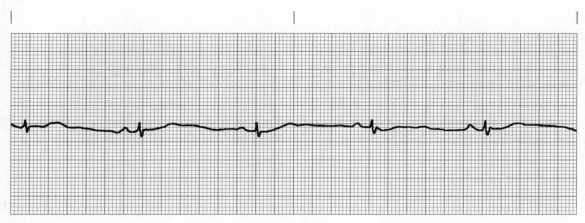

规律性:_____

心率:_____

P 波:_____

PR 间期:_____

QRS 波群:_____

诊断:_____

4.14

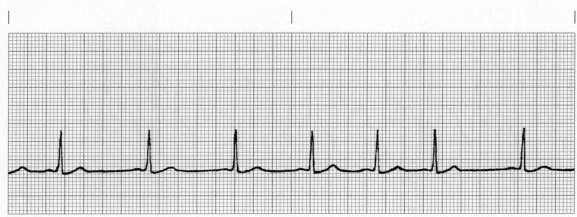

规律性:_____

心率:_____

P 波:_____

PR 间期:_____

QRS 波群:_____

诊断:_____

4.15

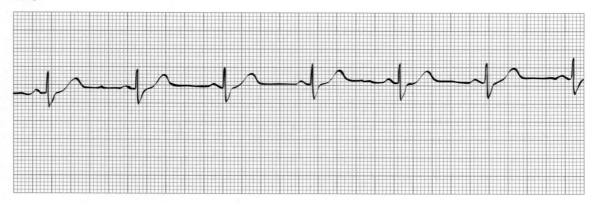

规律性：	PR 间期：
心率：	QRS 波群：
P 波：	诊断：

4.16

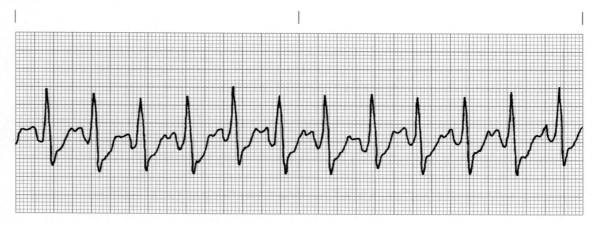

规律性：	PR 间期：
心率：	QRS 波群：
P 波：	诊断：

4.17

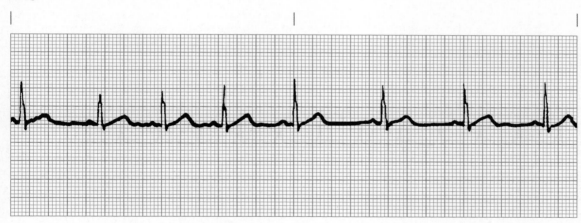

规律性:＿＿＿＿＿＿＿＿＿＿＿　PR 间期:＿＿＿＿＿＿＿＿＿＿＿

心率:＿＿＿＿＿＿＿＿＿＿＿　QRS 波群:＿＿＿＿＿＿＿＿＿＿＿

P 波:＿＿＿＿＿＿＿＿＿＿＿　诊断:＿＿＿＿＿＿＿＿＿＿＿

4.18

规律性:＿＿＿＿＿＿＿＿＿＿＿　PR 间期:＿＿＿＿＿＿＿＿＿＿＿

心率:＿＿＿＿＿＿＿＿＿＿＿　QRS 波群:＿＿＿＿＿＿＿＿＿＿＿

P 波:＿＿＿＿＿＿＿＿＿＿＿　诊断:＿＿＿＿＿＿＿＿＿＿＿

4.19

规律性:_____   PR 间期:_____

心率:_____   QRS 波群:_____

P 波:_____   诊断:_____

4.20

规律性:_____   PR 间期:_____

心率:_____   QRS 波群:_____

P 波:_____   诊断:_____

4.21

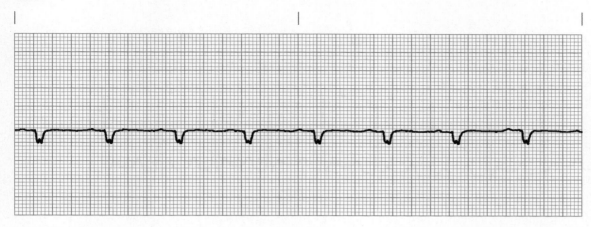

规律性：＿＿＿＿＿＿＿＿＿＿＿＿＿＿＿＿ PR 间期：＿＿＿＿＿＿＿＿＿＿＿＿＿＿＿

心率：＿＿＿＿＿＿＿＿＿＿＿＿＿＿＿＿＿ QRS 波群：＿＿＿＿＿＿＿＿＿＿＿＿＿＿

P 波：＿＿＿＿＿＿＿＿＿＿＿＿＿＿＿＿＿ 诊断：＿＿＿＿＿＿＿＿＿＿＿＿＿＿＿＿

4.22

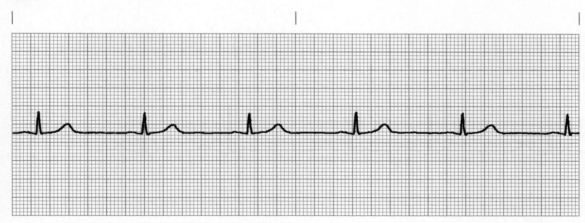

规律性：＿＿＿＿＿＿＿＿＿＿＿＿＿＿＿＿ PR 间期：＿＿＿＿＿＿＿＿＿＿＿＿＿＿＿

心率：＿＿＿＿＿＿＿＿＿＿＿＿＿＿＿＿＿ QRS 波群：＿＿＿＿＿＿＿＿＿＿＿＿＿＿

P 波：＿＿＿＿＿＿＿＿＿＿＿＿＿＿＿＿＿ 诊断：＿＿＿＿＿＿＿＿＿＿＿＿＿＿＿＿

4.23

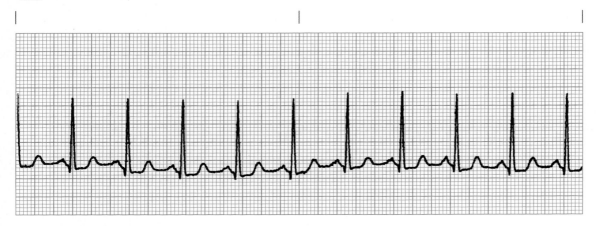

规律性： _____　　PR 间期： _____

心率： _____　　QRS 波群： _____

P 波： _____　　诊断： _____

4.24

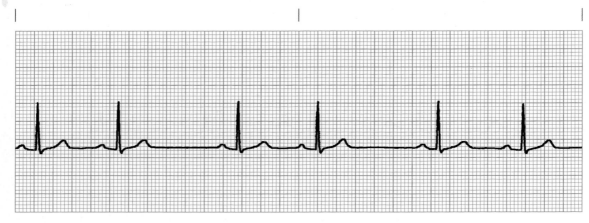

规律性： _____　　PR 间期： _____

心率： _____　　QRS 波群： _____

P 波： _____　　诊断： _____

4.25

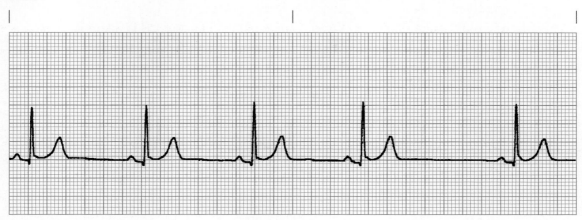

规律性：_____

心率：_____

P 波：_____

PR 间期：_____

QRS 波群：_____

诊断：_____

4.26

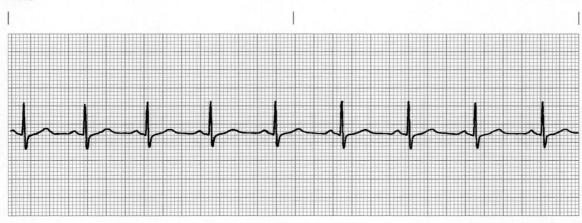

规律性：_____

心率：_____

P 波：_____

PR 间期：_____

QRS 波群：_____

诊断：_____

4.27

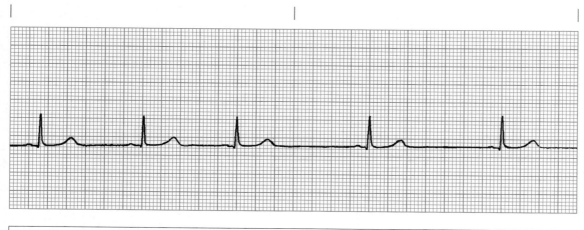

规律性：_____	PR 间期：_____
心率：_____	QRS 波群：_____
P 波：_____	诊断：_____

4.28

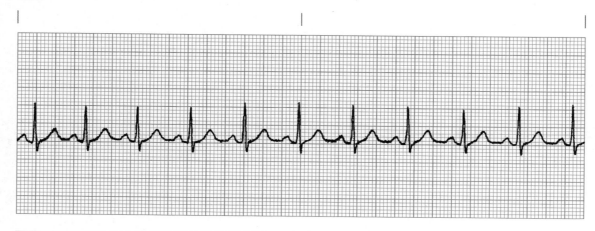

规律性：_____	PR 间期：_____
心率：_____	QRS 波群：_____
P 波：_____	诊断：_____

4.29

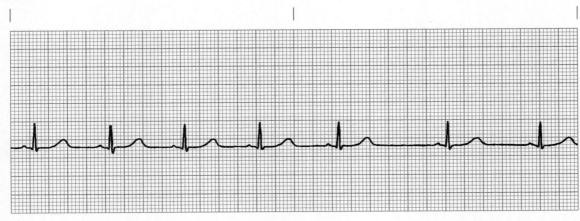

規律性：_____　PR 间期：_____
心率：_____　QRS 波群：_____
P 波：_____　诊断：_____

4.30

規律性：_____　PR 间期：_____
心率：_____　QRS 波群：_____
P 波：_____　诊断：_____

第3章   心电图心律条解读

第 **5** 章

房性心律

自学单元

在本章中,我们将学习心房起搏和源自心房的所有心律的共同特征。你将学习到 5 种不同的房性心律失常的名称及特征。对于每一种心律失常,你都会学习到其病因、传导和由此产生的心电图特征(规律性、心率、P 波、PR 间期和 QRS 波群)。

房性心律

1.在第 4 章中,我们学习的正常窦性心律、窦性心动过缓、窦性心动过速和窦性心律不齐均来自_____。这些节律都源自心脏的正常起搏。有时,出于某些原因,_____失去了其起搏作用,而这一任务被其传导系统的其他部位所接管。拥有最快自主心率的位置通常控制_____功能。因为心房是窦房结以下拥有最快心率的位置,所以常见其接管窦房结起搏。源自心房的节律,称为房性心律失常。

窦房结

窦房结

起搏

2.房性_____是由于心房率大于窦性心率而引起的,无论是兴奋还是逸搏,在心房的_____路径某处的冲动都能够超速抑制窦房结并刺激心房发生_____。当一个心房起搏点可以从窦房结处接管起搏功能并引起去极化,所导致的模式即为_____心律失常。

心律失常

传导

去极化

房性

3.与窦性心律一样,始于心房的电冲动会沿心房到达房室交界处,然后通过传导通路到达_____及浦肯野纤维。唯一的不同是在心房,房性心律中,电冲动的传导比窦性心律更加缓慢和混乱。由于心房去极化 P 波,因此_____心律失常时出现的异常心房去极化可能表现为异常或非典型的_____波。

心室

房性

P

4.正常的窦性 P 波是一个规整、圆润、均匀的波形,其后是_____。房性 P 波具有与_____P 波不同的形态。它可以是平的、凹的、尖的、锯齿状的,甚至是双向的(意思是先高于等电位线,然后低于等电位线)。一个均匀圆滑的 P 波最可能来自_____,而凹的、平的或双向的可能就是_____P 波。

QRS 波群

窦性

窦房结;房性

5.房性心律失常有几个共同的特征。它们来自室上,有_____QRS 波群。电冲动在通过心房时会有阻碍,因其起源于窦房结以外,就会产生房性 P 波而不是典型的_____P 波。我们将讨论 5 种房性心律失常,每一种都是窄 QRS 波群和不同于窦性 P 波形状的 P 波。

窄

窦性

游走心律

6.我们将要学习的第一个房性心律失常称为游走心律(图 5.1)。当起搏点从一个心搏点到另一个心搏点,从窦房结到心房往复,即为游走心律。其结果是一种由窦性和心房搏动组成的节律。窦性搏动之前有均匀圆滑的 P 波。但当起搏点下降至心房时,P 波形态会发生改变。心房起搏点的 P 波不均匀,可以是任何一种形态(如平的、凹的、双向的)。有时起搏点会降到更低,进入房室结,导致 P 波倒置或 P 波消失。这个概念将在第 6 章中进一步讨论。游走心律是一种房性心律失常,其特征是每一心搏_____波形态的_____。

P;改变

7.由于心脏的起搏点在两次搏动之间发生变化,每一次电冲动到达心室所需的时间也不同。因此,PR 间期也会轻微有所不同。这也会导致不规整的 RR 间期。在游走心律中,节律通常是轻微_____,并且_____也会在不同心搏间有所变化,但会少于 0.20s。RR 间期和 PR 间期通常也会_____。

不规整;PR 间期

不规整

8.游走心律的规则(图 5.2):

规律性:　　轻微不规整。

心率:　　　一般正常,60~100 次/分。

P 波:　　　每次搏动形态不同。

PR 间期:　　小于 0.20s;可能有所不同。

QRS 波群:　小于 0.12s。

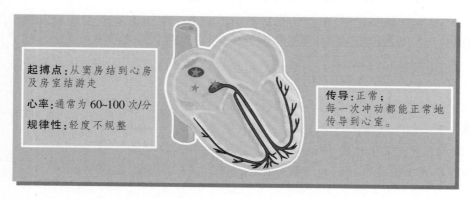

起搏点:从窦房结到心房及房室结游走

心率:通常为 60~100 次/分

规律性:轻度不规整

传导:正常;每一次冲动都能正常地传导到心室。

图 5.1　游走心律的机制(起搏位置游走于窦房结、心房和房室结之间。虽然每一次电冲动起源于不同位置,但是心率常保持在一个正常范围,但也会变慢或变快。通过心室的传导是正常的)。

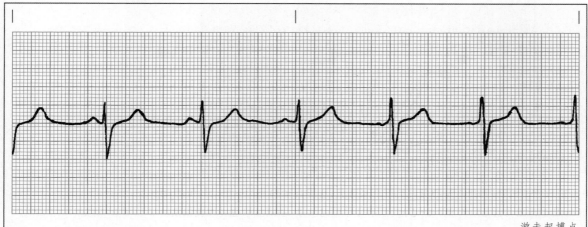

游走起搏点

规律性：RR 间期随着起搏点位置的改变略有变化,节律可稍微不规整。

心率：房、室心率相等;心率通常在正常范围(60~100 次/分),但可以更慢。

P 波：随着起搏点位置的改变,P 波形态也随之改变。在每一个 QRS 波群之前都有一个 P 波,尽管有些不容易看到,这取决于起搏点的位置。

PR 间期：PR 间期将随着起搏点位置的变化略有不同。所有 PR 间期都应小于 0.20s,有的小于 0.12s。

QRS 波群：小于 0.12s。

图 5.2 游走心律的规则。

异位搏动

9.接下来的房性心律失常其实根本不是一种节律,而是一种单一的搏动。当单一的搏动来自传导系统的异位节点(窦房结以外的点)时,这种搏动称为异位搏动。因此,_____是_____之外的单一搏动。

异位搏动;窦房结

10.当异位搏动起源于心房时,称为房性异位搏动。当_____某处的异位搏动点变得兴奋、产生电冲动并超速抑制窦房结的时候,一个异位搏动就形成了。通常定义为异位搏动点发出了冲动,但表明该部位易_____并超速抑制了_____结。

传导系统

兴奋
窦房

11.当你看到一个异位搏动打断了正常节律,你很容易就能辨别出来其是期前收缩还是逸搏心律。期前收缩发生得比预期早,而一个逸搏心律会出现得比较晚,因为它只在预期的搏动未发生时才会触发。一个早的,或者期前的搏动会被看作_____,而一个延长的 RR 间期之后伴随的会是一个_____。

兴奋;逸搏

房性期前收缩(PAC)

12.由于兴奋引起的心房异位搏动称为房性期前收缩(PAC)(图 5.3)。房性期前收缩是来自_____窦性心动周期的异位搏动,起源于_____。

早于;心房

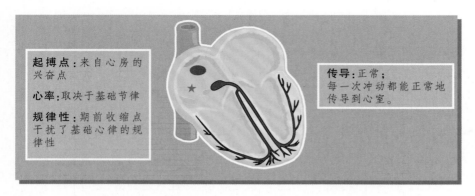

起搏点:来自心房的兴奋点

心率:取决于基础节律

规律性:期前收缩点干扰了基础心律的规律性

传导:正常;每一次冲动都能正常地传导到心室。

图 5.3　房性期前收缩的机制(起搏点是心房内的一个兴奋点,它提前触发并产生单个异位搏动。通过心室的传导是正常的。这是一个单一的心搏,而不是完整的节律;基础节律也应该被识别)。

13.当你在心电图上寻找房性期前收缩时,请记住它是单次心搏,而不是整个节律。所以你有两项任务:识别基础节律并定位所有异位搏动。因此,在分析有异位搏动的心律失常时,你必须同时识别_____和_____。

基础节律;异位搏动

14.你会注意到的第一件事就是房性期前收缩来自期前,它来自你所预计的下一个心搏_____。这会导致正常、规整的节律变得_____,因为异位搏动会干扰正常的节律。有房性期前收缩的节律将是_____的,因为异位搏动在期前出现,并且干扰了正常的_____节律。

之前;不规整

不规整

基础

15.但是,在识别_____节律时,你应当确定在没有异位搏动干扰的地方节律是否规整。仅仅因为房性期前收缩的干扰而将正常节律视为不规整是不准确的。为了确定基础节律是否规整,应该测量心律条上没有_____部分的 RR 间期。

基础

异位搏动(房性期前收缩)

16.因为房性期前收缩源自心房,其 P 波特点不同于源自_____的 P 波。房性 P 波通常是_____。

窦房结

平的、凹的、尖的、双向的

17.如游走心律相同,通过房室结和心室的传导通常是_____的;因此,PR 间期通常为_____s,QRS 波群则小于 0.12s。然而,如果房室结处于不应期,PR 间期就有可能延长。

正常

0.12~0.20

18.因房性期前收缩出现在心动周期的_____,它通常会非常接近前面 QRS 波群的末端。这通常意味着引起房性期前收缩的房性 P 波将非常接近 T 波,并可能完全"隐藏"在其中。如果可见,房性期前收缩将有一个典型的房性 P 波,但也可能不可见,因为它可以_____在前面的_____中。

早期

隐藏,T 波

19.与所有其他室上性节律一样,房性期前收缩应该正常通过房室结和心室_____,因此具有正常持续时间的 QRS 波群。然而,这些心律失常中的任何一种都有可能存在传导问题,从而导致 QRS 波群时限延长。对我们来说,仅仅通过一个具有宽 QRS 波群的房性期前收缩来关注这个异常就足够了。宽 QRS 波群的异位房

传导

性期前收缩的规则是必须在它前面有房性 P 波。持续时间大于 0.12s 的 QRS 波群的房性期前收缩应该称为_____。

20.当心房的起搏点变得兴奋并触发起搏冲动以超越窦房结时,过早的异位搏动称为_____。其特点是 P 波的形态不同于_____P 波。然而,PR 间期和 QRS 波群的时间是_____的。房性期前收缩造成节律_____,因为它们来得比预期的要早,干扰了基础节律的规律性。

21.房性期前收缩的规则(图 5.4):

规律性: 取决于基础节律;规律性会被房性期前收缩干扰。

心率: 取决于基础节律。

P 波: 期前收缩的 P 波不同于窦性 P 波;可以低平或凹陷;也可能隐藏在前面的 T 波中。

PR 间期: 0.12~0.20s;可以超过 0.20s。

QRS 波群: 小于 0.12s。

房性心动过速(AT)

22.房性期前收缩是心房中的一个兴奋的起搏点在单次搏动中接管了起搏功能。心房中的一个单一起搏点也可能变得兴奋,它开始非常有规律地发出冲动,从而覆盖了窦房结的整个节律。这种心律失常称为房性心动过速(AT)(图 5.5)。因此,它是由_____中的单一起搏点触发,迅速地覆盖窦房结,从而承担起整个节律的起搏任务。

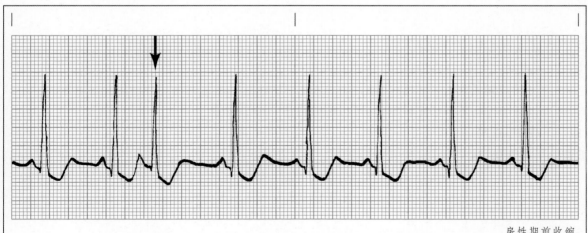

房性期前收缩

规律性:由于这是单次过早的异位搏动,它会干扰基础节律的规律性。

心率:整体心率将取决于基础节律的心率。

P 波:期前收缩的 P 波形态与心律条上其他 P 波的形态不同。异位搏动会有 P 波,但它可以是平的、凹的或其他不同形态。它也可能隐藏在前面的 T 波中。

PR 间期:应该在 0.12~0.20s,但可以延长;异位搏动的 PR 间期可能会不同于其他波形的 PR 间期。

QRS 波群:将小于 0.12s。

图 5.4 房性期前收缩的规则。

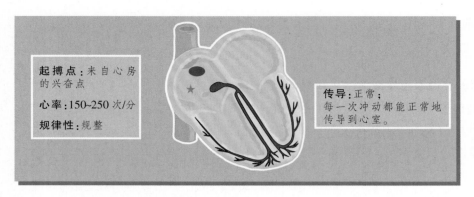

图 5.5   房性心动过速的机制(起搏点是心房内一个单一的兴奋点,它以非常快的速度重复发出冲动。通过心室的传导是正常的)。

23.房性心动过速(AT)具有房性期前收缩的所有特点,但它是一个完整的_____而不是一个搏动。所有房速中的 P 波都有心房形态;它们将是尖的、平的、凹的或双向的。通常 PR 间期正常的,QRS 波群应该也是正常的。与房性期前收缩一样,房性心动过速也属于正常_____和正常的_____时限。P 波是典型的房性 P 波形态,因此不同于窦性 P 波。

节律

PR 间期;QRS 波群

24. 房性心动过速是一种非常规整的心律失常。它通常非常快,心率范围为150~250 次/分。在这个心率下,P 波被隐藏在前面的 T 波中是很常见的。房速通常的心率是_____,其节律是非常_____的。

150~250 次/分;规整

25.当你看到一个非常规整的室上节律,有房性 P 波,心率为 150~250 次/分,你应该考虑它是_____。

房性心动过速

26.房性心动过速的规则(图 5.6):

规律性: 规整。
心率: 150~250 次/分。
P 波: 房性 P 波;不同于窦性 P 波;可以隐藏在前一个 T 波中。
PR 间期: 0.12~0.20s。
QRS 波群: 小于 0.12s。

心房扑动

27.当心房变得兴奋,以 250 次/分以上的速度发放冲动时,我们就称之为心房在扑动。从理论上讲,心房的某个区域会产生一种重复的循环模式的冲动,其产生一系列锯齿状的心房波(称为房扑波或 F 波)。这种节律称为心房扑动(图 5.7)。心房扑动是一种房性心律失常,在心房异位病灶超过_____的心率时发生;心房率通常为 250~350 次/分。

250 次/分

28.心率如此之快的问题在于心室没有足够的时间在每一次搏动之间实现血液充盈。其结果是心室还会继续泵血,但是射出的_____量不足以满足机体需要。

血

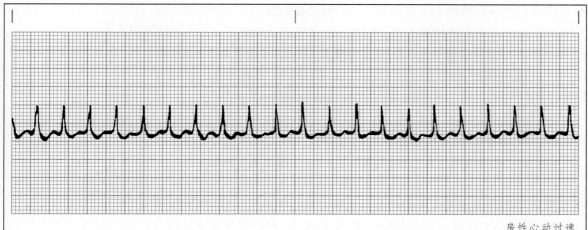

房性心动过速

> **规律性**：RR 间期固定；节律规整。
>
> **心率**：心房率和心室率相等；心率为 150~250 次/分。
>
> **P 波**：每一个 QRS 波群前均有一个 P 波。P 波形态不同于窦性 P 波；它们是平的、凹的。由于心率较快，可以隐藏于前面的 T 波中。
>
> **PR 间期**：0.12~0.20s，间期恒定。如果 P 波隐藏于 T 波中，则 PR 间期将不易测量。
>
> **QRS 波群**：小于 0.12s。

图 5.6　房性心动过速的规则。

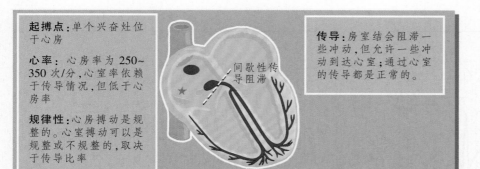

> **起搏点**：单个兴奋灶位于心房
>
> **心率**：心房率为 250~350 次/分，心室率依赖于传导情况，但低于心房率
>
> **规律性**：心房搏动是规整的。心室搏动可以是规整或不规整的，取决于传导比率
>
> 间歇性传导阻滞
>
> **传导**：房室结会阻滞一些冲动，但允许一些冲动到达心室；通过心室的传导都是正常的。

图 5.7　心房扑动的机制（心房内一个单一的兴奋灶发出一种以快速、重复的方式传导的冲动。为了防止心室接收到太多的冲动，房室结会阻止一些冲动传导到心室。那些通过心室的传导都是正常的）。

心脏有一个内置的保护机制来防止这种情况的发生：房室结。_____结负责阻止多余的冲动到达心室。所以当心跳过快时，_____会阻止一些冲动到达_____。这个阻断作用让心室有时间在收缩之前充满血液。　　房室
　　房室结；心室

29.心房扑动时，心房率为 250~350 次/分。因此，房室结试图阻断这些冲动、减慢心室率。心电图上可以看到一个非常快速的 P 波序列（房扑波），心房率为 250~350 次/分，但不是每一个都伴有 QRS 波群。因此，心室率会比心房率慢得多。在心房扑动时，心房率介于_____，但心室率会_____一些。　　250~350 次/分；慢

30.房室结通常只允许每秒钟 2~4 次冲动通过心室。在心电图上,每个 QRS 波群之间会出现 2 个、3 个或 4 个锯齿形 F 波。如果房室结每次让冲动下传心室的方式是均匀的,那么室性心律就会规整。然而,房室结的传导冲动可能非常不稳定。当这种情况发生时,F 波和 QRS 波群的比率可以在 2:1、3:1 和 4:1 之间变化, 从而产生一个不规整的 RR 间期。这称为可变阻滞,它导致心房扑动的 RR 间隔_____。　不规整

31.当心房扑动时,几乎不可能准确地确定 PR 间期。因此,当你从心电图上收集数据时,PR 间期是无法测量的。在心房扑动中,_____间期无法测量。　PR

32.QRS 波群在心房扑动中是正常的。与其他室上性心律失常一样,如果心律正常,一般 QRS 波群将小于 0.12s。如果 QRS 波群大于 0.12s,则心律失常应被视为异常,应该定义为_____心房扑动。　宽 QRS 波群

33.当你看到心电图中每个 QRS 波群均有一个以上的 P 波,心房率为 250~350 次/分,尤其是当 P 波呈锯齿状时,你会知道心房中现在有很多异位起搏点在扑动。这种节律称为_____。　心房扑动

34.心房扑动的规则(图 5.8):

规律性:　　　房性心律规整;室性心律通常是规整的,但当传导不均匀时也可能是不规整的。

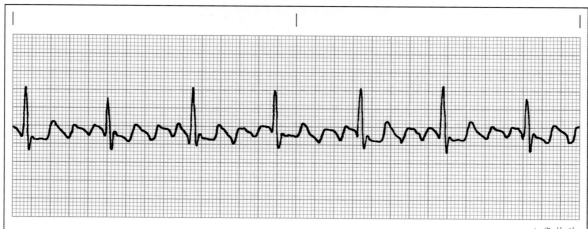

心房扑动

规律性: 房性心律规整。房室结传导冲动均匀时,室性心律也是规整的。如果传导不一,心室率将是不规整的。

心率: 心房率为 250~350 次/分。心室率取决于传导到心室的冲动的比例。

P 波: 当心房扑动时,会产生一个清晰的 P 波序列。当一起看时,这些"扑动"波有锯齿状外观。

PR 间期: 由于 P 波(房扑波)的不寻常的形状和邻近 QRS 波群,在这种心律失常中,往往不可能确定 PR 间期。因此,心房扑动中不测量 PR 间期。

QRS 波群: QRS 波群的测量值小于 0.12s;如果一个或多个房扑波隐藏在 QRS 波群中,测量就会变得困难。

图 5.8　心房扑动的规则。

心率：　　　　　心房率为 250~350 次/分；心室率可变化。

P 波：　　　　　特征呈锯齿状。

PR 间期：　　　 无法确定。

QRS 波群：　　 小于 0.12s。

心房颤动

35.你将学到的最后一种房性心律失常叫作心房颤动(图 5.9)。当心房变得非常兴奋,不再有效搏动,只是无力地颤动时,就会产生这种节律。这种无效的颤动叫作房颤。在心电图上,它被看作沿着等电位线的一系列不可分辨的波。在大多数心律失常中,P 波是可靠存在的,而且几乎总是规整的,因此为解释心律提供了有用的线索。但在心房颤动中,没有可辨别的 P 波,你也可能在这里或那里看到一个或两个 P 波,但它们不能在心电图上区分出来。心房颤动的特征是没有可辨别的_____波。心房颤动所特有的纤颤波称为 f 波。

P

36.心房颤动时,心房以超过 350 次/分的频率颤动。但这是一个学术观点,因为没有_____波以供我们测量心房率。不过,我们确实知道,心房颤动如此之快,以至于_____必须阻断一些冲动,以使心室率保持在合适的范围内。与心房扑动不同的是,锯齿状的 P 波以半规则的模式传导,心房颤动的纤颤波以极其混乱的模式传导,产生了一个非常不规整的_____间期。房颤的节律非常_____,因为纤颤波是以一种非常混乱的模式传导的。

P

房室结

RR；不规整

37.房颤的两个最典型的特征,以及使得这种心律失常很容易被识别的原因是没有可辨别的 P 波和节律非常不规整。当心室率变快时,R 波在心电图纸上更接近,这使心率显得更有规律。但即使心率很快,房颤也很_____,没有可辨别的_____波。当你遇到没有明显 P 波的不规整节律时,你应该考虑房颤的可能性。

不规整；P

38.因为心房颤动起源于心室之上,所以传导到心室的过程将在正常的时间范围内进行(对于传导的冲动),从而导致 QRS 波群的测量值_____。心房颤动的QRS 波群测量通常小于 0.12s。

正常

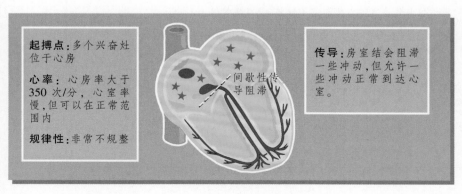

图 5.9 心房颤动的机制(心房处于兴奋状态,以至于许多兴奋灶发出冲动,导致心房以纤颤的方式反复去极化。房室结阻挡了大部分冲动,只允许有限数量的冲动通过心室)。

39.关于心房颤动还有一件很重要的事需要注意,即心房颤动伴正常心率范围内(100 次/分或更少)的心室反应与心房颤动伴快速心室反应,此二者有很大的区别。这是因为快速的心率会在患者身上产生症状, 而较慢的速度不太可能引起问题。如果心率≤100 次/分,这种节律称为心房颤动伴受控心室反应,或称为受控房颤。如果心率>100 次/分,这种节律称为心房颤动伴心室快速反应,或不受控房颤。受控心室反应表明心室率为 100 次/分或_____,而快速心室反应(不受控)意味着心室跳动速度_____100 次/分。

更少

超过

40.因为你不能识别心房颤动中合理的 P 波,所以不可能确定_____间期。你可以在你的数据表上注明"无法测量""不能测量"或"没有"。在房颤中,PR 间隔是不可_____的。

PR

测量

41.心房颤动的规则(图 5.10):

规律性:　　　非常不规整。
心率:　　　　心房率大于 350 次/分;心室率变化大。
P 波:　　　　无明显 P 波;心房活动称为纤颤波(f 波)。
PR 间期:　　无法测量。
QRS 波群:　　小于 0.12s。

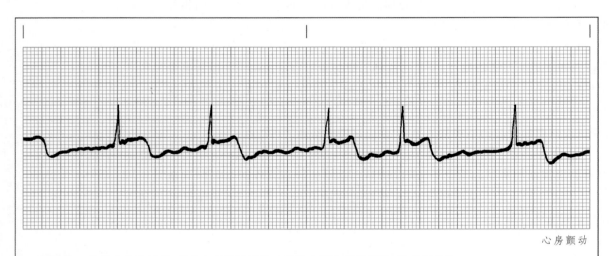

心房颤动

规律性:　房性心律不可测;所有心房活动混乱。室性心律非常不规整,没有规律性。

心率:　由于太混乱,无法测量心房率;研究表明,它超过 350 次/分。心室率明显较慢,因为房室结阻断了大部分冲动。如果心室率≤100 次/分,则称为"已受控"。如果>100 次/分,则被认为有"快速心室反应",称为"未受控"。

P 波:　在这种心律失常中,心房没有有效去极化;相反,它们在颤动。因此不会产生 P 波。所有心房活动被描述为"纤颤"波,或围绕基线的极度混乱的波动。

PR 间期:　因为没有 P 波,PR 间期无法测量。

QRS 波群:　小于 0.12s。

图 5.10　心房颤动的规则。

42.你现在知道了 5 种房性心律失常和 4 种窦性心律不齐。你知道起源于窦房结的节律有一个特征，即＿＿＿＿＿＿＿的 P 波。与房性心律失常相关的 P 波可以是平的、尖的、凹的、双向的，甚至是倒置的。但所有这些模式都应该有一个正常的 QRS 波群，因为它们起源于心室＿＿＿＿＿＿＿。

均匀

之上

43.和窦性心律一样,你现在必须记住每个房性心律失常的所有规则。然后,你可以开始从本章结尾处的练习中收集数据,并将它们与每个心律的规则进行比较。你应该能够相对容易地识别出每一条。如果你遇到任何麻烦,或者不确定时,你必须在进入下一章之前寻求帮助。

要点

■ 所有室上性心律失常应具有正常的 QRS 波群间期,如果没有,应该指出异常,说明伴有"宽 QRS 波群"。

■ 当心房的异位病灶承担起心脏起搏的责任时,就会发生房性心律失常,无论是兴奋还是逸搏。

■ 异位搏动是指起源于窦房结以外的节律。

■ 因为心房的起搏点在窦房结外,发出的冲动会引起异常的去极化波,从而使 P 波产生异常的形态;房性 P 波可以是平的、凹的、尖的,也可以是双向的。

■ 在游走心律中,起搏点在窦房结和心房之间游走,导致每个 P 波与周围的 P 波略有不同。

■ 以下是游走心律的规则:

规律性: 轻微不规整。

心率: 一般正常,为 60~100 次/分。

P 波: 形态随心搏变化。

PR 间期: 小于 0.20s;可以改变。

QRS 波群: 小于 0.12s。

■ 房性期前收缩是起源于心房并在心动周期早期发生的单次搏动。

■ 心动周期早期出现的异位搏动是由兴奋性引起的,逸搏比预期的要晚,是由逸搏机制引起的。

■ 当遇到异位搏动时,你必须同时识别异位搏动和基础节律。

■ 即使基础节律是典型的规整节律,有异位搏动的节律也是不规整的,这是因为异位搏动干扰了基础节律的规律性。

■ 房性期前收缩的规则如下:

规律性: 取决于基础节律,除了房性期前收缩都是规整的。

心率: 一般正常;取决于基础节律。

P 波: 期前收缩的 P 波不同于窦性 P 波,可以是平的或凹的,也可能隐藏在

之前的 T 波中。

PR 间期: 0.12~0.20s;可以大于 0.20s。

QRS 波群: 小于 0.12s。

■ 房性心动过速是由心房的单个兴奋灶非常迅速地放出冲动并超速抑制了窦房结而引起的。

■ 房性心动过速的规则如下:

规律性: 规整。

心率: 150~250 次/分。

P 波: 房性 P 波;不同于窦性 P 波;可以隐藏在前面的 T 波中。

PR 间期: 0.12~0.20s。

QRS 波群: 小于 0.12s。

■ 在心房扑动和心房颤动中,心房跳动过快,心室无法做出反应,因此房室结会阻止一些冲动。

■ 心房扑动的规则如下:

规律性: 房性节律规整;室性心律通常是规整的,如有不同比例的阻滞,可能是不规整的。

心率: 心房率为 250~350 次/分;心室率是变化的。

P 波: 典型的锯齿状波(F 波)。

PR 间期: 无法确定。

QRS 波群: 小于 0.12s。

■ 心房颤动的规则如下:

规律性: 非常不规整。

心率: 心房率大于 350 次/分;心室率变化很大;100 次/分以下称为"受控",而超过 100 次/分称为"不受控"。

P 波: 没有可识别的 P 波;心房活动称为纤颤波(f 波)。

PR 间期: 无法测量。

QRS 波群: 小于 0.12s。

自我测试

说明:用你从本章学到的知识完成自我评估。如果你的答案都是正确的,并且你对自己所掌握的知识感到胸有成竹,那么可进入下一章。然而,如果你在任何一题出错,你应该在进行下一章之前复习这一章的知识。如果你对其中任何一个基本原则不确定,现在就花点儿时间回顾一下整个章节。除非你对这一章的内容感到很有把握,否则不要开始下一章的学习。

题目	相关知识点	答案
1.房性 P 波与窦性 P 波有何不同？	3,4,5,42	窦性 P 波直立且均匀圆滑。房性 P 波可以是扁平的、凹的、不规整,甚至是倒置的
2.哪两种基本机制可以引起心房起搏？	1,2,11	兴奋或逸搏
3.什么是异位搏动？	9,10	窦房结以外的电活动
4.哪一种房性心律失常的特点是起搏点在窦房结和心房之间游走,有时甚至下降到房室结？	6,7,8	游走心律
5.什么是房性期前收缩(PAC)？	9,10,11,12,13,14,20,21,22	这是一种起源于心房的单次心跳,出现在心动周期早期
6.房性期前收缩是异位的吗？	9,10,11,12,13,22	是的,因为它起源于窦房结之外
7.如果异位是由兴奋引起的,它会比预期的早还是晚？	11,14,18,22	早,如果异位出现的时间晚于预期,则是由逸搏机制所致
8.游走起搏点是单一的异位搏动吗？	6,9	不是
9.游走起搏点最大的特点是什么？	6	它随着起搏点的位置而改变,而 P 波的形状也在变化
10.房性期前收缩的 QRS 波群宽度应该是什么？	5,17,19,21,42	小于 0.12s
11.房性期前收缩的 P 波形态是怎样的？	5,16,19,20,21,42	它有房性 P 波的特征。它可以是平的、凹的、双向的或尖的
12.如果房性期前收缩的 P 波不是很明显,你可以考虑到哪里去找它？	18	之前波群的 T 波中
13.房性心动过速是由一个还是多个兴奋性病灶引起的？	22	只有一个,这就是它通常如此规整的原因
14.房性心动过速的一般心率范围是什么？	24,25,26	150~250 次/分
15.房性心动过速的每个 QRS 波群前是否都有 P 波？	26	是的,但是如果它们叠加于前面波群的 T 波上,你可能很难识别它们
16.房性心动过速的 P 波是什么样的？	5,23,26,43	它看起来就像房性期前收缩的 P 波。事实上,房速看起来很像很多连接在一起的房早
17.如果心房跳动过快,心室无法反应,会发生什么？	28,29,30	房室结可能会阻止一些冲动,这样它们就不会传导到心室。这导致 P 波比 QRS 波群多

题目	相关知识点	答案
18.你知道哪两种房性心律失常与前一个问题中描述的现象有关吗?	29,36	房扑和房颤
19.房扑的心房率是多少?	27,29,33,34	250~350 次/分
20.心房扑动时室性心律是规整的还是不规整的?	30,34	这取决于房室结如何阻止冲动。如果传导是有规律的(如 2:1 或 4:1),室性心律规整。但如果传导比例发生变化(如 2:1、3:1 等),室性心律就会不规整
21.在心房扑动中,心室率比心房率快还是慢?	29,30,33,34	心室率总是较慢,除非传导比率是 1:1。这是因为不是所有的 P 波都能产生 QRS 波群
22.心房扑动时心房活动是怎样的?	29,30,33,34	房扑波通常呈现典型的锯齿状,但不总是如此
23.你如何描述房颤中的心房活动?	35,36,41	心房并没有收缩;相反,它们在混乱地颤动着。这使得等电线以一种非常不规整的方式波动。没有可见的 P 波,只有纤颤波(f 波)
24.心房颤动的心房率是多少?	36,41	超过 350 次/分(通常无法测量)
25.心房颤动时心房活动和心室活动之间有关系吗?	36,38,41	是的,有。一些冲动传到心室,但不能确定 PR 间期,因为没有清晰的 P 波
26.房颤的心室率是多少?	36,39,41	这取决于有多少冲动传导到心室,如果心室率为 100 次/分或更少,这种节律称为房颤伴"受控心室反应"或"受控房颤"。如果心率超过 100 次/分,就称为房颤伴"心室快速反应"或"不受控房颤"
27.心房颤动的两个最显著的特征是什么?	36,37,41	它没有明显的 P 波,RR 间期非常不规整

心电图练习 (答案见第 533 页)

5.1

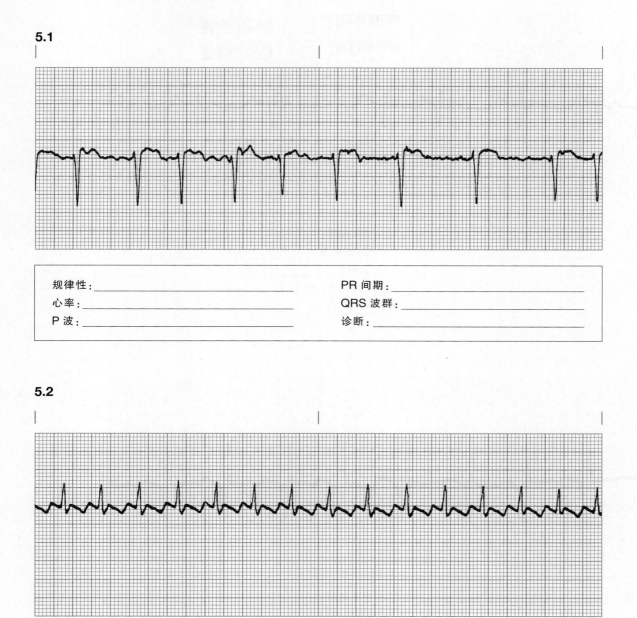

规律性：＿＿＿＿＿＿＿＿＿＿＿＿＿＿＿＿＿＿＿

心率：＿＿＿＿＿＿＿＿＿＿＿＿＿＿＿＿＿＿＿

P 波：＿＿＿＿＿＿＿＿＿＿＿＿＿＿＿＿＿＿＿

PR 间期：＿＿＿＿＿＿＿＿＿＿＿＿＿＿＿＿＿

QRS 波群：＿＿＿＿＿＿＿＿＿＿＿＿＿＿＿＿

诊断：＿＿＿＿＿＿＿＿＿＿＿＿＿＿＿＿＿＿

5.2

规律性：＿＿＿＿＿＿＿＿＿＿＿＿＿＿＿＿＿＿＿

心率：＿＿＿＿＿＿＿＿＿＿＿＿＿＿＿＿＿＿＿

P 波：＿＿＿＿＿＿＿＿＿＿＿＿＿＿＿＿＿＿＿

PR 间期：＿＿＿＿＿＿＿＿＿＿＿＿＿＿＿＿＿

QRS 波群：＿＿＿＿＿＿＿＿＿＿＿＿＿＿＿＿

诊断：＿＿＿＿＿＿＿＿＿＿＿＿＿＿＿＿＿＿

5.3

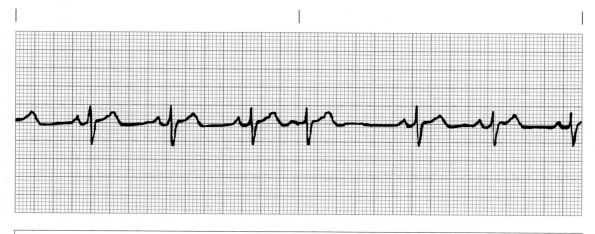

规律性:＿＿＿＿＿＿＿＿＿＿＿＿＿＿＿　　PR 间期:＿＿＿＿＿＿＿＿＿＿＿＿＿＿

心率:＿＿＿＿＿＿＿＿＿＿＿＿＿＿＿＿　　QRS 波群:＿＿＿＿＿＿＿＿＿＿＿＿＿

P 波:＿＿＿＿＿＿＿＿＿＿＿＿＿＿＿＿　　诊断:＿＿＿＿＿＿＿＿＿＿＿＿＿＿＿

5.4

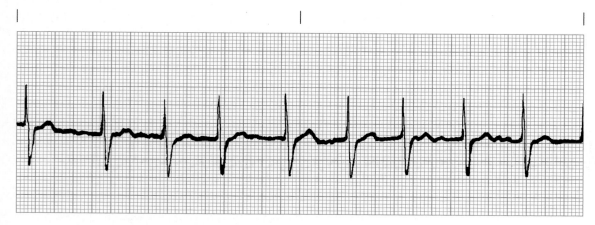

规律性:＿＿＿＿＿＿＿＿＿＿＿＿＿＿＿　　PR 间期:＿＿＿＿＿＿＿＿＿＿＿＿＿＿

心率:＿＿＿＿＿＿＿＿＿＿＿＿＿＿＿＿　　QRS 波群:＿＿＿＿＿＿＿＿＿＿＿＿＿

P 波:＿＿＿＿＿＿＿＿＿＿＿＿＿＿＿＿　　诊断:＿＿＿＿＿＿＿＿＿＿＿＿＿＿＿

5.5

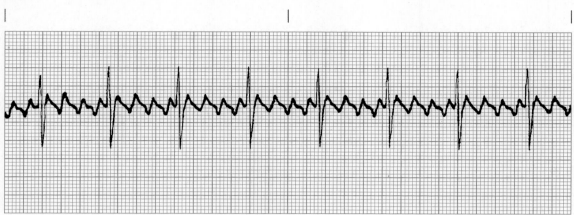

规律性：_____   PR 间期：_____

心率：_____   QRS 波群：_____

P 波：_____   诊断：_____

5.6

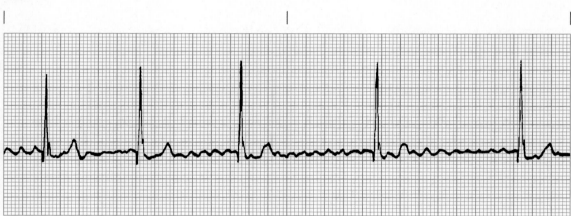

规律性：_____   PR 间期：_____

心率：_____   QRS 波群：_____

P 波：_____   诊断：_____

5.7

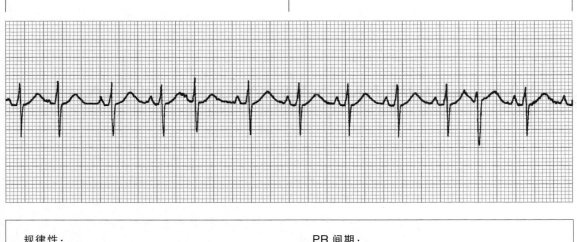

规律性:_____	PR 间期:_____
心率:_____	QRS 波群:_____
P 波:_____	诊断:_____

5.8

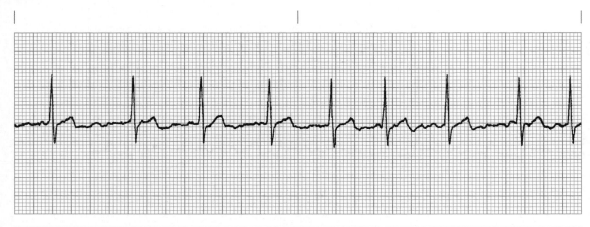

规律性:_____	PR 间期:_____
心率:_____	QRS 波群:_____
P 波:_____	诊断:_____

5.9

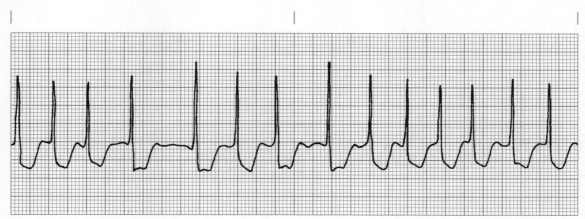

规律性：＿＿＿＿＿＿＿＿＿＿＿＿＿＿	PR 间期：＿＿＿＿＿＿＿＿＿＿＿＿
心率：＿＿＿＿＿＿＿＿＿＿＿＿＿＿＿	QRS 波群：＿＿＿＿＿＿＿＿＿＿＿＿
P 波：＿＿＿＿＿＿＿＿＿＿＿＿＿＿＿	诊断：＿＿＿＿＿＿＿＿＿＿＿＿＿＿

5.10

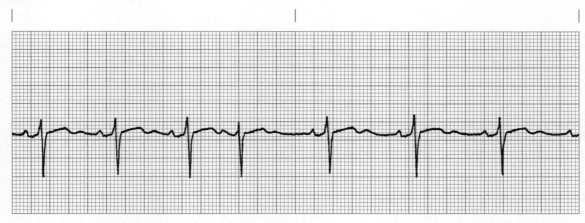

规律性：＿＿＿＿＿＿＿＿＿＿＿＿＿＿	PR 间期：＿＿＿＿＿＿＿＿＿＿＿＿
心率：＿＿＿＿＿＿＿＿＿＿＿＿＿＿＿	QRS 波群：＿＿＿＿＿＿＿＿＿＿＿＿
P 波：＿＿＿＿＿＿＿＿＿＿＿＿＿＿＿	诊断：＿＿＿＿＿＿＿＿＿＿＿＿＿＿

5.11

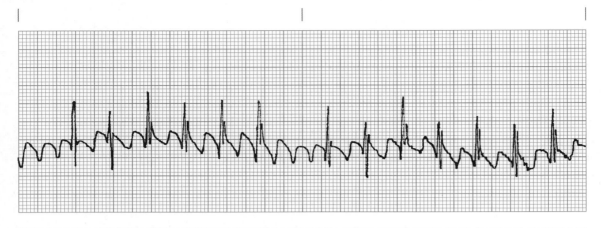

规律性：_____	PR 间期：_____
心率：_____	QRS 波群：_____
P 波：_____	诊断：_____

5.12

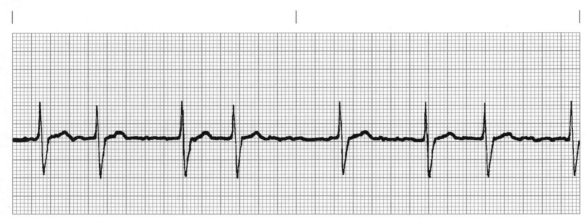

规律性：_____	PR 间期：_____
心率：_____	QRS 波群：_____
P 波：_____	诊断：_____

5.13

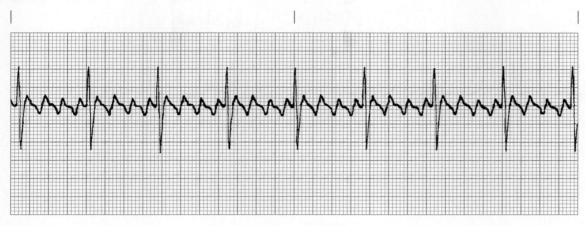

规律性：＿＿＿＿＿＿＿＿＿＿	PR 间期：＿＿＿＿＿＿＿＿＿＿
心率：＿＿＿＿＿＿＿＿＿＿＿	QRS 波群：＿＿＿＿＿＿＿＿＿
P 波：＿＿＿＿＿＿＿＿＿＿＿	诊断：＿＿＿＿＿＿＿＿＿＿＿

5.14

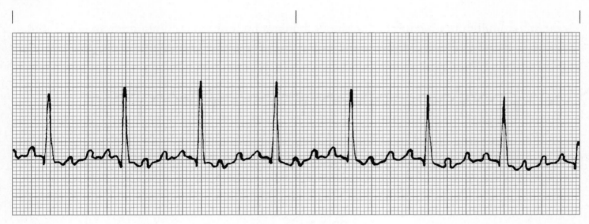

规律性：＿＿＿＿＿＿＿＿＿＿	PR 间期：＿＿＿＿＿＿＿＿＿＿
心率：＿＿＿＿＿＿＿＿＿＿＿	QRS 波群：＿＿＿＿＿＿＿＿＿
P 波：＿＿＿＿＿＿＿＿＿＿＿	诊断：＿＿＿＿＿＿＿＿＿＿＿

5.15

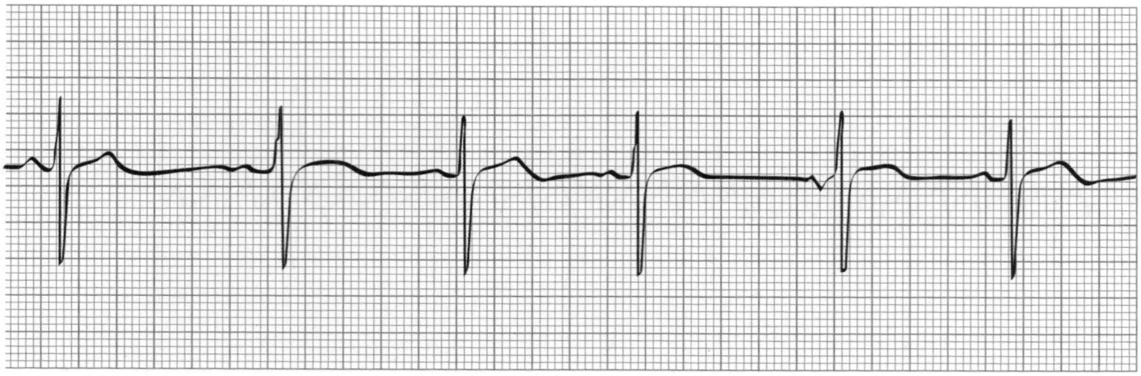

规律性：_____	PR 间期：_____
心率：_____	QRS 波群：_____
P 波：_____	诊断：_____

5.16

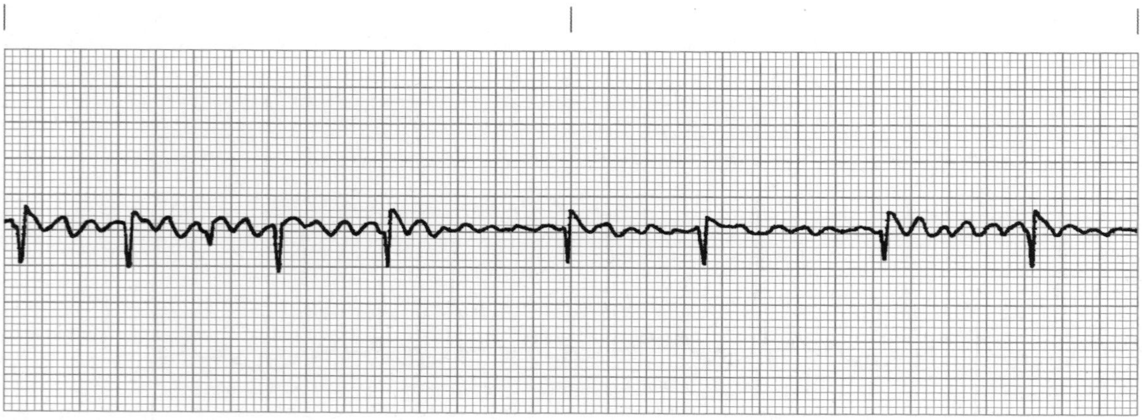

规律性：_____	PR 间期：_____
心率：_____	QRS 波群：_____
P 波：_____	诊断：_____

5.17

规律性：_____　　PR 间期：_____

心率：_____　　QRS 波群：_____

P 波：_____　　诊断：_____

5.18

规律性：_____　　PR 间期：_____

心率：_____　　QRS 波群：_____

P 波：_____　　诊断：_____

5.19

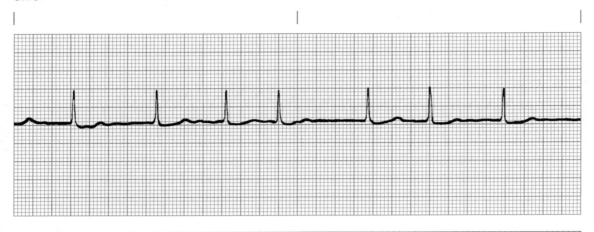

规律性：_____　　PR 间期：_____

心率：_____　　　QRS 波群：_____

P 波：_____　　　诊断：_____

5.20

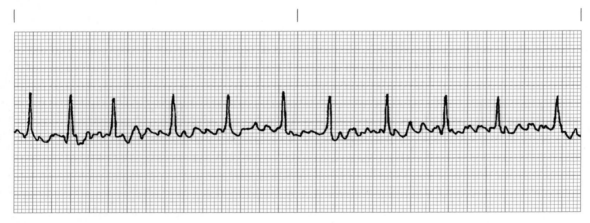

规律性：_____　　PR 间期：_____

心率：_____　　　QRS 波群：_____

P 波：_____　　　诊断：_____

5.21

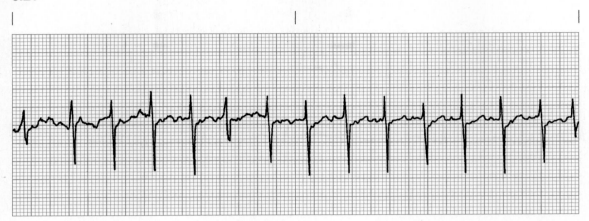

规律性：_____　　PR 间期：_____

心率：_____　　QRS 波群：_____

P 波：_____　　诊断：_____

5.22

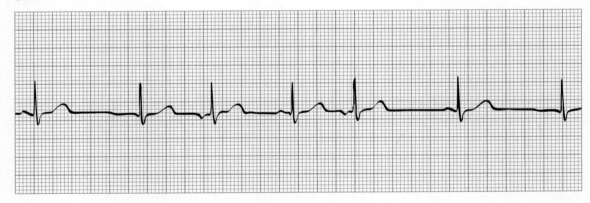

规律性：_____　　PR 间期：_____

心率：_____　　QRS 波群：_____

P 波：_____　　诊断：_____

5.23

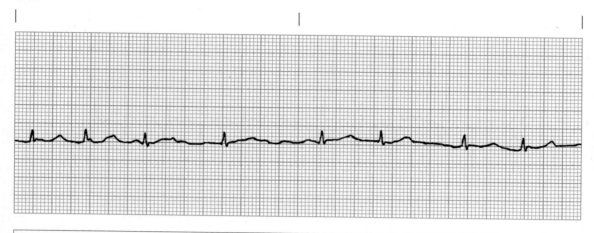

规律性:＿＿＿＿＿＿＿＿＿＿＿＿＿＿＿＿＿＿＿＿＿ PR 间期:＿＿＿＿＿＿＿＿＿＿＿＿＿＿＿＿＿＿＿

心率:＿＿＿＿＿＿＿＿＿＿＿＿＿＿＿＿＿＿＿＿＿＿＿ QRS 波群:＿＿＿＿＿＿＿＿＿＿＿＿＿＿＿＿＿＿＿

P 波:＿＿＿＿＿＿＿＿＿＿＿＿＿＿＿＿＿＿＿＿＿＿＿ 诊断:＿＿＿＿＿＿＿＿＿＿＿＿＿＿＿＿＿＿＿＿＿

5.24

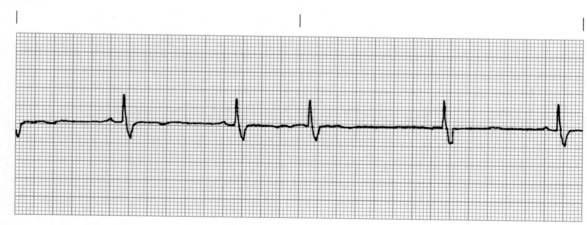

规律性:＿＿＿＿＿＿＿＿＿＿＿＿＿＿＿＿＿＿＿＿＿ PR 间期:＿＿＿＿＿＿＿＿＿＿＿＿＿＿＿＿＿＿＿

心率:＿＿＿＿＿＿＿＿＿＿＿＿＿＿＿＿＿＿＿＿＿＿＿ QRS 波群:＿＿＿＿＿＿＿＿＿＿＿＿＿＿＿＿＿＿＿

P 波:＿＿＿＿＿＿＿＿＿＿＿＿＿＿＿＿＿＿＿＿＿＿＿ 诊断:＿＿＿＿＿＿＿＿＿＿＿＿＿＿＿＿＿＿＿＿＿

5.25

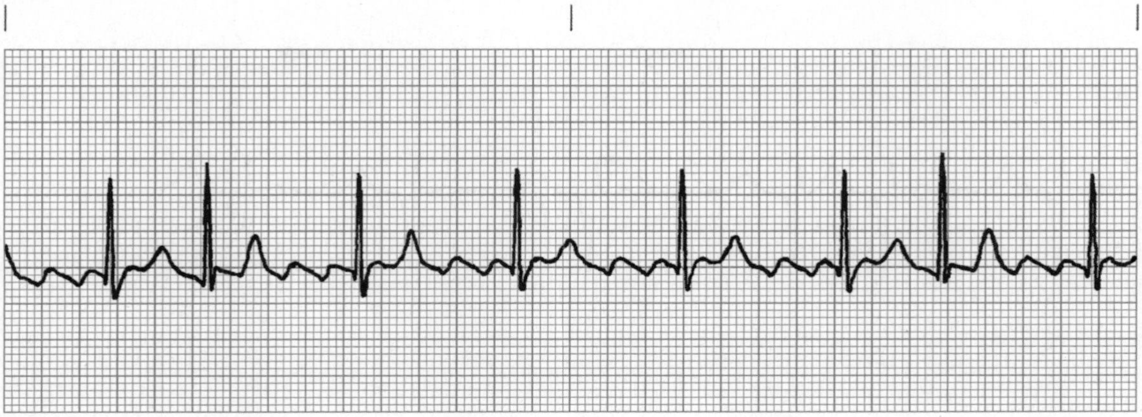

规律性：＿＿＿＿＿＿＿＿＿＿＿＿	PR 间期：＿＿＿＿＿＿＿＿＿＿＿
心率：＿＿＿＿＿＿＿＿＿＿＿＿	QRS 波群：＿＿＿＿＿＿＿＿＿＿
P 波：＿＿＿＿＿＿＿＿＿＿＿＿	诊断：＿＿＿＿＿＿＿＿＿＿＿＿

5.26

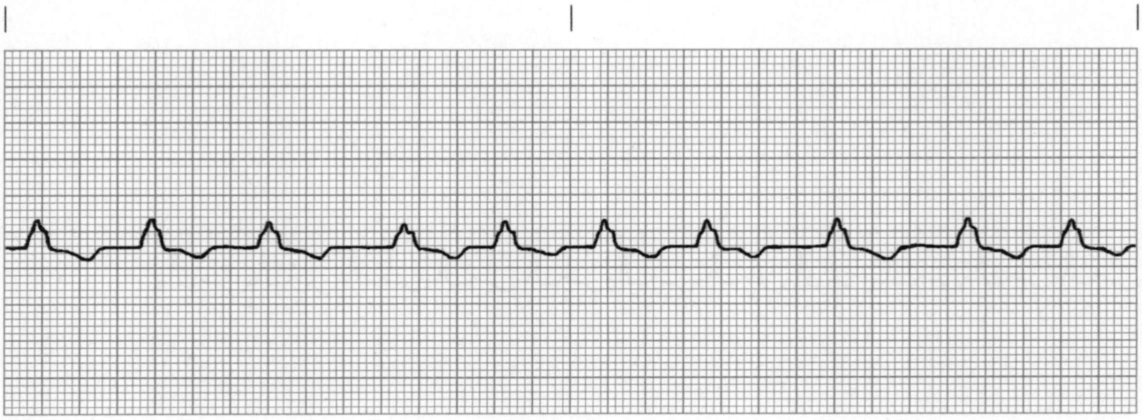

规律性：＿＿＿＿＿＿＿＿＿＿＿＿	PR 间期：＿＿＿＿＿＿＿＿＿＿＿
心率：＿＿＿＿＿＿＿＿＿＿＿＿	QRS 波群：＿＿＿＿＿＿＿＿＿＿
P 波：＿＿＿＿＿＿＿＿＿＿＿＿	诊断：＿＿＿＿＿＿＿＿＿＿＿＿

5.27

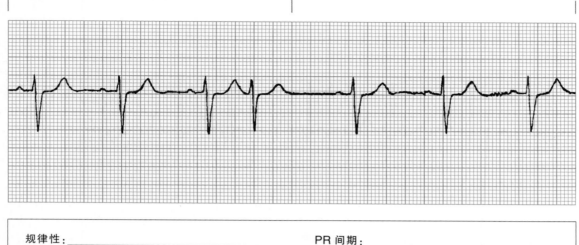

规律性：_____　　　PR 间期：_____

心率：_____　　　QRS 波群：_____

P 波：_____　　　诊断：_____

5.28

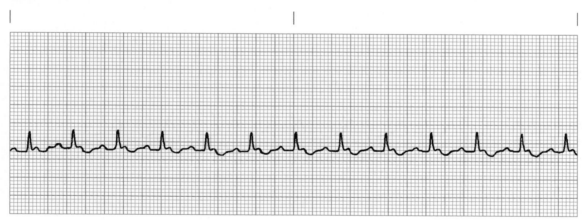

规律性：_____　　　PR 间期：_____

心率：_____　　　QRS 波群：_____

P 波：_____　　　诊断：_____

5.29

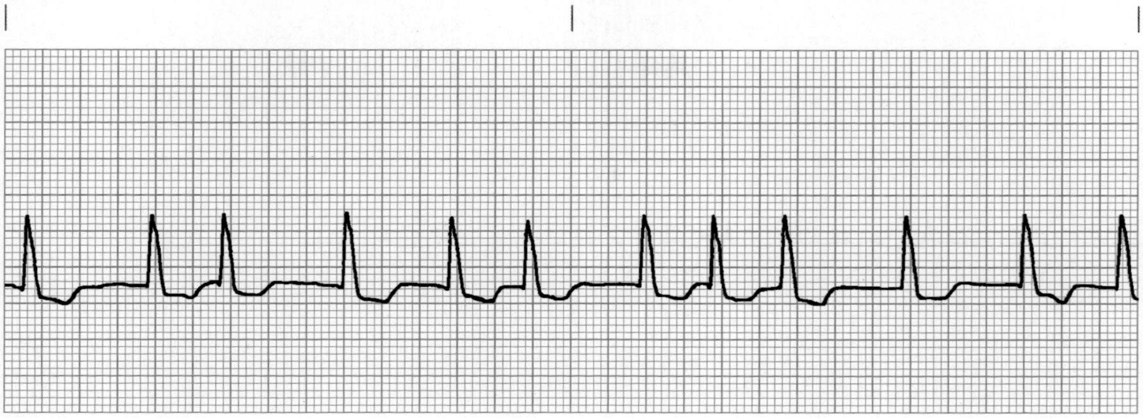

规律性： _____	PR 间期： _____
心率： _____	QRS 波群： _____
P 波： _____	诊断： _____

5.30

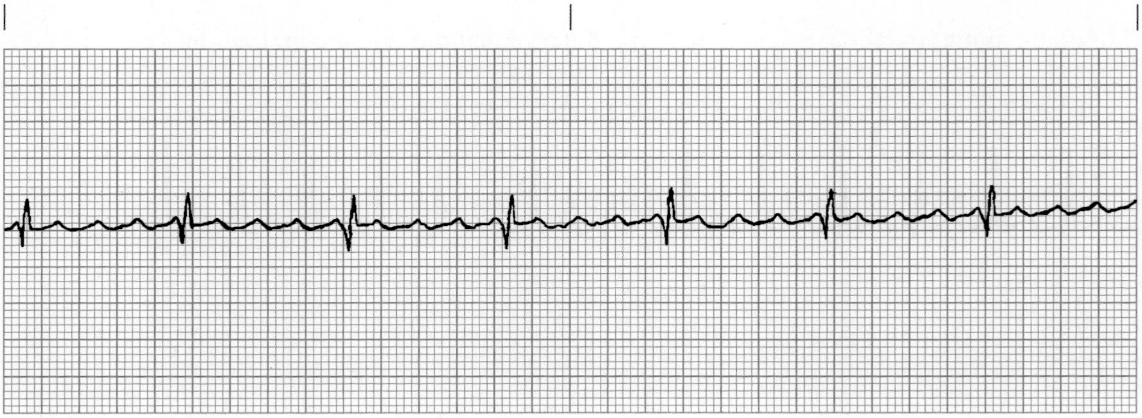

规律性： _____	PR 间期： _____
心率： _____	QRS 波群： _____
P 波： _____	诊断： _____

5.31

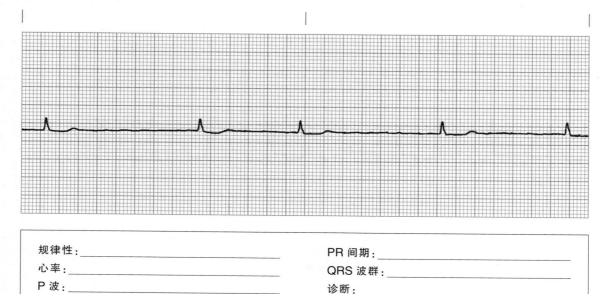

规律性：_____　　PR 间期：_____

心率：_____　　QRS 波群：_____

P 波：_____　　诊断：_____

5.32

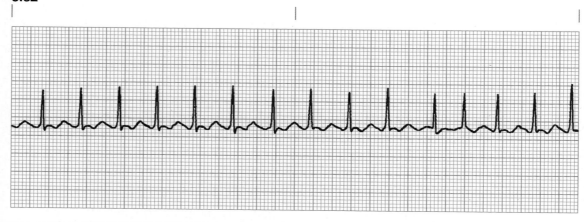

规律性：_____　　PR 间期：_____

心率：_____　　QRS 波群：_____

P 波：_____　　诊断：_____

5.33

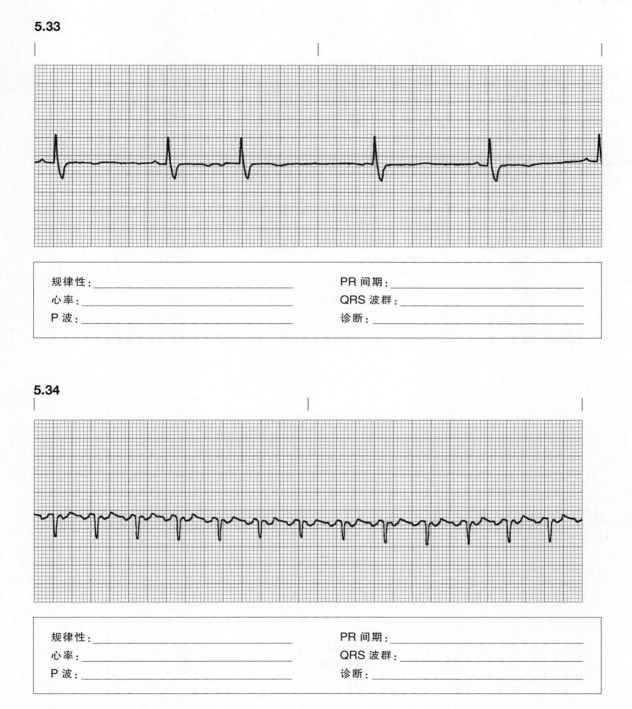

规律性:＿＿＿＿＿＿＿＿＿＿＿＿＿＿＿＿ PR 间期:＿＿＿＿＿＿＿＿＿＿＿＿＿＿＿＿

心率:＿＿＿＿＿＿＿＿＿＿＿＿＿＿＿＿＿ QRS 波群:＿＿＿＿＿＿＿＿＿＿＿＿＿＿

P 波:＿＿＿＿＿＿＿＿＿＿＿＿＿＿＿＿＿ 诊断:＿＿＿＿＿＿＿＿＿＿＿＿＿＿＿＿

5.34

规律性:＿＿＿＿＿＿＿＿＿＿＿＿＿＿＿＿ PR 间期:＿＿＿＿＿＿＿＿＿＿＿＿＿＿＿＿

心率:＿＿＿＿＿＿＿＿＿＿＿＿＿＿＿＿＿ QRS 波群:＿＿＿＿＿＿＿＿＿＿＿＿＿＿

P 波:＿＿＿＿＿＿＿＿＿＿＿＿＿＿＿＿＿ 诊断:＿＿＿＿＿＿＿＿＿＿＿＿＿＿＿＿

5.35

规律性：_____   PR 间期：_____

心率：_____   QRS 波群：_____

P 波：_____   诊断：_____

5.36

规律性：_____   PR 间期：_____

心率：_____   QRS 波群：_____

P 波：_____   诊断：_____

5.37

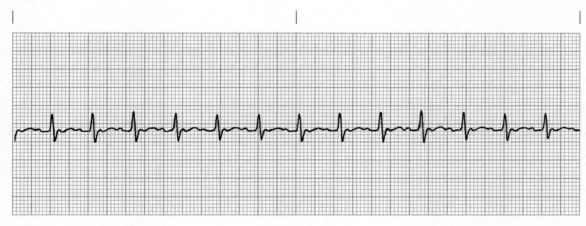

规律性：_____   PR 间期：_____

心率：_____   QRS 波群：_____

P 波：_____   诊断：_____

5.38

规律性：_____   PR 间期：_____

心率：_____   QRS 波群：_____

P 波：_____   诊断：_____

5.39

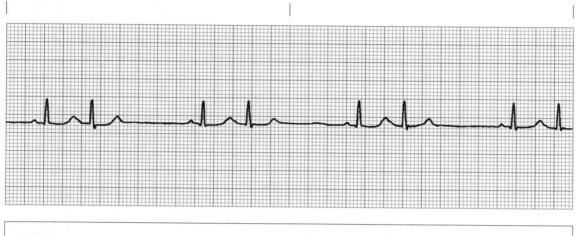

规律性：_____　　PR 间期：_____

心率：_____　　QRS 波群：_____

P 波：_____　　诊断：_____

5.40

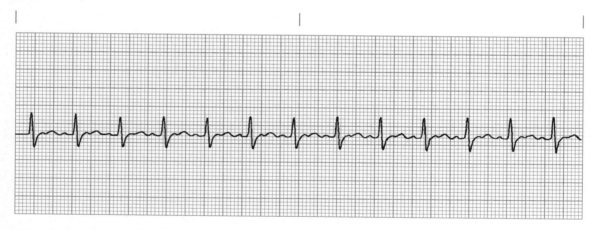

规律性：_____　　PR 间期：_____

心率：_____　　QRS 波群：_____

P 波：_____　　诊断：_____

5.41

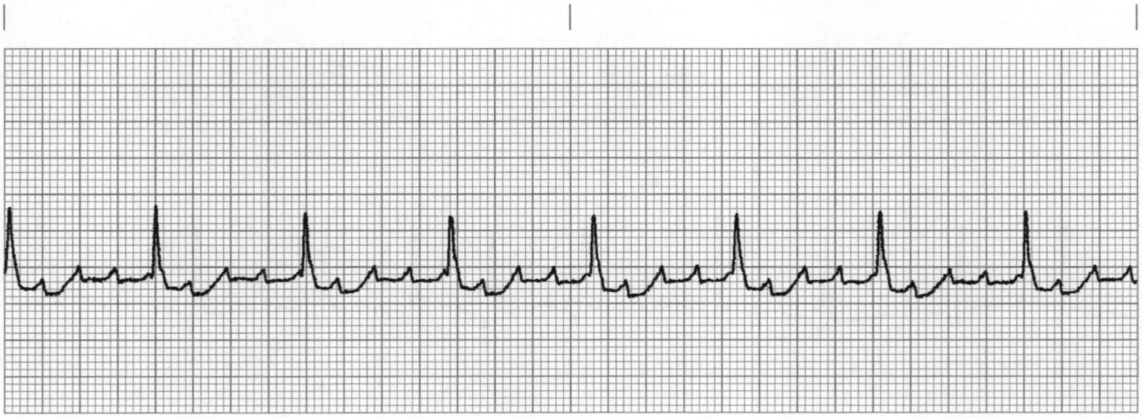

规律性:_____	PR 间期:_____
心率:_____	QRS 波群:_____
P 波:_____	诊断:_____

5.42

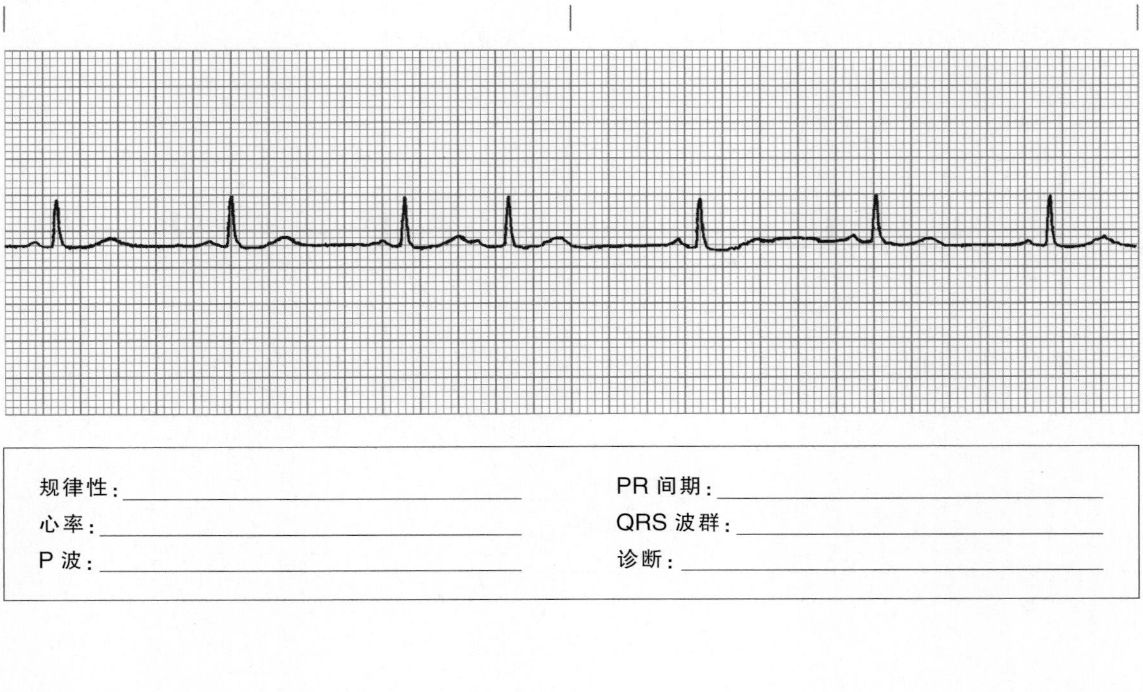

规律性:_____	PR 间期:_____
心率:_____	QRS 波群:_____
P 波:_____	诊断:_____

5.43

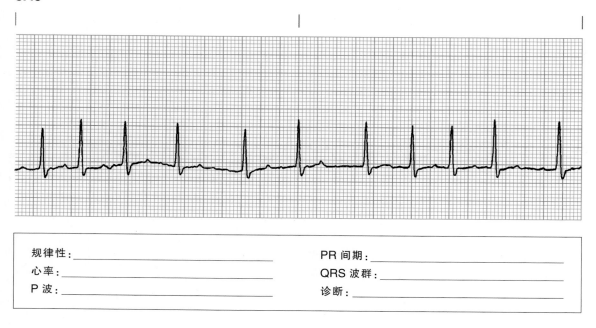

规律性： _____	PR 间期： _____
心率： _____	QRS 波群： _____
P 波： _____	诊断： _____

5.44

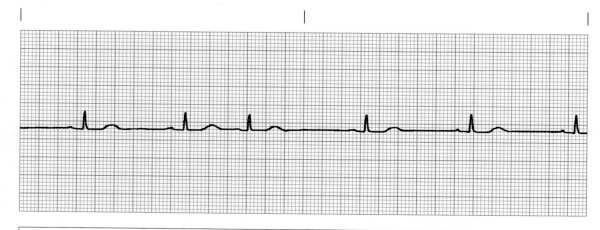

规律性： _____	PR 间期： _____
心率： _____	QRS 波群： _____
P 波： _____	诊断： _____

5.45

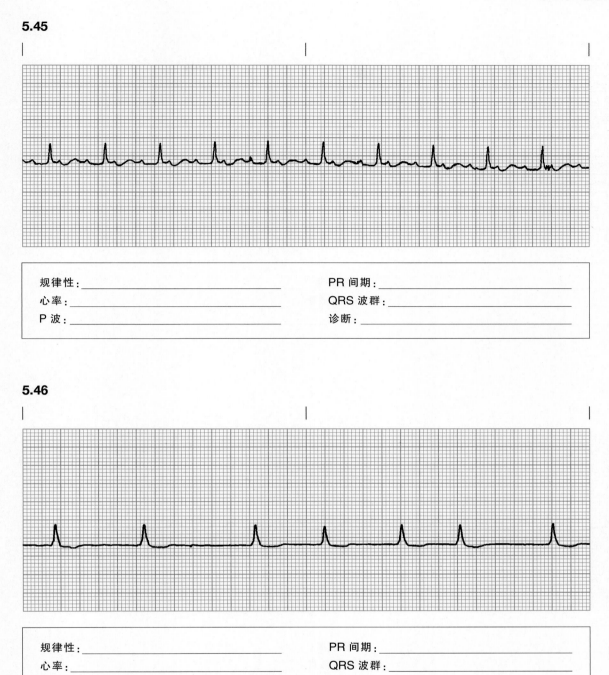

规律性:＿＿＿＿＿＿＿＿＿＿＿＿＿＿＿　　PR 间期:＿＿＿＿＿＿＿＿＿＿＿＿＿＿＿

心率:＿＿＿＿＿＿＿＿＿＿＿＿＿＿＿＿　　QRS 波群:＿＿＿＿＿＿＿＿＿＿＿＿＿＿

P 波:＿＿＿＿＿＿＿＿＿＿＿＿＿＿＿＿　　诊断:＿＿＿＿＿＿＿＿＿＿＿＿＿＿＿＿

5.46

规律性:＿＿＿＿＿＿＿＿＿＿＿＿＿＿＿　　PR 间期:＿＿＿＿＿＿＿＿＿＿＿＿＿＿＿

心率:＿＿＿＿＿＿＿＿＿＿＿＿＿＿＿＿　　QRS 波群:＿＿＿＿＿＿＿＿＿＿＿＿＿＿

P 波:＿＿＿＿＿＿＿＿＿＿＿＿＿＿＿＿　　诊断:＿＿＿＿＿＿＿＿＿＿＿＿＿＿＿＿

5.47

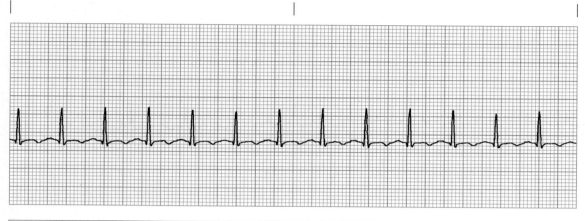

规律性：_____	PR 间期：_____
心率：_____	QRS 波群：_____
P 波：_____	诊断：_____

5.48

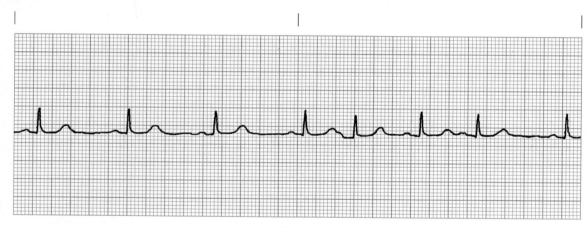

规律性：_____	PR 间期：_____
心率：_____	QRS 波群：_____
P 波：_____	诊断：_____

5.49

规律性:_____
心率:_____
P 波:_____

PR 间期:_____
QRS 波群:_____
诊断:_____

5.50

规律性:_____
心率:_____
P 波:_____

PR 间期:_____
QRS 波群:_____
诊断:_____

5.51

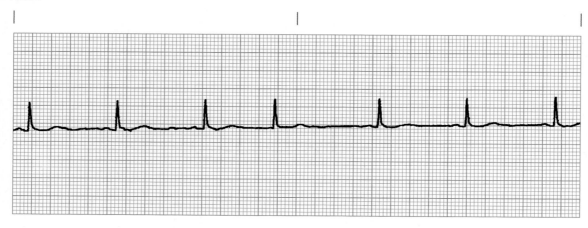

规律性：	PR 间期：
心率：	QRS 波群：
P 波：	诊断：

5.52

规律性：	PR 间期：
心率：	QRS 波群：
P 波：	诊断：

5.53

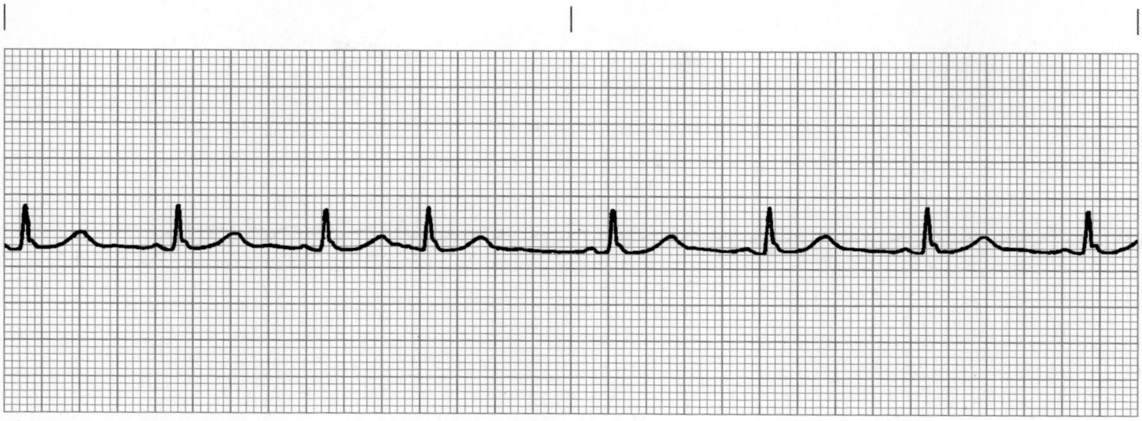

规律性：	PR 间期：
心率：	QRS 波群：
P 波：	诊断：

5.54

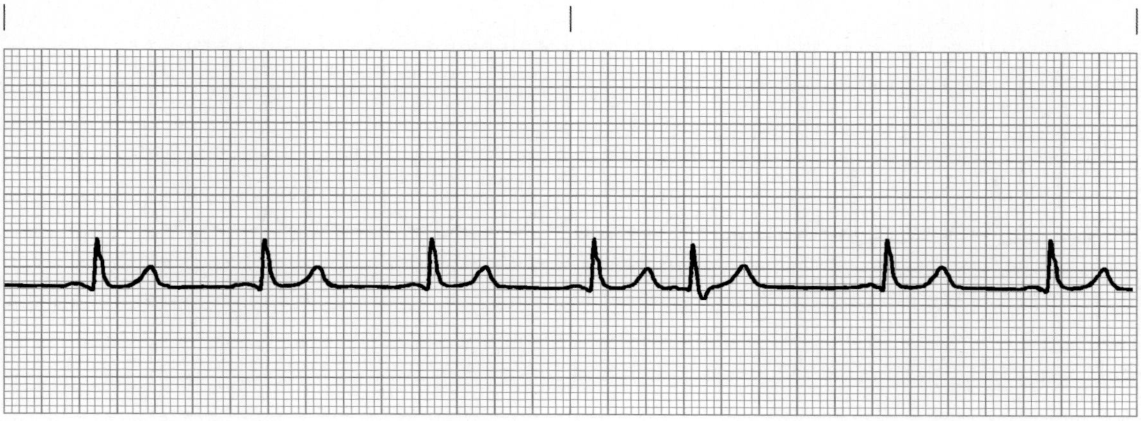

规律性：	PR 间期：
心率：	QRS 波群：
P 波：	诊断：

5.55

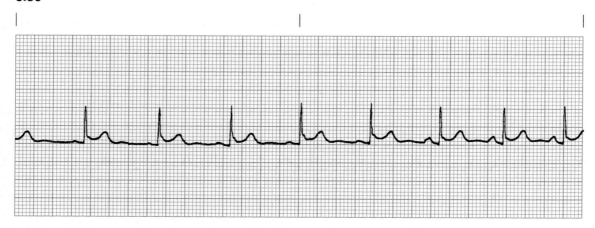

规律性：_____   PR 间期：_____

心率：_____   QRS 波群：_____

P 波：_____   诊断：_____

5.56

规律性：_____   PR 间期：_____

心率：_____   QRS 波群：_____

P 波：_____   诊断：_____

5.57

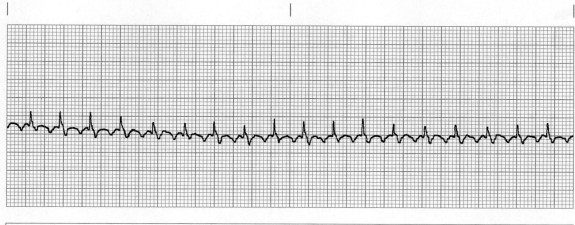

规律性：_____	PR 间期：_____
心率：_____	QRS 波群：_____
P 波：_____	诊断：_____

第**6**章

房室交界性心律

自学单元

在本章中,你将学习房室交界区起搏的特点,以及交界性心律所共有的特征。然后,你将学习 5 种不同的心律失常的名称和特征,它们都起源于房室交界区。对于每一种心律失常,你将了解其病因、传导和产生的心电图特征(规律性、心率、P波、PR 间隔和 QRS 波群)。

交界区起搏点

1.你在第一章中学到了房室交界区由房室结和希氏束组成。传导系统中这个独特的部分负责将冲动从_____沿着传导通路传导到心室。房室结的房室延搁使心室在收缩前有足够的时间充盈。房室结的下半部分是房室结与希氏束交汇的区域,负责启动一系列叫作交界性心律的心律失常。起源于房室交界区的心律失常来自房室结下段与希氏束交界处的组织;因此,它们被称为房室_____心律。

窦房结

交界性

2.当电冲动起源于房室交界区时,心脏会以一种不寻常的方式去极化。由于起搏点位于心脏中部,电冲动同时向两个方向传播。这是不寻常的,因为心脏去极化通常是由一个单一的位点向下扩散到_____。然而,当房室交界区发挥_____作用时,心房和心室几乎同时去极化,因为冲动同时向_____方向传播。这个概念如图 6.1 所示。

心室;起搏

两个

3.你应该还记得,Ⅱ导联的电极位置将_____置于右房上方,_____置于心室下方(见图 6.2)。在正常心脏中,电流的主要方向是流向心室(Ⅱ导联的正极),从而产生直立的 P 波和直立的 QRS 波群。在交界性心律中,心室被沿传导系统向正电极方向传导的冲动去极化;因此,QRS 波群通常是_____。但与此同时,冲动可以通过心房向上传播至_____。当心房以这种"反向"的方式去极化时,称为逆向传导,因为电冲动通常沿相反的方向运动。在房室交界区通过反向电流使心房去极化的机制称为_____传导。

负极;正极

直立的
负极

逆向

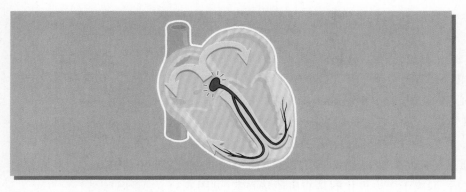

图 6.1　交界性心律失常的电流传导。

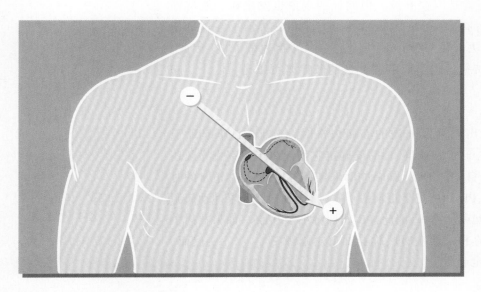

图 6.2　Ⅱ 导联的正常心电传导。

4.在交界性心律中,使心室去极化的冲动朝向_____传导(在 Ⅱ 导联中),从而产生一个通常是直立的 QRS 波群。当房室交界性心律发生逆向传导时,使心房去极化的电冲动是向_____传导的。因此,我们可以推断心房活动时心电图将产生负性波。换句话说,交界性心律失常的 P 波应该是逆向的,因为它的电冲动朝向_____。

正极

负极

负极

5.在房室交界性心律失常中,_____传导至心房去极化与心室正常去极化的时间大致相同。两个电冲动同时进行,一个是逆行的,另一个是正常的,其结果是一个倒置的_____和一个直立的_____。

逆向

P 波;QRS 波群

6.在交界性心律失常中,单个冲动起源于房室交界区,导致电流向两个方向流动。一个电流向上(逆向)流动使_____去极化,而另一个电流向下流动使_____去极化。尽管这两种电冲动都来自房室交界区的单一冲动,但使心房去极化的冲动与使心室去极化的冲动是不同的。因此,倒立_____波与_____波群之间的关系并不总是均匀的。P 波与 QRS 波群之间不会有均匀的关系,因为使心房去极化与使心室去极化的冲动时间是不同的。

心房

心室

P;QRS

交界性 P 波

7.在交界性心律失常中,P 波并不总是先于 QRS 波群,因为如果冲动首先到达心室,心室可能在心房前去极化。P 波相对于 QRS 波群的位置取决于心房和心室的＿＿＿＿＿＿顺序。如果心室在心房前去极化,QRS 波群将出现在 P 波之前。如果心房先去极化,P 波将先于 QRS 波群。如果它们同时去极化,P 波将被隐藏在QRS 波群中。在交界性心律失常中,＿＿＿＿＿＿波并不总是可见的,但一旦它出现时,它就会是＿＿＿＿＿＿,因为心房是通过逆向传导去极化的。交界性心律中的 P 波可以出现在＿＿＿＿＿＿之前、期间或之后,取决于先去极化的是心房还是心室(见图 6.3)。

去极化

P

负向的

QRS 波群

8.交界性心律的最大特征就是倒置 P 波。但同样的现象也发生在一些房性心律失常时,因为冲动在心房的起始位置很低,非常靠近房室交界区。在这种情况下,冲动将不得不逆向传导去极化部分心房,从而产生一个倒置的 P 波。因此,交界性心律具有倒置 P 波的特征,但具有倒置 P 波的节律既可以是＿＿＿＿＿＿起源也可以是＿＿＿＿＿＿起源。

房性

交界性

9.当你看到 QRS 波群后出现倒置 P 波的心律失常时,你知道心律起源于＿＿＿＿＿＿。但如果倒置 P 波先于 QRS 波群,你需要确定它是起源于房室交界区还是＿＿＿＿＿＿。重要的线索将来自 PR 间期。如果冲动来自心房,它将花费正常的时间通过房室结进入心室。因此,PR 间期将是正常的＿＿＿＿＿＿s。但是,如果冲动起源于房室交界区,到达心室的时间就会缩短,因此,PR 间期将小于 0.12s。如果节律中有一个倒置 P 波和一个正常的 PR 间期长度,你会知道它起源于＿＿＿＿＿＿;然而,如果 PR 间期小于 0.12s,它肯定起源于＿＿＿＿＿＿。

房室交界区

心房

0.12~0.20

心房

房室交界区

10.你现在对一般的交界性心律有了一定的了解。你知道 QRS 波群的间期是＿＿＿＿＿＿,P 波将是＿＿＿＿＿＿。P 波可以在 QRS 群波之前、期间或之后出现,但如果

正常的;倒置的

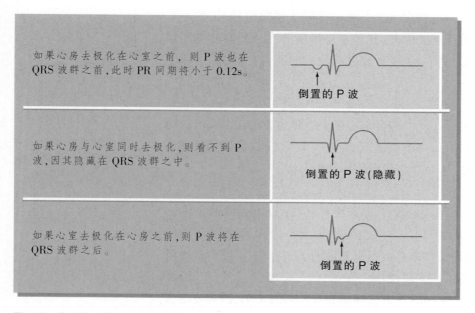

图 6.3 交界性心律中 P 波的位置。

它隐藏在 QRS 波群中,可能根本看不见。最后,你知道 PR 间期必须小于 0.12s;如果大于 0.12s,则为_____心律失常。所有这些规则都适用于每一种交界性心律,无论是心动过速、心动过缓还是单一的异位搏动。对于你现在将要学习的 4 种交界性心律失常中的每一种,你已经知道上述所有规则都适用。

房性

11.所有交界性心律失常都会出现倒置的 P 波,因为心房通过_____传导去极化。

逆向

12.房性心律失常也可由逆行传导引起_____P 波。

倒置

13.交界性心律失常的 PR 间期小于_____s;房性心律失常的 PR 间期为_____s。

0.12
0.12~0.20

14.QRS 波群之前的倒置 P 波,其 PR 间期小于 0.12s,表明起搏点冲动起源于_____,心房去极化_____心室。

房室交界区;早于

15.如果交界区冲动先到达心室,在心房之前使心室去极化,就会在 QRS 波群_____产生一个倒置的 P 波。

之后

16.如果冲动起源于房室交界区,但同时到达心房和心室,你就看不到 P 波,因为这将导致 P 波_____在 QRS 波群中。

隐藏

17.如果可以看到,一个交界性 P 波将是_____。如果心房和心室同时_____,则其会被隐藏在 QRS 波群中。

倒置的
去极化

18.交界区起搏点可产生多种心律失常,取决于所采用的机制。我们将讨论 4 种心律失常的机制:
- 交界性期前收缩。
- 交界性逸搏心律。
- 加速性交界性心律。
- 交界性心动过速。

虽然其机制不同,但每一种心律失常都起源于房室_____。

交界区

交界性期前收缩(PJC)

19.我们将要学习的第一个交界性心律失常叫作交界性期前收缩(PJC)(图 6.4)。PJC 不是一个完整的节律;它是一个单一的异位搏动。PJC 在许多方面与 PAC 相似。在 PJC 中,来源于房室交界区的兴奋灶刺激心动周期早期,这个_____打乱了基础节律。当一个异位起搏点起源于心房时,称为房性期前收缩或 PAC。当起搏点起源于房室交界区时,称为交界性期前收缩或_____。PJC 是在心动周期_____出现的单个异位搏动,干扰了基础节律。

搏动

PJC
早期

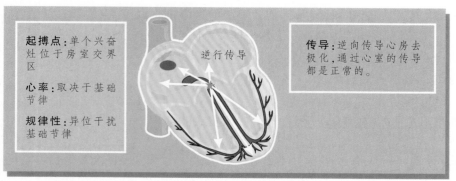

图 6.4 交界性期前收缩的机制(起搏点是在房室交界区内的一个易兴奋的点,它过早地触发并产生单个异位搏动。心房通过逆向传导去极化。通过心室的传导是正常的。这是一个单一的搏动,不是一个完整的节律,须辨别基础节律)。

20.因为 PJC 是一个单一的期前收缩,它干扰基础节律。RR 间期可以规则或不规则,取决于基础节律的规律性,但 PJC 会比预期来得早,从而导致整体节律不规整。因为 PJC 是一个单一的期前收缩,它将导致整体节律_____。　　不规整

21.心率的规律性将取决于基础节律的心率。作为一个单一的期前收缩,PJC 没有自己的心率。要测定心率,你必须看一下_____节律的整体心率。　　基础

22.PJC 的 P 波与其他所有交界性心律失常的 P 波一致。因为心房去极化是逆向的,所以 P 波是_____,可以出现在_____波群之前、期间或之后。　　倒置的;QRS

23.如果 PJC 的 P 波先于 QRS 波群,则 PR 间期将小于_____s。　　0.12

24.PJC 时通过心室的传导应该是正常的。因此,QRS 波群的正常持续时间应该_____。　　小于 0.12s

25.PJC 的规则(图 6.5)如下:

规律性:　　　取决于基础节律的规律性。

心率:　　　　视基础节律的心率而定。

P 波:　　　　倒置;可以在 QRS 波群之前、期间或之后。

PR 间期:　　只有在 P 波先于 QRS 波群之前时才能测量;如果是可测的,将小于 0.12s。

QRS 波群:　　小于 0.12s。

26.房室交界区的正常、固有心率为 40~60 次/分。当房室交界区兴奋并超过了高位起搏点时,就会发生 PJC。但如果更高的位点没有起搏心脏,房室交界区也可以承担起起搏的责任。然后,房室交界区将控制心脏,并以其固有的心率_____次/分承担起心脏起搏功能。　　40~60

27.你应该还记得,期前收缩是兴奋的表现,而_____心搏来得比你想象的　　逸搏

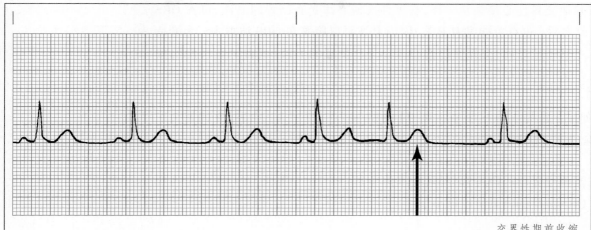

交界性期前收缩

规律性：	由于这是单个的期前收缩,它会干扰基础节律的规律性。RR 间期将是不规整的。
心率：	整体心率将取决于基础节律的速率。
P 波：	P 波可以出现在 QRS 波群之前或之后,也可以完全隐藏在 QRS 波群之中。如果可见,P 波将是倒置。
PR 间期：	如果 P 波先于 QRS 波群,PR 间期将小于 0.12s。如果 P 波落在 QRS 波群期间或之后,则没有 PR 间期。
QRS 波群：	小于 0.12s。

图 6.5　交界性期前收缩的规则。

要晚，是一种保护心脏的安全机制。当房室交界区被允许假定以其固有的 40~60 次/分的心率进行起搏时,这就是一个_____机制而不是兴奋。　　逸搏

交界性逸搏心律

28.当你看到交界性逸搏心律(图 6.6)时,你会认为它的心率为_____,因为 这是房室交界区的固有心率。交界性逸搏心律有时也称为"被动"交界性心律。　　40~60 次/分

29.房室交界区通常是一个非常规律的起搏点。在交界性逸搏心律中,你会发现一个规整的 RR 间期。交界性逸搏心律节律_____,心率为每分钟 40~60 次。　　规整

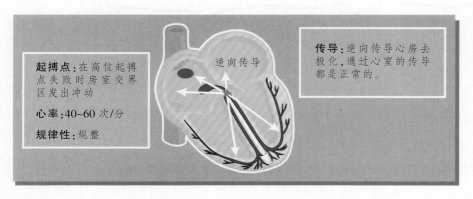

图 6.6　交界性逸搏心律的机制(当高位起搏点失效时,房室交界区就接管起搏任务。心房通过逆向传导去极化,通过心室的传导是正常的)。

30.与其他交界性心律失常一样,交界性逸搏心律具有倒置的 P 波,可在 QRS
波群之前或之后。也有可能没有 P 波,因为 P 波可以隐藏在 QRS 波群中。无论是
QRS 波群之前还是之后,交界性逸搏心律总是有倒置的 P 波,或者 P 波可能隐藏
在_____中。　　　　　　　　　　　　　　　　　　　　　　　　　QRS 波群

31. 如果 P 波先于 QRS 波群,则 PR 间期小于_____s。如果 PR 间期大于　　0.12
0.12s,你会考虑节律起源于_____。　　　　　　　　　　　　　　　　心房

32.与其他交界性心律失常一样,心室传导是_____,因此,在一个交界性逸　　正常的
搏心律中 QRS 波群的测量值应该小于_____s。　　　　　　　　　　　　0.12

33.交界性逸搏心律的规则(图 6.7)如下:
规律性：　　规整。
心率：　　　40~60 次/分。
P 波：　　　倒置;可以在 QRS 波群之前或之后,也可以隐藏在 QRS 波群中。
PR 间期：　　只有 P 波先于 QRS 波群才能测量;如果可以测量,将小于 0.12s。
QRS 波群：　小于 0.12s。

交界性心动过速

34.交界性逸搏心律是一种安全保护机制,而不是兴奋性的心律失常。然而,房
室交界区有兴奋性,会产生一种兴奋性的心律失常,称为交界性心动过速。这种节
律发生在房室交界区,以_____其固有速率 40~60 次/分的速率发出冲动,因此　　超出

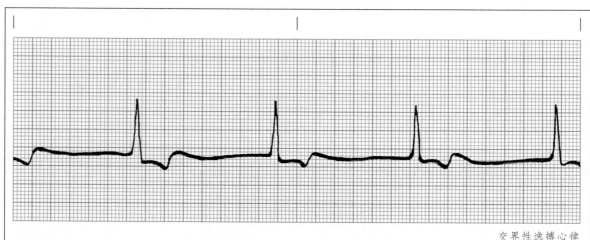

交界性逸搏心律

规律性：　RR 间期恒定,节律规整。

心率：　心房和心室的心率相等,房室交界区的固有心率为 40~60 次/分。

P 波：　P 波可以出现在 QRS 波群之前或之后,也可以隐藏在 QRS 波群之中。如果可见,P 波将是倒置的。

PR 间期：如果 P 波先于 QRS 波群,PR 间期将小于 0.12s。如果 P 波落在 QRS 波群之中或在 QRS 波群之后,
　　　　则没有 PR 间期。

QRS 波群：小于 0.12s。

图 6.7　交界性逸搏心律的规则。

超速抑制了窦房结或其他更高位的起搏点来控制心率。交界性逸搏心律是一种逸搏机制,而交界性心动过速是一种_____节律。

兴奋性

35.交界性心动过速通常分为两类,取决于兴奋部位放电的速度。如果心律失常的激发频率在 60~100 次/分,就称为_____交界性心律(图 6.8),因为低于 100 次/分的心率不能被认为是心动过速。当交界性心率超过 100 次/分时,该心律被认为是交界性心动过速(图 6.9)。交界性心动过速可达 180 次/分,但在这样快的速度下,由于 P 波是叠加在前面的 T 波上的,所以很难准确识别。当房室交界区起搏点以 60~100 次/分的速度发出冲动时,称为加速性交界性心律。如果心率超过 100 次/分,甚至高于 180 次/分,就称为交界性_____。

加速的

心动过速

加速性交界性心律

36.让我们先谈一下加速性交界性心律。这是一种起源于房室交界区的兴奋性心律失常, 发出冲动的频率为_____。它会有典型的交界性心律失常的倒置 P 波,或者如果心房和心室_____去极化,也可能没有 P 波。如果 P 波先于 QRS 波群,则 PR 间期应小于_____s,而通过心室的传导是_____的,因此 QRS 波群的测量值小于 0.12s。

60~100 次/分

同时

0.12;正常

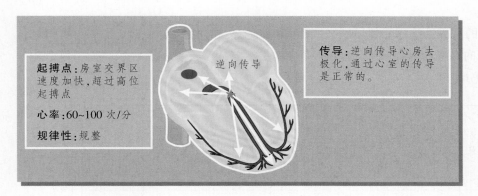

图 6.8 加速性交界性心律的机制(在房室交界区一个兴奋点加速,超速抑制窦房结而控制心脏。心房通过逆向传导去极化,通过心室的传导是正常的)。

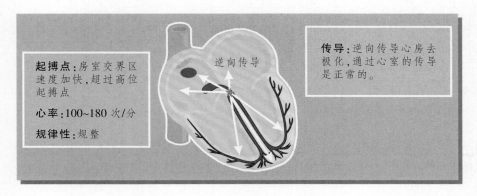

图 6.9 交界性心动过速的机制(在房室交界区的一个兴奋点加速,以超速抑制窦房结而控制心脏。心房通过逆向传导去极化,通过心室的传导是正常的)。

37.加速性交界性心律的规则(图 6.10):

规律性：　　　规整。

心率：　　　　60~100 次/分。

P 波：　　　　倒置,可以在 QRS 波群之前或之后,还可以隐藏在 QRS 波群中。

PR 间期：　　只有在 P 波先于 QRS 波群时才能测量,如果可以测量的话,将小

　　　　　　　于 0.12s。

QRS 波群：　小于 0.12s。

38.当房室交界区在心动过速范围内(100~180 次/分)发出冲动时,节律规整。P 波将倒置,可以在 QRS 波群之前或之后,或者它们可能会_____在 QRS 波群中。　隐藏
当 P 波群先于 QRS 波群的时候,PR 间期会_____0.12s。由于通过心室的传导是　小于
正常的,所以 QRS 波群小于_____s。　　　　　　　　　　　　　　　　　　　0.12

39.加速性交界性心律的规则(图 6.11):

规律性：　　　规整。

心率：　　　　100~180 次/分。

P 波：　　　　倒置;在 QRS 波群之前或之后,还可以隐藏在 QRS 波群内。

PR 间期：　　只有 P 波先于 QRS 波群才能测量;如果是可测量的,将小于 0.12s。

QRS 波群：　小于 0.12s。

40.在心电图上,你能看到的交界性逸搏心律、加速性交界性心律、交界性心动过速的唯一区别是心率。它们的心率如下：

交界性逸搏心律　　　　40~60 次/分

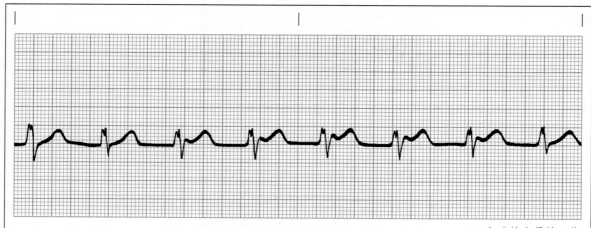

加速性交界性心律

规律性：RR 间期恒定。节律规整。

心率：心房率和心室率相等。速率将比房室交界区的固有速率快,但还没有达到真正的心动过速的范围。心率为 60~100 次/分。

P 波：可以在 QRS 波群之前或之后,也可以隐藏在 QRS 波群之中。如果可见,P 波将是倒置的。

PR 间期：如果 P 波先于 QRS 波群,PR 间期将小于 0.12s。如果 P 波落在 QRS 波群中或在 QRS 波群之后,则没有 PR 间期。

QRS 波群：小于 0.12s。

图 6.10　加速性交界性心律的规则。

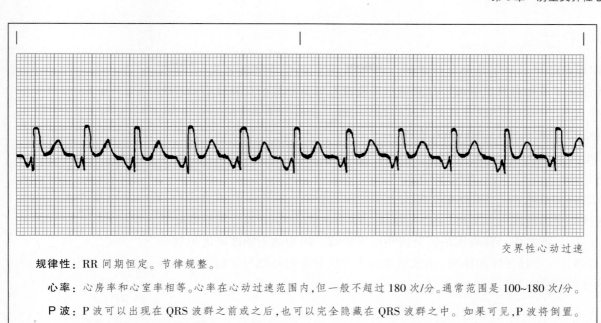

交界性心动过速

规律性：RR 间期恒定。节律规整。

心率：心房率和心室率相等。心率在心动过速范围内，但一般不超过 180 次/分。通常范围是 100~180 次/分。

P 波：P 波可以出现在 QRS 波群之前或之后，也可以完全隐藏在 QRS 波群之中。如果可见，P 波将倒置。

PR 间期：如果 P 波先于 QRS 波群，PR 间期将小于 0.12s。如果 P 波落在 QRS 波群之中或在之后，则没有 PR 间期。

QRS 波群：QRS 波群将小于 0.12s。

图 6.11　交界性心动过速的规则。

加速性交界性心律　　　　60~100 次/分
交界性心动过速　　　　　100~180 次/分

　　每一种节律都起源于_____，并由于逆向传导而产生倒置的 P 波。根据心房或心室谁先去极化，P 波可以出现在 QRS 波群的前、中、后。如果 P 波先于 QRS 波群，则 PR 间期小于 0.12s。QRS 波群测量值正常。如果心率为 40~60 次/分，则该节律称为_____心律。如果心率在 60~100 次/分，称为加速性交界性心律，而如果心率为_____次/分，这种节律称为交界性心动过速。　　　　　　房室交界区

交界性逸搏

100~180

　　41.在心室_____到达心房的冲动会产生逆向的先于 QRS 波群的 P 波。此时会有一个小于_____s 的 PR 间期。如果 PR 间期大于 0.12s，你应该怀疑其起源于_____。　　　　　　之前

0.12

心房

　　42.一个节律规整的 QRS 波群小于 0.12s，心率为 50 次/分，没有任何可见的 P 波，那么它可能是_____心律。　　　　　　交界性逸搏

　　43.一个单一起源于房室交界区的兴奋点，称为 PJC，或_____。此时会在 QRS 波群_____、_____、_____有一个倒置的 P 波。　　　　　　交界性期前收缩

之前；之中；之后

　　44.所有的交界性心律失常具有相同的特征；也就是说，它们都有_____的 P 波，可以发生在 QRS 波群之前、之中、之后；PR 间期将_____；QRS 波群是_____的。但并不是所有的交界性心律失常都有相同的机制。PJC、交界性心动过速和加速性交界性心律都是由兴奋引起的，而固有心率在 40~60 次/分的交界性心律则是一种_____机制的表现。　　　　　　倒置

缩短；正常

逸搏

室上性心动过速

45.你现在已经学会了几种有规律的心律失常,它们的节奏如此之快,以至于你可能无法从 T 波中分辨出 P 波。如果你把可能没有可见 P 波的交界性心动过速算进去,你就有了一组规律没有可见 P 波的心动过速。这些心律失常的心室率为:

窦性心动过速　　　　　100~160 次/分
房性心动过速　　　　　150~250 次/分
心房扑动　　　　　　　150~250 次/分
交界性心动过速　　　　100~180 次/分

从这些心率的范围可以看出,当心率超过 150~160 次/分时,P 波很可能隐藏到前面的_____波之中,你将无法区分这些心律失常。因为你不能准确地识别节律,你可以给它一个描述性的标识。用来描述这类无法分辨的心律失常的术语是室上性心动过速(图 6.12)。　　　　　　　　　　　　　　　　　　　　　　T

46.室上性心动过速(SVT)不是一个特定_____的名称。这是一个术语,用来_____一些不能被更准确地识别的规律性的快速性心律失常,因为它们有无法区分的_____波。　　　　　　　　　　　　　　　　　心律失常
　　　　　　　　　　　　　　　　　　　　　　　　　　描述
　　　　　　　　　　　　　　　　　　　　　　　　　　P

47.通常需要用到室上性心动过速这个术语的心率范围是 150~250 次/分,尽管有时较慢的心率仍然会掩盖 P 波。SVT 通常介于房性心动过速和交界性心动过速之间,尽管在窦性心动过速和不太常见的心房扑动也可能出现。如果不能更准确地识别,这些心律失常只能称为 SVT。这不是一个包罗万象的短语。要称为 SVT,心律失常必须是_____,没有可见的_____波,心率范围与其他心律失常类似,从而_____进一步和更准确地识别。　　　　　　　　　　　　　　　规律的;P
　　　　　　　　　　　　　　　　　　　　　　　　　　有可能

48.现在你知道了另外 4 种心律失常——它们起源于房室交界区。你已经了解了这些心律失常的共同特征,以及它们与其他起搏点产生的心律有何不同。你还了解到一些心动过速不能总是被区分,因为它们可能有相似的心率范围和模糊的 P 波。在这种情况下,你只能将其描述为室上性心动过速,而不能给它一个具体的名称。现在你必须练习将这些知识应用到心电图的实际解读中。翻到本章最后的练习部分,练习应用你的新知识,直到你熟悉这个领域。　　　　　　　　　　　心电图练习

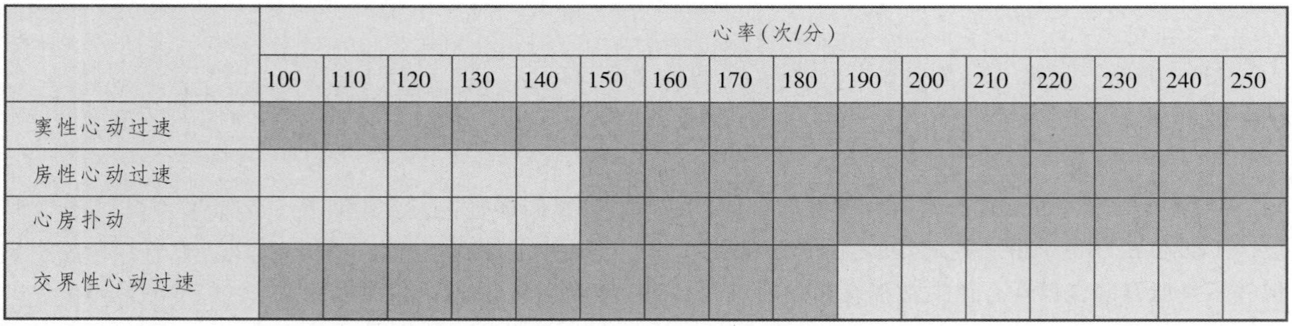

	心率(次/分)															
	100	110	120	130	140	150	160	170	180	190	200	210	220	230	240	250
窦性心动过速																
房性心动过速																
心房扑动																
交界性心动过速																

图 6.12　室上性心动过速的重叠心率。

要点

- 起源于房室交界区的心律包括：
  - 交界性期前收缩。
  - 交界性逸搏心律。
  - 加速性交界性心律。
  - 交界性心动过速。

- 由于心房通过逆向传导去极化，交界性心律失常会产生倒置的 P 波。

- 交界性冲动将使心室以正常的方式去极化，与此同时，心房通过逆向传导去极化。

- 在 QRS 波群之前、期间或之后，都可能出现倒置的 P 波。

- 所有的交界性心律失常都会产生倒置的 P 波，但一些位置较低的心房搏动也会导致倒置的 P 波。

- 所有交界性心律失常的 PR 间期均小于 0.12s。

- 交界性期前收缩的规则：

规律性：	取决于基础节律的规律性。
心率：	依基础节律的心率而定。
P 波：	会倒置；可在 QRS 波群之前、之中或是之后。
PR 间期：	只能在 P 波先于 QRS 波群的情况下进行测量；如果可以测量，将小于 0.12s。
QRS 波群：	小于 0.12s。

- PJC 是一种逸搏心律。

- 房室交界区的固有心率是 40~60 次/分。

- 如果较高位的起搏点起搏失效，一个交界性起搏点可能会接管对心脏的控制。这就是交界性逸搏心律。

- 交界性逸搏心律的特点：

规律性：	规整。
心率：	40~60 次/分。
P 波：	倒置；可以在 QRS 波群之前、期间或之后。
PR 间期：	只有当 P 波在 QRS 波群之前才可以测量；如果可以测量，将小于 0.12s。
QRS 波群：	小于 0.12s。

- 如果房室交界区变得兴奋，其心率超过更高的起搏点。这种心律失常称为交界性心动过速。

- 交界性心动过速通常根据发生情况分为两种类型：

60~100 次/分	加速性交界性心律
100~180 次/分	交界性心动过速

- 加速性交界性心律的规则：

规律性：	规整。
心率：	60~100 次/分。
P 波：	倒置；可在 QRS 波群之前、期间或之后。
PR 间期：	P 波位于 QRS 波群之前时才能测量；如果可以测量，将小于 0.12s。
QRS 波群：	小于 0.12s。

- 交界性心动过速的规则：

规律性：	规整。
心率：	100~180 次/分。
P 波：	倒置；可在 QRS 波群之前、期间或之后。
PR 间期：	只有当 P 波位于 QRS 波群之前时才能测量；如果可以测量，将小于 0.12s。
QRS 波群：	小于 0.12s。

- 如果快速性心律失常是有规律的，没有明显的 P 波，并且与其他心律失常有一个共同的心率范围，从而使更准确地识别变得不可能，这种心律失常称为室上性心动过速。

自我测试

说明：用你从本章学到的知识完成自我评估。如果你的答案都是正确的，并且你对自己所掌握的知识感到胸有成竹，那么可进入下一章。然而，如果你在任何一题出错，你应该在进行下一章之前复习这一章的知识。如果你对其中任何一个基本原则不确定，现在就花点儿时间回顾一下整个章节。除非你对这一章的内容感到很有把握，否则不要开始下一章的学习。

题目	相关知识点	答案
1.交界性心律中的 P 波是什么样的?	5,6,7,8,10,11,17,44	P 波总是倒置的,尽管它经常隐藏在 QRS 波群中
2.你如何解释交界性心律 P 波的不同形态?	2,3,4,5,6,7	心房通过逆向传导去极化。由于电流在 II 导联中远离正极,所以波形为负
3.QRS 波群在交界性心律中是否正常?	3,5,10	正常,即使心房去极化是逆行的,但心室去极化是正常的,QRS 波群应该小于 0.12s
4.倒置的 P 波是否总是表示一种交界性心律?	8.9.12.13.14	不是,如果冲动在心房中产生的位置足够低,心房节律也可能产生逆向 P 波。你可以通过 PR 间期来区分这两者。在交界性心律中,它将小于 0.12s
5.P 波在交界性心律中的位置是怎样的?	6,7,10,15,16,17,41	它可以在 QRS 波群之前或之后,也可以隐藏在 QRS 波群中。在后者,节律中会显得好像根本没有 P 波
6.识别交界性心律的最大线索是什么?	8	倒置的 P 波
7.什么是 PJC?	19,20,21,25,43	是交界性期前收缩,为一个单一的搏动,它起源于房室交界区中的一个兴奋点
8.PJC 中会有 P 波吗?	22,23,25	可以,P 波会倒置,要么在 QRS 波群之前,要么在 QRS 波群之后,或者隐藏在 QRS 波群之中
9.PJC 的 PR 间期是什么?	23,25	如果 P 波在 QRS 波群之前,则 PR 间期小于 0.12s。否则,就不会有 PR 间期
10.在心动周期中,PJC 的出现是早于预期还是晚于预期?	19,20,25	早于预期
11.PJC 的 QRS 间期是怎样的?	24,25	由于通过心室的传导是正常的,QRS 波群的测量值应该小于 0.12s
12.房室交界区的正常固有心率是多少?	26 27 28 44	40~60 次/分
13.什么是交界性逸搏心律?	26,27,28,33,34,42	这是一种被动机制,当较高位的起搏点失效,房室交界区不得不以其固有的 40~60 次/分的心率接管起搏

题目	相关知识点	答案
14.交界性逸搏心律是规整的还是不规整的?	29,33	规整
15.交界性心律失常的 P 波是什么样的?	30,33	P 波倒置,它们可能在 QRS 波群之前或之后,也可能隐藏在 QRS 波群内
16.交界性逸搏心律的 PR 间期是正常的吗?	31,33	不正常,如果 P 波先于 QRS 波群,PR 间期将小于 0.12s。如果它落在 QRS 波群之内或 QRS 波群之后,将没有 PR 间期
17.加速性交界性心律的心率范围是什么?	35,36,37,40	60~100 次/分
18.加速性交界性心律是规整的还是不规整的?	37,40	规整
19.加速性交界性心律中的 P 波是什么样的?	36,37,40	就像所有其他交界性节律中的 P 波一样:它是倒置的,可以在 QRS 波群之前、期间或之后
20.加速性交界性心律的 QRS 波群正常吗?	36,37,40	正常,由于通过心室的传导是正常的,QRS 波群应该小于 0.12s
21.交界性心动过速的心率范围是什么?	35,39,40	100~180 次/分
22.交界性心动过速是规整的还是不规整的?	38,39,40	规整
23.交界性心动过速中的 P 波是什么样的?	38,39,40	它可能是不可见的,因为速度是如此之快,它可能隐藏在 T 波中,或者它可能发生在 QRS 波群中。如果它是可见的,它将是倒置的,可能在 QRS 波群之前或之后
24.交界性心动过速的 QRS 波群间期是否正常?	38,39,40	正常,它应该小于 0.12s
25.交界性心动过速的 PR 间期是否正常?	38,39,40	不正常,如果 P 波先于 QRS 波群,PR 间期将小于 0.12s。否则,就不会有 PR 间期
26.什么时候可以将心律失常称为室上性心动过速?	45,46,47,48	只有当一个有规律的节律、在心动过速范围、没有可见的 P 波,而且心率超过不止一种心律失常时,有必要进行更准确的鉴别
27.哪些心律失常通常需要被称为室上性心动过速?	45,46,47,48	最常见的是房性心动过速和交界性心动过速,尽管这个术语也被用来描述窦性心动过速和心房扑动
28.你认为在什么情况下会发生 P 波识别困难,并可能考虑称之为室上性心动过速?	47	通常为 150~250 次/分,也可能在较慢的心率下识别 P 波困难

心电图练习(答案见第 536 页)

6.1

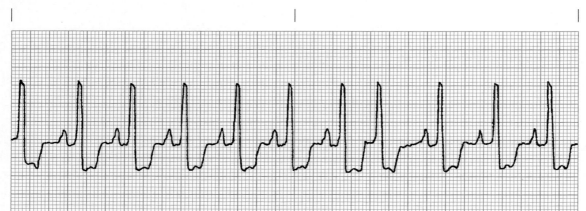

規律性:＿＿＿＿＿＿＿＿＿＿＿＿＿＿＿＿＿   PR 间期:＿＿＿＿＿＿＿＿＿＿＿＿＿＿＿＿＿

心率:＿＿＿＿＿＿＿＿＿＿＿＿＿＿＿＿＿＿   QRS 波群:＿＿＿＿＿＿＿＿＿＿＿＿＿＿＿＿

P 波:＿＿＿＿＿＿＿＿＿＿＿＿＿＿＿＿＿＿   诊断:＿＿＿＿＿＿＿＿＿＿＿＿＿＿＿＿＿＿

6.2

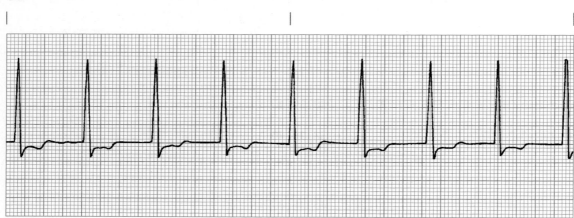

規律性:＿＿＿＿＿＿＿＿＿＿＿＿＿＿＿＿＿   PR 间期:＿＿＿＿＿＿＿＿＿＿＿＿＿＿＿＿＿

心率:＿＿＿＿＿＿＿＿＿＿＿＿＿＿＿＿＿＿   QRS 波群:＿＿＿＿＿＿＿＿＿＿＿＿＿＿＿＿

P 波:＿＿＿＿＿＿＿＿＿＿＿＿＿＿＿＿＿＿   诊断:＿＿＿＿＿＿＿＿＿＿＿＿＿＿＿＿＿＿

6.3

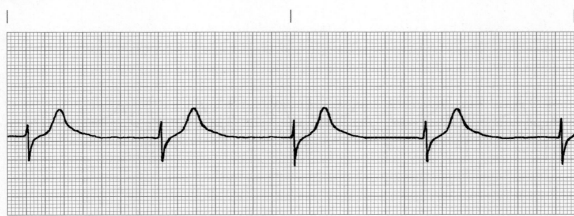

规律性：_____	PR 间期：_____
心率：_____	QRS 波群：_____
P 波：_____	诊断：_____

6.4

规律性：_____	PR 间期：_____
心率：_____	QRS 波群：_____
P 波：_____	诊断：_____

6.5

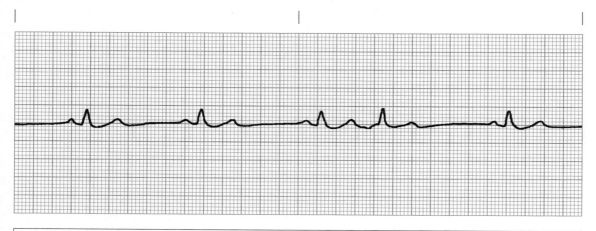

规律性：_____ PR 间期：_____

心率：_____ QRS 波群：_____

P 波：_____ 诊断：_____

6.6

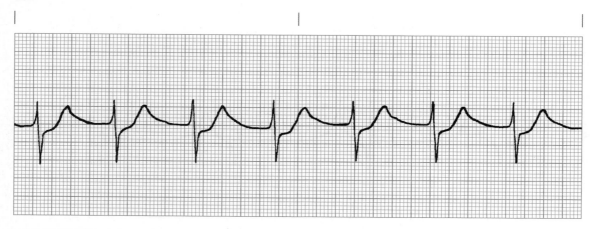

规律性：_____ PR 间期：_____

心率：_____ QRS 波群：_____

P 波：_____ 诊断：_____

6.7

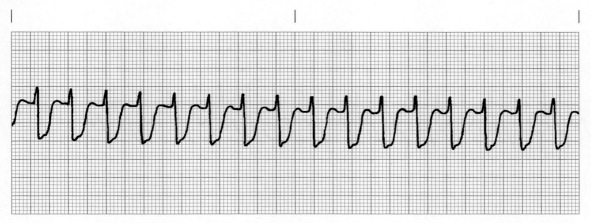

规律性：＿＿＿＿＿＿＿＿＿	PR 间期：＿＿＿＿＿＿＿＿＿
心率：＿＿＿＿＿＿＿＿＿	QRS 波群：＿＿＿＿＿＿＿＿＿
P 波：＿＿＿＿＿＿＿＿＿	诊断：＿＿＿＿＿＿＿＿＿

6.8

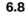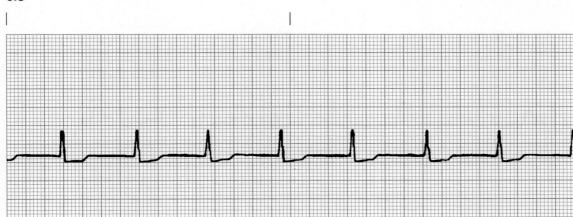

规律性：＿＿＿＿＿＿＿＿＿	PR 间期：＿＿＿＿＿＿＿＿＿
心率：＿＿＿＿＿＿＿＿＿	QRS 波群：＿＿＿＿＿＿＿＿＿
P 波：＿＿＿＿＿＿＿＿＿	诊断：＿＿＿＿＿＿＿＿＿

6.9

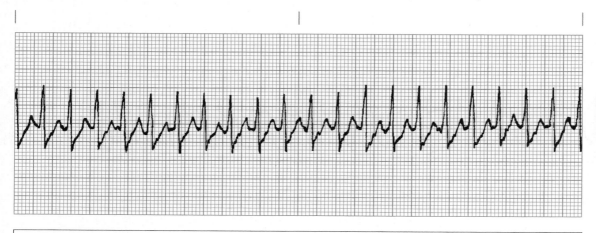

规律性: _____　　PR 间期: _____

心率: _____　　QRS 波群: _____

P 波: _____　　诊断: _____

6.10

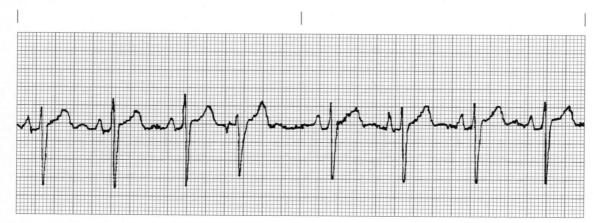

规律性: _____　　PR 间期: _____

心率: _____　　QRS 波群: _____

P 波: _____　　诊断: _____

6.11

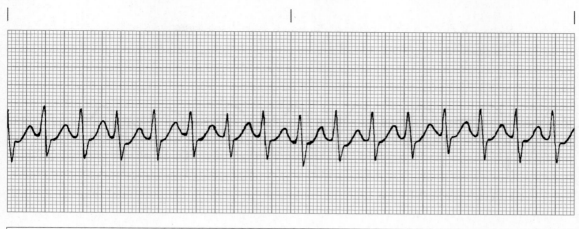

规律性：_____　　PR 间期：_____

心率：_____　　QRS 波群：_____

P 波：_____　　诊断：_____

6.12

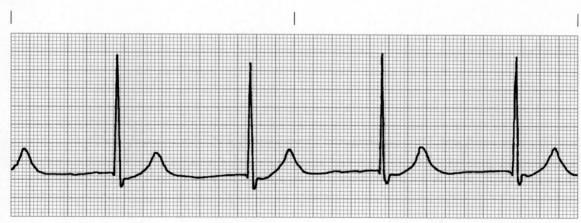

规律性：_____　　PR 间期：_____

心率：_____　　QRS 波群：_____

P 波：_____　　诊断：_____

6.13

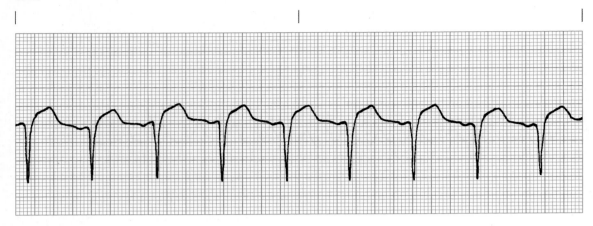

規律性:_____   PR 间期:_____

心率:_____   QRS 波群:_____

P 波:_____   诊断:_____

6.14

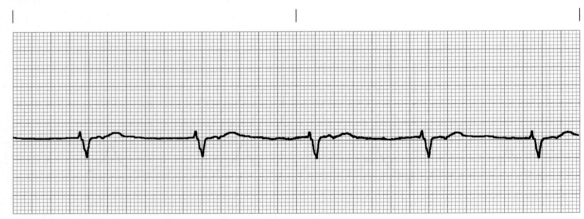

規律性:_____   PR 间期:_____

心率:_____   QRS 波群:_____

P 波:_____   诊断:_____

6.15

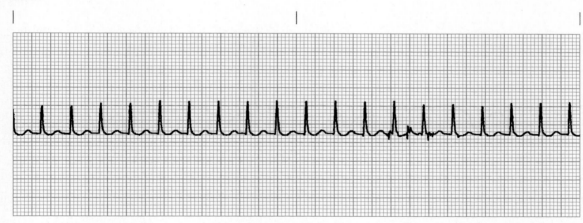

规律性:＿＿＿＿＿＿＿＿＿＿＿＿＿＿＿　　PR 间期:＿＿＿＿＿＿＿＿＿＿＿＿＿＿

心率:＿＿＿＿＿＿＿＿＿＿＿＿＿＿＿＿　　QRS 波群:＿＿＿＿＿＿＿＿＿＿＿＿＿

P 波:＿＿＿＿＿＿＿＿＿＿＿＿＿＿＿＿　　诊断:＿＿＿＿＿＿＿＿＿＿＿＿＿＿＿＿

6.16

规律性:＿＿＿＿＿＿＿＿＿＿＿＿＿＿＿　　PR 间期:＿＿＿＿＿＿＿＿＿＿＿＿＿＿

心率:＿＿＿＿＿＿＿＿＿＿＿＿＿＿＿＿　　QRS 波群:＿＿＿＿＿＿＿＿＿＿＿＿＿

P 波:＿＿＿＿＿＿＿＿＿＿＿＿＿＿＿＿　　诊断:＿＿＿＿＿＿＿＿＿＿＿＿＿＿＿＿

6.17

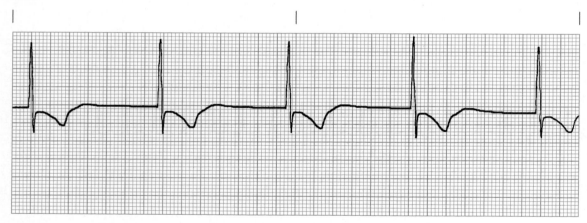

规律性：	PR 间期：
心率：	QRS 波群：
P 波：	诊断：

6.18

规律性：	PR 间期：
心率：	QRS 波群：
P 波：	诊断：

6.19

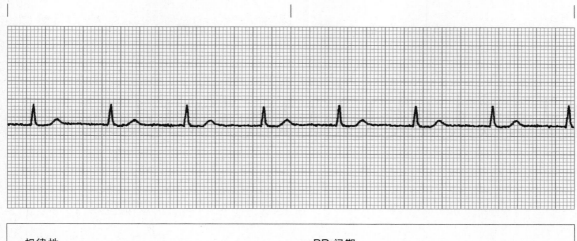

规律性：＿＿＿＿＿＿＿＿＿＿＿＿＿＿＿＿＿
心率：＿＿＿＿＿＿＿＿＿＿＿＿＿＿＿＿＿＿
P 波：＿＿＿＿＿＿＿＿＿＿＿＿＿＿＿＿＿＿

PR 间期：＿＿＿＿＿＿＿＿＿＿＿＿＿＿＿
QRS 波群：＿＿＿＿＿＿＿＿＿＿＿＿＿＿
诊断：＿＿＿＿＿＿＿＿＿＿＿＿＿＿＿＿＿

6.20

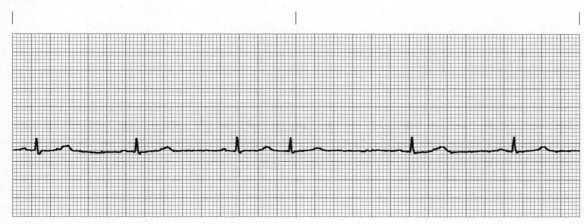

规律性：＿＿＿＿＿＿＿＿＿＿＿＿＿＿＿＿＿
心率：＿＿＿＿＿＿＿＿＿＿＿＿＿＿＿＿＿＿
P 波：＿＿＿＿＿＿＿＿＿＿＿＿＿＿＿＿＿＿

PR 间期：＿＿＿＿＿＿＿＿＿＿＿＿＿＿＿
QRS 波群：＿＿＿＿＿＿＿＿＿＿＿＿＿＿
诊断：＿＿＿＿＿＿＿＿＿＿＿＿＿＿＿＿＿

6.21

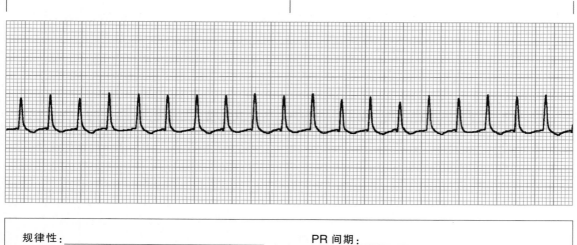

规律性: _____   PR 间期: _____

心率: _____   QRS 波群: _____

P 波: _____   诊断: _____

6.22

规律性: _____   PR 间期: _____

心率: _____   QRS 波群: _____

P 波: _____   诊断: _____

6.23

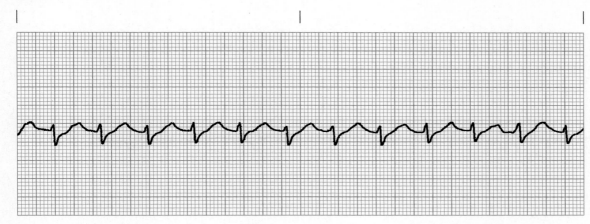

规律性：_____　　PR 间期：_____

心率：_____　　QRS 波群：_____

P 波：_____　　诊断：_____

6.24

规律性：_____　　PR 间期：_____

心率：_____　　QRS 波群：_____

P 波：_____　　诊断：_____

6.25

规律性:＿＿＿＿＿＿＿＿＿＿＿＿＿＿＿＿　　PR 间期:＿＿＿＿＿＿＿＿＿＿＿＿＿＿＿＿

心率:＿＿＿＿＿＿＿＿＿＿＿＿＿＿＿＿＿＿　　QRS 波群:＿＿＿＿＿＿＿＿＿＿＿＿＿＿

P 波:＿＿＿＿＿＿＿＿＿＿＿＿＿＿＿＿＿＿　　诊断:＿＿＿＿＿＿＿＿＿＿＿＿＿＿＿＿＿

6.26

规律性:＿＿＿＿＿＿＿＿＿＿＿＿＿＿＿＿　　PR 间期:＿＿＿＿＿＿＿＿＿＿＿＿＿＿＿＿

心率:＿＿＿＿＿＿＿＿＿＿＿＿＿＿＿＿＿＿　　QRS 波群:＿＿＿＿＿＿＿＿＿＿＿＿＿＿

P 波:＿＿＿＿＿＿＿＿＿＿＿＿＿＿＿＿＿＿　　诊断:＿＿＿＿＿＿＿＿＿＿＿＿＿＿＿＿＿

6.27

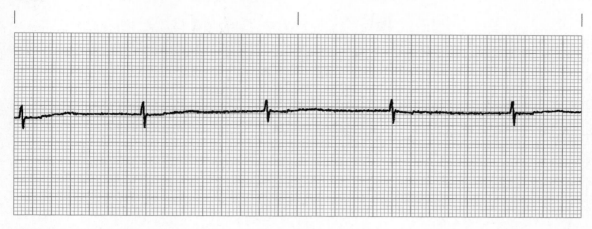

规律性:＿＿＿＿＿＿＿＿＿＿＿＿＿＿＿＿　　　PR 间期:＿＿＿＿＿＿＿＿＿＿＿＿＿＿＿＿

心率:＿＿＿＿＿＿＿＿＿＿＿＿＿＿＿＿＿　　　QRS 波群:＿＿＿＿＿＿＿＿＿＿＿＿＿＿

P 波:＿＿＿＿＿＿＿＿＿＿＿＿＿＿＿＿＿　　　诊断:＿＿＿＿＿＿＿＿＿＿＿＿＿＿＿＿

6.28

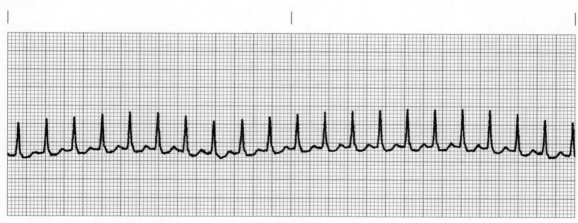

规律性:＿＿＿＿＿＿＿＿＿＿＿＿＿＿＿＿　　　PR 间期:＿＿＿＿＿＿＿＿＿＿＿＿＿＿＿＿

心率:＿＿＿＿＿＿＿＿＿＿＿＿＿＿＿＿＿　　　QRS 波群:＿＿＿＿＿＿＿＿＿＿＿＿＿＿

P 波:＿＿＿＿＿＿＿＿＿＿＿＿＿＿＿＿＿　　　诊断:＿＿＿＿＿＿＿＿＿＿＿＿＿＿＿＿

6.29

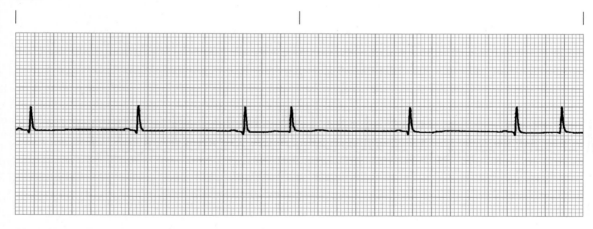

规律性：_____	PR 间期：_____
心率：_____	QRS 波群：_____
P 波：_____	诊断：_____

6.30

规律性：_____	PR 间期：_____
心率：_____	QRS 波群：_____
P 波：_____	诊断：_____

6.31

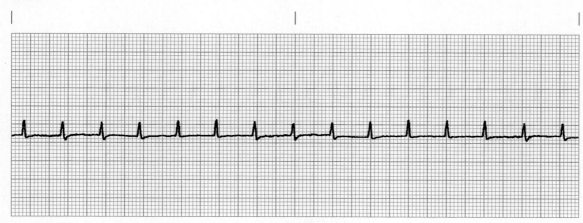

规律性:＿＿＿＿＿＿＿＿＿＿＿＿＿＿＿＿＿＿

心率:＿＿＿＿＿＿＿＿＿＿＿＿＿＿＿＿＿＿＿

P 波:＿＿＿＿＿＿＿＿＿＿＿＿＿＿＿＿＿＿＿＿

PR 间期:＿＿＿＿＿＿＿＿＿＿＿＿＿＿＿＿

QRS 波群:＿＿＿＿＿＿＿＿＿＿＿＿＿＿

诊断:＿＿＿＿＿＿＿＿＿＿＿＿＿＿＿＿＿＿

6.32

规律性:＿＿＿＿＿＿＿＿＿＿＿＿＿＿＿＿＿＿

心率:＿＿＿＿＿＿＿＿＿＿＿＿＿＿＿＿＿＿＿

P 波:＿＿＿＿＿＿＿＿＿＿＿＿＿＿＿＿＿＿＿＿

PR 间期:＿＿＿＿＿＿＿＿＿＿＿＿＿＿＿＿

QRS 波群:＿＿＿＿＿＿＿＿＿＿＿＿＿＿

诊断:＿＿＿＿＿＿＿＿＿＿＿＿＿＿＿＿＿＿

6.33

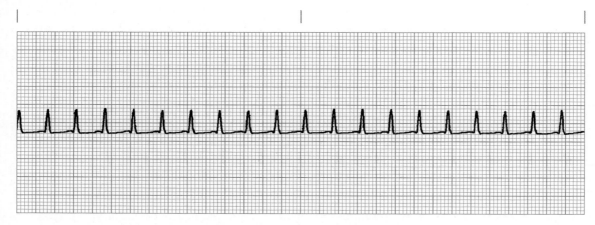

规律性：_____　　PR 间期：_____

心率：_____　　QRS 波群：_____

P 波：_____　　诊断：_____

6.34

规律性：_____　　PR 间期：_____

心率：_____　　QRS 波群：_____

P 波：_____　　诊断：_____

6.35

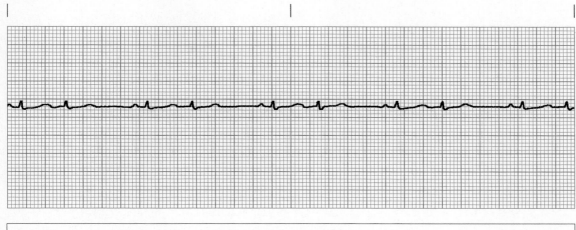

规律性: _____　　PR 间期: _____

心率: _____　　QRS 波群: _____

P 波: _____　　诊断: _____

6.36

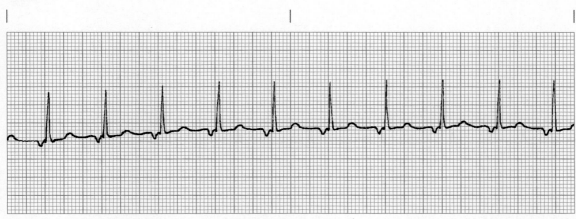

规律性: _____　　PR 间期: _____

心率: _____　　QRS 波群: _____

P 波: _____　　诊断: _____

6.37

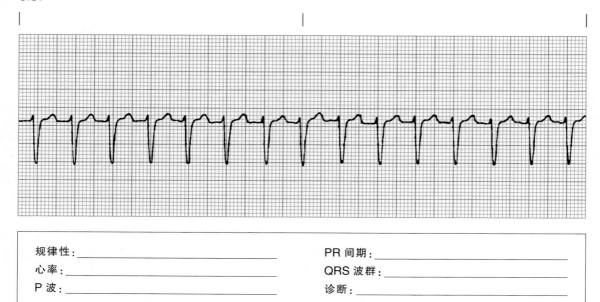

规律性：_____ PR 间期：_____

心率：_____ QRS 波群：_____

P 波：_____ 诊断：_____

6.38

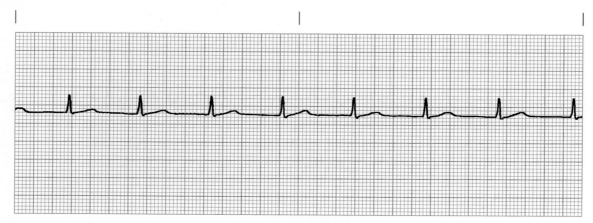

规律性：_____ PR 间期：_____

心率：_____ QRS 波群：_____

P 波：_____ 诊断：_____

6.39

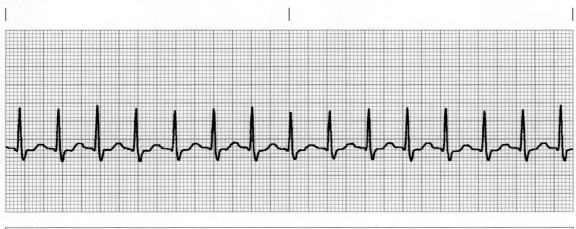

规律性: _____	PR 间期: _____
心率: _____	QRS 波群: _____
P 波: _____	诊断: _____

6.40

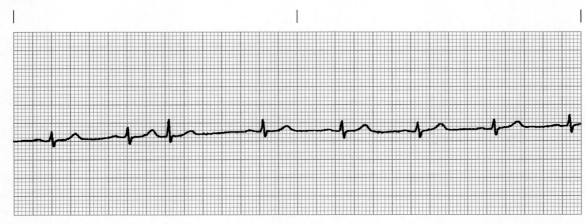

规律性: _____	PR 间期: _____
心率: _____	QRS 波群: _____
P 波: _____	诊断: _____

6.41

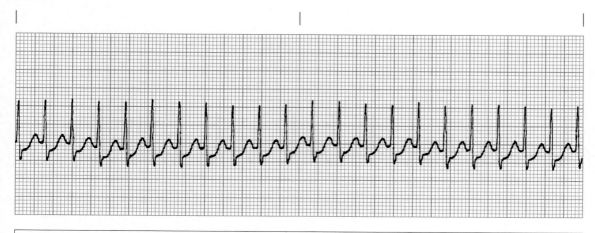

规律性:＿＿＿＿＿＿＿＿＿＿＿	PR 间期:＿＿＿＿＿＿＿＿＿＿＿
心率:＿＿＿＿＿＿＿＿＿＿＿	QRS 波群:＿＿＿＿＿＿＿＿＿＿＿
P 波:＿＿＿＿＿＿＿＿＿＿＿	诊断:＿＿＿＿＿＿＿＿＿＿＿

第**7**章
心脏传导阻滞

自学单元

在本章中,你将学习房室传导阻滞的心律失常表现,你将学会描述这类心律失常的共同特点。然后,你将学习 4 种不同的心律失常的名称和特征,这 4 种心律失常称为心脏传导阻滞。对于每一种心律失常,你将了解其病因、传导和心电图特征(规律性、心率、P 波、PR 间期、QRS 波群)。

房室结传导

1.在前一章中,你学习了 4 种起源于房室交界区的心律失常。接下来,你将学习 4 种不同的心律失常,它们并不是起源于房室交界区,而是由房室结处的传导紊乱引起的(有时在房室结下方,在希氏束内或下方)。每一种心律失常都是由来自房室结上方(通常在窦房结)的冲动难以通过房室结到达心室引起的。这种特征的心律失常通常称为心脏传导阻滞,因为传导不能通过房室结使心室正常去极化。心脏传导阻滞是一种心律失常, 这是因为它是在_____内或下方的传导异常导致室上性冲动不能传导或不能到达心室而引起的。因为这是一本基础读物,我们不会探讨房室结周围不同的病理位置。相反,我们将把这些病理区域聚集在一起,称它们为房室结的传导问题。你会知道,当我们说阻滞是"在房室结"时,包括了结节区的整个区域。这意味着阻滞可能在结点内、在结点之下,甚至在_____束支。

房室结

希氏(His)

注意:你可能会听到人们提到另一种类型的传导阻滞,称为束支传导阻滞。这是一种由位于结点下、心室传导系统的一个分支引起的传导阻滞。束支传导阻滞本身不是节律问题,但是它确实会导致节律出现异常的宽 QRS 波群。因为它不是一种心律失常,且需要使用 12 导联心电图进行分析,而不是我们正在学习的单导联心电图,所以在这里,我们现在不学习束支传导阻滞。这里提到它只是为了让你意识到它不同于本章讨论的房室传导阻滞。

心脏传导阻滞

2.根据房室结阻滞的严重程度可分出不同类型的房室传导阻滞。一度房室传

导阻滞提示_____阻滞是不完全的;所有的冲动都可以传导,但每一种冲动在被 ▸ 房室结

传送到_____之前都会延迟一段时间。二度房室传导阻滞是指有实际的传导阻 ▸ 心室

滞,但它是间歇性的;一些冲动会传导到心室,但另一些不会。三度房室传导阻滞是

指该阻滞是完全的,也就是说,所有的冲动都不会传导到心室。一度是最温和的,因

为它是一个延迟而不是一个实际的阻滞。在一度房室传导阻滞中,每个冲动都被延

迟,但所有冲动都被传导至_____。二度传导阻滞更为严重,因为有些冲动实际 ▸ 心室

上被_____,而其他的则可以传到心室。三度是程度最严重的,_____冲动能 ▸ 阻滞;没有

够到达心室;三度传导阻滞也称为完全性房室传导阻滞(CHB)。

　　3.不同阻滞类型的简单分类:

　　所有的冲动都能下传时,是_____度房室传导阻滞。 ▸ 一

　　一部分冲动能下传时,是_____度房室传导阻滞。 ▸ 二

　　如果没有冲动能下传时,是_____度房室传导阻滞。 ▸ 三

　　一度和三度传导阻滞容易学习。二度情况稍微复杂一点儿。如图 7.1 所示,二

度传导阻滞可以再细分为多个类型,因为有不同的情况可引起间歇性阻滞。尝试一

次学习所有内容会很混乱,所以我们要简化你的工作:我们将所有的二度阻滞分成

Ⅰ型和Ⅱ型两组。在本章中,你将学习以下这 4 种类型的心脏传导阻滞:

- 一度。
- 二度Ⅰ型(文氏型)。
- 二度Ⅱ型(合并Ⅱ型 2:1 高度传导阻滞)。
- 三度(完全性房室传导阻滞)。

　　这些类型都被认作心脏传导阻滞,因为它们都在通过房室_____的传导过 ▸ 结

程中受到干扰。

　　4.一度房室传导阻滞根本不是真正的传导阻滞,因为每个冲动都到达了心室。

但是它也包含在这些传导阻滞中,因为这个阻滞的存在导致了每个冲动传导到心

室的时间都发生了_____。 ▸ 延迟

阻滞的机制	
一度	
	• 没有实际的阻滞
	• 房室结传导延迟
	• 每个冲动最终都能传导
二度	
Ⅰ型(文氏)	• 间歇阻滞:一部分下传,一部分被阻滞
Ⅱ型(莫氏)	• 病理位置在房室结或其下部的希氏束内
• 2:1 房室传导阻滞	• 病理上常与其他类型的阻滞混杂在一起
• 高度房室传导阻滞	
三度	
完全性传导阻滞	• 心房与心室完全分离
	• 阻滞部位全部在房室结

图 7.1　房室传导阻滞。

5.两种类型的二度房室传导阻滞在房室结均表现出某种类型的间歇性传导阻滞。这两种类型都允许一些冲动传到心室,而有一些冲动被_____。　　阻滞

6.二度房室传导阻滞有两种类型:Ⅰ型和Ⅱ型。这两种类型的二度房室传导阻滞都允许一些冲动到达心室,而间歇地_____另一些冲动。　　阻滞

7.三度传导阻滞称为_____传导阻滞,所有的冲动都_____在房室结,没有冲动通过房室结到达心室。　　完全性;被阻滞

一度房室传导阻滞

8.现在你已经对心脏传导阻滞的类型和机制有了大致的了解,下面让我们分别研究一下每种传导阻滞的具体情况。我们将从不_____的一度房室传导阻滞　　严重
开始(图 7.2)。一度房室传导阻滞危害最小,即使它确实会在传导过程中导致时间_____,它仍然允许_____冲动通过,到达心室。　　延迟;所有

9.前面已经学习过,心电图上的心房去极化时是通过有_____呈现出来的,　　P 波
而在房室结上的延迟通过_____显示。同时,这些组成了 PR_____。因此,如果　　PR 段;间期
一个心脏传导阻滞导致房室结的延迟增加,你将看到 PR 间期延长。这是一度房室传导阻滞最重要的线索之一。在一度房室传导阻滞中,PR 间期是比正常时_____。　　延长

10.重要的是要记住,一度房室传导阻滞时,每个窦性冲动,即使在房室结传导时间是延长的,最终也会到达心室引起心室去极化。PR 间期虽然_____,但每个　　延长
心搏的时间是一样的。这是因为每个起搏冲动都来自同一个位置(通常是窦房结),并以相同的方式通过房室结进行传导。所以每个冲动通过心房的时间是相同的,在房室结上延长的时间也是相同的。尽管 PR 间期在一度房室传导阻滞中是_____的,　　延长
但所有的 PR 间期都是相同的,因为它们都来自同一部位,并且以相同的方式进行传导。

11.根据定义,每一个心搏的 PR 间期在一度房室传导阻滞中必须大于 0.20s,

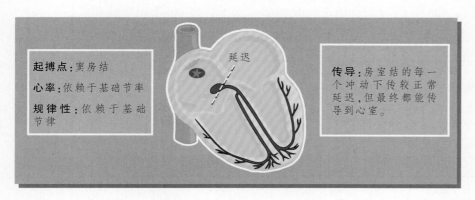

起搏点:窦房结
心率:依赖于基础节率
规律性:依赖于基础节律

延迟

传导:房室结的每一个冲动下传较正常延迟,但最终都能传导到心室。

图 7.2　一度房室传导阻滞的机制(房室结传导的每一个冲动比正常延迟,但每个冲动都能传导到心室,心室传导正常。这实际上不是一种心律失常,但影响基础节律,还需要识别基础节律)。

而且必须恒定。这是这种心律失常唯一的异常。心室传导正常，产生的 QRS 波群小于 _____ s。因为是窦房结起搏，因此节律是规整的。如果基础节奏不是窦性心律的话，可能会有些改变。一度房室传导阻滞通常是规整的，每个 PR 间期都大于 _____ s，并且每个 _____ 都是一样的。由于心室传导正常，QRS 波群会小于 _____ s。

0.12

0.20；PR 间期

0.12

12.从这一点来看，实际上一度房室传导阻滞本身并不是一种真正的心律失常，而是叠加在另一种心律失常之上的情况。这是一个重要的区别须谨记，因此，你还需要识别潜在的心律失常。例如，如果除了 PR 间期延长外，符合窦性心动过速的所有规则，即可以称窦性心动过速合并 _____ 度房室传导阻滞。同样，如果潜在的特征除了 PR 间期大于 0.20s 外，都符合窦性心律的定义，则可以称心律失常为窦性心律合并 _____ 房室传导阻滞。

一

一度

13.一度房室传导阻滞本身并不是一种节律。这是一个 PR 间期延长的其他正常节律。因此，除了认识一度房室传导阻滞的存在，你还必须识别 _____ 节律。

基础

14.一度房室传导阻滞的规则(图 7.3)：

规律性：　　　取决于基础节律。

心率：　　　　取决于基础节律。

P 波：　　　　直立，均匀；每个 P 波之后均会有一个 QRS 波群。

PR 间期：　　恒定不变，大于 0.20s。

QRS 波群：　小于 0.12s。

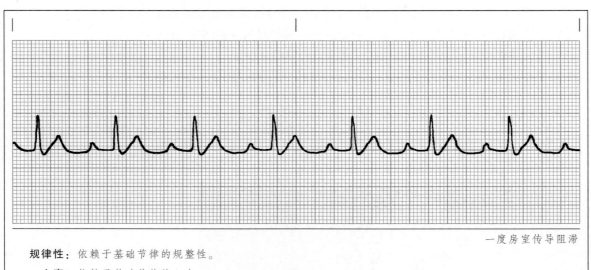

一度房室传导阻滞

规律性：依赖于基础节律的规整性。

心率：依赖于基础节律的心率。

P 波：P 波直立且均匀，每个 P 波后跟随着 QRS 波群。

PR 间期：恒定不变，但大于 0.20s。

QRS 波群：小于 0.12s。

图 7.3 一度房室传导阻滞的规则。

二度房室传导阻滞

15.二度房室传导阻滞有两种类型。这两种情况都发生在房室结选择性地阻断窦房结冲动形成的电传导。在心电图上,这表现为正常的 P 波,但不是每一个 P 波都会伴随一个 ORS 波群。这表明心房正常去极化,但并不是所有的冲动都能传导到心室。因此,你会看到_____去极化多于_____去极化。在二度房室传导阻滞中,你总会看到更多的_____波多于_____波群。

心房;心室

P,QRS

16.所有传导阻滞的问题都在于起始冲动是如何传导到心室的。因为窦房结本身没有病变,因此 P 波是_____的,并且 PP 间隔是有规律的。心电图中阻滞的证据表现为心房和心室活动之间的关系,即_____间期及 P 波同 QRS 波群的比例关系。PR 间期可能会改变,P 波的数量会多于_____波群,但 PP 间期是_____的。

正常

PR

QRS;规整

17.二度房室传导阻滞的一个关键特征是,并非每一个 P 波后面都伴随着一个 QRS 波群。有时你会看到 P 波后没有相关的心室去极化(图 7.4)。没有后续 QRS 波群的 P 波的出现,表明心房被起搏冲动去极化,但是冲动没有传导到_____,因为它在_____被阻断了。

心室

房室结

18.一个重要的区别是,有些冲动传导到心室。你所看到的 QRS 波群是由产生 P 波的冲动传导到心室后产生的。当窦性冲动通过房室结并使心室正常去极化时,QRS 波群是_____的。有正常 PR 间期的 P 波,随后产生正常的小于_____s 的 QRS 波群。但是,对于二度房室传导阻滞,情况并不总是如此。传导常常在房室结下延迟,导致 QRS 波群大于_____s。当这种情况发生时,你可以简单地识别节律并标记它具有"宽 QRS 波群"。

正常;0.12

0.12

19.无论 QRS 波群的测量结果如何,两种类型的二度房室传导阻滞都有一些 P 波伴随 QRS 波群,而另一些则没有。即使某些冲动在房室结处被阻断,但仍有一些冲动通过房室结使_____去极化。

心室

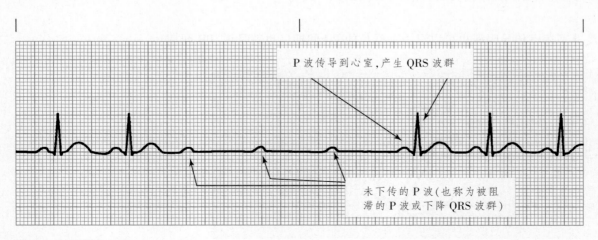

图 7.4　被阻滞的 P 波。

20.二度房室传导阻滞分为两类。一种称为文氏型(Ⅰ型),另一种称为Ⅱ型。在这两种类型中,冲动均起源于窦房结,通过房室结间歇传导。也就是说,并不是每一个 P 波都伴随着一个 ORS 波群。这些心律失常被归类为二度房室传导阻滞,因为有些冲动是通过房室结传导的,而有些则不是。在二度房室传导阻滞中,房室结传导冲动是不稳定的。心室的传导只能在一定的_____基础上完成。　　　　间歇的

21.文氏型传导阻滞与二度Ⅱ型传导阻滞的区别在于 P 波被阻滞的形式。因为房室结的活动用_____间期描述,所以 PR 间期是区分这两种心律失常最重要的线索。当区分文氏型和二度Ⅱ型传导阻滞时,你应该把注意力集中在_____间期。　　　　PR　　PR

二度Ⅱ型房室传导阻滞

22.让我们暂时跳过文氏型传导阻滞,先看看二度Ⅱ型房室传导阻滞。二度Ⅱ型房室传导阻滞实际上是一组具有相似机制的几种传导阻滞,因此我们把它们放在一起进行学习。在二度Ⅱ型房室传导阻滞(图 7.5)中,房室结选择性地传导或阻断来自窦房结的单个冲动,这导致了 P 波_____于 QRS 波群。有时房室结会允许每隔一个 P 波传导一个冲动,产生两个 P 波一个 QRS 波群的比率,称为 2:1 传导比率。每隔 3 个 P 波传导一个冲动时,称为 3:1 传导。你可能还会看到 4:3、5:4 或其他比率,但_____波数量总多于_____波群。　　　　多　　P;QRS

23.有时比率会在一个心律条的范围内变化。也就是说,不是在整个心律条上保持一个恒定比率,而是比率会发生改变:例如 4:3、3:2、4:3、3:2 都在一个心律条内(图 7.6),这称为可变传导。传导比率指的是 P 波与 QRS 波群数目的比值,其在一个心律条中可以是恒定的,也可以_____。　　　　改变

24.不管传导比率如何,相对于 QRS 波群总会有更多的_____波。然而,当你确实看到 QRS 波群时,它们之前的 PR 间期将会有相同的距离,因为通过房室结的传导会均匀地进行。因此,一个二度Ⅱ型房室传导阻滞的 PR 间期将始终是不变的。这是二度Ⅱ型房室传导阻滞最重要的特征。PR 间期会一直是_____的。　　　　P　　恒定

25.二度Ⅱ型房室传导阻滞也可以有一个延长的 PR 间期。也就是说,PR 间期

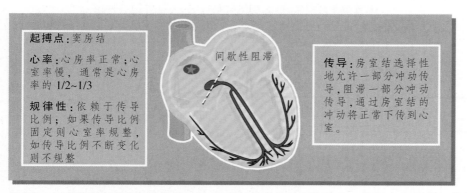

图 7.5　二度Ⅱ型房室传导阻滞的机制(房室结选择性地允许传导一部分冲动,阻滞一部分冲动传导,未阻滞的将传到心室,虽然可以在房室结有轻度的延迟,在心室的传导是正常的)。

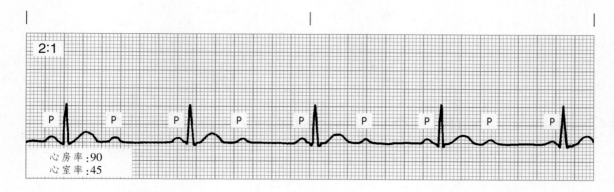

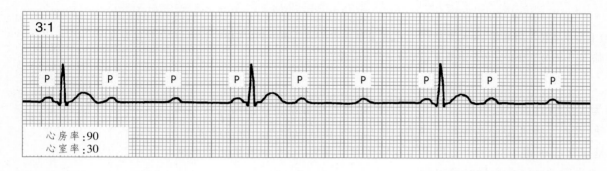

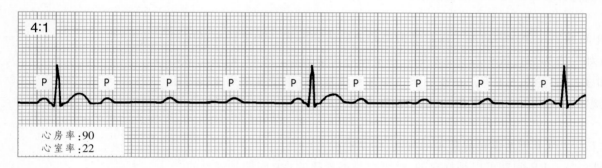

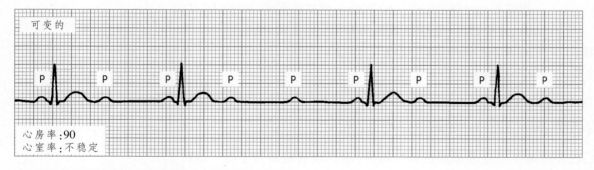

图 7.6　二度 Ⅱ 导联房室传导阻滞传导比率图例。

在整个心律条上是恒定的。每个 QRS 波群前都有一个以上的 P 波,并且 PR 间期在心律条上将大于 0.20s。然而,即使这应该称为二度房室传导阻滞伴一度房室传导阻滞的心律失常,但实际上我们并不这么说。这样的心律失常应该简单地称为二度 Ⅱ 型房室传导阻滞,但 PR 间期的持续时间应该单独标记(图 7.7)。二度 Ⅱ 型房室传导阻滞必须有_____的 PR 间期,甚至 PR 间期可能_____。不管怎样,它称为_____度 Ⅱ 型房室传导阻滞而不是一度房室传导阻滞。

固定;延长

二

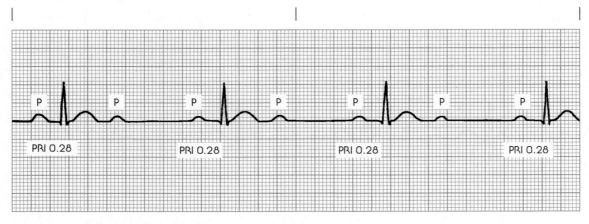

图 7.7 二度Ⅱ型房室传导阻滞伴 PR 间期延长(当二度Ⅱ型房室传导阻滞伴 PR 间期延长时,它仍然称为二度房室传导阻滞,而不称为二度房室传导阻滞伴一度房室传导阻滞)。

26.因为窦房结的正常心率是_____次/分,而且二度Ⅱ型传导阻滞仅传导部分窦性冲动,因此二度Ⅱ型房室传导阻滞的心率在心动过缓范围内。通常情况下,传导比率是正常心率的 1/3~1/2。二度Ⅱ型房室传导阻滞时,心室率将比正常心率_____,因为许多冲动在房室结被阻断。

60~100

慢

27.RR 间期的规律性将取决于房室结阻滞冲动的传导方式。如果传导的阻滞比率规整(如一直为 2:1,或一直为 3:1 等),则室性心律也规整。然而,如果比率是可变的(如 3:2、4:3、3:2、5:4 等),室性心律也将是不规整的。二度Ⅱ型房室传导阻滞可以是规整的,也可以是不规整的,这取决于传导_____。

比率

28.以下是二度Ⅱ型房室传导阻滞的规则(图 7.8):
规律性:　　RR 间期可以是规整的,也可以是不规整的;PP 间期是规整的。
心率:　　　一般在心动过缓范围内(<60 次/分);可以是正常心率的 1/3~1/2。
P 波:　　　直立,规整;每一个 QRS 波群均有一个以上的 P 波。
PR 间期:　　在心律条上保持恒定;可以大于 0.20s。
QRS 波群:　小于 0.12s。

文氏型传导阻滞(二度Ⅰ型房室传导阻滞)

29.我们已经学习了二度Ⅱ型心脏传导阻滞,现在让我们回到Ⅰ型。这种节律称为文氏型(图 7.9),以第一个定义它的人的名字命名。文氏型传导阻滞是一个_____度房室传导阻滞,但它的传导模式明显不同于二度Ⅱ型房室传导阻滞,尽管它们都会"阻滞"(非传导)一些冲动。

二

30.与二度Ⅱ型传导阻滞一样,识别文氏型传导阻滞的关键在于 PR 间期。每个 PR 间期会逐渐延长,直到你看到一个 P 波没有伴随 QRS 波群。然后以最短的 PR 间期开始循环上一过程。当你测量每一个 PR 间期时,你会注意到"长 PR 间期,更长的 PR 间期,更长的 PR 间期,被阻滞的 P 波"的模式。这种模式在心律条上持续

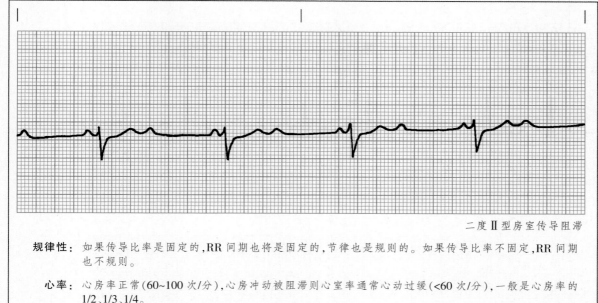

規律性：如果传导比率是固定的,RR 间期也将是固定的,节律也是规则的。如果传导比率不固定,RR 间期也不规则。

心率：心房率正常(60~100 次/分),心房冲动被阻滞则心室率通常心动过缓(<60 次/分),一般是心房率的 1/2、1/3、1/4。

P 波：直立,规整;对于每一个 QRS 波群,有一个以上的 P 波。

PR 间期：PR 间期恒定不变,虽然也可以长于正常 PR 间期。

QRS 波群：小于 0.12s。

图 7.8　二度Ⅱ型房室传导阻滞的规则。

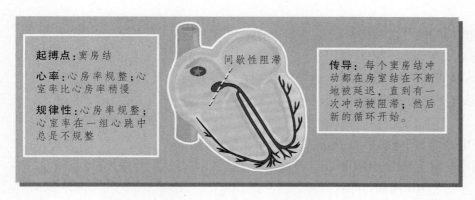

图 7.9　二度Ⅰ型传导阻滞(文氏型)的机制(每一次窦房结冲动在房室结传导的时间都比之前的延迟一点儿,直到有一次冲动被阻滞。心室的传导是正常的)。

循环出现。文氏型阻滞的特点是 PR 间期越来越长,接着是一个被_____的 P 波。　　阻滞

　　31.文氏型传导阻滞的经典循环不必遵循上一个传导异常中描述的 5:4 传导比率。它可以有任何种类的传导比率:4:3(长,更长,更长,阻滞),3:2(长,更长,阻滞),甚至是可变的(图 7.10)。然而,它将始终遵循一个 PR 间期逐渐延长的模式,直到一个 P 波后没有 QRS 波群。不管传导比率如何,文氏型传导阻滞总是会有一个逐渐变长的_____间期伴随被阻滞的 P 波。　　　　　　　　　PR

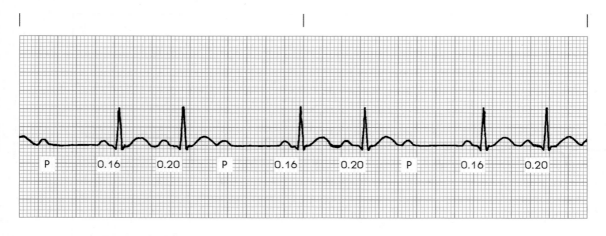

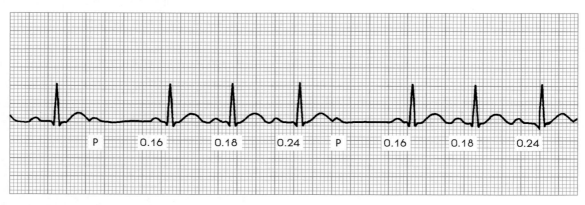

图 7.10 文氏型传导模式图例。

32. 与二度 Ⅱ 型房室传导阻滞一样，那些传导的 P 波后预计会出现正常的 QRS 波群，这意味着文式型传导阻滞的 QRS 波群应该小于_____s。（当然，我们知道，一些传导阻滞会有宽 QRS 波群，因为它们通常伴随着传导系统中较低的传导干扰。但是文氏型传导阻滞总有一个正常的 ORS 波群。）　　0.12

33.因为在文氏型传导阻滞中 PR 间期是变化的，一些 QRS 波群下降，因此 RR 间隔是不规整的。变化的 PR 间期导致不规整的循环模式。文氏型有一个随着文氏型阻滞 PR 间期变化而变化的_____RR 间期。　　不规整的

34.然而，文氏型传导阻滞通常不像二度 Ⅱ 型房室传导阻滞那样阻断很多 P 波。因此，文式型传导阻滞的心率通常比二度 Ⅱ 型阻滞稍快，但也在较低/正常范围内。因为文氏型传导阻滞通常传导比率为 3:2 或 4:3，心室率将比正常心率稍慢，但仍比二度 Ⅱ 型传导阻滞_____。　　快

35.下面是文氏型传导阻滞的规则(图 7.11)：

规律性：　　　在一组搏动中是不规整的。

心率：　　　　通常比正常慢。

P 波：　　　　P 波直立且规整，部分 P 波后无 QRS 波群。

PR 间期：　　PR 间期不断延长，直至一个 P 波后无 QRS 波群。

QRS 波群：　　宽度小于 0.12s。

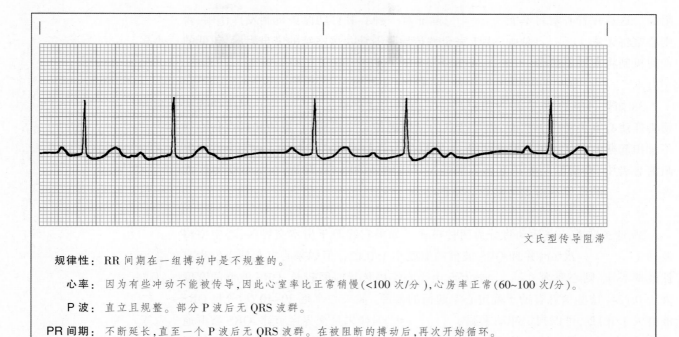

文氏型传导阻滞

规律性： RR 间期在一组搏动中是不规整的。

心率： 因为有些冲动不能被传导，因此心室率比正常稍慢（<100 次/分），心房率正常（60~100 次/分）。

P 波： 直立且规整。部分 P 波后无 QRS 波群。

PR 间期： 不断延长，直至一个 P 波后无 QRS 波群。在被阻断的搏动后，再次开始循环。

QRS 波群： 小于 0.12s。

图 7.11　文氏型传导阻滞的规则。

三度房室传导阻滞（完全性房室传导阻滞）

36.现在你知道一度房室传导阻滞仅是窦房结冲动经房室结传导的_____，　　　　　　延迟
但是每一次冲动都可以传导。两种类型的二度房室传导阻滞都有间歇性房室传导，
有些冲动被传导，而另一些冲动的传导_____。现在我们看一下三度房室传导阻　　被阻滞
滞，其所有的冲动都因为房室结完全阻滞没有一个可以下传。三度房室传导阻滞也
称为完全性房室传导阻滞（图 7.12），因为_____是被完全阻滞的。　　　　　　　房室结

37.完全性传导阻滞的异常部位在房室结；窦房结高位起搏点不受影响。因此，
P 波将是正常的，心房活动在正常心率范围内。然而，所有的 P 波都在房室结处被

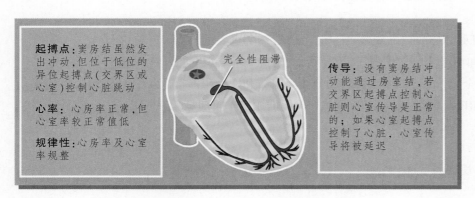

图 7.12　完全性房室传导阻滞（CHB）的机制（房室结完全被阻滞。窦房结搏动不能通过房室结，
因此不能传导至心室。房室交界区或心室的异位起搏点将接管心室的搏动。心房和心室功能完全
分离）。

阻滞。这意味着心室将不能_____,除非有一种心脏自动保护机制发挥作用,否则心室将无法_____泵血。由于完全性传导阻滞涉及房室结的完全阻滞,较低的逸搏机制将不得不接管_____心室。

去极化

收缩

去极化

38.如果可能的话,在传导阻滞部位下方的房室交界区_____心律将接管起搏责任使心室去极化。然而,如果结点的损伤延伸至交界区,心室的起搏点将不得不承担起搏的责任。无论哪种情况,心室都是由低位逸搏点控制的。在完全性传导阻滞患者中,窦房结功能正常但不能通过房室结处的阻滞,因此,在房室交界区或者_____的低位逸搏点将接管心室的活动。

逸搏

心室

39.这意味着心室活动将分为两种模式。如果它起源于房室交界区,心室率将波动于_____次/分,并且 QRS 波群的宽度小于0.12s。但如果心室起搏点发生室性逸搏心律,则心率为_____次/分,由于心室内传导时间较长,QRS 波群的宽度大于0.12s。这些信息有助于确定心室起搏的来源。如果心率是20~40 次/分且 QRS 波群大于0.12s,可以判定冲动来源于_____。但如果是交界区节律,QRS 波群通常小于0.12s,并且心率波动于_____次/分。记住,虽然低位起搏比高位起搏更不可靠,但因为阻滞经常涉及多种类型的病理性传导,心率和 QRS 波群仅供参考而不能被当作固定的规则。

40~60

20~40

心室

40~60

40.当发生这些情况时,窦房结继续控制心房。当有两个起搏点分别控制心房和心室,并且相互之间没有关联,这种情况称为房室分离,即心房和心室失去关联(图7.13)。房室分离本身不是一种节律,它描述的是完全性房室传导阻滞时,心房、心室各自完全_____的情况。心电图上,你会看到正常的 P 波均匀地出现,也会看到规整的 QRS 波群。但这两种波形不会有任何相互_____。PR 间期是完全不均匀的,你甚至可以在 QRS 波群中间看到 P 波的叠加。因为窦房结的固有心率比交界区或心室的固有心率_____,因此 P 波比 QRS 波群多。在 CHB 中,_____波与QRS 波群完全没有关系,你甚至可以看到 P 波叠加在 QRS 波群上。

独立

关联

高;P

41.和其他房室阻滞的模式一样,PR 间期是解释 CHB 最重要的线索之一。在CHB,PR 间期完全不均匀。P 波与 QRS 波群没有关系,因此,PR 间期将不会_____。

固定不变

42.CHB 的另一个重要特征是 RR 间期是规整的。记住这是一个重要的特点,因为 PR 间期偶尔会逐步延长和可能会与文氏阻滞混淆。然而,这纯属巧合,因为在三度传导阻滞中心房和心室完全_____。如果你想区分文氏阻滞和完全阻滞,你应该记得,在三度传导阻滞中 RR 间期是_____,而在文氏阻滞中 RR 间期是_____。

分离

规整的

不规整的

43.三度传导阻滞(CHB)的规则如下(图7.14):

规律性: 规整。

心率: 心房率(60~100 次/分)。

心室率: 心率为 40~60 次/分(交界区发放冲动)。20~40 次/分(心室发放冲动)。

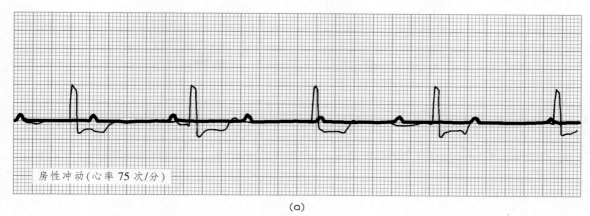

房性冲动(心率 75 次/分)

(a)

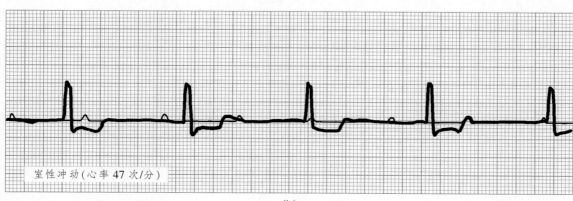

室性冲动(心率 47 次/分)

(b)

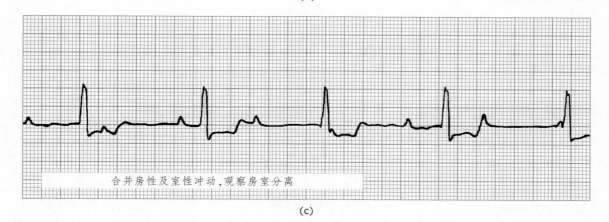

合并房性及室性冲动,观察房室分离

(c)

图 7.13 三度传导阻滞房室分离。

P 波: P 波直立且均匀,P 波比 QRS 波群多。

RP 间期: P 波与 QRS 波群没有关系。可能偶尔会看到 P 波叠加在 QRS 波群上。

QRS 波群: 如果心室被交界区控制,QRS 波群小于 0.12s。如果冲动来自心室,QRS 波群超过 0.12s。

44.三度传导阻滞(CHB)是指房室结处的完全传导阻滞,导致房室分离。在心电图上,P 波和 QRS 波群相互之间没有_____。　　　　　　　　　　　关联

45.在两种类型的二度传导阻滞中,一些 P 波将会引发相应的 QRS 波群,其他

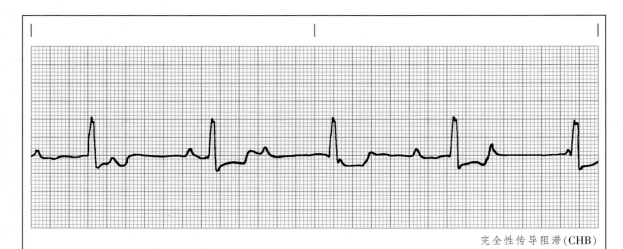

完全性传导阻滞(CHB)

规律性:	心房和心室有规律地发放电冲动:PP 间隔和 RR 间隔是规整的。
心率:	心房率通常在正常范围内,心室率会变慢。如果交界区控制心室,心率为 40~60 次/分。如果为室性心律,心率将为 20~40 次/分。
P 波:	P 波直立且均匀,P 波比 QRS 波群多。
PR 间期:	由于房室结是完全阻滞,所以心房的冲动都没有传导到心室,因此根本不存在 PR 间期,P 波与 QRS 波群没有关系。可能偶尔会看到 P 波叠加在 QRS 波群上。
QRS 波群:	如果心室被交界区所控制,QRS 波群将小于 0.12s。如果冲动来自心室,QRS 波群将超过 0.12s。

图 7.14 完全传导阻滞的规则。

的将会被＿＿＿＿在房室结。一些 P 波后没有 QRS 波群,但存在的 QRS 波群都是   阻滞
由 P 波下传引发的(图 7.15)。

　　46.在一度传导阻滞中,没有真正的阻滞。房室＿＿＿＿有传导延迟,导致 PR   结
间期＿＿＿＿,但是所有的 P 波都可以传导至心室。   延长

	PP 间期	RR 间期	PR 间期	传导结果
一度阻滞	规整	通常规整(依赖基础节律)	超过 0.12s,恒定	P 波后跟随正常的 QRS 波群
二度阻滞 Ⅰ型(文氏阻滞)	规整	不规整	逐渐延长直至一个 P 波被阻滞	P 波多于 QRS 波群
二度阻滞 Ⅱ型	规整	通常规整(传导比率不固定时不规整)	固定(可以超过 0.20s)	P 波多于 QRS 波群
三度阻滞 (完全阻滞)	规整	规整	PR 间期不固定,P 波与 QRS 波群无关联	P 波多于 QRS 波群

图 7.15 心脏传导阻滞。

47.在文氏阻滞中,房室结的延迟越来越长,导致_____越来越长。这些传导
的冲动会产生正常的 QRS 波群。

48.二度Ⅱ型传导阻滞部分冲动通过房室结传导,其他传导被阻滞。这意味着
某些 P 波不会产生 ORS 波群。然而,PR 间期是_____的。

固定

49.一度传导阻滞实际上不是一种心律失常而是自身的节律。因此,一度传导
阻滞的节律可以是规整的,也可以是不规整的,依赖于_____节律。

基础

50.由于 PR 间期的逐渐延长和 QRS 波群的脱落,文氏阻滞总是有一个
_____RR 间期。这种类型的二度传导阻滞通常有一组明显特征的 QRS 波群,而
缺失的 QRS 波群则强调了这一特征。这通常是区分文氏阻滞和完全阻滞的特征,
因为 CHB 有_____RR 间期。

不规整的

规整的

51.你现在有一个很好的基础来分析传导阻滞。当你在本章末尾的练习部分中
复习心律失常时,请记住使用系统方法来收集每道练习题的所有可用数据。为了区
分,要特别注意 PR 间期,因为它将给你关于房室结活动的最多信息。

要点

■ 心脏传导阻滞属于心律失常，是由房室结传导紊乱引起的。

■ 我们在本章学到的 4 种类型的心脏传导阻滞是：

一度：实际上它不是传导阻滞，仅仅是传导的延迟。

二度Ⅰ型（文氏型）：间歇性阻滞，每一次冲动都在不断地被延迟，直到有一次冲动被阻滞。

二度Ⅱ型：间歇性阻滞，房室结有选择地让一些冲动被传导、一些被阻滞。

三度（CHB）：完全阻滞，没有任何室上性冲动通过房室结传导到心室；心室通过阻滞部位以下的起搏点去极化。

■ 一度心脏传导阻滞本身不是一种心律失常，而是一种节律状态。因此，在确定一度心脏传导阻滞时，还必须确定基础节律。

■ 以下是一度传导阻滞的规则：

规律性：　取决于基础节律。

心率：　　取决于基础节律。

P 波：　　直立而规整，每一个 P 波之后都有一个 QRS 波群。

PR 间期：大于 0.20s，且固定。

QRS 波群：小于 0.12s。

■ 文氏阻滞是一种典型的周期模式，其中 PR 间期变得越来越长，直到一个 P 波不再产生 QRS 波群。这个循环不断重复，产生成组的 R 波。

■ 文氏阻滞的规则是：

规律性：　在一组搏动中节律不规整。

心率：　　通常稍慢于正常。

P 波：　　直立且规整，一些 P 波之后无 QRS 波群。

PR 间期：不断延长直至一个 P 波被阻滞。

QRS 波群：小于 0.12s。

■ 二度Ⅱ型传导阻滞，每一个 QRS 波群可出现 2 个、3 个、4 个或更多个 P 波，因为房室结阻滞很多心房的冲动。

■ 二度Ⅱ型传导阻滞的规则：

规律性：　RR 间期可以是规整的或不规整的，PP 间期规整。

心率：　　通常是心动过缓，可以是正常心率的 1/2 或 1/3。

P 波：　　直立且规整，多于 QRS 波群。

PR 间期：一般是固定的，有时会超过 0.20s。

QRS 波群：小于 0.12s。

■ 在三度传导阻滞中，房室结出现完全阻滞，导致房室分离，心房、心室彼此之间没有关联。

■ 在完全传导阻滞中，心室可以被交界区或心室的逸搏心律激动，低位起搏点的位置可以通过心室率和 QRS 波群的宽度来确定。

■ 完全性房室传导阻滞的规则：

规律性：　规整。

心率：　　心房率（60~100 次/分）。

心室率：　心率为 40~60 次/分（交界区发放冲动）。20~40 次/分（心室发放冲动）。

P 波：　　直立且规整。P 波比 QRS 波群多。

RP 间期：P 波与 QRS 波群没有关系。可能偶尔会看到 P 波叠加在 QRS 波群上。

QRS 波群：如果心室被交界区所控制，QRS 波群将小于 0.12s。如果冲动来自心室，QRS 波群将超过 0.12s。

自我测试

说明：用你从本章学到的知识完成自我评估。如果你的答案都是正确的，并且你对自己所掌握的知识感到胸有成竹，那么可进入下一章。然而，如果你在任何一题出错，你应该在进行下一章之前复习这一章的知识。如果你对其中任何一个基本原则不确定，现在就花点儿时间回顾一下整个章节。除非你对这一章的内容感到很有把握，否则不要开始下一章的学习。

题目	相关知识点	答案
1.在本章中你学到的是哪种传导障碍?	1	房室结传导障碍
2.你在本章中学到的哪些心律失常不是真正的传导阻滞?	2,3,4,46	一度房室传导阻滞不是真正的传导阻滞,而是传导的延迟
3.心电图上的哪些波形会产生有关房室结的信息?	9	PR 间期(特别是 PR 段),因为它会告诉你心房和心室之间的关系
4.PR 间期在一度房室传导阻滞中是什么样的?	4,9,10,11,14,46	它将比正常时间更长,大于 0.20s
5.一度房室传导阻滞的心率是怎样的?	12,14	心率取决于基础节律
6.一度房室传导阻滞是否规整?	11,14,49	同样,这取决于基础节律的规律性
7.除了确定一度房室传导阻滞外,你还必须提供其他哪些信息才能使解释完整?	12,13	均匀的基本节律
8.一度房室传导阻滞中的 PR 间期在一次心搏与下一次之间是否有所不同?	10,11,14	不;它将持续不变
9.在一度房室传导阻滞中,每个 QRS 波群中会看到多少 P 波?	14	一个;所有搏动最终都会传导到心室,即使每个搏动在房室结处都遇到延迟
10.一度房室传导阻滞时 QRS 波群是否也延长了?	11,35	没有;一旦冲动通过房室结,通过心室的传导是正常的
11.在文氏阻滞中,是否有窦性冲动通过房室结使心室去极化?	2,5,15,18,19,20,29,32,45,47	是的;大多数是这样。但是房室结接收到冲动的时间要比前一个更长,直到一个冲动被完全阻滞为止,然后新的循环开始
12.文氏阻滞的心室率是多少?	34,35	由于大多数冲动都是传导的,所以它通常只比正常心率慢一点儿
13.文氏阻滞的 RR 间期是否规整?	33,35,50	不规整;在一组搏动的模式中它是不规整的
14.文氏阻滞是否有固定的 PP 间期?	29,35	是的;即使 PR 间期和 RR 间期发生变化,PP 仍保持规整
15.在文氏阻滞中,RR 间期是否严重不规整?	33,35,50	不是;它具有独特的循环模式

题目	相关知识点	答案
16.文氏阻滞中是否每个 P 波后都有一个 QRS 波群?	5,15,20,29,30,31,35,45	不是;大多数 P 波后都有 QRS 波群,但有些 P 波未传导至心室
17.文氏阻滞的主要特点是什么?	21,30	逐渐延长的 PR 间期并最终有被阻滞的 P 波
18.二度 II 型房室传导阻滞是否具有相同数量的 P 波和 QRS 波群?	17,20,21,22,23,24,28,45,48	不是;二度 II 型房室传导阻滞中 P 波总是比 QRS 波群多
19.二度 II 型房室传导阻滞的 PR 间期是恒定的,还是在每次搏动之间有所不同?	24,25,28,48	是恒定的。这是一个关键特征,有助于区分文氏阻滞和三度房室传导阻滞
20.二度 II 型房室传导阻滞的 PR 间期是否正常?	25,28	它可以是正常的,也可以延长。但是它始终是恒定的
21.二度 II 型房室传导阻滞通常的心率范围是什么?	26,28	因为大多数 P 波被阻滞,所以它将处于心动过缓的范围内;通常是正常心率的 1/3 到 1/2
22.什么是可变的传导比率是?	27	这意味着房室结正在改变将窦性冲动传导到心室的模式。它从一个模式变为另一个(例如 4:3、5:4、4:3、5:4 等)
23.二度 II 型房室传导阻滞中的 RR 间期是规整的还是不规整的?	27,28	一般它将是规整的,但传导比率可变时,节律将是不规整的
24.QRS 波群在二度 II 型房室传导阻滞中是正常的还是异常的?	18,19,28	应该是正常的,因为那些被允许通过房室结的冲动可以以正常的方式继续传导到心室
25.在三度房室传导阻滞(CHB)中,是否来自窦房结的任何冲动都会穿透房室结以使心室去极化?	36,37,40,44	不是。在 CHB 中,房室结完全阻滞,没有窦性冲动传导到心室
26.在三度房室传导阻滞中,心电图上会有更多的 P 波还是更多的 QRS 波群?	37,43	P 波将会更多
27.如果没有任何窦性冲动能够使心室去极化,如何产生 QRS 波群?	38,40	心室低位的逸搏点将接管心室的活动,这种节律的起源可以是交界性的或室性的

题目	相关知识点	答案
28.在三度房室传导阻滞中,你如何区分交界性冲动和室性冲动?	39,40,43	交界性冲动的 QRS 波群小于 0.12s;心率为 40~60 次/分。室性冲动的 QRS 波群为 0.12s 或更长,心率为 20~40 次/分
29.三度房室传导阻滞是规整的还是不规整的?	42,43	规整;这将帮助你将其与文氏阻滞区分开
30.PR 间期在三度房室传导阻滞中是什么样的?	40,43,44	由于心房和心室分离,因此没有 PR 间期,P 波与 QRS 波群无关

心电图练习(答案见第538页)

7.1

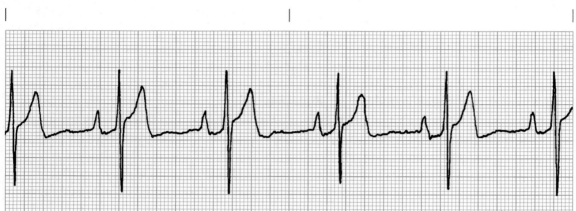

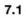

规律性:_____　　PR 间期:_____

心率:_____　　QRS 波群:_____

P 波:_____　　诊断:_____

7.2

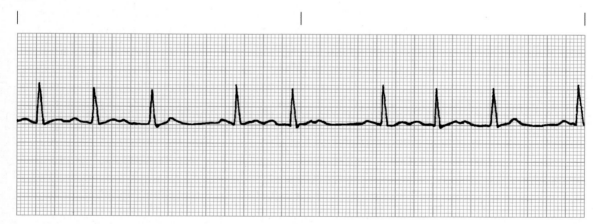

规律性:_____　　PR 间期:_____

心率:_____　　QRS 波群:_____

P 波:_____　　诊断:_____

7.3

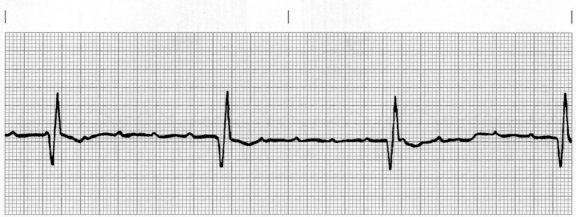

规律性:＿＿＿＿＿＿＿＿＿＿＿＿＿＿	PR 间期:＿＿＿＿＿＿＿＿＿＿＿＿＿＿
心率:＿＿＿＿＿＿＿＿＿＿＿＿＿＿＿	QRS 波群:＿＿＿＿＿＿＿＿＿＿＿＿
P 波:＿＿＿＿＿＿＿＿＿＿＿＿＿＿＿	诊断:＿＿＿＿＿＿＿＿＿＿＿＿＿＿＿

7.4

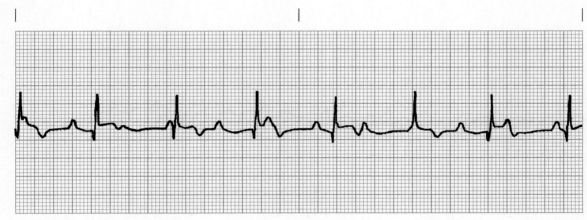

规律性:＿＿＿＿＿＿＿＿＿＿＿＿＿＿	PR 间期:＿＿＿＿＿＿＿＿＿＿＿＿＿＿
心率:＿＿＿＿＿＿＿＿＿＿＿＿＿＿＿	QRS 波群:＿＿＿＿＿＿＿＿＿＿＿＿
P 波:＿＿＿＿＿＿＿＿＿＿＿＿＿＿＿	诊断:＿＿＿＿＿＿＿＿＿＿＿＿＿＿＿

7.5

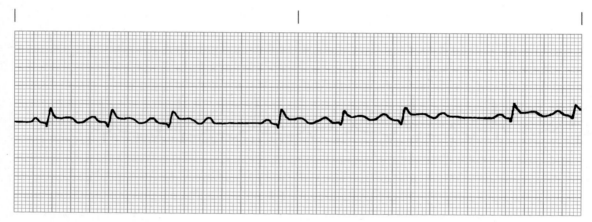

规律性: _____	PR 间期: _____
心率: _____	QRS 波群: _____
P 波: _____	诊断: _____

7.6

规律性: _____	PR 间期: _____
心率: _____	QRS 波群: _____
P 波: _____	诊断: _____

7.7

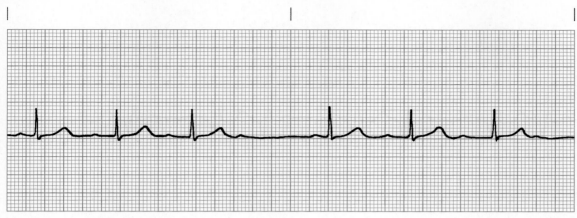

规律性：_____　　　PR 间期：_____

心率：_____　　　QRS 波群：_____

P 波：_____　　　诊断：_____

7.8

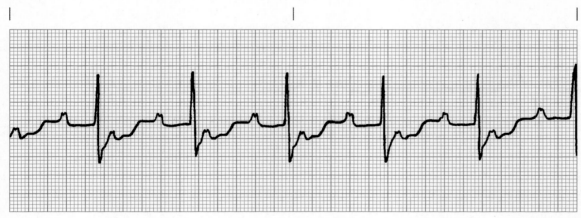

规律性：_____　　　PR 间期：_____

心率：_____　　　QRS 波群：_____

P 波：_____　　　诊断：_____

7.9

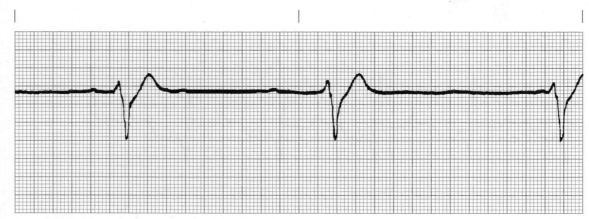

规律性：＿＿＿＿＿＿＿＿＿＿＿＿＿＿＿　PR 间期：＿＿＿＿＿＿＿＿＿＿＿＿＿＿＿

心率：＿＿＿＿＿＿＿＿＿＿＿＿＿＿＿　QRS 波群：＿＿＿＿＿＿＿＿＿＿＿＿＿＿＿

P 波：＿＿＿＿＿＿＿＿＿＿＿＿＿＿＿　诊断：＿＿＿＿＿＿＿＿＿＿＿＿＿＿＿

7.10

规律性：＿＿＿＿＿＿＿＿＿＿＿＿＿＿＿　PR 间期：＿＿＿＿＿＿＿＿＿＿＿＿＿＿＿

心率：＿＿＿＿＿＿＿＿＿＿＿＿＿＿＿　QRS 波群：＿＿＿＿＿＿＿＿＿＿＿＿＿＿＿

P 波：＿＿＿＿＿＿＿＿＿＿＿＿＿＿＿　诊断：＿＿＿＿＿＿＿＿＿＿＿＿＿＿＿

7.11

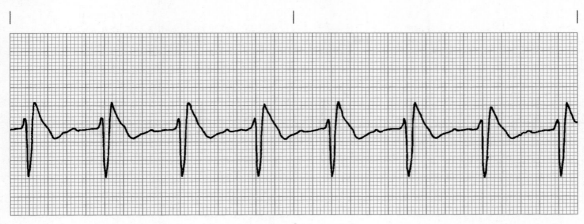

规律性：_____	PR 间期：_____	
心率：_____	QRS 波群：_____	
P 波：_____	诊断：_____	

7.12

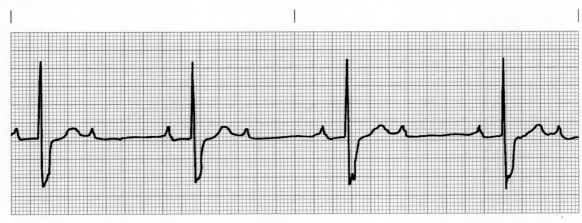

规律性：_____	PR 间期：_____	
心率：_____	QRS 波群：_____	
P 波：_____	诊断：_____	

7.13

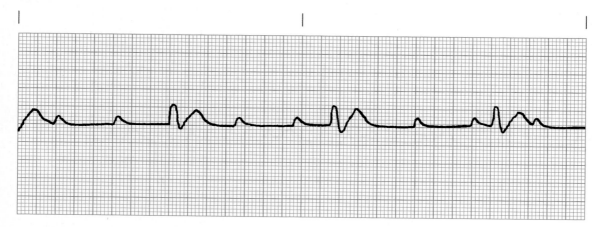

规律性：_____　　PR 间期：_____

心率：_____　　QRS 波群：_____

P 波：_____　　诊断：_____

7.14

规律性：_____　　PR 间期：_____

心率：_____　　QRS 波群：_____

P 波：_____　　诊断：_____

7.15

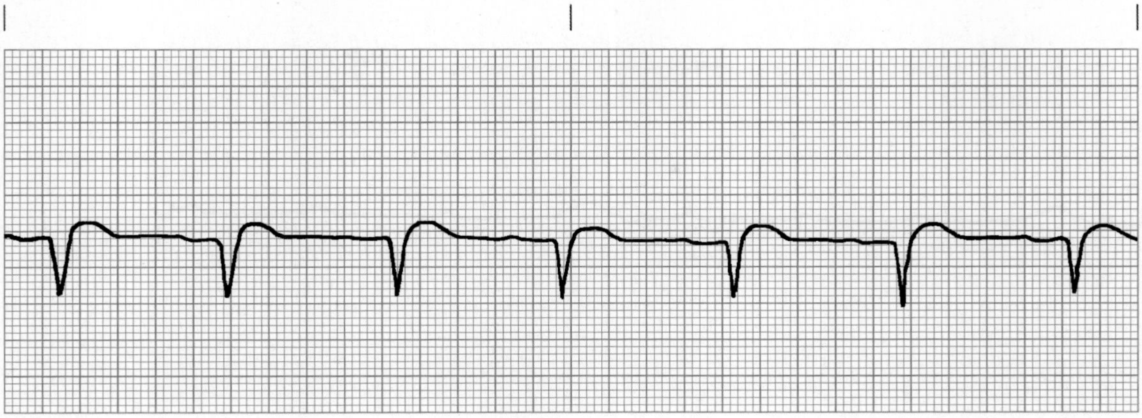

规律性：＿＿＿＿＿＿＿＿＿＿＿＿＿	PR 间期：＿＿＿＿＿＿＿＿＿＿＿＿＿
心率：＿＿＿＿＿＿＿＿＿＿＿＿＿	QRS 波群：＿＿＿＿＿＿＿＿＿＿＿＿＿
P 波：＿＿＿＿＿＿＿＿＿＿＿＿＿	诊断：＿＿＿＿＿＿＿＿＿＿＿＿＿

7.16

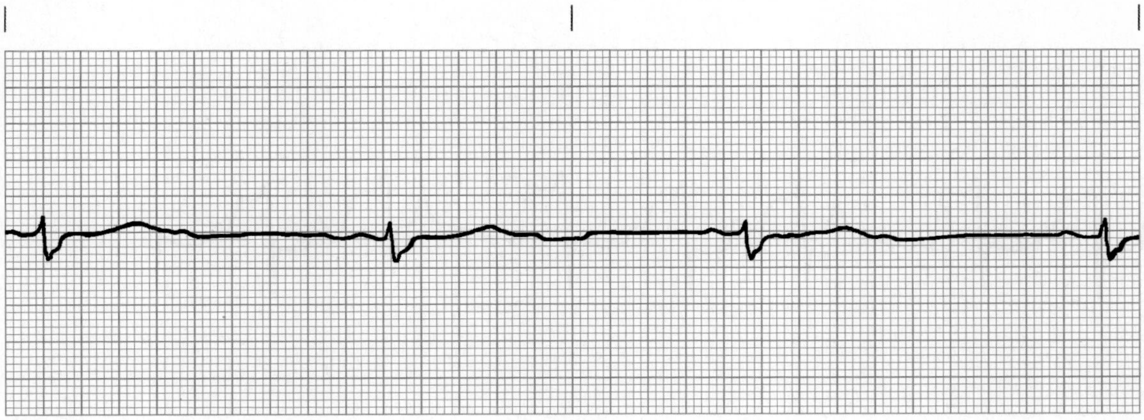

规律性：＿＿＿＿＿＿＿＿＿＿＿＿＿	PR 间期：＿＿＿＿＿＿＿＿＿＿＿＿＿
心率：＿＿＿＿＿＿＿＿＿＿＿＿＿	QRS 波群：＿＿＿＿＿＿＿＿＿＿＿＿＿
P 波：＿＿＿＿＿＿＿＿＿＿＿＿＿	诊断：＿＿＿＿＿＿＿＿＿＿＿＿＿

7.17

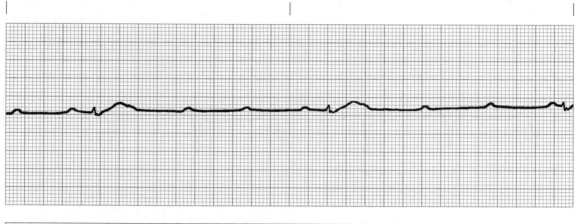

规律性：_____　PR 间期：_____
心率：_____　QRS 波群：_____
P 波：_____　诊断：_____

7.18

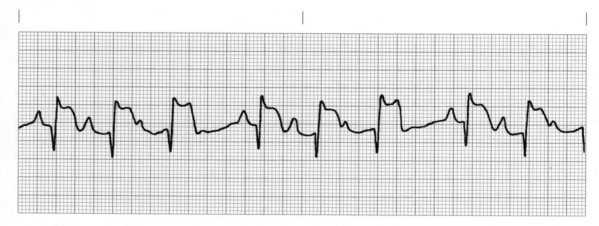

规律性：_____　PR 间期：_____
心率：_____　QRS 波群：_____
P 波：_____　诊断：_____

7.19

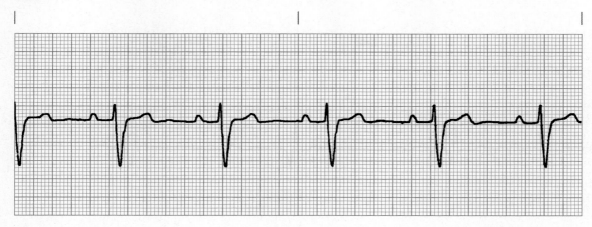

规律性 : _____   PR 间期 : _____

心率 : _____   QRS 波群 : _____

P 波 : _____   诊断 : _____

7.20

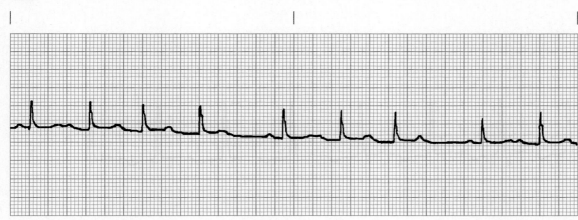

规律性 : _____   PR 间期 : _____

心率 : _____   QRS 波群 : _____

P 波 : _____   诊断 : _____

7.21

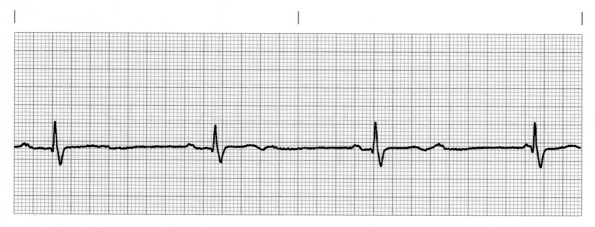

规律性：_____　　PR 间期：_____

心率：_____　　QRS 波群：_____

P 波：_____　　诊断：_____

7.22

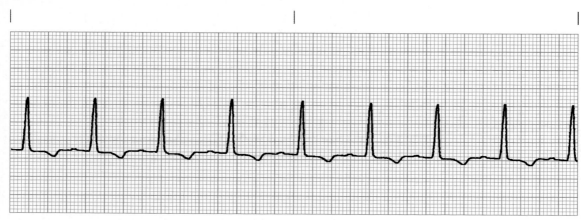

规律性：_____　　PR 间期：_____

心率：_____　　QRS 波群：_____

P 波：_____　　诊断：_____

7.23

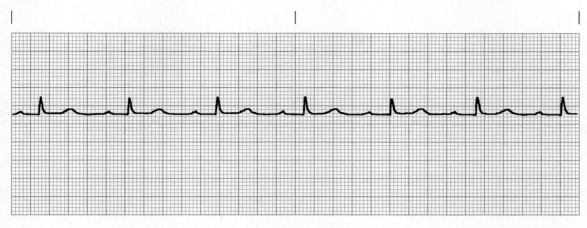

規律性：_____　　PR 间期：_____

心率：_____　　QRS 波群：_____

P 波：_____　　诊断：_____

7.24

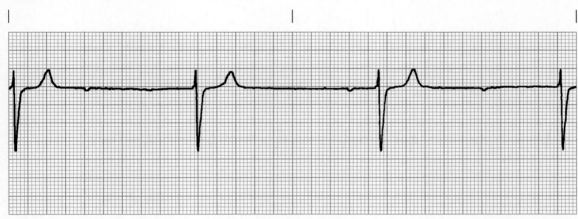

規律性：_____　　PR 间期：_____

心率：_____　　QRS 波群：_____

P 波：_____　　诊断：_____

7.25

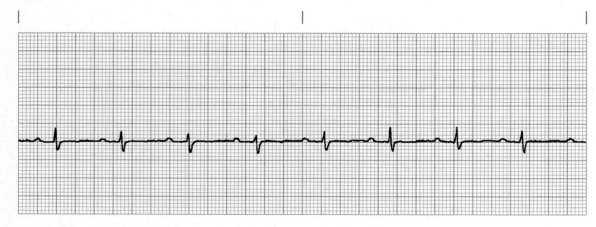

规律性:_____   PR 间期:_____

心率:_____   QRS 波群:_____

P 波:_____   诊断:_____

7.26

规律性:_____   PR 间期:_____

心率:_____   QRS 波群:_____

P 波:_____   诊断:_____

7.27

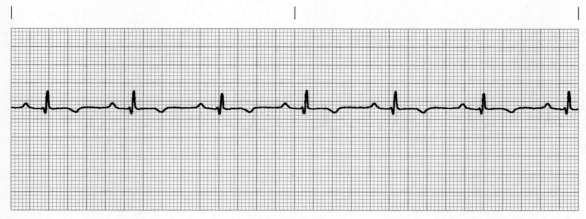

规律性：_____	PR 间期：_____
心率：_____	QRS 波群：_____
P 波：_____	诊断：_____

7.28

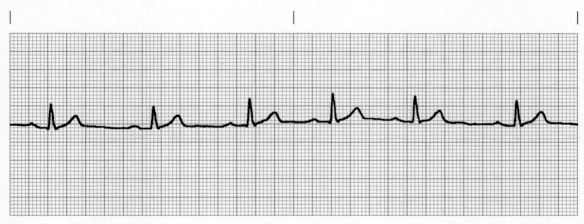

规律性：_____	PR 间期：_____
心率：_____	QRS 波群：_____
P 波：_____	诊断：_____

7.29

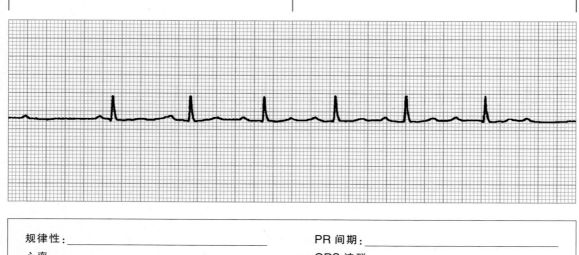

规律性:_____ PR 间期:_____

心率:_____ QRS 波群:_____

P 波:_____ 诊断:_____

7.30

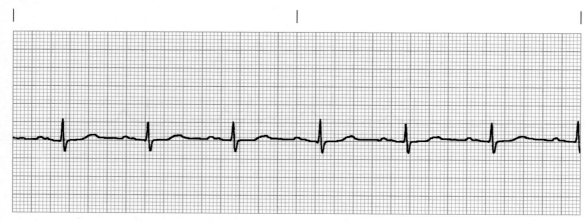

规律性:_____ PR 间期:_____

心率:_____ QRS 波群:_____

P 波:_____ 诊断:_____

7.31

规律性:_____　　PR 间期:_____

心率:_____　　QRS 波群:_____

P 波:_____　　诊断:_____

7.32

规律性:_____　　PR 间期:_____

心率:_____　　QRS 波群:_____

P 波:_____　　诊断:_____

7.33

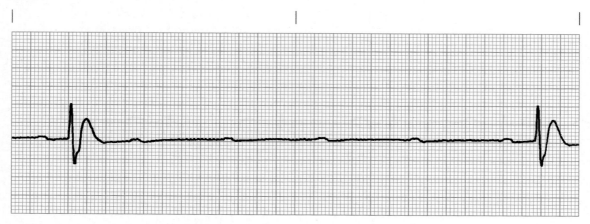

规律性：＿＿＿＿＿＿＿＿＿	PR 间期：＿＿＿＿＿＿＿＿＿
心率：＿＿＿＿＿＿＿＿＿	QRS 波群：＿＿＿＿＿＿＿＿＿
P 波：＿＿＿＿＿＿＿＿＿	诊断：＿＿＿＿＿＿＿＿＿

7.34

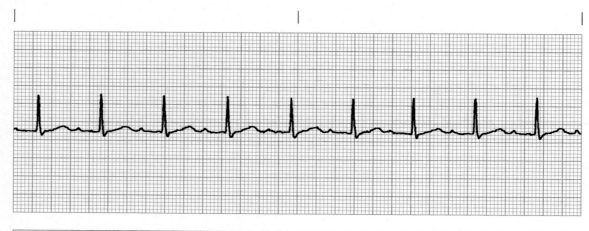

规律性：＿＿＿＿＿＿＿＿＿	PR 间期：＿＿＿＿＿＿＿＿＿
心率：＿＿＿＿＿＿＿＿＿	QRS 波群：＿＿＿＿＿＿＿＿＿
P 波：＿＿＿＿＿＿＿＿＿	诊断：＿＿＿＿＿＿＿＿＿

7.35

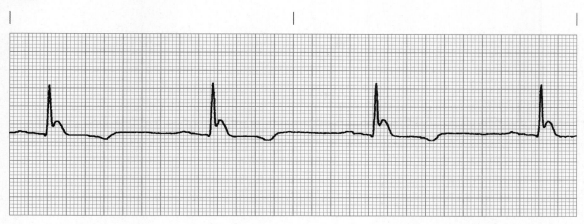

规律性：_____　　PR 间期：_____

心率：_____　　QRS 波群：_____

P 波：_____　　诊断：_____

7.36

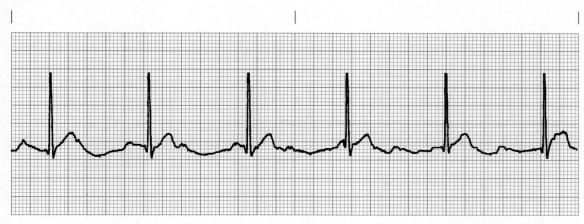

规律性：_____　　PR 间期：_____

心率：_____　　QRS 波群：_____

P 波：_____　　诊断：_____

7.37

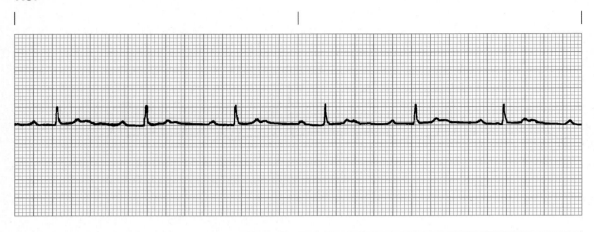

规律性:＿＿＿＿＿＿＿＿＿＿	PR 间期:＿＿＿＿＿＿＿＿＿＿
心率:＿＿＿＿＿＿＿＿＿＿	QRS 波群:＿＿＿＿＿＿＿＿＿＿
P 波:＿＿＿＿＿＿＿＿＿＿	诊断:＿＿＿＿＿＿＿＿＿＿

7.38

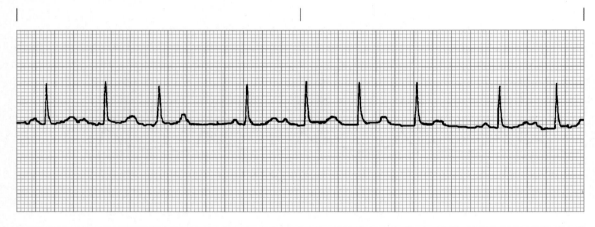

规律性:＿＿＿＿＿＿＿＿＿＿	PR 间期:＿＿＿＿＿＿＿＿＿＿
心率:＿＿＿＿＿＿＿＿＿＿	QRS 波群:＿＿＿＿＿＿＿＿＿＿
P 波:＿＿＿＿＿＿＿＿＿＿	诊断:＿＿＿＿＿＿＿＿＿＿

7.39

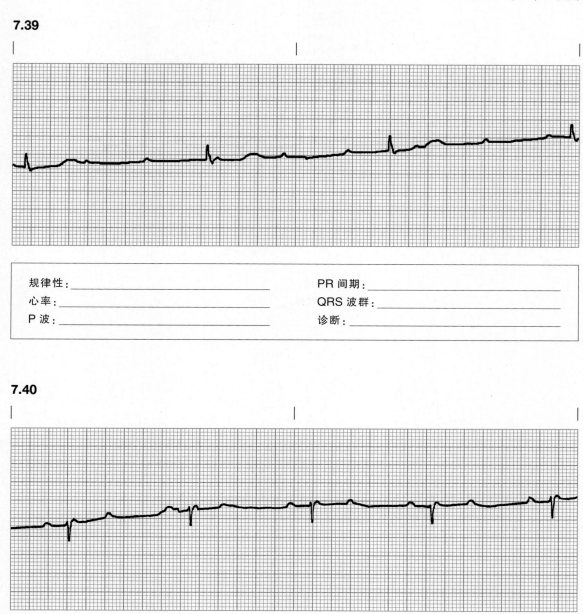

规律性：	PR 间期：
心率：	QRS 波群：
P 波：	诊断：

7.40

规律性：	PR 间期：
心率：	QRS 波群：
P 波：	诊断：

7.41

规律性: _____ PR 间期: _____

心率: _____ QRS 波群: _____

P 波: _____ 诊断: _____

第**8**章

室性心律

自学单元

在本章中,你将学习起源于心室的节律特征,了解所有室性心律失常的共同之处,起源于心室的 5 种不同心律失常的名称和特征以及每种心律失常的病因、传导和由此产生的心电图特征(规律性、心率、P 波、PR 间期和 QRS 波群)。

室性心律

1.到目前为止,你所学的所有心律失常均归类为室上性心律失常,因为它们起源于心室上方。所有室上性心律失常有一个共同点:它们的 QRS 波群小于_____s。这种设定有科学基础。从生理学的测量上我们知道,源自心室上方并遵循正常传导通路的冲动可以在不到 0.12s 的时间内使心室去极化。我们还知道,室上性冲动可能会产生一个大于 0.12s 的 QRS 波群,但这表明_____通过心室存在某种延迟,因此将被视为异常。一般而言,正常的_____波群会少于_____s。

0.12

传导
QRS;0.12

2.一般来说,室上性心律失常应具有小于 0.12s 的 QRS 波群,但异常情况下,QRS 波群也可能变宽。但是,可以肯定的是,在心室中产生的冲动不能在不到 0.12s 的时间内使心室去极化。因此, 室性心律失常的基本规则是 QRS 波群值大于或等于 0.12s。如果一个波群小于 0.12s,我们知道它一定是_____冲动。但是,如果它等于或大于 0.12s,则它可能起源于心室上方并伴传导障碍,或者它一定起源于_____。

室上性
心室

3.室性心律失常非常严重,原因有几个方面。首先,心脏要从上到下去极化。_____必须在_____收缩之前收缩,以保证心室有效地泵血。当心室产生冲动时,该过程被逆转,心脏的效率大大降低。此外,由于心室是传导系统中的最低位,因此再没有更多的故障保护机制。室性心律失常是最严重的心律失常,因为心脏_____大大降低,并且其再无后备支持能力。

心房;心室

功能

4.在本节中,我们将学习 5 种心律失常:
- 室性期前收缩(PVC)

- 室性心动过速
- 心室颤动
- 心室自主心律
- 心脏停搏

虽然这些心律失常的机制不同，但是均起源于＿＿＿＿＿＿，因此 QRS 波群的测　　心室
量值为＿＿＿＿＿＿s 或更高。　　0.12

室性期前收缩(PVC)

5.此心律失常并不是一种节律，而是单个异位起搏点在心室出现。由于它起源
于兴奋灶，因此它在心动周期中出现得比较＿＿＿＿＿＿，并且会打乱其基础节律。因　　早
此 PVC(图 8.1)是单个的＿＿＿＿＿＿，比预期的更早出现并打断了＿＿＿＿＿＿。　　异位搏动；基础节律

6.因为 PVC 起源于心室，所以 QRS 波群比正常情况＿＿＿＿＿＿。其第二个特征　　宽
是在 QRS 波群之前没有 P 波。这是合乎逻辑的，因为窦房结并未引起心房去极化。
在心电图上，你会看到一个非常宽大、畸形的 QRS 波群，之前没有＿＿＿＿＿＿波。　　P

7.除了 QRS 波群的宽度外，PVC 会产生一个与 QRS 波群相反方向的 T 波(图 8.2)。

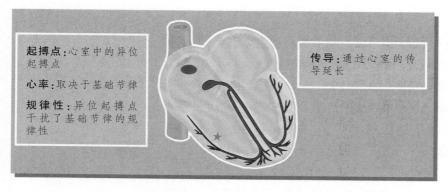

起搏点：心室中的异位起搏点

心率：取决于基础节律

规律性：异位起搏点干扰了基础节律的规律性

传导：通过心室的传导延长

图 8.1　PVC 波的产生机制(异位起搏点在心室，会产生一个过早的异位 QRS 波群。这是一个期前收缩，而不是心脏整体的节律，因此要注意基础节律)。

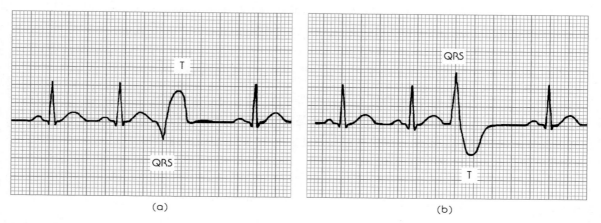

(a)　　　　(b)

图 8.2　PVC 中的 T 波形态。

也就是说,如果 QRS 波群是倒置的,则 T 波将是_____。这不是一成不变的规则,但是非常常见,有助于识别 PVC 的_____外观。

直立的
畸形

8.PVC 通常很容易被发现,因为它们宽大而畸形,QRS 波群为_____s 或更长,并且之前没有_____波(图 8.3)。PVC 的另一个共同特征是 T 波与_____波群的方向相反。

0.12
P;QRS

9.另一个可能有助于识别 PVC 的常见特征是通常在室性期前收缩之后发生完全性代偿性间歇。PVC 提早出现时会产生完全性代偿性间歇,但由于它不会通过房室结逆向传导,因此心房不会去极化。这使窦房结不受干扰,并能够在其下一个预期时间再次发出冲动。结果是,PVC 之前的 QRS 波群和 PVC 之后的 QRS 波群之间的距离正好是一个 RR 间期距离的两倍(图 8.4)。因此,如果异位搏动后有完全性代偿性_____,则说明该异常波是_____。

间歇;PVC

10.虽然最常见的 PVC 是完全性代偿性间歇,但这并不是诊断所有 PVC 的要求。另一种可能是 PVC 后面没有任何间歇。当 PVC 在两个规则的波群之间插入,不会打扰窦房结的规律时,就会发生这种情况。这种现象称为插入性 PVC,因为 PVC 会将自己插入两个常规搏动之间(图 8.5)。对于插入性 PVC,RR 间期保持_____,因为 PVC 不会干扰窦性心律。

规整

11.如果 PVC 在下一次窦性搏动之前伴有间歇,在 PVC 之前的窦性搏动和 PVC 之后的窦性搏动之间的距离正好是正常的 RR 间期的两倍,你可以称之为_____间歇。然而,如果 PVC 直接落在两个窦性搏动之间,而不打断正常节律的规律性,你会称之为_____PVC。

完全性代偿性
插入性

12.与其他类型的异位心律一样,PVC 将干扰基础节律。在解读心律失常时,识别异位和基础节律是很重要的。例如,心律失常可能是窦性心动过速伴 PVC。当你报告 PVC 时,你应该传达尽可能多的信息,包括_____节律。

基础

13.其他几个知识点是关于 PVC 的重要信息。由于室性期前收缩是心肌兴奋性的一种表现,注意它们发生的频率是很重要的。如果患者只是偶尔出现 PVC,这可能是正常的心律。但如果频率增加到每分钟 5~10 次,就可以导致节律_____。如果患者正在经历任何形式的胸痛,即使是单一的 PVC 也会被认为是不祥之兆。重要的是,你不仅要注意 PVC 的存在,还要指出其发生的_____。

不规整

频率

单源性与多源性 PVC

14.如果心室内的单一病灶变得兴奋,并成为 PVC 的来源,所有这些 PVC 的形态将是相同的。也就是说,如果首先是正向波,然后是一个宽的负向波,所有的 PVC 都将具有这种相同的形态。这称为单源性 PVC(图 8.6),因为它们来自一个_____起搏点,其在外形上都是均匀的。如果心律图上的所有 PVC 都有相似的表现,就认为它们都起源于_____异位起搏点,并称之为_____PVC。

单一的
单一的;单源性

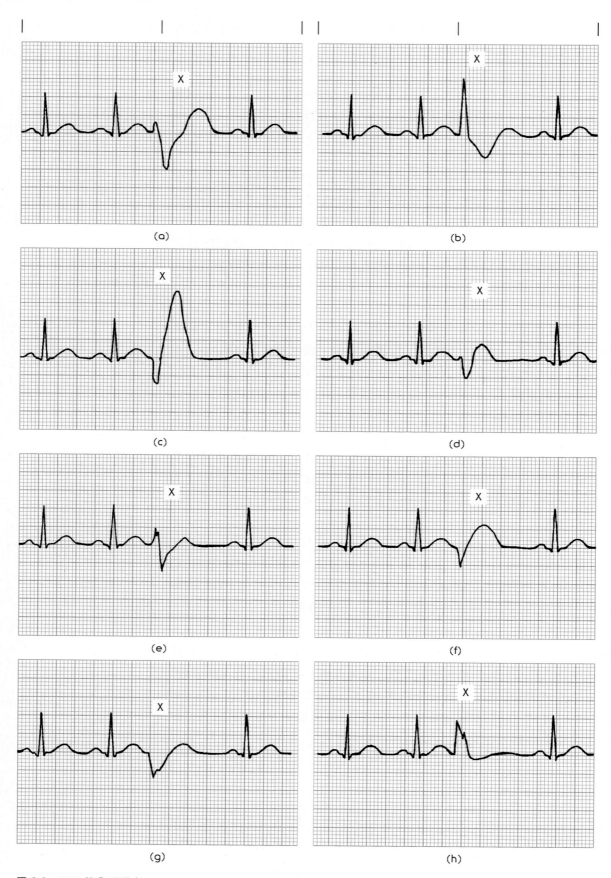

图 8.3　PVC 的典型形态。

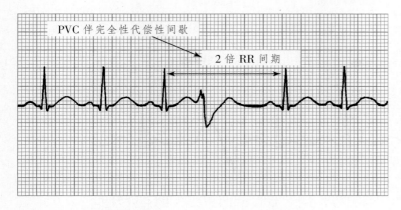

图 8.4　完全性代偿性间歇。

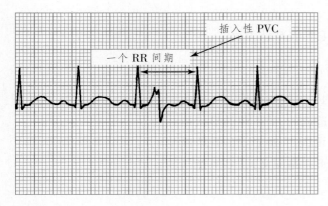

图 8.5　插入性 PVC。

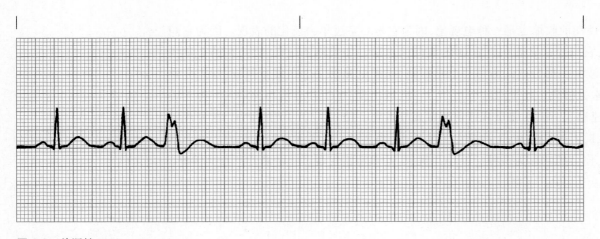

图 8.6　单源性 PVC。

15.在应激的情况下,可能有几个心室病灶发出冲动。在这种情况下,PVC 将具有多种形态(图 8.7)。如果有两个 PVC 起搏点,所有 PVC 就会有两种形态。如果有更多的兴奋点,其_____就会有更多的变化,此时 PVC 称为多源性 PVC,因为心肌兴奋,以至于许多兴奋点都在发出异位搏动。由于起源于许多病灶,_____PVC比单源性 PVC 更严重,因为它们与更兴奋的心肌有关。

　　　　　　　　　　　　　　　　　　　　　　　　　　　形态

　　　　　　　　　　　　　　　　　　　　　　　　　　　多源性

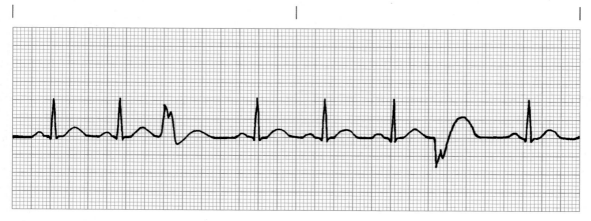

图 8.7　多源性 PVC。

16.如果在心电图上的 PVC 都有相同的基本形状，它们将被认为是_____。　单源性
如果 PVC 具有不同的形状，它们将被认为是_____。　多源性

单源性和多源性术语用于描述异位波形是否具有均匀的结构或形态。这些术语是基于这样一种假设，即均匀的形状是由单个兴奋灶造成的，而不同的形状是由多个兴奋灶造成的。你可能会听到其他用于相同目的的术语：一种形状的是单源性的，多种形状是多源性的。你也可以认为单源性和单一形态是同义词，多源性与多种形态是同义词。

R on T 现象

17.室性期前收缩也是一种电现象，因为它是心室过早去极化的表现。因为它们来得过早，它们经常靠近在前面 QRS 波群的末端。如果你还记得的话，在第 2 章我们学过，T 波的一部分被认为是一个易损期，如果电冲动发生在那个区域，可能会导致心脏异常去极化。如果在这个_____区域出现 PVC，它会使心脏陷入一种无法　易损期
控制的室速模式。因此，要重视任何落在或靠近前一拍_____波的 PVC。这种现象　T
称为 R on T，因为 PVC 的 R 波落在了 T 波上(图 8.8)。如果你看到前面的 T 波上出
现了 PVC，你会把它称为一种_____现象，并知道它代表了一种非常严重的情况。　R on T

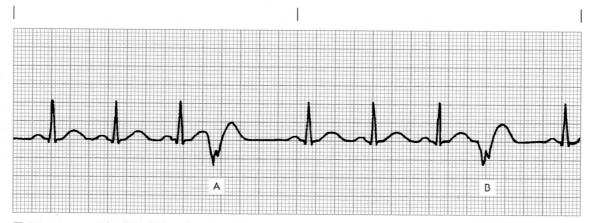

图 8.8　R on T 现象，期前收缩 A 落在了 T 波上，而期前收缩 B 没有。

18.当_____的 R 波落在或接近心动周期的易损期时,就会出现 R on T 现象。易损期,即相对不应期,位于_____波的下降段。(注意:如果你忘记了这部分内容,请翻回第 2 章快速复习一下。) PVC T

短阵室速和成对室性期前收缩

19. 另一种心肌兴奋性增强的表现是室性期前收缩连续发生而没有正常的搏动。如果在正常心律恢复之前发生了两个 PVC,你将看到两个连续的 PVC,称为成对(图 8.9),但是如果你看到 3 个或更多的 PVC 连续发生,这将称为短阵 PVC(图 8.10)。这里的重要区别是有几个连续的 PVC 而没有正常的心律。这是一个明显的_____迹象,不管你把这种模式称为连发或成对室性期前收缩,你应该注意到室性期前收缩是连续发生的,并应注意室性期前收缩的数目。从技术上讲,两个连续的 PVC 称为_____。但只要把任意数目的连续的室性期前收缩称为_____就可以了,然后指出室性期前收缩的数目。 兴奋性 成对;短阵室速

20. 一对连续的室性期前收缩可称为_____。但是如果有 3 个或更多的 PVC,应该称之为_____。 成对 PVC 短阵室速

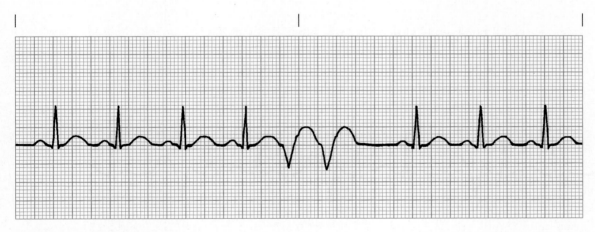

图 8.9 成对室性期前收缩。

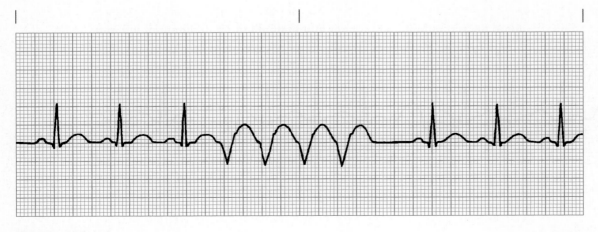

图 8.10 短阵室速。

成组搏动

21.有时，频繁发生的室性期前收缩会与正常的心律形成一种模式，叫作成组搏动。例如，你可能会看到一个 PVC，然后是一个正常的心律，然后一个 PVC，又一个正常的心律等。当 PVC 以"每隔一拍"(图 8.11)的模式随正常心律出现时，称为二联律。二联律指的是在整个心电图上重复的分组搏动模式(例如，一个正常的和一个 PVC)。当你看到一个 PVC，然后是一个正常心律，然后一个 PVC，再一个正常心律，你称之为_____PVC。

二联律

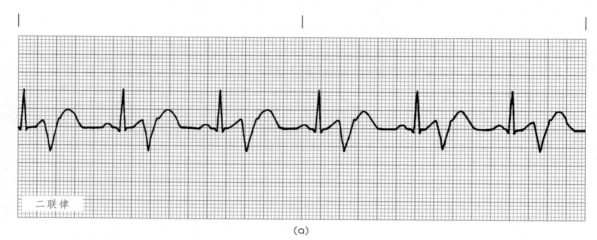

二联律

(a)

三联律

(b)

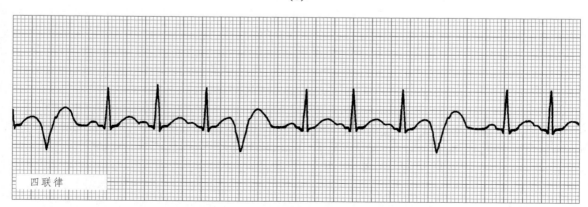

四联律

(c)

图 8.11　成组搏动模式。

22.但是,不要忘记对基础节律的识别。例如,如果你在心电图上看到一个窦性搏动,然后一个 PVC,然后一个 PVC,你会叫它窦性心律伴_____二联律。

PVC

23.还有一些与二联律模式非常相似的 PVC 与正常节律组成的成组模式。例如,如果你看到一个 PVC 后面跟着两个窦性搏动,另一个 PVC 后面又跟着两个窦性搏动,有一个重复的三拍循环:一个 PVC,两个窦性搏动。这种模式称为三联律,因为这个循环包含 3 个搏动,这种节律称为窦性心律伴室性期前收缩_____。

三联律

24.另一种模式是四联律,由一个 PVC 和 3 个正常心律组成。如果有足够长的节律记录,就可能发现多达 8 个、9 个或更多搏动的模式。然而,最常见的是二联律,一种由一个 PVC 和一个正常心律组成的循环模式;三联律,包括一个 PVC 和两个正常心律的模式;_____:1 个 PVC 和 3 个正常的节律。

四联律

25.像"二联律""三联律"和"四联律"这样的模式可以从其他的异位和 PVC 中找到。例如,你可以有二联律的 PAC 或四联律的 PJC。但要成为一个真正的联律模式,应该持续整条记录,仅仅有两个 PAC 在心律条上,它们之间有一个正常的节律,不能叫作二联律。但如果这种模式持续有规律地显示,你就会称之为窦性心律伴_____二联律。

PAC

26.你现在了解了很多关于 PVC 的知识。它们宽大、畸形,QRS 波群是_____,T 波应与_____相反,PVC 是心肌兴奋性增高的标志,所以应该注意它们发生的频率。还要注意它们是否都来自同一个兴奋灶,在这种情况下可以称它们为_____。如果它们来自多个兴奋灶,你可以称之为_____。

0.12s 或以上
QRS 波群
单源性室性前收缩
多源性室性前收缩

27.应该重视落在_____波下降支附近的 PVC,因为这是心动周期的易损期,即所谓的_____现象,它是危险的,因为它会使心脏陷入无效工作的模式。

T
R on T

28.如果心肌兴奋性持续发生,你会注意到室性期前收缩连续出现,中间没有正常的搏动。如果有几个 PVC 连续发生,你可以称之为_____,并应注意有多少个室性期前收缩。如果只有两个连续的 PVC,你可以称之为_____室性期前收缩。

短阵室速
成对

29.最后,你知道室性期前收缩会与正常搏动交替。2 个一组时(一个正常的,一个 PVC),称为_____。3 个一组时,称为_____。4 个一组时,称为_____。

二联律;三联律;四联律

30.PVC 的规则(图 8.12):

规律性:　　PVC 将干扰基础节律。

心率:　　　依赖于基础节律及期前收缩的数目。

P 波:　　　其前无 P 波,PVC 附近可以看到房室分离。

PR 间期:　　期前收缩来源于低位起搏点,没有 PR 间期。

QRS 波群:　宽大、畸形;时间至少为 0.12s;形态与基础 QRS 波群不同,T 波通常与 QRS 波群方向相反。

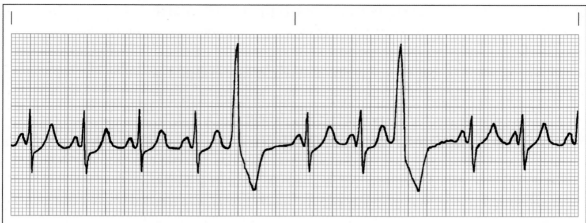

室性期前收缩(PVC)

规律性: 基础节律规整或不规整,PVC 将干扰基础节律(除非插入性室性期前收缩)。

心率: 依赖于基础节律,PVC 通常不计算在心率中,因为其一般不产生脉搏。

P 波: 异位搏动前无 P 波,可能在 PVC 附近看到一个巧合的 P 波,但房室是分离的。

PR 间期: 期前收缩来源于低位起搏点,没有 PR 间期。

QRS 波群: 宽大畸形,时间至少为 0.12s。形态与基础 QRS 波群不同。T 波通常与 QRS 波群方向相反。

图 8.12　室性期前收缩的规则。

室性心动过速(VT)

31.如果心肌极度兴奋,则心室兴奋灶可加速并超过较高的起搏点频率,此时将形成一种持续的 PVC。这种节律称为室性心动过速(VT)(图 8.13)。事实上,短阵室速常被称为 VT 的短时间发作。它们都是由心肌_____引起的,它们都符合相同的规则。然而,PVC 是_____异位搏动,而室速实际上是一种心律失常。在 VT 中,你会看到一连串的 150~250 次/分的 PVC。这种心律失常通常形态均匀,RR 间隔可能略有不规整。VT 有可能以较慢的速度发生,可以称之为慢速 VT。真正的 VT 心室率为_____。

兴奋

单个

150~250 次/分

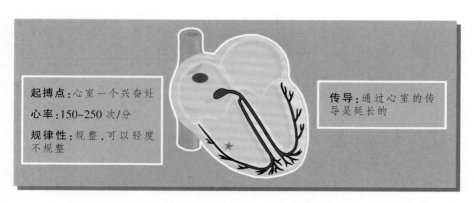

起搏点:心室一个兴奋灶
心率:150~250 次/分
规律性:规整,可以轻度不规整

传导:通过心室的传导是延长的

图 8.13　VT 的规则(心室内的一个兴奋灶会以快速的频率激动,以覆盖控制心脏的较高位起搏点)。

32.PVC 的其他每个规则也适用于 VT。QRS 波群将是 0.12s 或以上，_____畸　　　　　宽大
形，T 波通常与_____波的方向相反。因为这种节律起源于_____，所以你不　　R；心室
会在 QRS 波群前看到 P 波，这是房室分离的另一种形式，你也可能看到在QRS波群
附近偶然出现的巧合的 P 波，VT 的 QRS 波群为_____s 或更长，伴宽大畸形的　　0.12
_____波群和 T 波，在 QRS 波群之前不会有_____波。　　　　　　　　　　QRS；P

33.室性心动过速是由心室内一个提早出现的室性冲动触发，以较快的心率超
越较高的起搏点心率并控制心脏。心室起搏点也可以变为室性扑动，其与室性心动
过速非常相似，但心室率超过 300 次/分。当心室以如此快的速度去极化时，所形成
的心电图就会变得非常均匀、有规律，看起来就像一卷弹簧。这与 VT 稍许不同，称
为心室扑动，它们除了心率外几乎没有差别。大多数临床医生选择认为心室扑动与
VT 无区别。对我们来说，将心室扑动视为更快的 VT，而不去区分它们，其实际上的　　　心率
差异是 VT 的_____。

34.以下是室性心动过速的规则(图 8.14)：
规律性：　　　一般比较规整；可以轻度不规整。
心率：　　　　150~250 次/分；如果发展到室性扑动，能超过 250 次/分；可能偶
　　　　　　　尔低于 150 次/分，在这种情况下，它被称为慢速 VT。
P 波：　　　　前面不会有 P 波；但可以看到房室分离的 P 波。
PR 间期：　　起搏点在心室，没有 PR 间期。
QRS 波群：　宽大、畸形；0.12s 或以上；T 波通常与 R 波方向相反。

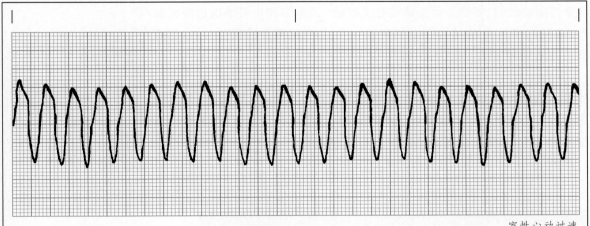

室性心动过速

规律性：通常是规整的，可能会有轻微的不规整。

心率：不能确定心房率。心室率为 150~250 次/分。如果心率低于 150 次/分，则为慢速 VT；如果心率超过
250 次/分，称为心室扑动。

P 波：QRS 波群之前没有 P 波，可以看到房室分离的 P 波间歇出现。

PR 间期：起源于心室，不会有 PR 间期。

QRS 波群：QRS 波群宽大、畸形，间期至少为 0.12s。通常很难区分 QRS 波群和 T 波。

图 8.14　室速的规则。

心室颤动(VF)

35.在极端严重的心室兴奋病例中,心室的电活动变为纤颤。这意味着许多兴奋灶在无序发出无效冲动,心肌无有效收缩。心室颤动(图 8.15)是一种致死性心律失常,因为这种心律非常混乱且_____。

无效

36.心室颤动可能是所有心律失常中最容易识别的。这是因为没有可辨别的QRS 波群,整个节奏由混乱、不规整的心室活动组成。由于没有可识别的波群或波形,所以 VF 的心电图特征只是一个非常_____纤颤模式。

混乱的

37.室性心动过速与心室颤动不同,因为室性心动过速具有宽大、畸形、均匀的 QRS 波群,且可被测量。VF 没有可测量的波或_____。

波群

38.室颤的规则(图 8.16):

规律性:
心率:
P 波: } 全部为混乱没有规律的波或波群。
PR 间期:
QRS 波期:

心室自主心律

39.到目前为止,你已经学习了 3 种室性心律失常,它们都是心室兴奋性的结果。它们是室性期前收缩、室性心动过速和心室颤动。心室节律也可能由逸搏机制产生。如果较高的起搏点失效,心室的起搏可以介入,担负起搏点的职责。心室起搏点控制心脏节律有两种方法。一个是兴奋,另一个是_____。

逸搏机制

40.室性逸搏心律是指在没有更高位起搏点的情况下,心室接管起搏,并使心脏按照心室的固有心率_____去极化,这种节律称为心室自主心律(图 8.17),是心室没有来自更高位起搏点兴奋的情况下自行启动心律。心室自主心律的心率为_____次/分。

20~40 次/分

20~40

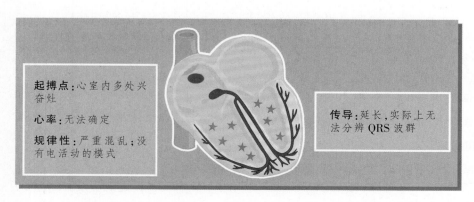

起搏点:心室内多处兴奋灶

心率:无法确定

规律性:严重混乱;没有电活动的模式

传导:延长,实际上无法分辨 QRS 波群

图 8.15　心室颤动的机制(心室内多个兴奋灶,产生不协调、混乱的冲动,导致心室颤动而不收缩)。

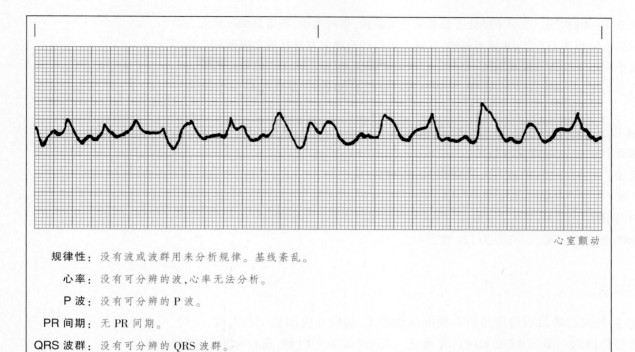

心室颤动

规律性：没有波或波群用来分析规律。基线紊乱。

心率：没有可分辨的波，心率无法分析。

P 波：没有可分辨的 P 波。

PR 间期：无 PR 间期。

QRS 波群：没有可分辨的 QRS 波群。

图 8.16　心室颤动的规则。

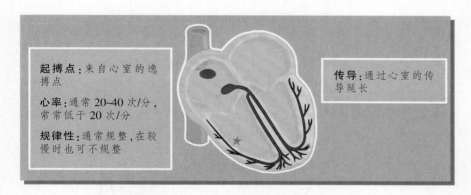

起搏点：来自心室的逸搏点

心率：通常 20~40 次/分，常常低于 20 次/分

规律性：通常规整，在较慢时也可不规整

传导：通过心室的传导延长

图 8.17　心室自主心律的机制（在没有较高起搏点的情况下，心室按其固有心率启动有规律的冲动来控制心脏）。

41.你可以将心室自主心律视为心室逸搏心律，因为它是一种不安全的心律，只有当_____起搏点起搏失效时，它才会出现。心室以固有心率起搏产生的节律，称为_____节律。

高位

心室自主

42.你不会在心室自主心律中看到 P 波，因为只有在心房起搏点失效时，逸搏机制才会起作用。你将看到的是非常慢的心室波节律，通常是有规律的，这种不可靠的起搏点也有可能不规律地发出冲动。一个室性心律不会有_____波。相反，你会看到心室波，至少_____，心率低于 40 次/分。

P

0.12s

43.室性心律是由心脏内最后的一种不安全机制引起的，这意味着它经常是一个不稳定的起搏点。它会有一点儿不规律，心率可能低于 20 次/分，即心室固有心率应该是 20~40 次/分。这个节律处于患者的终末阶段，也就是说，患者是濒死状态，波群可以失去常规形态，可以非常不规整。在这个阶段的心律失常被认为是濒死的心脏。濒死这个词用来描述一种晚期的、致命的心律失常，是心脏停止跳动前的规范的模式。

心室自主心律是一种_____心律，特别是当心率低于 20 次/分及形态不一时。　　终末

44. 以下是心室自主心律的规则(图 8.18)：

规律性：　　通常是规整的。

心率：　　　20~40 次/分，可降到 20 次/分以下。

P 波：　　　无。

PR 间期：　　无。

QRS 波群：　宽大、畸形；0.12s 或更长。

心脏停搏

45. 心脏死亡的最后阶段是所有的电活动停止，这时心电图呈一条直线，一种称为心脏停搏的心律失常(图 8.19)。停搏是一段无电活动的时期，在心电图上可以看到一条_____线。心脏停搏是一种致命的心律失常，非常难以复苏。　　直

46. 如果没有心脏电活动，心电图上就会出现一条直线。这种心律称为_____(图 8.20)。此时没有电活动，你应该在多个导联中观察这个节律，当然，要确保机器正常工作。　　心脏停搏

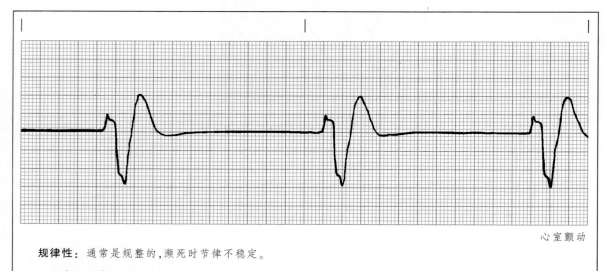

心室颤动

规律性：通常是规整的，濒死时节律不稳定。

心率：通常 20~40 次/分，也可以低于 20 次/分。

P 波：没有 P 波。

PR 间期：无 PR 间期。

QRS 波群：宽大、畸形，至少 0.12s。

图 8.18　心室自主心律的规则。

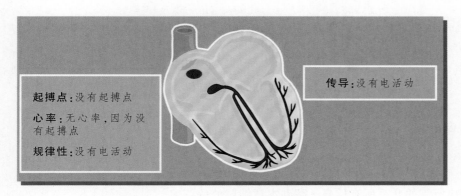

图 8.19 心脏停搏的机制(心脏失去电活动,没有起搏冲动引发的电流)。

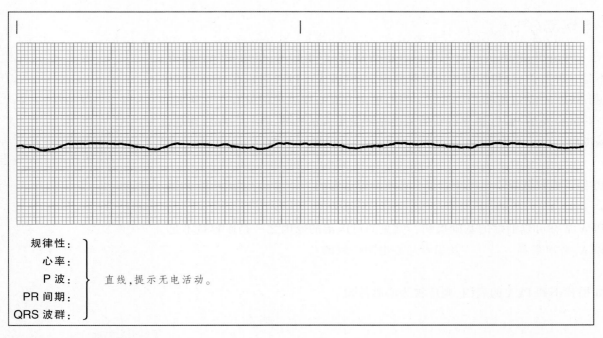

图 8.20 心脏停搏的规则。

心室停搏的规则:

规律性:
心率:
P 波: } 心电图为直线,没有电活动。
PR 间期:
QRS 波期:

47.心电图为直线提示心脏没有电活动,这种节律称为_____。 　　　　心脏停搏

48.如果心电图仅有心室波群,心率在 20~40 次/分,没有 P 波,这种节律称
为_____。 　　　　心室自主心律

49.心电图完全紊乱,没有可识别的波群,仅有一些不规整的波动,这种节律称为_____。

心室颤动

50.室性心动过速是一种无_____波、伴宽大畸形的 QRS 波群的快速节律。

P

51.QRS 波群大于 0.12s,T 波与 R 波方向相反,且在此之前没有 P 波,单个异位的期前收缩称为_____。

室性期前收缩

52.你现在已经掌握了室性心律所需的几乎所有信息。翻到本章结尾处的练习题,应用你的新知识进行练习,直到你在这个领域感到非常得心应手。

无脉性电活动(PEA)

53.有一种情况,患者的心电图显示有电活动,应产生脉搏,但患者没有脉搏。其本身不是一种节律;这种情况称为无脉性电活动(PEA)。PEA 可以在许多节律中看到,包括 NSR、心动过速和心动过缓。当心电图上有心律表现但没有产生预期的_____时就会发生 PEA。快速诊断的关键是测量患者的脉搏,看一下电活动是否产生机械反应。

脉搏

54.PEA 不能仅依靠心电图来诊断。必须查看患者的_____,才能诊断 PEA。

脉搏

55.PEA 常有可以治疗的基础疾病, 常见的可医治的原因之一是血容量不足。要诊断 PEA,必须查看_____及患者与心电图一致的_____。

心电图;脉搏

56.如果找不到 PEA 的病因,则应视为心脏停搏。

要点

- QRS 波群小于 0.12s 表明存在室上性起搏点。如果 QRS 波群大于或等于 0.12s,可能是室性,也可能是室上性伴传导障碍。

- 所有室性搏动的 QRS 波群测量值为 0.12s 或更长。

- 室性心律失常是最严重的心律失常,因为心脏的工作效率低于正常水平。

- PVC 是一种单一的异位搏动,产生于心室的一个兴奋灶。它来得比预期的要早,打断了基础节律的规律性。

- PVC 通常宽大、畸形,其 T 波方向通常与 QRS 波群相反,且之前没有 P 波。

- 完全性代偿性间歇通常出现在 PVC 之后。这意味着 PVC 前波群的 R 波和 PVC 后波群的 R 波之间的距离正好是基础节律 RR 间期的两倍。

- PVC 也可以不需要代偿性间歇。它可以在两个窦性搏动之间"插入",而不打断基础节律。

- PVC 是心肌高兴奋性的表现。PVC 的心率应引起注意,因为它反映了心肌的兴奋程度。

- PVC 如果均起源于单个心室起搏点,则被认为是单源性的,因此具有相似的形态。

- PVC 如果它们产生于多个起搏点,并具有多种形态,一般认为是多源性的。

- 如果 PVC 在心动周期的易损期(相对不应期)阶段发生,就会产生致命的室性心律失常。因此,PVC 落在 T 波的下降支称为"R on T"现象,被认为是非常危险的。

- 随着兴奋性的增加,PVC 可成对发生,称为成对室性期前收缩,也可连续发生 3 次或 3 次以上。

- 室性期前收缩常以成组搏动的方式发生。如果每隔一搏都是 PVC,那就叫二联律。如果每 3 搏有一个 PVC,称为三联律。如果每 4 搏就有一个 PVC,就叫四联律。二联律、三联律和四联律也可以描述 PAC 或 PJC 的模式。

- 室性期前收缩的规则如下:

规律性:　期前收缩会打乱基础节律的规律性。

心率:　　依赖于基础节律及期前收缩的数量。

P 波:　　期前收缩之前不会有 P 波,可以在室性期前收缩附近看到房室分离。

PR 间期:　因为期前收缩来自一个较低的起搏点,将不会有 PR 间期。

QRS 波群:宽大、畸形;0.12s 或以上;T 波通常与 R 波方向相反。

- 室性心动过速是一种起源于心室内的单一兴奋灶的心律,它看起来很像不间断的 PVC。

- 你可能会在 VT 中看到一些 P 波,但它们与 QRS 波群分离。

- 室性心动过速的规则如下:

规律性:　一般规整,可稍微不规整。

心率:　　150~250 次/分,如果为心室扑动,可超过 250 次/分,可能偶尔低于 150 次/分,此时称为慢速 VT。

P 波:　　前面不会有 P 波,可以看到房室分离的 P 波。

PR 间期:　因为起搏点在心室,不会有 PR 间期。

QRS 波群:宽大、畸形;0.12s 或以上;T 波通常与 R 波方向相反。

- 心室颤动是极端的心肌兴奋性的表现。许多心室病灶以一种混乱的方式发出冲动,导致心室以无效的方式进行颤动。

- 在室颤中,不能识别波或波群。所有可见的是一个非常混乱的基线。

- 心室颤动发生的规则:

规律性:
心率:
P 波:　　完全混乱,没有可辨识的波或波群。
PR 间期:
QRS 波群:

- 心室自主心律是一种逸搏心律,当高位起搏点失败时它将接管心脏的起搏功能。

- 心室逸搏节律的规则:

规律性:　通常是规整的,但心率慢时它可能是不规整的。

心率:　　通常为 20~40 次/分,可降至 20 次/分以下。

P 波:　　没有。

PR 间期:　没有。

QRS 波群:宽大、畸形;0.12s 或以上。

- 濒死是一个术语,用来描述一种终末期的致命性心律失常,特别是当它已经停止跳动时也称为濒死的心脏。

■当心脏内的所有电活动停止时,心电图上显示为一条直线,可能有一些波动。这种心律失常叫作心脏停搏。

■心脏停搏的规则:

规律性:
速率:
P 波:　} 直线,提示没有电活动。
PR 间期:
QRS 波群:

■无脉性电活动(PEA)是一种心电图显示有电活动预期产生脉搏,但在患者中未检测到脉搏的情况。

■无脉性电活动本身不是一种节律。它出现在许多节律中,包括 NSR、心动过速和心动过缓。

■无脉电活动通常有可治疗的原因。根据心电图图形并观察患者的脉搏相关性对确定病情是很重要的。

■如果基本原因无法确定,无脉性电活动应视为心脏停搏。

自我测试

说明:用你从本章学到的知识完成自我评估。如果你的答案都是正确的,并且你对自己所掌握的知识感到胸有成竹,那么可进入下一章。然而,如果你在任何一题出错,你应该在进行下一章之前复习这一章的知识。如果你对其中任何一个基本原则不确定,现在就花点儿时间回顾一下整个章节。除非你对这一章的内容感到很有把握,否则不要开始下一章的学习。

题目	相关知识点	答案
1.心室颤动的 QRS 最小值是多少?	1,4	0.12s
2.所有宽 QRS 波群都起源于心室吗?	2	不一定,也可能是室上性伴传导障碍
3.为什么室性心律失常这么严重?	3	这是因为如果心室先收缩,心脏就不能有效地泵血。并且,心脏依赖于其最后的故障保护机制
4.什么是室性期前收缩?	5,6,7,8,26,30,51	它是一个单一的异位期前收缩,起源于心室内的兴奋灶
5.如何判断 PVC 是单源性还是多源性?	14,15,16,26	单源性 PVC 都有相似的形态;如果它们有多种形状,那就是多源性的
6.PVC 前面有 P 波吗?	6,30,51	无,这些异位期前收缩起源于心室,它们不是由窦性冲动引起的
7.两个连续的 PVC,之间没有正常的节律,叫作什么?	19,20,28	成对室性期前收缩
8.什么是短阵室速?	19,20,28	连续快速的 3 个或 3 个以上的 PVC,在此期间没有正常节律

题目	相关知识点	答案
9.什么是代偿性间歇？	9,11	通常是 PVC 之后的间歇。这意味着在 PVC 之前的 R 波和 PVC 之后的 R 波之间的距离正好是正常节律 RR 间期的两倍
10.什么是插入型 PVC？	10,11	在两个正常的节律之间，且不影响基础节律的 PVC
11.如何判断心肌是否兴奋？	13,19,26,28	心室兴奋性(室性期前收缩，室性心动过速)将随着心肌兴奋性的增加而增加
12.成组 PVC 即一个正常节律和一个期前收缩称为什么？	21,23,24,29	二联律
13.像三联律这样的分组搏动模式是否只发生在室性期前收缩上，是否可以发生在心脏其他部位的期前收缩上？	25	二联律、三联律、四联律可发生于 PAC、PJC 和 PVC
14.什么是"R on T"？	17,18,27	这意味着 PVC 落在前面 T 波的降支上(此为易损期——相对不应期)。这是非常危险的，因为它可以导致 VT 或 VF
15.除了识别 PVC 之外，你还必须提供哪些其他信息才能完整地解读节律？	12,13,22	基础节律
16.PVC 不应该有 P 波，但有时你不是在 PVC 附近看到了 P 波吗？	32,30	可以，但它是分离的，它没有引起心室去极化
17.PVC 有 PR 间期吗？	6,8,30	没有，因为它起源于心室
18.如何计算 PVC 时的心率？	3,30	这将取决于基础节律的心率
19.当你计算心率时是否包括 PVC？	3,30	通常不会，因为 PVC 通常不会产生脉搏
20.如果一个 PVC 的兴奋灶突然加速，以 150~250 次/分的速度连续不断地产生心室波，会产生什么样的心律？	31,34	室性心动过速
21.室性心动过速有 P 波吗？	32,34,50	在 VT 中，P 波不会出现在 QRS 波群的前面。但是，你可能会看到房室分离的 P 波，因为窦房结仍然可以发出冲动

题目	相关知识点	答案
22.VT 是规整的还是不规整的？	31,34	它通常是规整的,尽管它可能有点儿不规整
23.VT 是否可以低于 150 次/分？	31,34	是的,可以,称为慢速 VT
24.VT 能超过 250 次/分吗？	33,34	是的,可以。此时被为心室扑动。然而,心室扑动在临床上与室性心动过速相同,只是心率不同。因此,这两种节律经常被归为 VT 范畴
25.VT 中 QRS 波群是什么样的？	32,34,50	与所有室性心律一样,VT 中的 QRS 波群宽大、畸形,T 波与 QRS 波群的方向相反,时间为 0.12s 或以上
26.VT 中的 PR 间期是什么？	32,34	VT 没有 PR 间期,因为它起源于心室
27.心室颤动的 QRS 波群是什么样的？	36,37,38,49	VF 没有任何可识别的波或波群。QRS 波群不能与其他波群区别开来
28.为什么心室颤动是一种濒死的节律？	35	心室不再跳动,它只是在颤动。没有泵血,患者被诊断为临床死亡
29.VF 是一种应兴奋性节律还是一种逸搏？	35	心室颤动是心室极度兴奋的表现
30.VF 是规整的还是不规整的？	35,36,37,38	VF 是非常紊乱的,没有可识别的波或波群
31.心室能产生逸搏心律吗？	39	可以。如果较高的起搏点失效,心室可以启动一种被动的作为失效安全保障机制的室性心律
32.什么是心室自主心律？	40,41,42,44,48	宽大、畸形的心室波,心率为20~40 次/分,无 P 波
33.心室自主心律的 QRS 波群是多少？	44	至少 0.12s
34.心室自主心律是规整的还是不规整的？	42,44	通常是规整的,但也可是轻微的不规整,因为它是一个相对不稳定的起搏点

题目	相关知识点	答案
35.什么是心室自主心律的 PR 间期?	42,44	室性心律无 P 波,故无 PR 间期
36.心室自主心律能低于 20 次/分吗?	43,44	可以。当心脏濒临死亡时,心率减慢,心率可能低于心室起搏点的固有心率。此时,节律变慢,被描述为濒死的心脏
37.心电图是一条直线表示什么?	45,47	如果机器正常,心电图直线提示心脏没有电活动,此时称为心脏停搏
38.心脏停搏时 QRS 波群如何测量?	46	心脏停搏时没有波或波群,没有 P 波,没有 QRS 波群,也没有 PR 间期
39.无脉性电活动(PEA)本身是一种节律吗?	53,54,55,56	不是。PEA 是一种与许多其他节律相关的状态
40.如何诊断无脉性电活动?	53,54,55,56	诊断 PEA 的唯一方法是在检查心电图时观察患者的脉搏。如果心电图预期可以产生脉搏,但患者没有脉搏,则诊断为 PEA
41.无脉性电活动可以治疗吗?	53,54,55,56	是的,通常是可以治疗的。这就是你想要快速诊断它的原因
42.如果没有明显的病因,你怎么治疗无脉性电活动?	53,54,55,56	如果不能确定病因,无脉电活动应被视为心脏停搏进行疗治
43.你能说出这本书的心电图里有无脉性电活动吗?	53,54,55,56	不能,因为 PEA 只能通过与患者的脉搏相关联的心电图来诊断

心电图练习（答案见第 541 页）

8.1

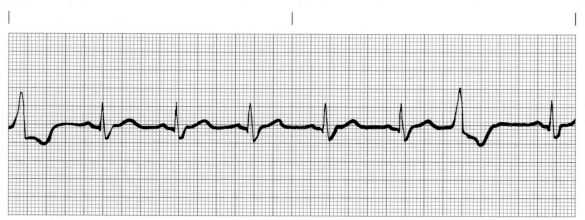

规律性：	PR 间期：
心率：	QRS 波群：
P 波：	诊断：

8.2

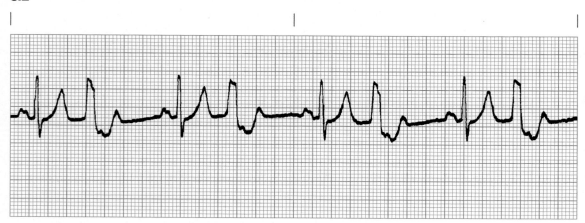

规律性：	PR 间期：
心率：	QRS 波群：
P 波：	诊断：

8.3

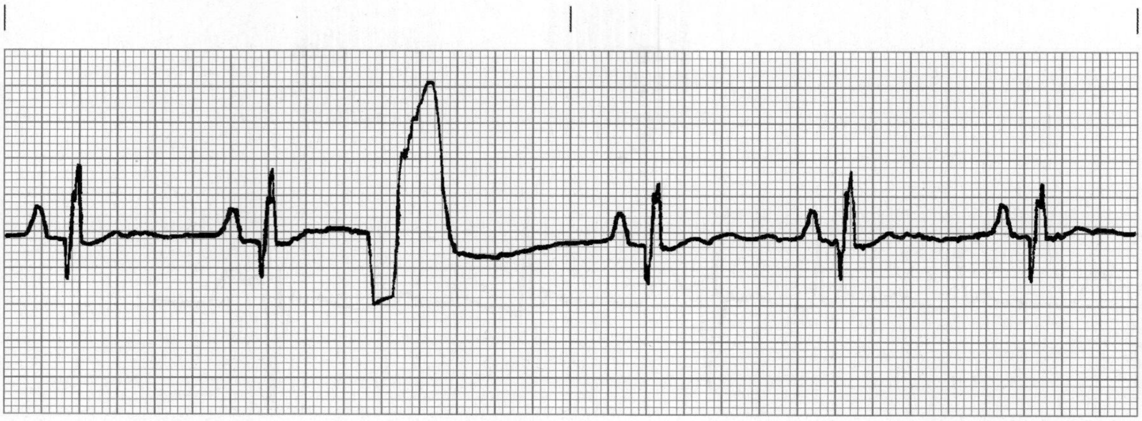

规律性：＿＿＿＿＿＿＿＿＿＿＿＿＿＿	PR 间期：＿＿＿＿＿＿＿＿＿＿＿＿
心率：＿＿＿＿＿＿＿＿＿＿＿＿＿＿	QRS 波群：＿＿＿＿＿＿＿＿＿＿＿
P 波：＿＿＿＿＿＿＿＿＿＿＿＿＿＿	诊断：＿＿＿＿＿＿＿＿＿＿＿＿＿＿

8.4

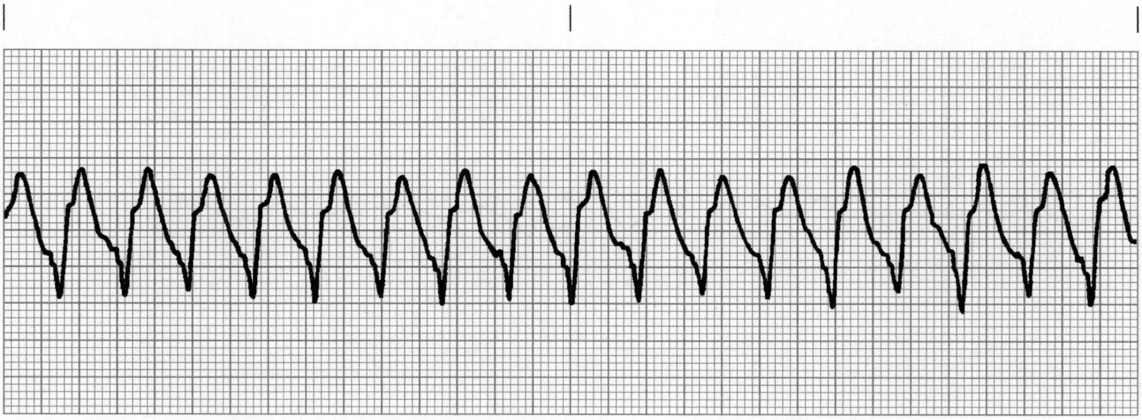

规律性：＿＿＿＿＿＿＿＿＿＿＿＿＿＿	PR 间期：＿＿＿＿＿＿＿＿＿＿＿＿
心率：＿＿＿＿＿＿＿＿＿＿＿＿＿＿	QRS 波群：＿＿＿＿＿＿＿＿＿＿＿
P 波：＿＿＿＿＿＿＿＿＿＿＿＿＿＿	诊断：＿＿＿＿＿＿＿＿＿＿＿＿＿＿

8.5

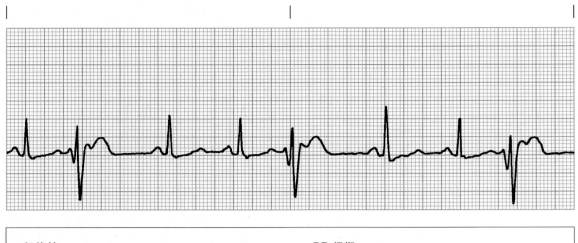

规律性：_____	PR 间期：_____
心率：_____	QRS 波群：_____
P 波：_____	诊断：_____

8.6

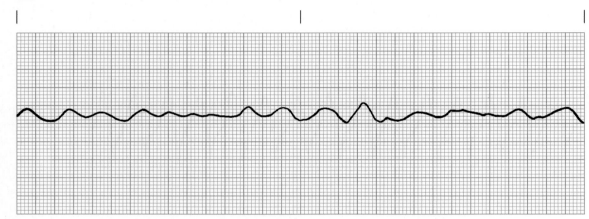

规律性：_____	PR 间期：_____
心率：_____	QRS 波群：_____
P 波：_____	诊断：_____

8.7

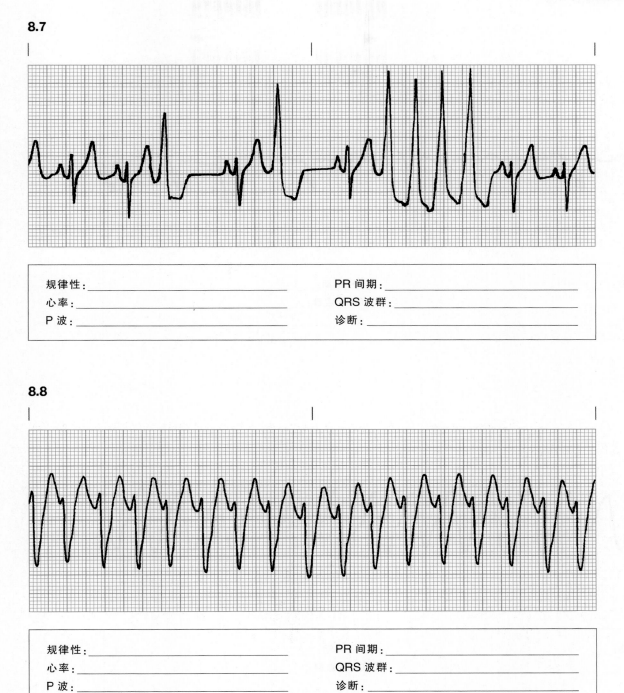

規律性:＿＿＿＿＿＿＿＿＿＿＿＿＿＿＿＿　　PR 間期:＿＿＿＿＿＿＿＿＿＿＿＿＿＿＿＿

心率:＿＿＿＿＿＿＿＿＿＿＿＿＿＿＿＿＿　　QRS 波群:＿＿＿＿＿＿＿＿＿＿＿＿＿＿＿

P 波:＿＿＿＿＿＿＿＿＿＿＿＿＿＿＿＿＿　　診断:＿＿＿＿＿＿＿＿＿＿＿＿＿＿＿＿＿

8.8

規律性:＿＿＿＿＿＿＿＿＿＿＿＿＿＿＿＿　　PR 間期:＿＿＿＿＿＿＿＿＿＿＿＿＿＿＿＿

心率:＿＿＿＿＿＿＿＿＿＿＿＿＿＿＿＿＿　　QRS 波群:＿＿＿＿＿＿＿＿＿＿＿＿＿＿＿

P 波:＿＿＿＿＿＿＿＿＿＿＿＿＿＿＿＿＿　　診斷:＿＿＿＿＿＿＿＿＿＿＿＿＿＿＿＿＿

8.9

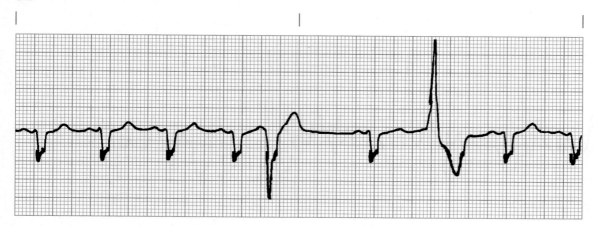

规律性:＿＿＿＿＿＿＿＿＿＿＿＿＿＿　　PR 间期:＿＿＿＿＿＿＿＿＿＿＿＿＿＿

心率:＿＿＿＿＿＿＿＿＿＿＿＿＿＿＿　　QRS 波群:＿＿＿＿＿＿＿＿＿＿＿＿

P 波:＿＿＿＿＿＿＿＿＿＿＿＿＿＿＿　　诊断:＿＿＿＿＿＿＿＿＿＿＿＿＿＿＿

8.10

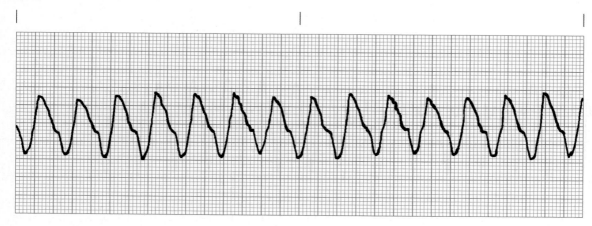

规律性:＿＿＿＿＿＿＿＿＿＿＿＿＿＿　　PR 间期:＿＿＿＿＿＿＿＿＿＿＿＿＿＿

心率:＿＿＿＿＿＿＿＿＿＿＿＿＿＿＿　　QRS 波群:＿＿＿＿＿＿＿＿＿＿＿＿

P 波:＿＿＿＿＿＿＿＿＿＿＿＿＿＿＿　　诊断:＿＿＿＿＿＿＿＿＿＿＿＿＿＿＿

8.11

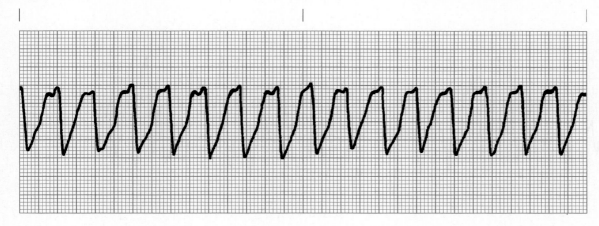

规律性：_____　　PR 间期：_____

心率：_____　　QRS 波群：_____

P 波：_____　　诊断：_____

8.12

规律性：_____　　PR 间期：_____

心率：_____　　QRS 波群：_____

P 波：_____　　诊断：_____

8.13

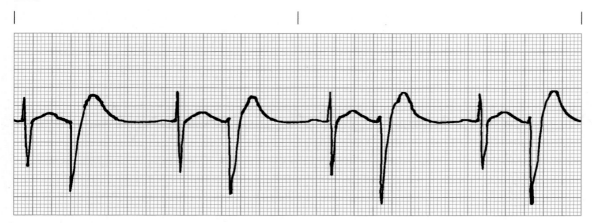

规律性：＿＿＿＿＿＿＿＿＿＿＿＿	PR 间期：＿＿＿＿＿＿＿＿＿＿＿
心率：＿＿＿＿＿＿＿＿＿＿＿＿＿	QRS 波群：＿＿＿＿＿＿＿＿＿＿
P 波：＿＿＿＿＿＿＿＿＿＿＿＿＿	诊断：＿＿＿＿＿＿＿＿＿＿＿＿

8.14

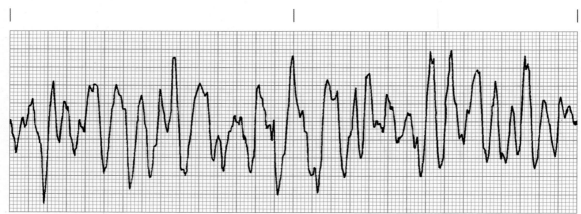

规律性：＿＿＿＿＿＿＿＿＿＿＿＿	PR 间期：＿＿＿＿＿＿＿＿＿＿＿
心率：＿＿＿＿＿＿＿＿＿＿＿＿＿	QRS 波群：＿＿＿＿＿＿＿＿＿＿
P 波：＿＿＿＿＿＿＿＿＿＿＿＿＿	诊断：＿＿＿＿＿＿＿＿＿＿＿＿

8.15

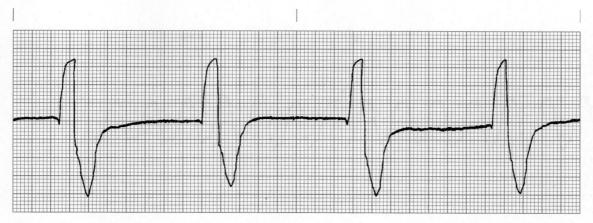

规律性：_____   PR 间期：_____

心率：_____   QRS 波群：_____

P 波：_____   诊断：_____

8.16

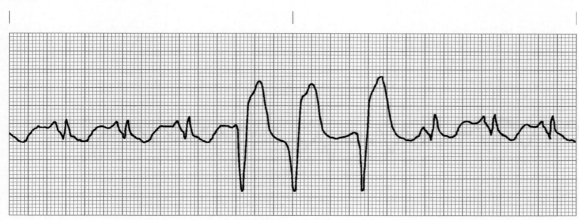

规律性：_____   PR 间期：_____

心率：_____   QRS 波群：_____

P 波：_____   诊断：_____

8.17

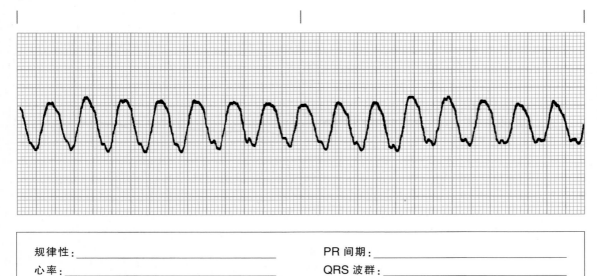

规律性：_____   PR 间期：_____

心率：_____   QRS 波群：_____

P 波：_____   诊断：_____

8.18

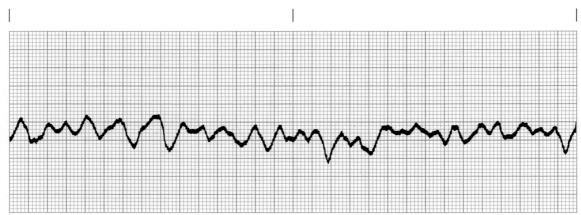

规律性：_____   PR 间期：_____

心率：_____   QRS 波群：_____

P 波：_____   诊断：_____

8.19

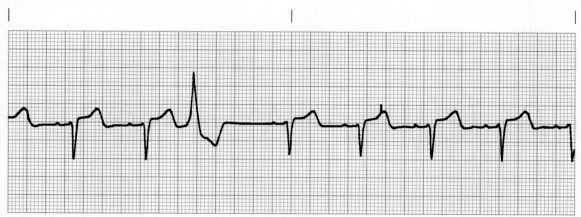

规律性：＿＿＿＿＿＿＿＿＿＿＿＿＿＿＿＿＿＿＿＿＿ PR 间期：＿＿＿＿＿＿＿＿＿＿＿＿＿＿＿＿＿＿＿

心率：＿＿＿＿＿＿＿＿＿＿＿＿＿＿＿＿＿＿＿＿＿＿＿ QRS 波群：＿＿＿＿＿＿＿＿＿＿＿＿＿＿＿＿＿

P 波：＿＿＿＿＿＿＿＿＿＿＿＿＿＿＿＿＿＿＿＿＿＿＿＿ 诊断：＿＿＿＿＿＿＿＿＿＿＿＿＿＿＿＿＿＿＿＿

8.20

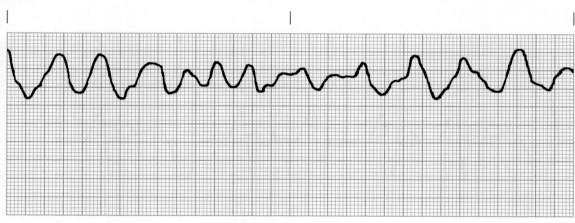

规律性：＿＿＿＿＿＿＿＿＿＿＿＿＿＿＿＿＿＿＿＿＿ PR 间期：＿＿＿＿＿＿＿＿＿＿＿＿＿＿＿＿＿＿＿

心率：＿＿＿＿＿＿＿＿＿＿＿＿＿＿＿＿＿＿＿＿＿＿＿ QRS 波群：＿＿＿＿＿＿＿＿＿＿＿＿＿＿＿＿＿

P 波：＿＿＿＿＿＿＿＿＿＿＿＿＿＿＿＿＿＿＿＿＿＿＿＿ 诊断：＿＿＿＿＿＿＿＿＿＿＿＿＿＿＿＿＿＿＿＿

8.21

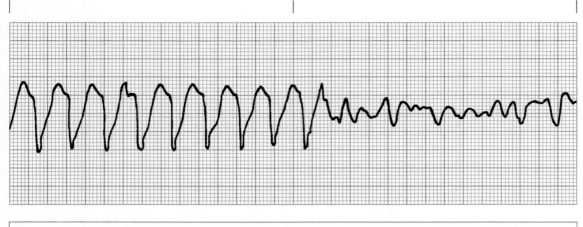

规律性：	PR 间期：
心率：	QRS 波群：
P 波：	诊断：

8.22

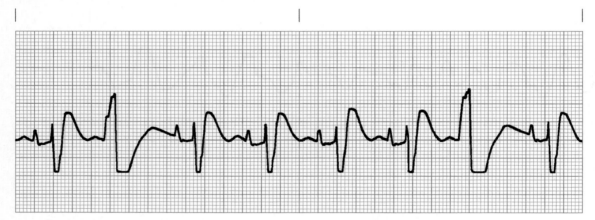

规律性：	PR 间期：
心率：	QRS 波群：
P 波：	诊断：

8.23

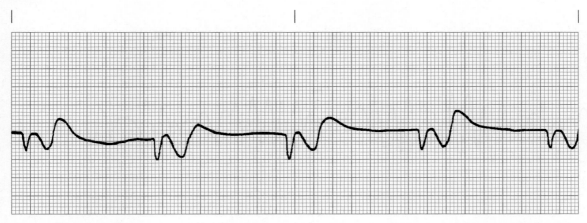

规律性 : _____	PR 间期 : _____
心率 : _____	QRS 波群 : _____
P 波 : _____	诊断 : _____

8.24

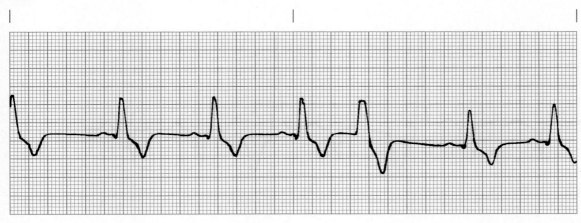

规律性 : _____	PR 间期 : _____
心率 : _____	QRS 波群 : _____
P 波 : _____	诊断 : _____

8.25

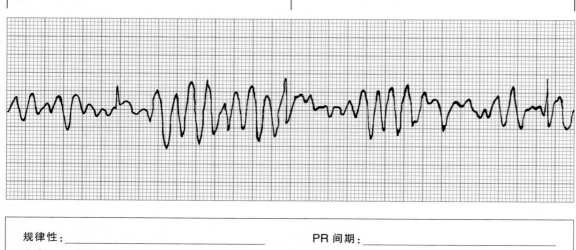

规律性: _____	PR 间期: _____
心率: _____	QRS 波群: _____
P 波: _____	诊断: _____

8.26

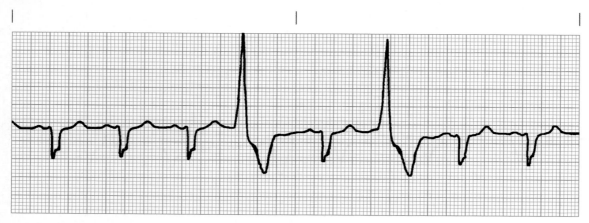

规律性: _____	PR 间期: _____
心率: _____	QRS 波群: _____
P 波: _____	诊断: _____

8.27

规律性：_____　　PR 间期：_____

心率：_____　　QRS 波群：_____

P 波：_____　　诊断：_____

8.28

规律性：_____　　PR 间期：_____

心率：_____　　QRS 波群：_____

P 波：_____　　诊断：_____

8.29

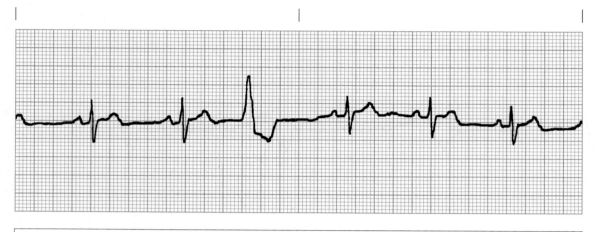

规律性:＿＿＿＿＿＿＿＿＿＿＿＿＿＿＿＿　　PR 间期:＿＿＿＿＿＿＿＿＿＿＿＿＿＿＿

心率:＿＿＿＿＿＿＿＿＿＿＿＿＿＿＿＿＿　　QRS 波群:＿＿＿＿＿＿＿＿＿＿＿＿＿＿

P 波:＿＿＿＿＿＿＿＿＿＿＿＿＿＿＿＿　　　诊断:＿＿＿＿＿＿＿＿＿＿＿＿＿＿＿＿

8.30

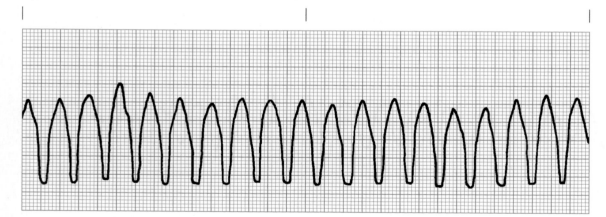

规律性:＿＿＿＿＿＿＿＿＿＿＿＿＿＿＿＿　　PR 间期:＿＿＿＿＿＿＿＿＿＿＿＿＿＿＿

心率:＿＿＿＿＿＿＿＿＿＿＿＿＿＿＿＿＿　　QRS 波群:＿＿＿＿＿＿＿＿＿＿＿＿＿＿

P 波:＿＿＿＿＿＿＿＿＿＿＿＿＿＿＿＿　　　诊断:＿＿＿＿＿＿＿＿＿＿＿＿＿＿＿＿

8.31

規律性 : _____   PR 间期 : _____

心率 : _____   QRS 波群 : _____

P 波 : _____   诊断 : _____

8.32

規律性 : _____   PR 间期 : _____

心率 : _____   QRS 波群 : _____

P 波 : _____   诊断 : _____

8.33

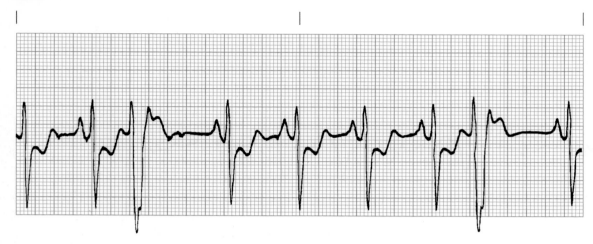

规律性：_____	PR 间期：_____
心率：_____	QRS 波群：_____
P 波：_____	诊断：_____

8.34

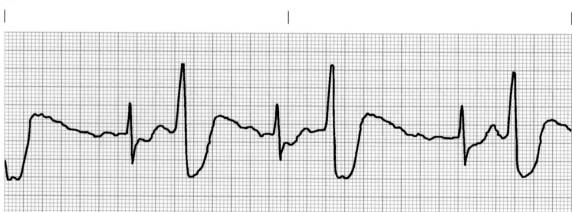

规律性：_____	PR 间期：_____
心率：_____	QRS 波群：_____
P 波：_____	诊断：_____

8.35

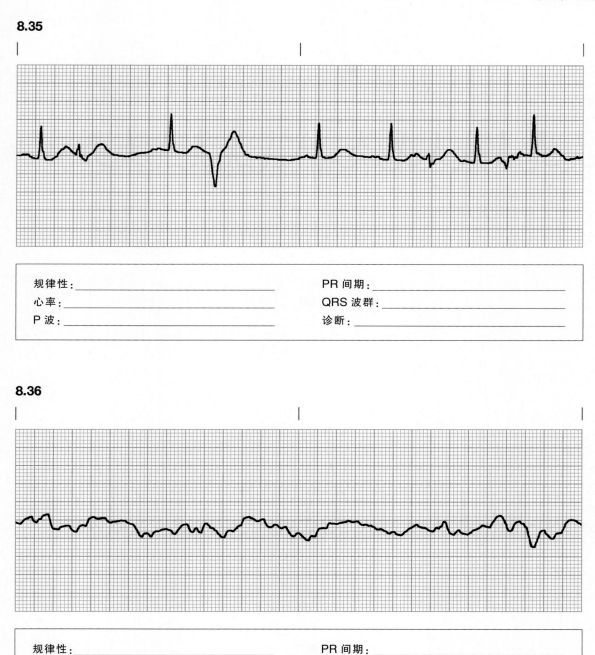

规律性：_____	PR 间期：_____
心率：_____	QRS 波群：_____
P 波：_____	诊断：_____

8.36

规律性：_____	PR 间期：_____
心率：_____	QRS 波群：_____
P 波：_____	诊断：_____

8.37

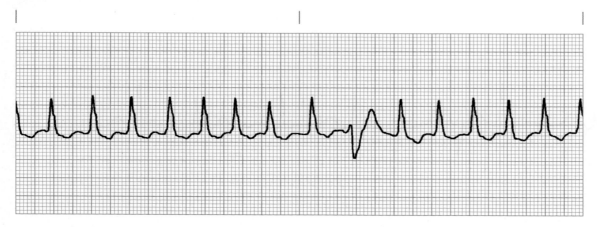

规律性：＿＿＿＿＿＿＿＿＿＿＿＿＿＿＿＿＿　　PR 间期：＿＿＿＿＿＿＿＿＿＿＿＿＿＿＿＿

心率：＿＿＿＿＿＿＿＿＿＿＿＿＿＿＿＿＿＿＿　　QRS 波群：＿＿＿＿＿＿＿＿＿＿＿＿＿＿＿＿

P 波：＿＿＿＿＿＿＿＿＿＿＿＿＿＿＿＿＿＿＿　　诊断：＿＿＿＿＿＿＿＿＿＿＿＿＿＿＿＿＿＿

8.38

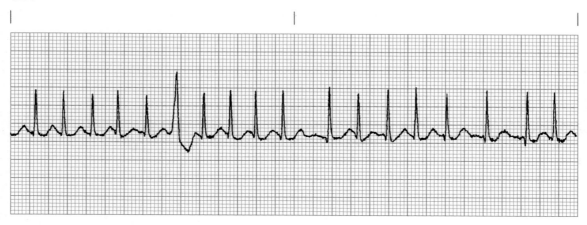

规律性：＿＿＿＿＿＿＿＿＿＿＿＿＿＿＿＿＿　　PR 间期：＿＿＿＿＿＿＿＿＿＿＿＿＿＿＿＿

心率：＿＿＿＿＿＿＿＿＿＿＿＿＿＿＿＿＿＿＿　　QRS 波群：＿＿＿＿＿＿＿＿＿＿＿＿＿＿＿＿

P 波：＿＿＿＿＿＿＿＿＿＿＿＿＿＿＿＿＿＿＿　　诊断：＿＿＿＿＿＿＿＿＿＿＿＿＿＿＿＿＿＿

8.39

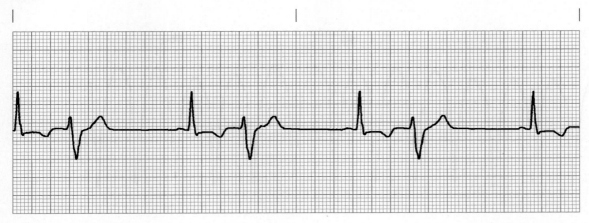

规律性:＿＿＿＿＿＿＿＿＿		PR 间期:＿＿＿＿＿＿＿＿＿	
心率:＿＿＿＿＿＿＿＿＿＿		QRS 波群:＿＿＿＿＿＿＿＿	
P 波:＿＿＿＿＿＿＿＿＿＿		诊断:＿＿＿＿＿＿＿＿＿＿	

8.40

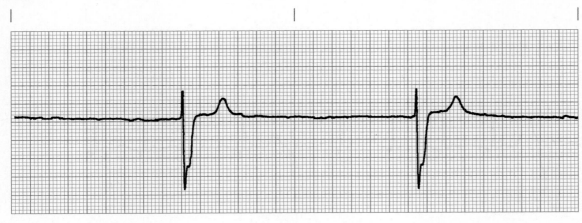

规律性:＿＿＿＿＿＿＿＿＿		PR 间期:＿＿＿＿＿＿＿＿＿	
心率:＿＿＿＿＿＿＿＿＿＿		QRS 波群:＿＿＿＿＿＿＿＿	
P 波:＿＿＿＿＿＿＿＿＿＿		诊断:＿＿＿＿＿＿＿＿＿＿	

8.41

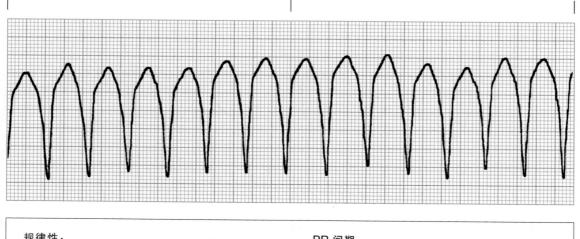

规律性:＿＿＿＿＿＿＿＿＿＿＿　　　PR 间期:＿＿＿＿＿＿＿＿＿＿＿

心率:＿＿＿＿＿＿＿＿＿＿＿　　　QRS 波群:＿＿＿＿＿＿＿＿＿＿

P 波:＿＿＿＿＿＿＿＿＿＿＿　　　诊断:＿＿＿＿＿＿＿＿＿＿＿

8.42

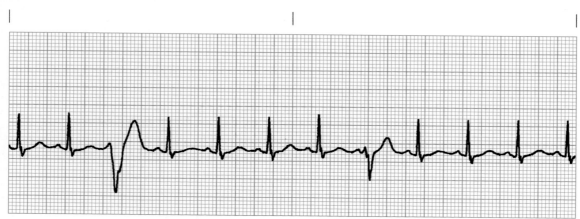

规律性:＿＿＿＿＿＿＿＿＿＿＿　　　PR 间期:＿＿＿＿＿＿＿＿＿＿＿

心率:＿＿＿＿＿＿＿＿＿＿＿　　　QRS 波群:＿＿＿＿＿＿＿＿＿＿

P 波:＿＿＿＿＿＿＿＿＿＿＿　　　诊断:＿＿＿＿＿＿＿＿＿＿＿

8.43

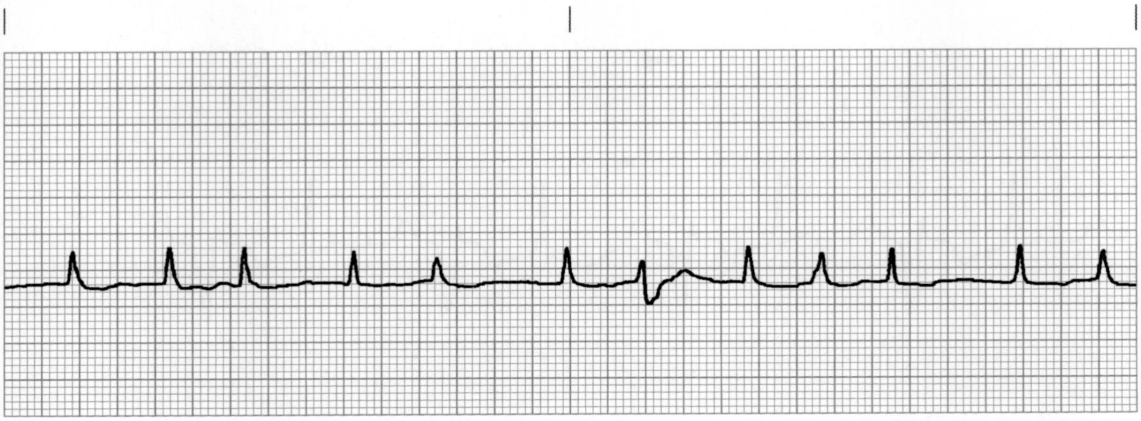

规律性：_____	PR 间期：_____
心率：_____	QRS 波群：_____
P 波：_____	诊断：_____

8.44

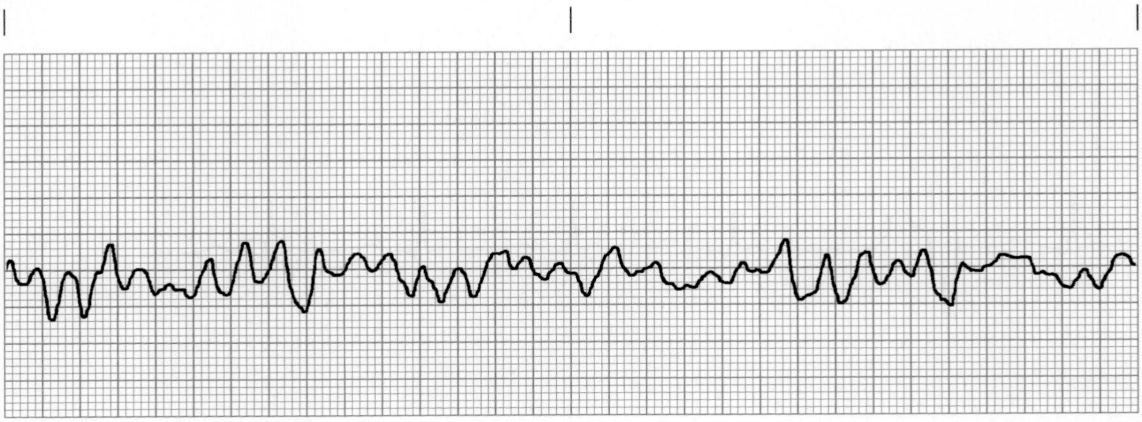

规律性：_____	PR 间期：_____
心率：_____	QRS 波群：_____
P 波：_____	诊断：_____

8.45

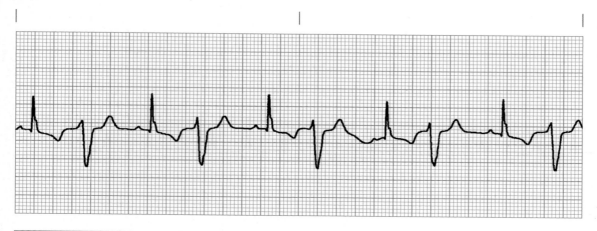

规律性：_____   PR 间期：_____

心率：_____   QRS 波群：_____

P 波：_____   诊断：_____

8.46

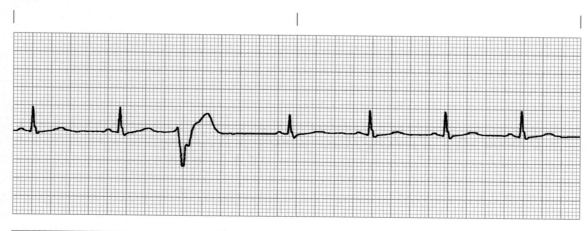

规律性：_____   PR 间期：_____

心率：_____   QRS 波群：_____

P 波：_____   诊断：_____

8.47

规律性：_____　　PR 间期：_____

心率：_____　　QRS 波群：_____

P 波：_____　　诊断：_____

8.48

规律性：_____　　PR 间期：_____

心率：_____　　QRS 波群：_____

P 波：_____　　诊断：_____

8.49

規律性：_____ PR 间期：_____

心率：_____ QRS 波群：_____

P 波：_____ 诊断：_____

8.50

規律性：_____ PR 间期：_____

心率：_____ QRS 波群：_____

P 波：_____ 诊断：_____

8.51

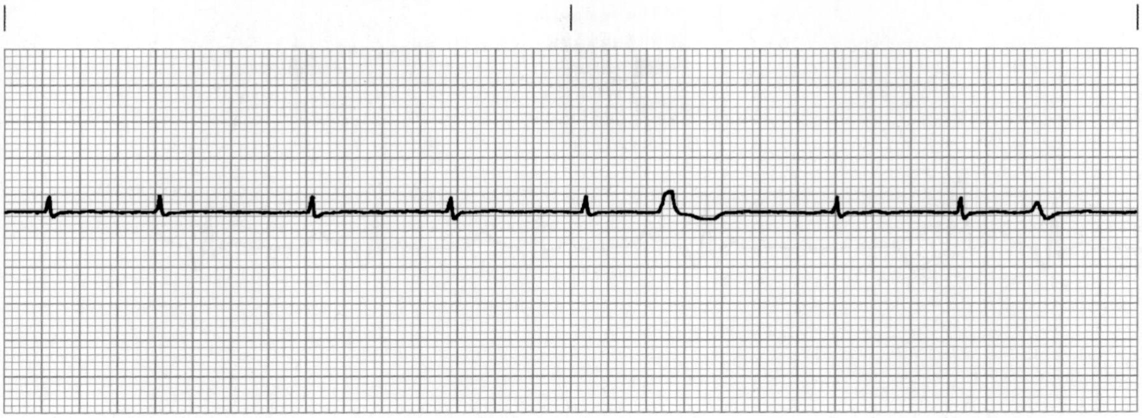

规律性：_____	PR 间期：_____
心率：_____	QRS 波群：_____
P 波：_____	诊断：_____

8.52

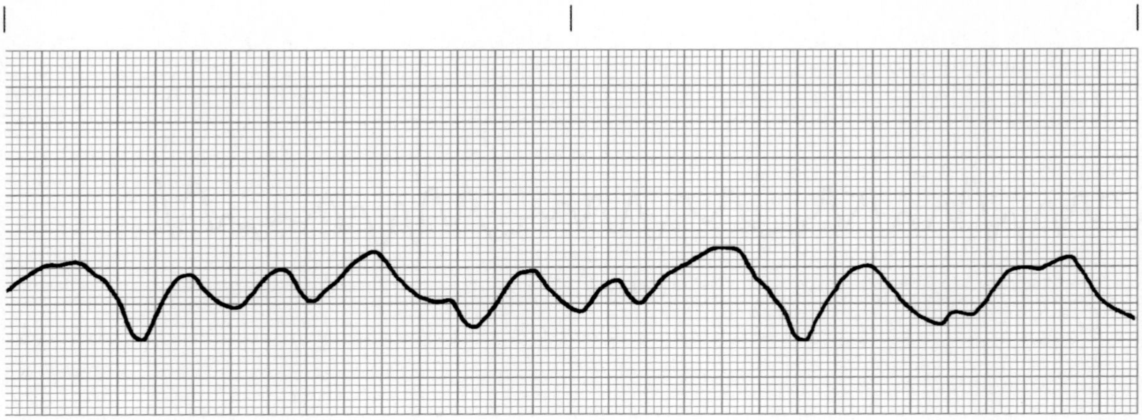

规律性：_____	PR 间期：_____
心率：_____	QRS 波群：_____
P 波：_____	诊断：_____

8.53

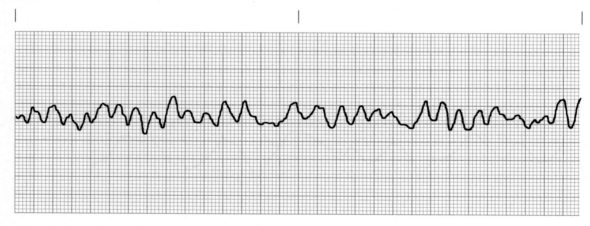

规律性：_____　　PR 间期：_____

心率：_____　　QRS 波群：_____

P 波：_____　　诊断：_____

8.54

规律性：_____　　PR 间期：_____

心率：_____　　QRS 波群：_____

P 波：_____　　诊断：_____

8.55

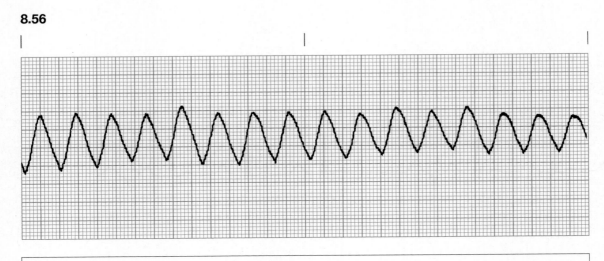

规律性:_____	PR 间期:_____
心率:_____	QRS 波群:_____
P 波:_____	诊断:_____

8.56

规律性:_____	PR 间期:_____
心率:_____	QRS 波群:_____
P 波:_____	诊断:_____

8.57

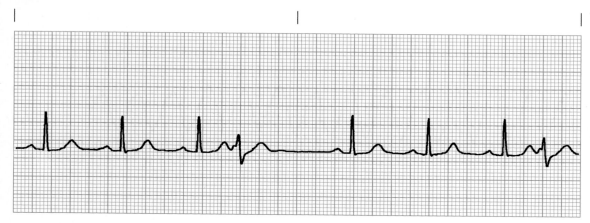

规律性：_____   PR 间期：_____

心率：_____   QRS 波群：_____

P 波：_____   诊断：_____

8.58

规律性：_____   PR 间期：_____

心率：_____   QRS 波群：_____

P 波：_____   诊断：_____

8.59

规律性：＿＿＿＿＿＿＿＿＿＿＿＿＿＿＿＿＿　PR 间期：＿＿＿＿＿＿＿＿＿＿＿＿＿＿＿＿＿

心率：＿＿＿＿＿＿＿＿＿＿＿＿＿＿＿＿＿＿　QRS 波群：＿＿＿＿＿＿＿＿＿＿＿＿＿＿＿

P 波：＿＿＿＿＿＿＿＿＿＿＿＿＿＿＿＿＿＿　诊断：＿＿＿＿＿＿＿＿＿＿＿＿＿＿＿＿＿＿

8.60

规律性：＿＿＿＿＿＿＿＿＿＿＿＿＿＿＿＿＿　PR 间期：＿＿＿＿＿＿＿＿＿＿＿＿＿＿＿＿＿

心率：＿＿＿＿＿＿＿＿＿＿＿＿＿＿＿＿＿＿　QRS 波群：＿＿＿＿＿＿＿＿＿＿＿＿＿＿＿

P 波：＿＿＿＿＿＿＿＿＿＿＿＿＿＿＿＿＿＿　诊断：＿＿＿＿＿＿＿＿＿＿＿＿＿＿＿＿＿＿

8.61

规律性：_____　　PR 间期：_____

心率：_____　　QRS 波群：_____

P 波：_____　　诊断：_____

8.62

规律性：_____　　PR 间期：_____

心率：_____　　QRS 波群：_____

P 波：_____　　诊断：_____

8.63

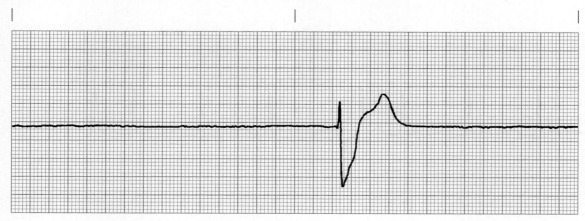

规律性:_____   PR 间期:_____

心率:_____   QRS 波群:_____

P 波:_____   诊断:_____

8.64

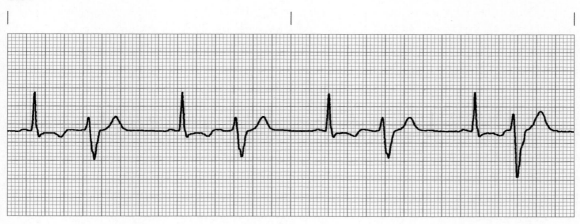

规律性:_____   PR 间期:_____

心率:_____   QRS 波群:_____

P 波:_____   诊断:_____

8.65

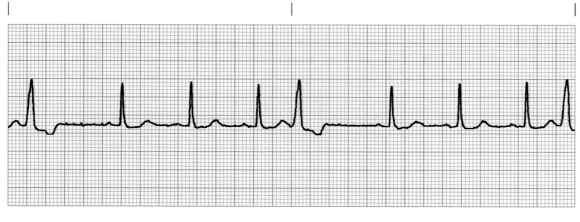

规律性：_____	PR 间期：_____
心率：_____	QRS 波群：_____
P 波：_____	诊断：_____

8.66

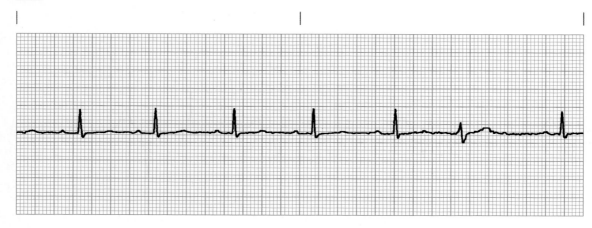

规律性：_____	PR 间期：_____
心率：_____	QRS 波群：_____
P 波：_____	诊断：_____

8.67

规律性：_____   PR 间期：_____

心率：_____   QRS 波群：_____

P 波：_____   诊断：_____

8.68

规律性：_____   PR 间期：_____

心率：_____   QRS 波群：_____

P 波：_____   诊断：_____

8.69

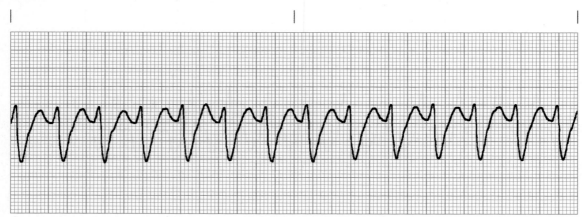

規律性：_____　PR 间期：_____

心率：_____　QRS 波群：_____

P 波：_____　诊断：_____

8.70

規律性：_____　PR 间期：_____

心率：_____　QRS 波群：_____

P 波：_____　诊断：_____

8.71

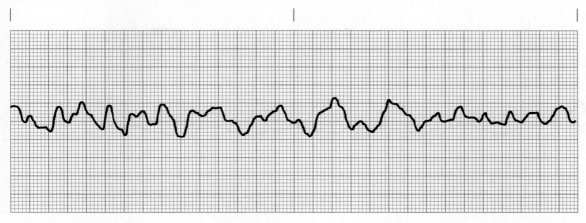

规律性 : _____　　PR 间期 : _____

心率 : _____　　QRS 波群 : _____

P 波 : _____　　诊断 : _____

8.72

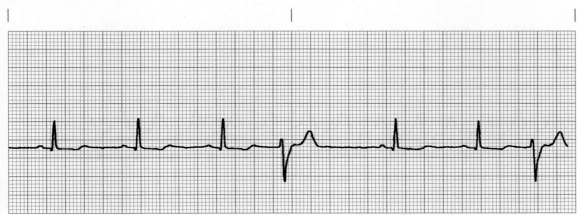

规律性 : _____　　PR 间期 : _____

心率 : _____　　QRS 波群 : _____

P 波 : _____　　诊断 : _____

8.73

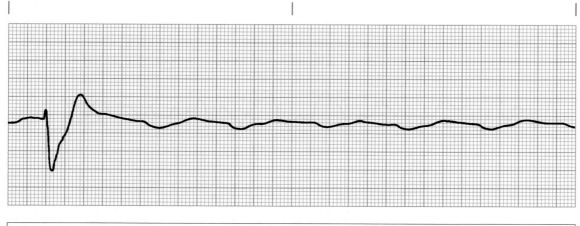

规律性：_____　　PR 间期：_____

心率：_____　　QRS 波群：_____

P 波：_____　　诊断：_____

8.74

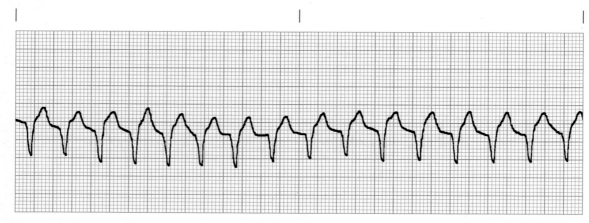

规律性：_____　　PR 间期：_____

心率：_____　　QRS 波群：_____

P 波：_____　　诊断：_____

8.75

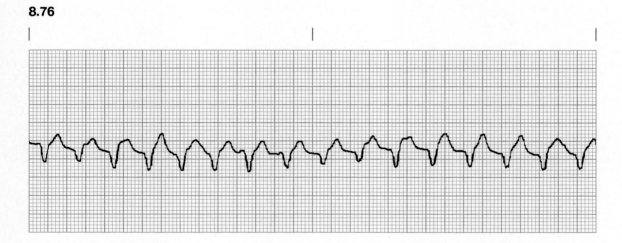

规律性 : _____
心率 : _____
P 波 : _____

PR 间期 : _____
QRS 波群 : _____
诊断 : _____

8.76

规律性 : _____
心率 : _____
P 波 : _____

PR 间期 : _____
QRS 波群 : _____
诊断 : _____

8.77

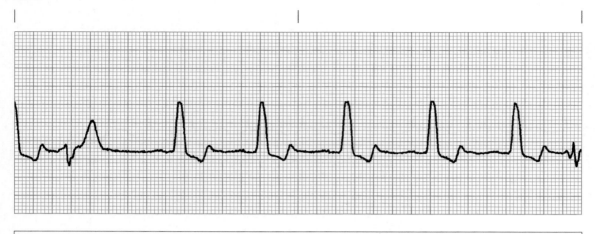

规律性 : _____   PR 间期 : _____

心率 : _____   QRS 波群 : _____

P 波 : _____   诊断 : _____

第 **9** 章

熟能生巧

引言

在前面的章节中,你学习了解读心律失常的基本原则,还学会了 22 种最常见的心律失常的判定规则。本书还为你提供了分析心律失常的格式,这样你就可以将它与判定规则进行比较、识别。该格式指导你按部就班地检查规律性、心率、P 波、PR 间期和 QRS 波群,并通过所有这些线索来帮助你识别心律失常。

随着你练习了越来越多的心电图,你的解读技能将得到提高。你练习得越多,这个过程就会变得越容易,如此可以熟能生巧。此时你可能会开始认为该格式不再有用,或者它不再适用。实际上,当你熟悉了这个格式,如果你需要解读一个非常复杂的心律失常,你总可以回到这 5 步流程。一旦你习惯使用这种格式,即使是对于最令人生畏的心律失常,它都可以帮助你进行鉴别。

为了真正轻松地识别心律失常,你必须练习。这就是本章的目的。当你练习时,请记住分析格式,即使你大部分时间只在头脑中使用它。当你用学过的关键点检查答案时,请看一下如何找答案。如果你在同一个部分反复犯错,请返回相关章节复习要点。如果可能,请老师或其他有相关知识的人为你提供帮助。

本书旨在为你提供解读心律失常知识和技能的坚实基础。当你完成这个流程,你应该具有识别和理解最常见的简单心律失常的能力。但这只是心电图领域的冰山一角。如果你有兴趣继续学习更多关于此领域的知识,则可以通过参加更高级别的心电图课程,阅读大量可获得的书籍或与每天都参与心电图工作的人员进行交流,来增加你已掌握的核心信息。这是一个有趣的研究领域。研究人员每天都在发现新事物,这些新事物加深了我们对心电图的理解。学习过程中最困难的步骤是学习基础知识的第一阶段,现在你已经完成了该阶段。继续努力吧,现在没有什么可以阻止你成为该领域的专家。那就练习吧。练习从这里开始。

心电图练习（答案见第 546 页）

9.1

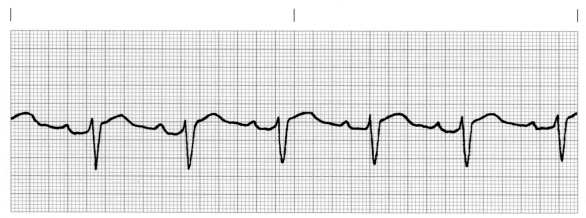

规律性：_____	PR 间期：_____
心率：_____	QRS 波群：_____
P 波：_____	诊断：_____

9.2

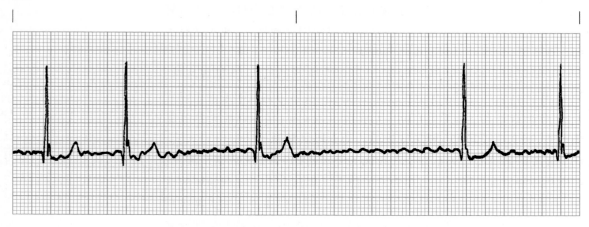

规律性：_____	PR 间期：_____
心率：_____	QRS 波群：_____
P 波：_____	诊断：_____

9.3

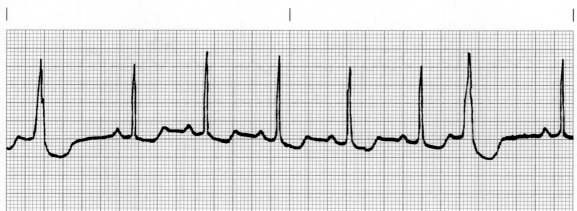

规律性: _____	PR 间期: _____
心率: _____	QRS 波群: _____
P 波: _____	诊断: _____

9.4.

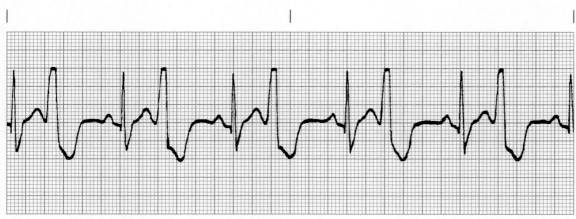

规律性: _____	PR 间期: _____
心率: _____	QRS 波群: _____
P 波: _____	诊断: _____

9.5

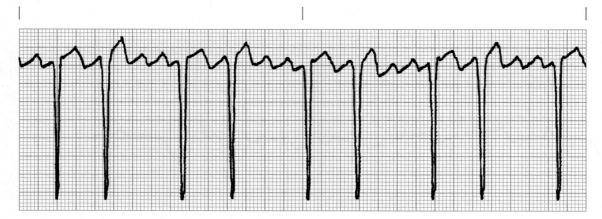

规律性：_____	PR 间期：_____
心率：_____	QRS 波群：_____
P 波：_____	诊断：_____

9.6

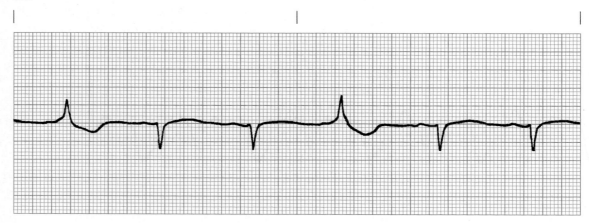

规律性：_____	PR 间期：_____
心率：_____	QRS 波群：_____
P 波：_____	诊断：_____

9.7

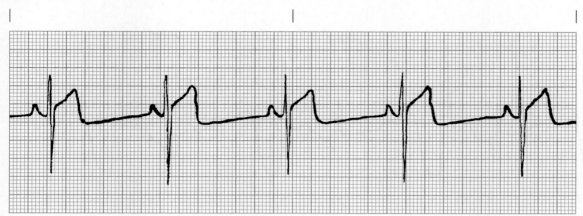

规律性:_____	PR 间期:_____
心率:_____	QRS 波群:_____
P 波:_____	诊断:_____

9.8

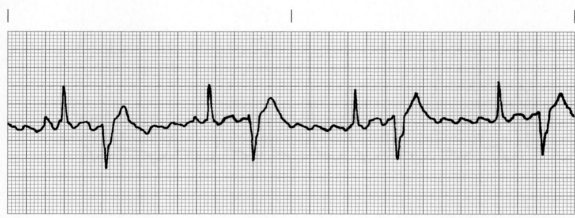

规律性:_____	PR 间期:_____
心率:_____	QRS 波群:_____
P 波:_____	诊断:_____

9.9

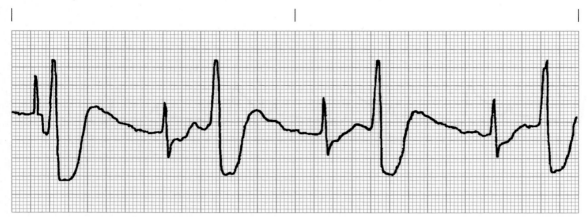

规律性：_____	PR 间期：_____
心率：_____	QRS 波群：_____
P 波：_____	诊断：_____

9.10

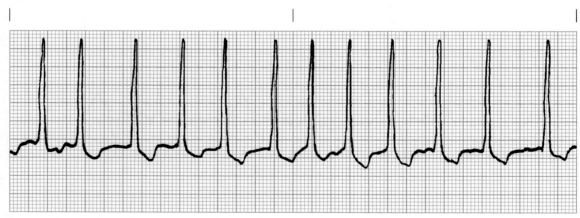

规律性：_____	PR 间期：_____
心率：_____	QRS 波群：_____
P 波：_____	诊断：_____

9.11

规律性: _____ PR 间期: _____

心率: _____ QRS 波群: _____

P 波: _____ 诊断: _____

9.12

规律性: _____ PR 间期: _____

心率: _____ QRS 波群: _____

P 波: _____ 诊断: _____

9.13

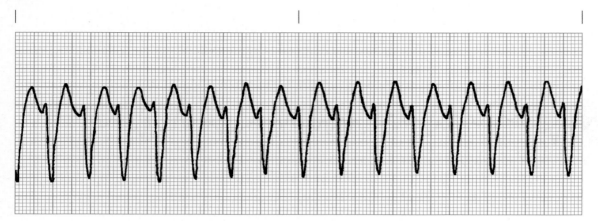

规律性：_____	PR 间期：_____
心率：_____	QRS 波群：_____
P 波：_____	诊断：_____

9.14

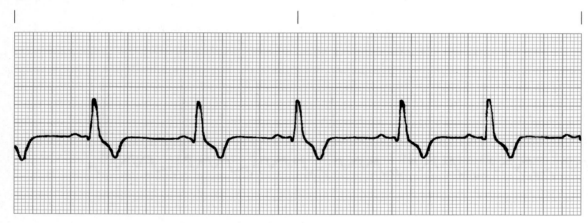

规律性：_____	PR 间期：_____
心率：_____	QRS 波群：_____
P 波：_____	诊断：_____

9.15

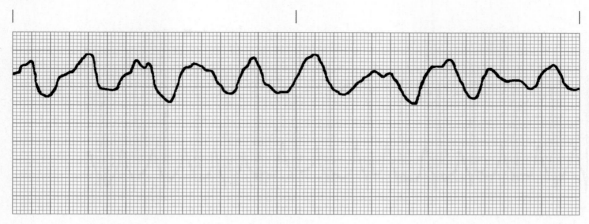

规律性: _____	PR 间期: _____
心率: _____	QRS 波群: _____
P 波: _____	诊断: _____

9.16

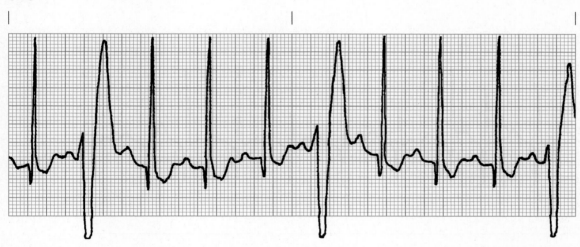

规律性: _____	PR 间期: _____
心率: _____	QRS 波群: _____
P 波: _____	诊断: _____

9.17

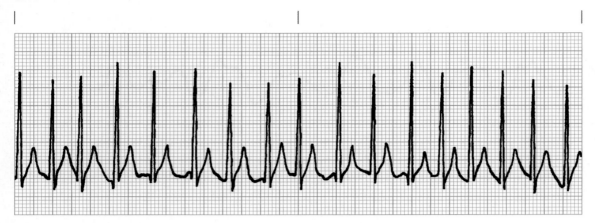

规律性:_____	PR 间期:_____
心率:_____	QRS 波群:_____
P 波:_____	诊断:_____

9.18

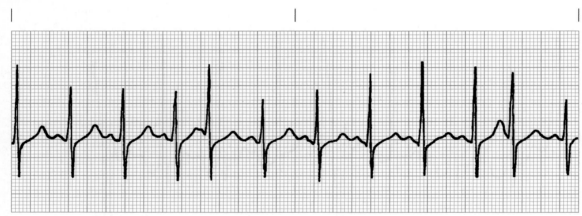

规律性:_____	PR 间期:_____
心率:_____	QRS 波群:_____
P 波:_____	诊断:_____

9.19

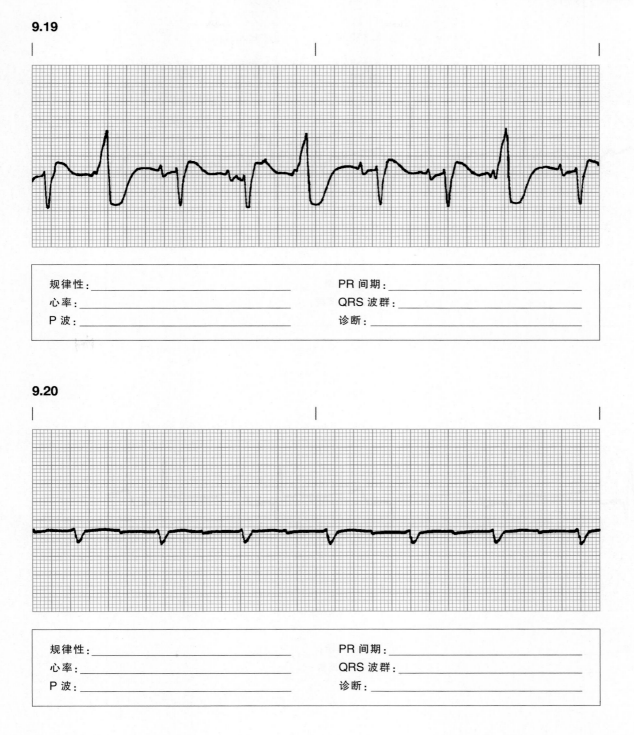

规律性：_____	PR 间期：_____
心率：_____	QRS 波群：_____
P 波：_____	诊断：_____

9.20

规律性：_____	PR 间期：_____
心率：_____	QRS 波群：_____
P 波：_____	诊断：_____

9.21

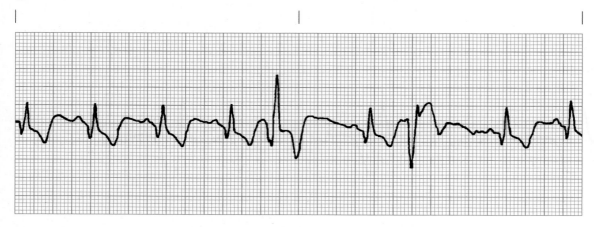

规律性:＿＿＿＿＿＿＿＿＿＿＿	PR 间期:＿＿＿＿＿＿＿＿＿＿＿
心率:＿＿＿＿＿＿＿＿＿＿＿	QRS 波群:＿＿＿＿＿＿＿＿＿＿＿
P 波:＿＿＿＿＿＿＿＿＿＿＿	诊断:＿＿＿＿＿＿＿＿＿＿＿

9.22

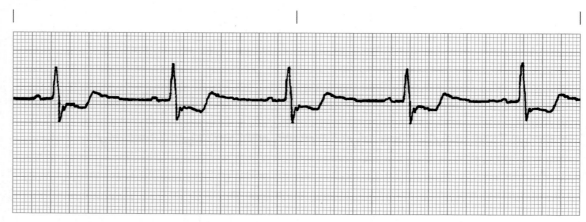

规律性:＿＿＿＿＿＿＿＿＿＿＿	PR 间期:＿＿＿＿＿＿＿＿＿＿＿
心率:＿＿＿＿＿＿＿＿＿＿＿	QRS 波群:＿＿＿＿＿＿＿＿＿＿＿
P 波:＿＿＿＿＿＿＿＿＿＿＿	诊断:＿＿＿＿＿＿＿＿＿＿＿

9.23

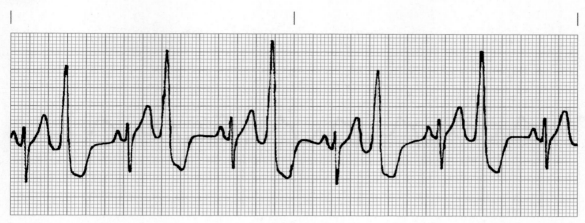

规律性：_____	PR 间期：_____
心率：_____	QRS 波群：_____
P 波：_____	诊断：_____

9.24

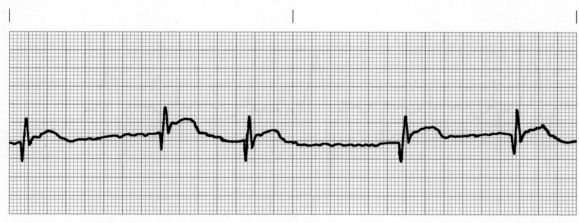

规律性：_____	PR 间期：_____
心率：_____	QRS 波群：_____
P 波：_____	诊断：_____

9.25

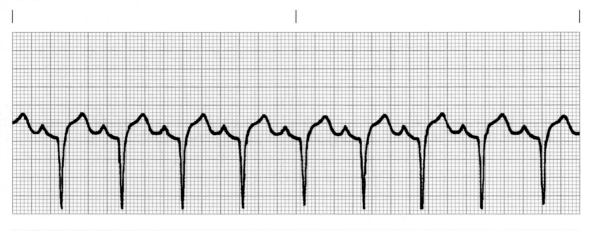

规律性: _____

心率: _____

P 波: _____

PR 间期: _____

QRS 波群: _____

诊断: _____

9.26

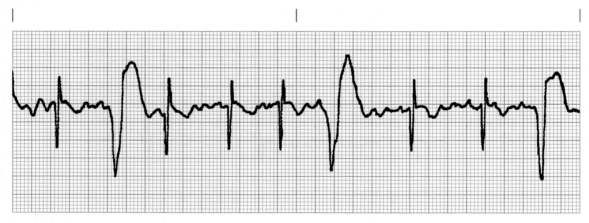

规律性: _____

心率: _____

P 波: _____

PR 间期: _____

QRS 波群: _____

诊断: _____

9.27

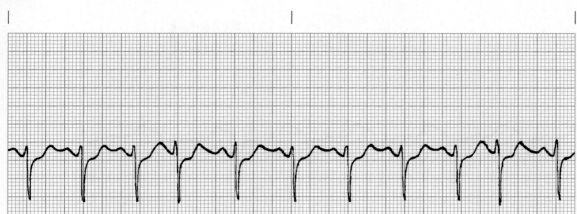

规律性：_____ PR 间期：_____

心率：_____ QRS 波群：_____

P 波：_____ 诊断：_____

9.28

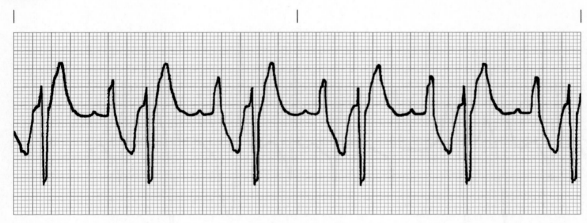

规律性：_____ PR 间期：_____

心率：_____ QRS 波群：_____

P 波：_____ 诊断：_____

9.29

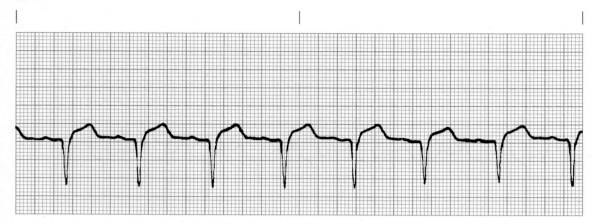

规律性:＿＿＿＿＿＿＿＿＿＿＿＿＿＿＿ PR 间期:＿＿＿＿＿＿＿＿＿＿＿＿＿＿

心率:＿＿＿＿＿＿＿＿＿＿＿＿＿＿＿＿ QRS 波群:＿＿＿＿＿＿＿＿＿＿＿＿＿

P 波:＿＿＿＿＿＿＿＿＿＿＿＿＿＿＿＿ 诊断:＿＿＿＿＿＿＿＿＿＿＿＿＿＿＿

9.30

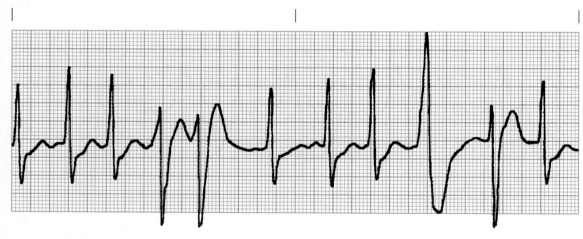

规律性:＿＿＿＿＿＿＿＿＿＿＿＿＿＿＿ PR 间期:＿＿＿＿＿＿＿＿＿＿＿＿＿＿

心率:＿＿＿＿＿＿＿＿＿＿＿＿＿＿＿＿ QRS 波群:＿＿＿＿＿＿＿＿＿＿＿＿＿

P 波:＿＿＿＿＿＿＿＿＿＿＿＿＿＿＿＿ 诊断:＿＿＿＿＿＿＿＿＿＿＿＿＿＿＿

9.31

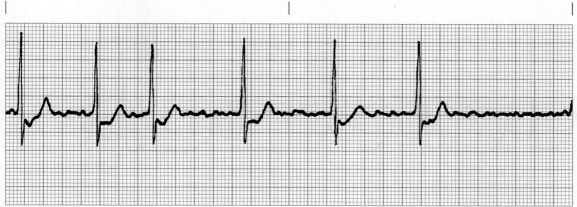

规律性：_____	PR 间期：_____
心率：_____	QRS 波群：_____
P 波：_____	诊断：_____

9.32

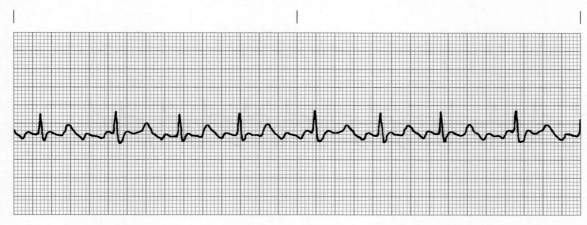

规律性：_____	PR 间期：_____
心率：_____	QRS 波群：_____
P 波：_____	诊断：_____

9.33

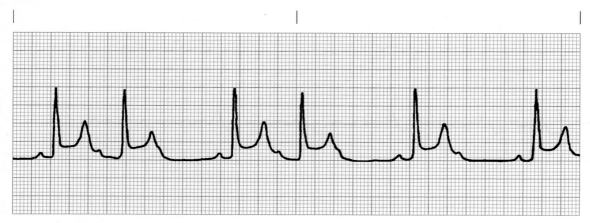

规律性：_____ PR 间期：_____

心率：_____ QRS 波群：_____

P 波：_____ 诊断：_____

9.34

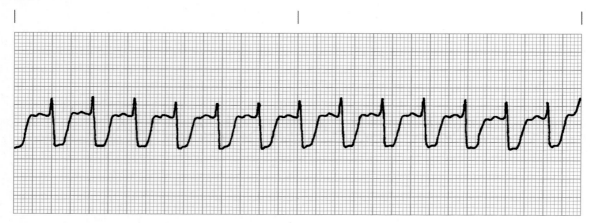

规律性：_____ PR 间期：_____

心率：_____ QRS 波群：_____

P 波：_____ 诊断：_____

9.35

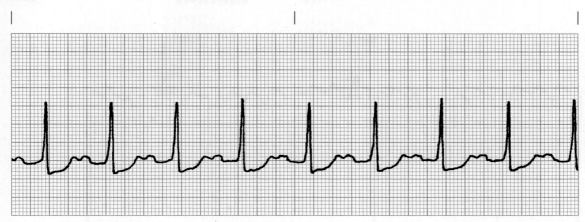

规律性：_____	PR 间期：_____
心率：_____	QRS 波群：_____
P 波：_____	诊断：_____

9.36

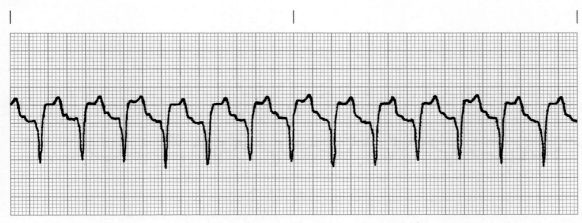

规律性：_____	PR 间期：_____
心率：_____	QRS 波群：_____
P 波：_____	诊断：_____

9.37

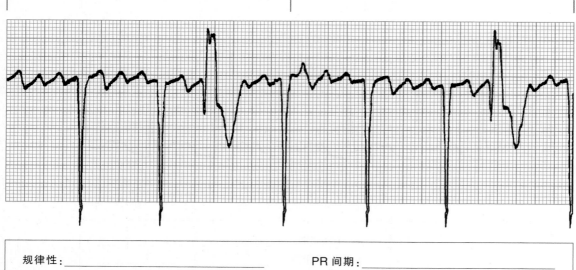

规律性:	PR 间期:
心率:	QRS 波群:
P 波:	诊断:

9.38

规律性:	PR 间期:
心率:	QRS 波群:
P 波:	诊断:

9.39

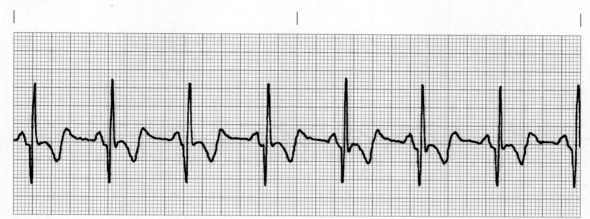

规律性：_____　　PR 间期：_____

心率：_____　　QRS 波群：_____

P 波：_____　　诊断：_____

9.40

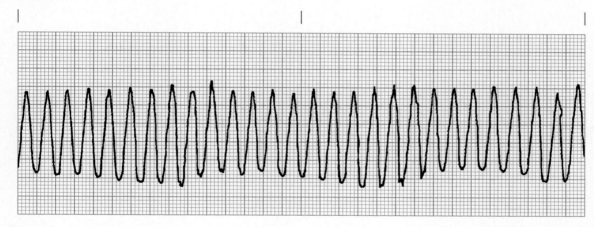

规律性：_____　　PR 间期：_____

心率：_____　　QRS 波群：_____

P 波：_____　　诊断：_____

9.41

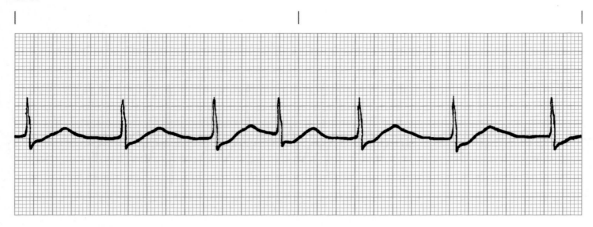

规律性：＿＿＿＿＿＿＿＿＿＿＿＿＿＿＿　　PR 间期：＿＿＿＿＿＿＿＿＿＿＿＿＿＿＿

心率：＿＿＿＿＿＿＿＿＿＿＿＿＿＿＿＿＿　　QRS 波群：＿＿＿＿＿＿＿＿＿＿＿＿＿＿

P 波：＿＿＿＿＿＿＿＿＿＿＿＿＿＿＿＿＿　　诊断：＿＿＿＿＿＿＿＿＿＿＿＿＿＿＿＿

9.42

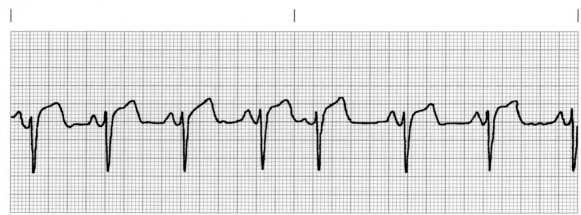

规律性：＿＿＿＿＿＿＿＿＿＿＿＿＿＿＿　　PR 间期：＿＿＿＿＿＿＿＿＿＿＿＿＿＿＿

心率：＿＿＿＿＿＿＿＿＿＿＿＿＿＿＿＿＿　　QRS 波群：＿＿＿＿＿＿＿＿＿＿＿＿＿＿

P 波：＿＿＿＿＿＿＿＿＿＿＿＿＿＿＿＿＿　　诊断：＿＿＿＿＿＿＿＿＿＿＿＿＿＿＿＿

9.43

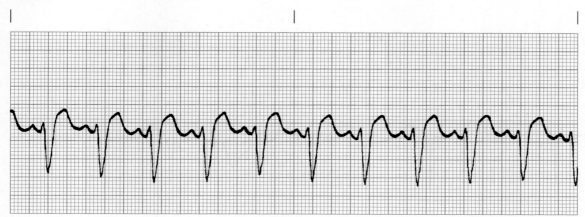

规律性：＿＿＿＿＿＿＿＿＿＿＿＿＿＿＿＿＿＿ PR 间期：＿＿＿＿＿＿＿＿＿＿＿＿＿＿＿＿＿

心率：＿＿＿＿＿＿＿＿＿＿＿＿＿＿＿＿＿＿＿ QRS 波群：＿＿＿＿＿＿＿＿＿＿＿＿＿＿＿＿

P 波：＿＿＿＿＿＿＿＿＿＿＿＿＿＿＿＿＿＿＿ 诊断：＿＿＿＿＿＿＿＿＿＿＿＿＿＿＿＿＿＿

9.44

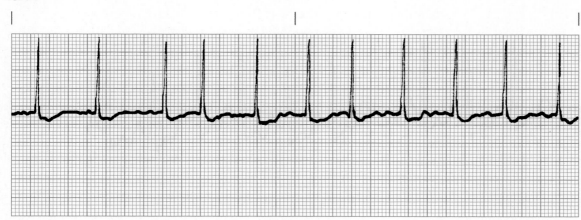

规律性：＿＿＿＿＿＿＿＿＿＿＿＿＿＿＿＿＿＿ PR 间期：＿＿＿＿＿＿＿＿＿＿＿＿＿＿＿＿＿

心率：＿＿＿＿＿＿＿＿＿＿＿＿＿＿＿＿＿＿＿ QRS 波群：＿＿＿＿＿＿＿＿＿＿＿＿＿＿＿＿

P 波：＿＿＿＿＿＿＿＿＿＿＿＿＿＿＿＿＿＿＿ 诊断：＿＿＿＿＿＿＿＿＿＿＿＿＿＿＿＿＿＿

9.45

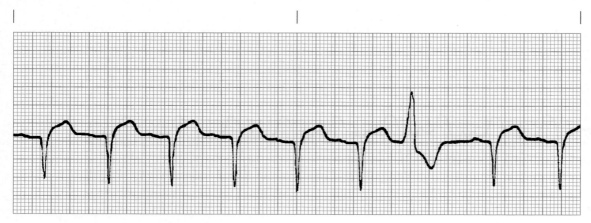

规律性:＿＿＿＿＿＿＿＿＿＿	PR 间期:＿＿＿＿＿＿＿＿＿＿
心率:＿＿＿＿＿＿＿＿＿＿	QRS 波群:＿＿＿＿＿＿＿＿＿
P 波:＿＿＿＿＿＿＿＿＿＿	诊断:＿＿＿＿＿＿＿＿＿＿

9.46

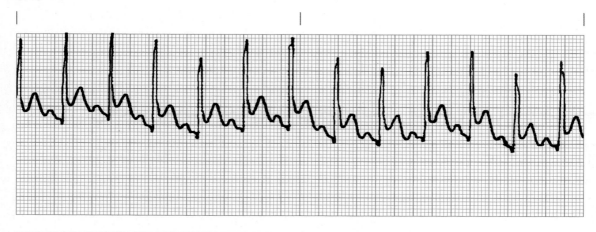

规律性:＿＿＿＿＿＿＿＿＿＿	PR 间期:＿＿＿＿＿＿＿＿＿＿
心率:＿＿＿＿＿＿＿＿＿＿	QRS 波群:＿＿＿＿＿＿＿＿＿
P 波:＿＿＿＿＿＿＿＿＿＿	诊断:＿＿＿＿＿＿＿＿＿＿

9.47

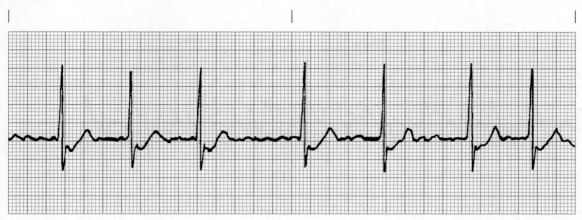

规律性:＿＿＿＿＿＿＿＿＿＿＿＿＿＿＿	PR 间期:＿＿＿＿＿＿＿＿＿＿＿＿＿＿＿
心率:＿＿＿＿＿＿＿＿＿＿＿＿＿＿＿＿	QRS 波群:＿＿＿＿＿＿＿＿＿＿＿＿＿＿
P 波:＿＿＿＿＿＿＿＿＿＿＿＿＿＿＿＿	诊断:＿＿＿＿＿＿＿＿＿＿＿＿＿＿＿＿

9.48

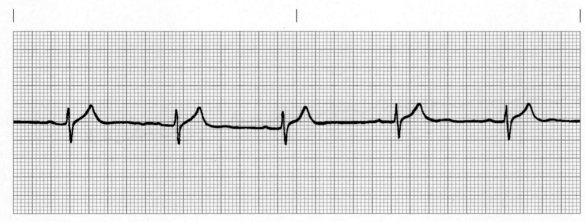

规律性:＿＿＿＿＿＿＿＿＿＿＿＿＿＿＿	PR 间期:＿＿＿＿＿＿＿＿＿＿＿＿＿＿＿
心率:＿＿＿＿＿＿＿＿＿＿＿＿＿＿＿＿	QRS 波群:＿＿＿＿＿＿＿＿＿＿＿＿＿＿
P 波:＿＿＿＿＿＿＿＿＿＿＿＿＿＿＿＿	诊断:＿＿＿＿＿＿＿＿＿＿＿＿＿＿＿＿

9.49

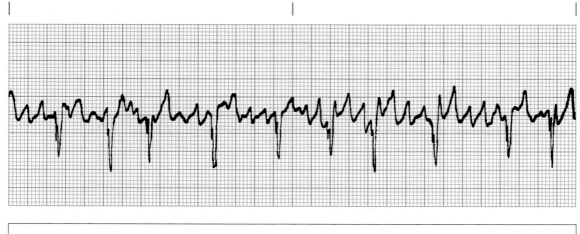

规律性: _____	PR 间期: _____
心率: _____	QRS 波群: _____
P 波: _____	诊断: _____

9.50

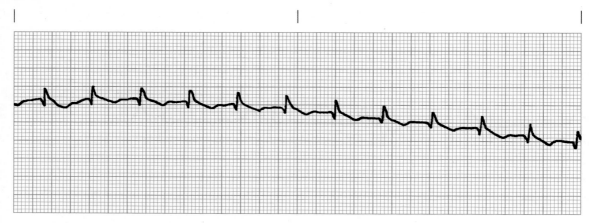

规律性: _____	PR 间期: _____
心率: _____	QRS 波群: _____
P 波: _____	诊断: _____

9.51

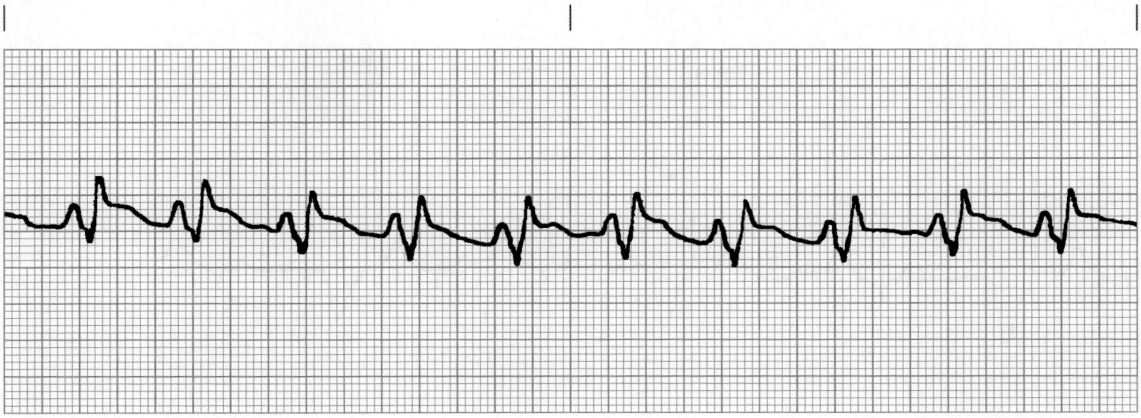

规律性：	PR 间期：
心率：	QRS 波群：
P 波：	诊断：

9.52

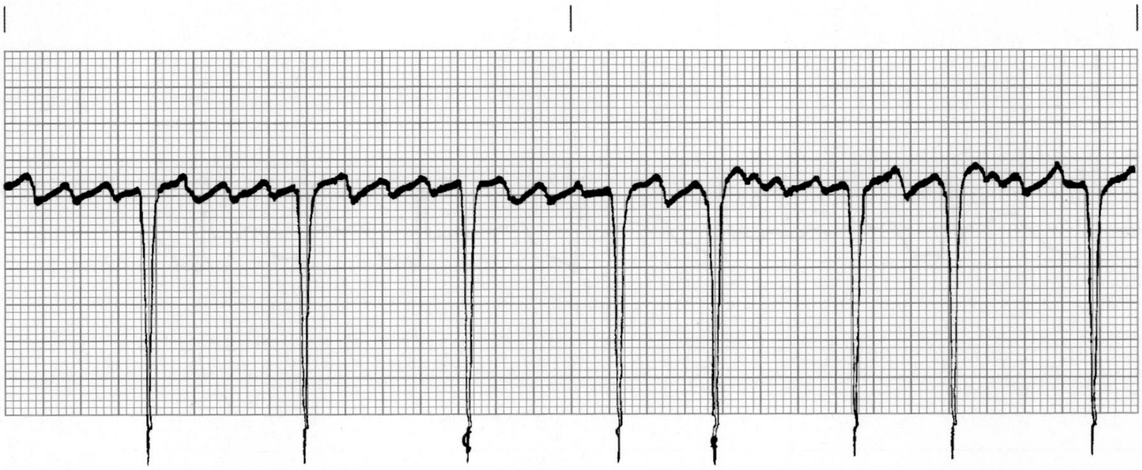

规律性：	PR 间期：
心率：	QRS 波群：
P 波：	诊断：

9.53

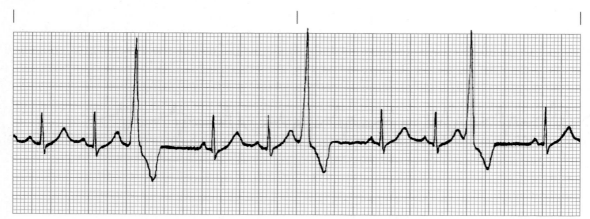

规律性： _____	PR 间期： _____
心率： _____	QRS 波群： _____
P 波： _____	诊断： _____

9.54

规律性： _____	PR 间期： _____
心率： _____	QRS 波群： _____
P 波： _____	诊断： _____

9.55

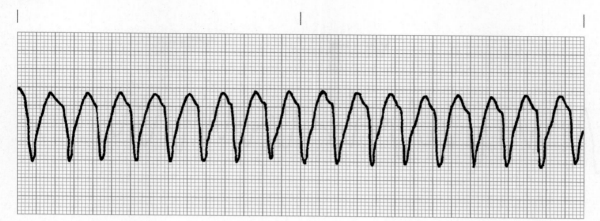

规律性:_____ PR 间期:_____

心率:_____ QRS 波群:_____

P 波:_____ 诊断:_____

9.56

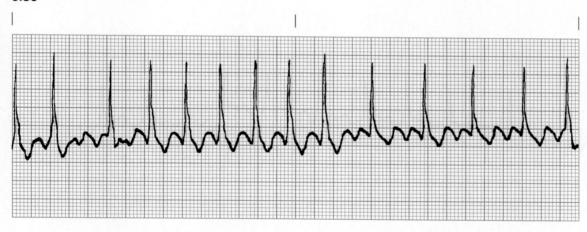

规律性:_____ PR 间期:_____

心率:_____ QRS 波群:_____

P 波:_____ 诊断:_____

9.57

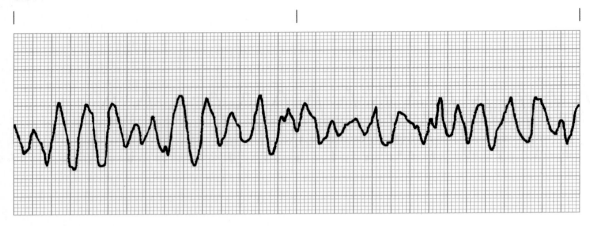

规律性: _____	PR 间期: _____
心率: _____	QRS 波群: _____
P 波: _____	诊断: _____

9.58

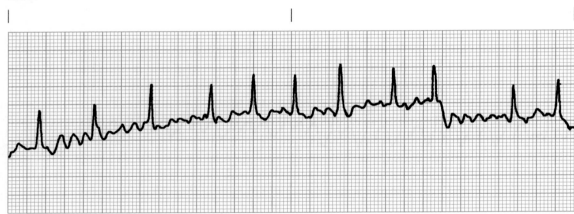

规律性: _____	PR 间期: _____
心率: _____	QRS 波群: _____
P 波: _____	诊断: _____

9.59

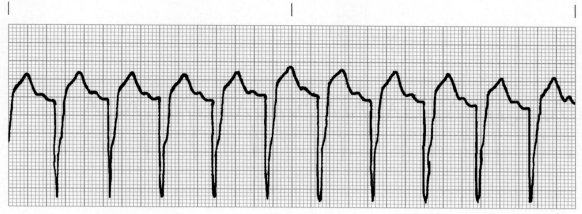

规律性:_____ PR 间期:_____

心率:_____ QRS 波群:_____

P 波:_____ 诊断:_____

9.60

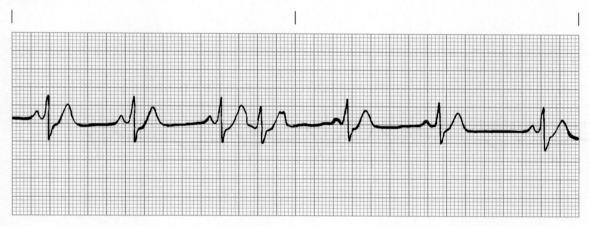

规律性:_____ PR 间期:_____

心率:_____ QRS 波群:_____

P 波:_____ 诊断:_____

9.61

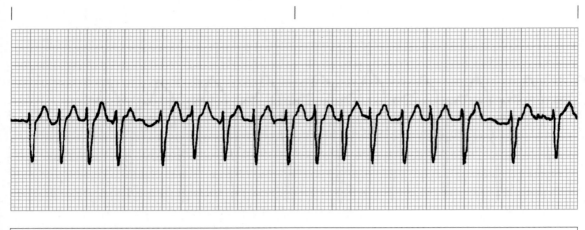

规律性：_____	PR 间期：_____
心率：_____	QRS 波群：_____
P 波：_____	诊断：_____

9.62

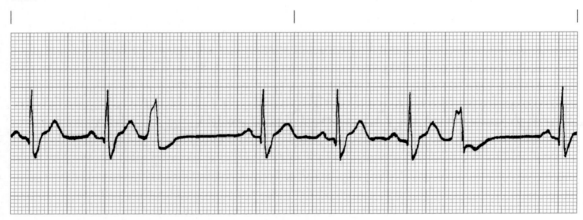

规律性：_____	PR 间期：_____
心率：_____	QRS 波群：_____
P 波：_____	诊断：_____

9.63

规律性：_____
心率：_____
P 波：_____

PR 间期：_____
QRS 波群：_____
诊断：_____

9.64

规律性：_____
心率：_____
P 波：_____

PR 间期：_____
QRS 波群：_____
诊断：_____

9.65

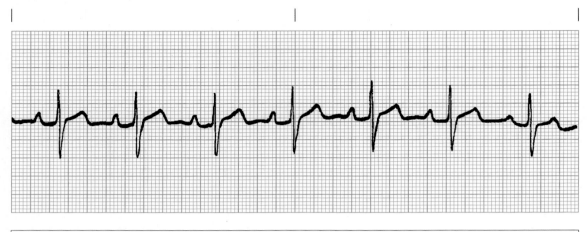

规律性: _____ PR 间期: _____

心率: _____ QRS 波群: _____

P 波: _____ 诊断: _____

9.66

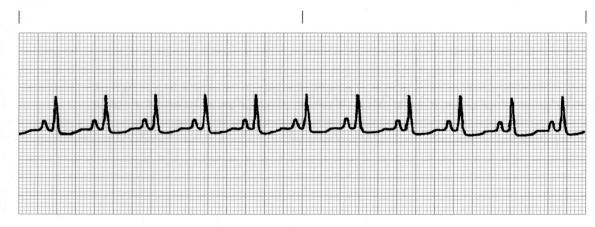

规律性: _____ PR 间期: _____

心率: _____ QRS 波群: _____

P 波: _____ 诊断: _____

9.67

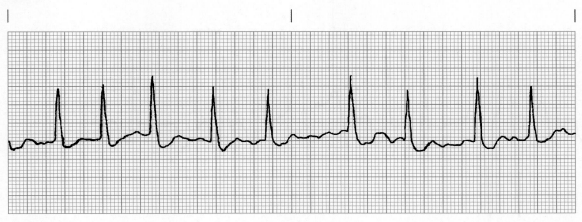

规律性 : _____　　PR 间期 : _____

心率 : _____　　QRS 波群 : _____

P 波 : _____　　诊断 : _____

9.68

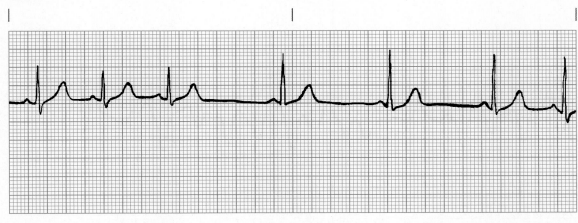

规律性 : _____　　PR 间期 : _____

心率 : _____　　QRS 波群 : _____

P 波 : _____　　诊断 : _____

9.69

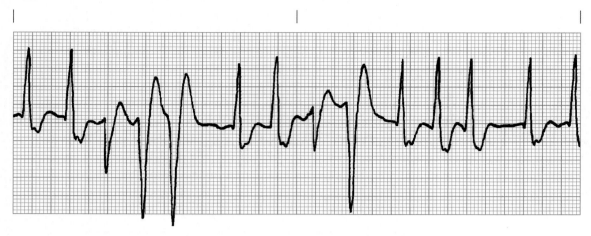

规律性：_____	PR 间期：_____
心率：_____	QRS 波群：_____
P 波：_____	诊断：_____

9.70

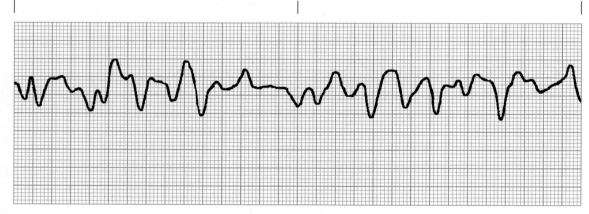

规律性：_____	PR 间期：_____
心率：_____	QRS 波群：_____
P 波：_____	诊断：_____

9.71

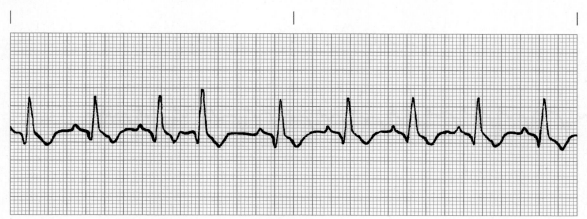

规律性:＿＿＿＿＿＿＿＿＿＿＿＿＿＿＿	PR 间期:＿＿＿＿＿＿＿＿＿＿＿＿＿＿
心率:＿＿＿＿＿＿＿＿＿＿＿＿＿＿＿＿＿	QRS 波群:＿＿＿＿＿＿＿＿＿＿＿＿＿
P 波:＿＿＿＿＿＿＿＿＿＿＿＿＿＿＿＿＿	诊断:＿＿＿＿＿＿＿＿＿＿＿＿＿＿＿＿

9.72

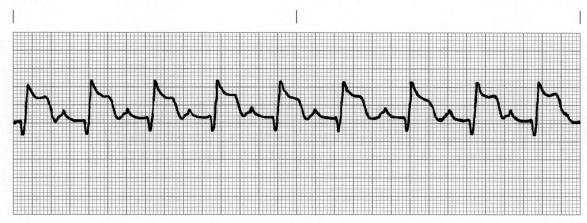

规律性:＿＿＿＿＿＿＿＿＿＿＿＿＿＿＿	PR 间期:＿＿＿＿＿＿＿＿＿＿＿＿＿＿
心率:＿＿＿＿＿＿＿＿＿＿＿＿＿＿＿＿＿	QRS 波群:＿＿＿＿＿＿＿＿＿＿＿＿＿
P 波:＿＿＿＿＿＿＿＿＿＿＿＿＿＿＿＿＿	诊断:＿＿＿＿＿＿＿＿＿＿＿＿＿＿＿＿

9.73

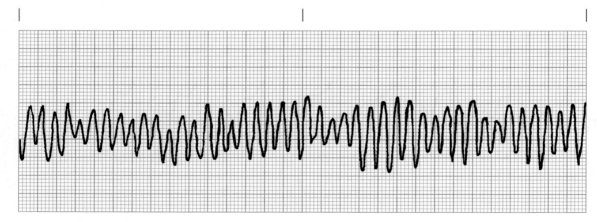

规律性:＿＿＿＿＿＿＿＿＿＿＿＿＿＿＿＿＿ PR 间期:＿＿＿＿＿＿＿＿＿＿＿＿＿＿＿＿

心率:＿＿＿＿＿＿＿＿＿＿＿＿＿＿＿＿＿＿ QRS 波群:＿＿＿＿＿＿＿＿＿＿＿＿＿＿＿

P 波:＿＿＿＿＿＿＿＿＿＿＿＿＿＿＿＿＿＿ 诊断:＿＿＿＿＿＿＿＿＿＿＿＿＿＿＿＿＿

9.74

规律性:＿＿＿＿＿＿＿＿＿＿＿＿＿＿＿＿＿ PR 间期:＿＿＿＿＿＿＿＿＿＿＿＿＿＿＿＿

心率:＿＿＿＿＿＿＿＿＿＿＿＿＿＿＿＿＿＿ QRS 波群:＿＿＿＿＿＿＿＿＿＿＿＿＿＿＿

P 波:＿＿＿＿＿＿＿＿＿＿＿＿＿＿＿＿＿＿ 诊断:＿＿＿＿＿＿＿＿＿＿＿＿＿＿＿＿＿

9.75

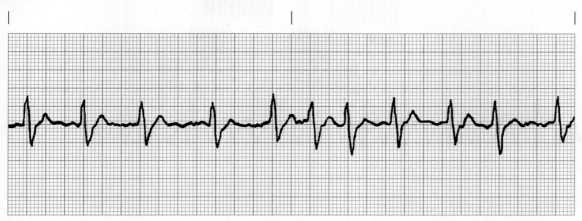

规律性：_____　　PR 间期：_____

心率：_____　　QRS 波群：_____

P 波：_____　　诊断：_____

9.76

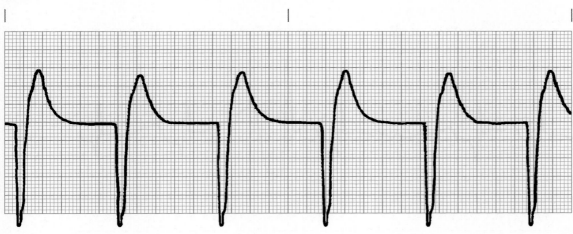

规律性：_____　　PR 间期：_____

心率：_____　　QRS 波群：_____

P 波：_____　　诊断：_____

9.77

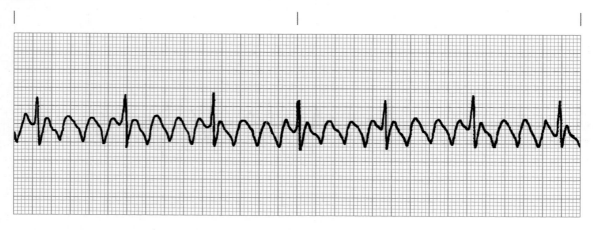

规律性：_____   PR 间期：_____

心率：_____   QRS 波群：_____

P 波：_____   诊断：_____

9.78

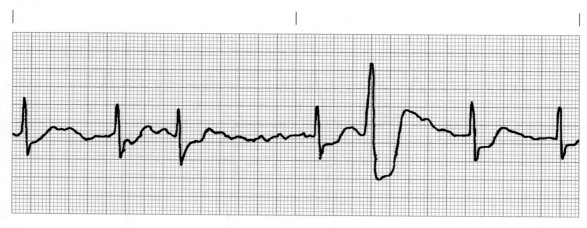

规律性：_____   PR 间期：_____

心率：_____   QRS 波群：_____

P 波：_____   诊断：_____

9.79

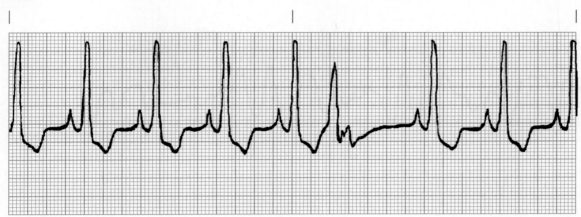

规律性:＿＿＿＿＿＿＿＿＿＿＿＿＿＿　　PR 间期:＿＿＿＿＿＿＿＿＿＿＿＿＿

心率:＿＿＿＿＿＿＿＿＿＿＿＿＿＿＿　　QRS 波群:＿＿＿＿＿＿＿＿＿＿＿＿

P 波:＿＿＿＿＿＿＿＿＿＿＿＿＿＿＿　　诊断:＿＿＿＿＿＿＿＿＿＿＿＿＿＿

9.80

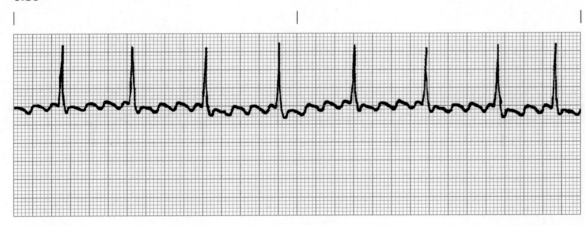

规律性:＿＿＿＿＿＿＿＿＿＿＿＿＿＿　　PR 间期:＿＿＿＿＿＿＿＿＿＿＿＿＿

心率:＿＿＿＿＿＿＿＿＿＿＿＿＿＿＿　　QRS 波群:＿＿＿＿＿＿＿＿＿＿＿＿

P 波:＿＿＿＿＿＿＿＿＿＿＿＿＿＿＿　　诊断:＿＿＿＿＿＿＿＿＿＿＿＿＿＿

9.81

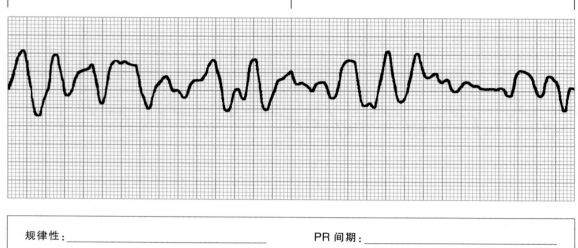

规律性：_____   PR 间期：_____

心率：_____   QRS 波群：_____

P 波：_____   诊断：_____

9.82

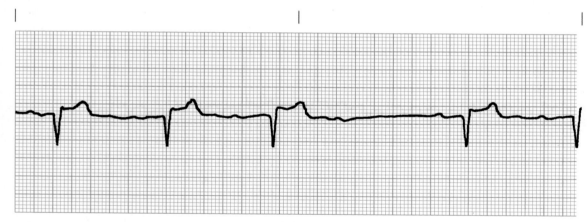

规律性：_____   PR 间期：_____

心率：_____   QRS 波群：_____

P 波：_____   诊断：_____

9.83

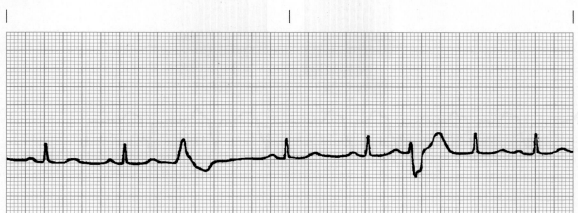

规律性：＿＿＿＿＿＿＿＿＿＿＿＿＿＿＿＿　　PR 间期：＿＿＿＿＿＿＿＿＿＿＿＿＿＿＿＿＿

心率：＿＿＿＿＿＿＿＿＿＿＿＿＿＿＿＿＿　　QRS 波群：＿＿＿＿＿＿＿＿＿＿＿＿＿＿＿

P 波：＿＿＿＿＿＿＿＿＿＿＿＿＿＿＿＿＿　　诊断：＿＿＿＿＿＿＿＿＿＿＿＿＿＿＿＿＿

9.84

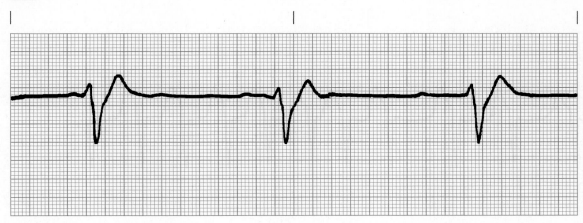

规律性：＿＿＿＿＿＿＿＿＿＿＿＿＿＿＿＿　　PR 间期：＿＿＿＿＿＿＿＿＿＿＿＿＿＿＿＿＿

心率：＿＿＿＿＿＿＿＿＿＿＿＿＿＿＿＿＿　　QRS 波群：＿＿＿＿＿＿＿＿＿＿＿＿＿＿＿

P 波：＿＿＿＿＿＿＿＿＿＿＿＿＿＿＿＿＿　　诊断：＿＿＿＿＿＿＿＿＿＿＿＿＿＿＿＿＿

9.85

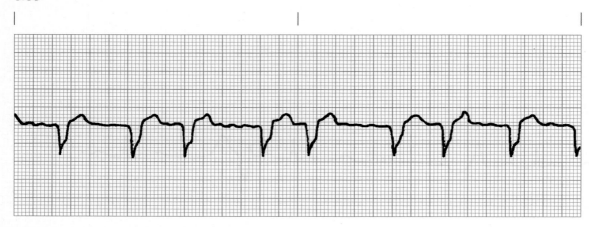

规律性：＿＿＿＿＿＿＿＿＿＿＿	PR 间期：＿＿＿＿＿＿＿＿＿＿
心率：＿＿＿＿＿＿＿＿＿＿＿＿	QRS 波群：＿＿＿＿＿＿＿＿＿＿
P 波：＿＿＿＿＿＿＿＿＿＿＿＿	诊断：＿＿＿＿＿＿＿＿＿＿＿＿

9.86

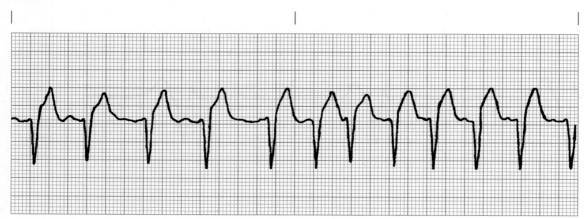

规律性：＿＿＿＿＿＿＿＿＿＿＿	PR 间期：＿＿＿＿＿＿＿＿＿＿
心率：＿＿＿＿＿＿＿＿＿＿＿＿	QRS 波群：＿＿＿＿＿＿＿＿＿＿
P 波：＿＿＿＿＿＿＿＿＿＿＿＿	诊断：＿＿＿＿＿＿＿＿＿＿＿＿

9.87

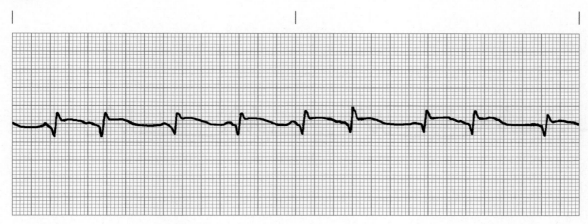

规律性：_____ PR 间期：_____

心率：_____ QRS 波群：_____

P 波：_____ 诊断：_____

9.88

规律性：_____ PR 间期：_____

心率：_____ QRS 波群：_____

P 波：_____ 诊断：_____

9.89

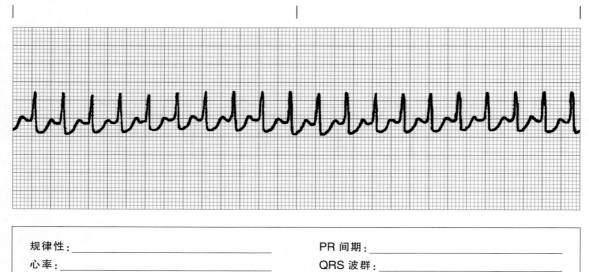

规律性： _____	PR 间期： _____
心率： _____	QRS 波群： _____
P 波： _____	诊断： _____

9.90

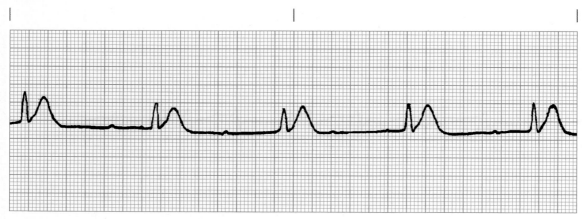

规律性： _____	PR 间期： _____
心率： _____	QRS 波群： _____
P 波： _____	诊断： _____

9.91

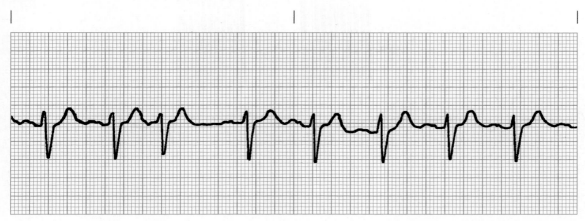

规律性：_____　　PR 间期：_____

心率：_____　　QRS 波群：_____

P 波：_____　　诊断：_____

9.92

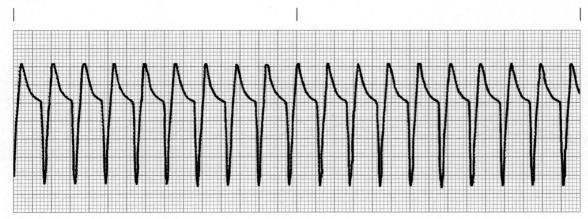

规律性：_____　　PR 间期：_____

心率：_____　　QRS 波群：_____

P 波：_____　　诊断：_____

9.93

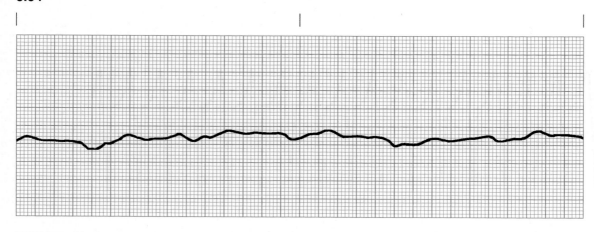

规律性:＿＿＿＿＿＿＿＿＿＿＿	PR 间期:＿＿＿＿＿＿＿＿＿＿＿
心率:＿＿＿＿＿＿＿＿＿＿＿	QRS 波群:＿＿＿＿＿＿＿＿＿＿＿
P 波:＿＿＿＿＿＿＿＿＿＿＿	诊断:＿＿＿＿＿＿＿＿＿＿＿

9.94

规律性:＿＿＿＿＿＿＿＿＿＿＿	PR 间期:＿＿＿＿＿＿＿＿＿＿＿
心率:＿＿＿＿＿＿＿＿＿＿＿	QRS 波群:＿＿＿＿＿＿＿＿＿＿＿
P 波:＿＿＿＿＿＿＿＿＿＿＿	诊断:＿＿＿＿＿＿＿＿＿＿＿

9.95

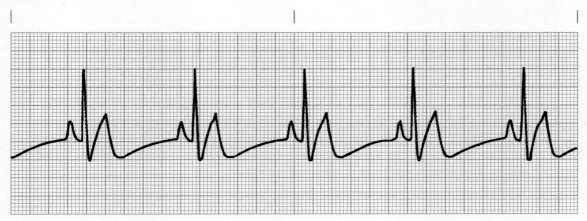

规律性: _____　PR 间期: _____

心率: _____　QRS 波群: _____

P 波: _____　诊断: _____

9.96

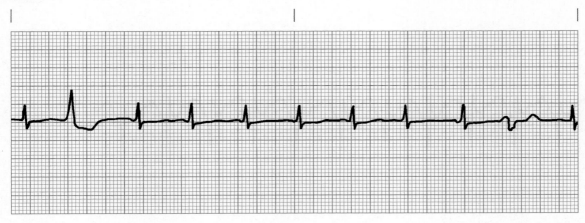

规律性: _____　PR 间期: _____

心率: _____　QRS 波群: _____

P 波: _____　诊断: _____

9.97

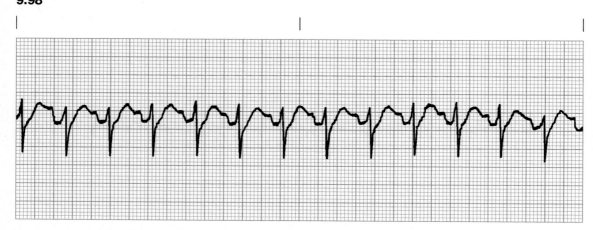

规律性：＿＿＿＿＿＿＿＿＿＿＿	PR 间期：＿＿＿＿＿＿＿＿＿＿
心率：＿＿＿＿＿＿＿＿＿＿＿＿	QRS 波群：＿＿＿＿＿＿＿＿＿
P 波：＿＿＿＿＿＿＿＿＿＿＿＿	诊断：＿＿＿＿＿＿＿＿＿＿＿

9.98

规律性：＿＿＿＿＿＿＿＿＿＿＿	PR 间期：＿＿＿＿＿＿＿＿＿＿
心率：＿＿＿＿＿＿＿＿＿＿＿＿	QRS 波群：＿＿＿＿＿＿＿＿＿
P 波：＿＿＿＿＿＿＿＿＿＿＿＿	诊断：＿＿＿＿＿＿＿＿＿＿＿

9.99

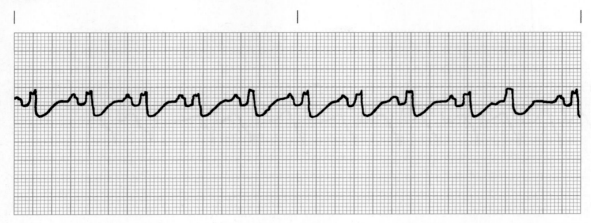

规律性：_____	PR 间期：_____
心率：_____	QRS 波群：_____
P 波：_____	诊断：_____

9.100

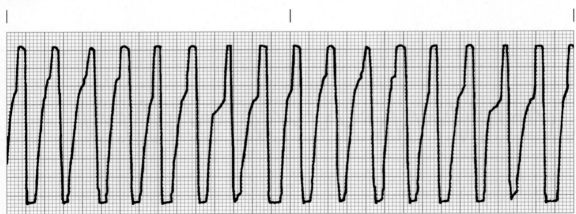

规律性：_____	PR 间期：_____
心率：_____	QRS 波群：_____
P 波：_____	诊断：_____

9.101

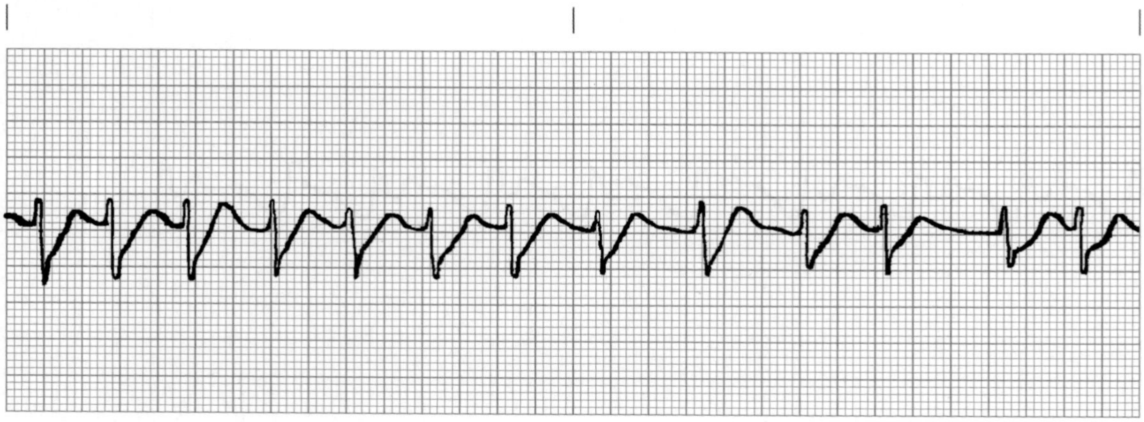

规律性：_____	PR 间期：_____
心率：_____	QRS 波群：_____
P 波：_____	诊断：_____

9.102

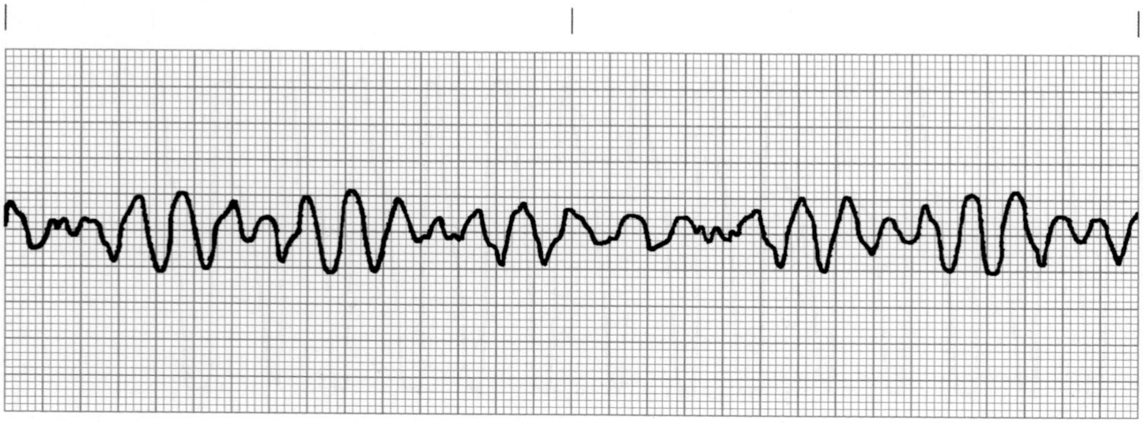

规律性：_____	PR 间期：_____
心率：_____	QRS 波群：_____
P 波：_____	诊断：_____

9.103

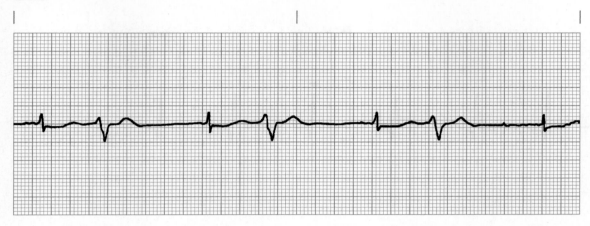

规律性: _____   PR 间期: _____

心率: _____   QRS 波群: _____

P 波: _____   诊断: _____

9.104

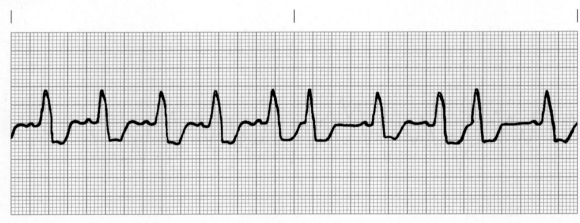

规律性: _____   PR 间期: _____

心率: _____   QRS 波群: _____

P 波: _____   诊断: _____

9.105

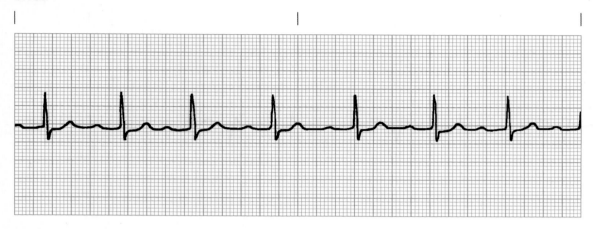

规律性:	PR 间期:
心率:	QRS 波群:
P 波:	诊断:

9.106

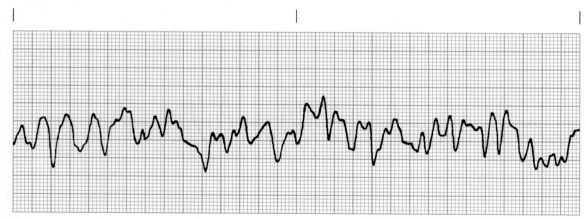

规律性:	PR 间期:
心率:	QRS 波群:
P 波:	诊断:

9.107

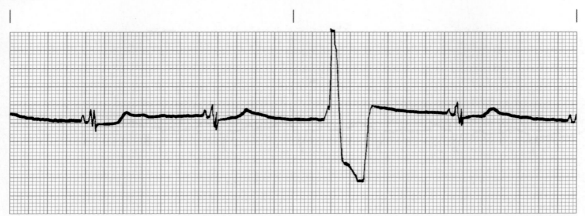

规律性：＿＿＿＿＿＿＿＿＿＿＿＿＿＿	PR 间期：＿＿＿＿＿＿＿＿＿＿＿＿＿
心率：＿＿＿＿＿＿＿＿＿＿＿＿＿＿＿	QRS 波群：＿＿＿＿＿＿＿＿＿＿＿＿
P 波：＿＿＿＿＿＿＿＿＿＿＿＿＿＿＿	诊断：＿＿＿＿＿＿＿＿＿＿＿＿＿＿

9.108

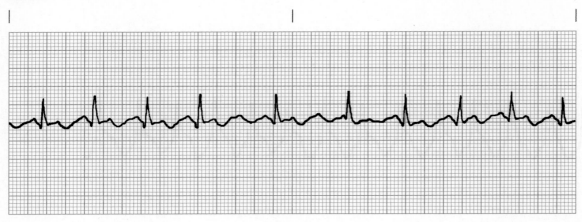

规律性：＿＿＿＿＿＿＿＿＿＿＿＿＿＿	PR 间期：＿＿＿＿＿＿＿＿＿＿＿＿＿
心率：＿＿＿＿＿＿＿＿＿＿＿＿＿＿＿	QRS 波群：＿＿＿＿＿＿＿＿＿＿＿＿
P 波：＿＿＿＿＿＿＿＿＿＿＿＿＿＿＿	诊断：＿＿＿＿＿＿＿＿＿＿＿＿＿＿

9.109

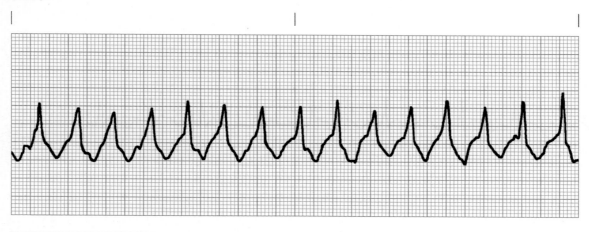

规律性:_____   PR 间期:_____

心率:_____   QRS 波群:_____

P 波:_____   诊断:_____

9.110

规律性:_____   PR 间期:_____

心率:_____   QRS 波群:_____

P 波:_____   诊断:_____

9.111

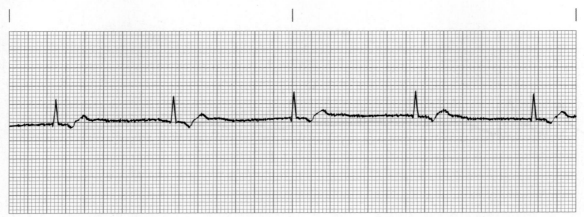

规律性：＿＿＿＿＿＿＿＿＿＿＿＿＿＿＿ PR 间期：＿＿＿＿＿＿＿＿＿＿＿＿＿＿＿

心率：＿＿＿＿＿＿＿＿＿＿＿＿＿＿＿＿ QRS 波群：＿＿＿＿＿＿＿＿＿＿＿＿＿＿

P 波：＿＿＿＿＿＿＿＿＿＿＿＿＿＿＿＿ 诊断：＿＿＿＿＿＿＿＿＿＿＿＿＿＿＿＿

9.112

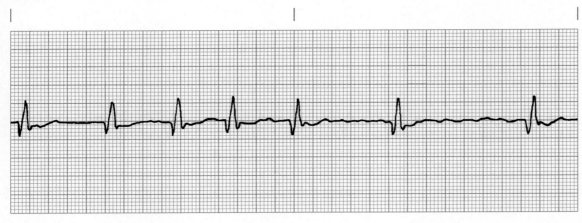

规律性：＿＿＿＿＿＿＿＿＿＿＿＿＿＿＿ PR 间期：＿＿＿＿＿＿＿＿＿＿＿＿＿＿＿

心率：＿＿＿＿＿＿＿＿＿＿＿＿＿＿＿＿ QRS 波群：＿＿＿＿＿＿＿＿＿＿＿＿＿＿

P 波：＿＿＿＿＿＿＿＿＿＿＿＿＿＿＿＿ 诊断：＿＿＿＿＿＿＿＿＿＿＿＿＿＿＿＿

9.113

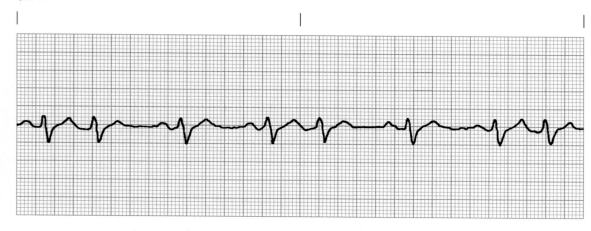

规律性：_____　　PR 间期：_____

心率：_____　　QRS 波群：_____

P 波：_____　　诊断：_____

9.114

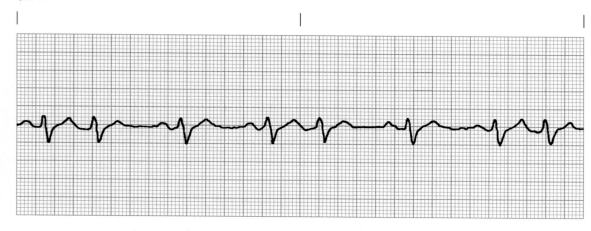

规律性：_____　　PR 间期：_____

心率：_____　　QRS 波群：_____

P 波：_____　　诊断：_____

9.115

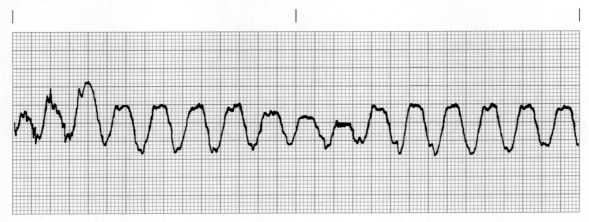

规律性:＿＿＿＿＿＿＿＿＿＿＿＿	PR 间期:＿＿＿＿＿＿＿＿＿＿＿＿
心率:＿＿＿＿＿＿＿＿＿＿＿＿＿	QRS 波群:＿＿＿＿＿＿＿＿＿＿＿
P 波:＿＿＿＿＿＿＿＿＿＿＿＿＿	诊断:＿＿＿＿＿＿＿＿＿＿＿＿＿

9.116

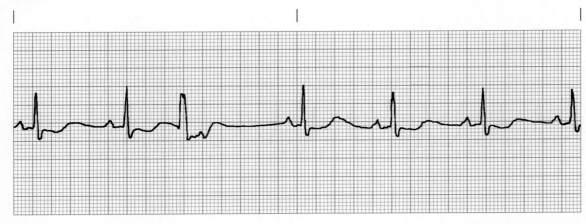

规律性:＿＿＿＿＿＿＿＿＿＿＿＿	PR 间期:＿＿＿＿＿＿＿＿＿＿＿＿
心率:＿＿＿＿＿＿＿＿＿＿＿＿＿	QRS 波群:＿＿＿＿＿＿＿＿＿＿＿
P 波:＿＿＿＿＿＿＿＿＿＿＿＿＿	诊断:＿＿＿＿＿＿＿＿＿＿＿＿＿

9.117

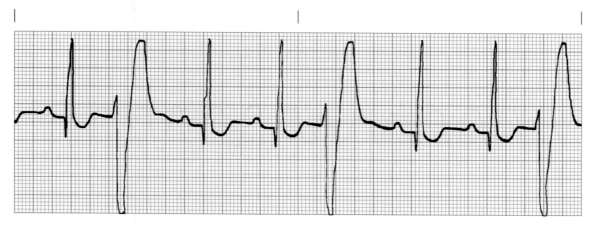

规律性：	PR 间期：
心率：	QRS 波群：
P 波：	诊断：

9.118

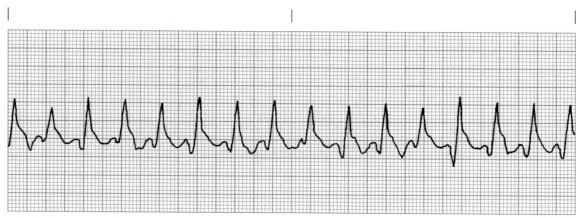

规律性：	PR 间期：
心率：	QRS 波群：
P 波：	诊断：

9.119

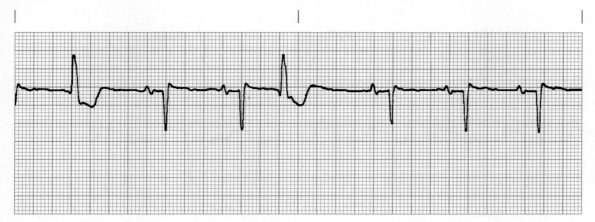

规律性:_____	PR 间期:_____
心率:_____	QRS 波群:_____
P 波:_____	诊断:_____

9.120

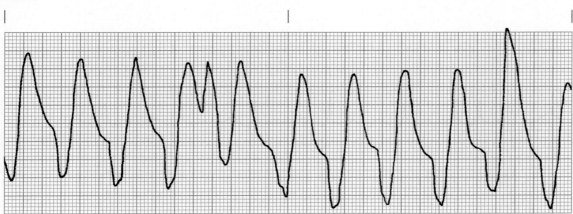

规律性:_____	PR 间期:_____
心率:_____	QRS 波群:_____
P 波:_____	诊断:_____

9.121

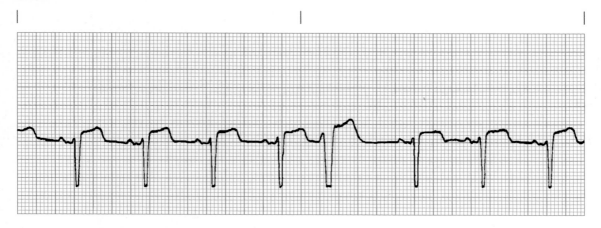

规律性：_____	PR 间期：_____
心率：_____	QRS 波群：_____
P 波：_____	诊断：_____

9.122

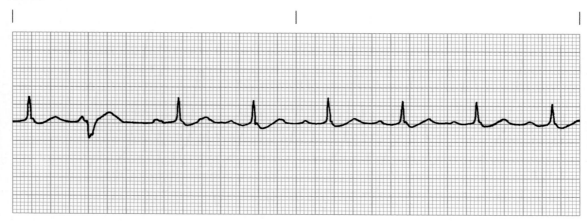

规律性：_____	PR 间期：_____
心率：_____	QRS 波群：_____
P 波：_____	诊断：_____

9.123

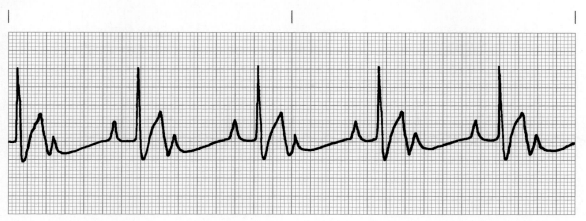

规律性： _____	PR 间期： _____
心率： _____	QRS 波群： _____
P 波： _____	诊断： _____

9.124

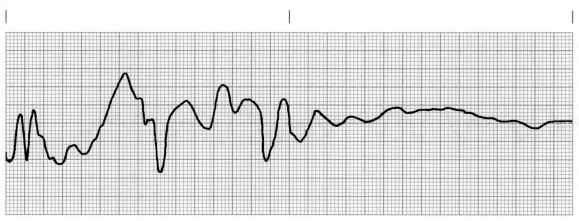

规律性： _____	PR 间期： _____
心率： _____	QRS 波群： _____
P 波： _____	诊断： _____

9.125

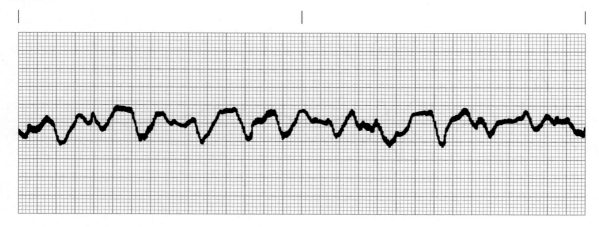

规律性：＿＿＿＿＿＿＿＿＿＿	PR 间期：＿＿＿＿＿＿＿＿＿＿
心率：＿＿＿＿＿＿＿＿＿＿	QRS 波群：＿＿＿＿＿＿＿＿＿＿
P 波：＿＿＿＿＿＿＿＿＿＿	诊断：＿＿＿＿＿＿＿＿＿＿

9.126

规律性：＿＿＿＿＿＿＿＿＿＿	PR 间期：＿＿＿＿＿＿＿＿＿＿
心率：＿＿＿＿＿＿＿＿＿＿	QRS 波群：＿＿＿＿＿＿＿＿＿＿
P 波：＿＿＿＿＿＿＿＿＿＿	诊断：＿＿＿＿＿＿＿＿＿＿

9.127

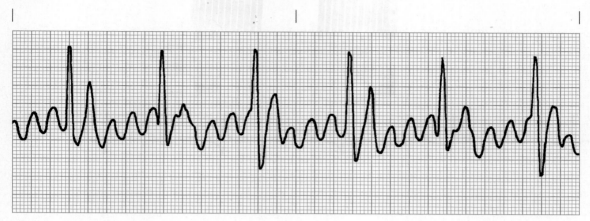

规律性:＿＿＿＿＿＿＿＿＿＿＿＿＿＿＿ PR 间期:＿＿＿＿＿＿＿＿＿＿＿＿＿＿＿

心率:＿＿＿＿＿＿＿＿＿＿＿＿＿＿＿＿ QRS 波群:＿＿＿＿＿＿＿＿＿＿＿＿＿

P 波:＿＿＿＿＿＿＿＿＿＿＿＿＿＿＿＿ 诊断:＿＿＿＿＿＿＿＿＿＿＿＿＿＿＿

9.128

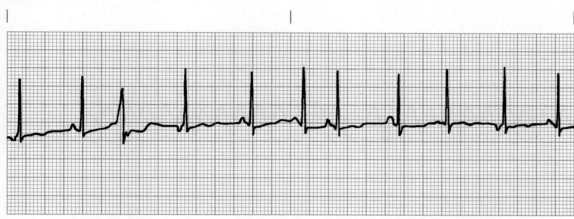

规律性:＿＿＿＿＿＿＿＿＿＿＿＿＿＿＿ PR 间期:＿＿＿＿＿＿＿＿＿＿＿＿＿＿＿

心率:＿＿＿＿＿＿＿＿＿＿＿＿＿＿＿＿ QRS 波群:＿＿＿＿＿＿＿＿＿＿＿＿＿

P 波:＿＿＿＿＿＿＿＿＿＿＿＿＿＿＿＿ 诊断:＿＿＿＿＿＿＿＿＿＿＿＿＿＿＿

9.129

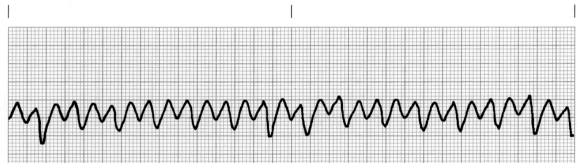

规律性：＿＿＿＿＿＿＿＿＿＿	PR 间期：＿＿＿＿＿＿＿＿＿
心率：＿＿＿＿＿＿＿＿＿＿＿	QRS 波群：＿＿＿＿＿＿＿＿
P 波：＿＿＿＿＿＿＿＿＿＿＿	诊断：＿＿＿＿＿＿＿＿＿＿

9.130

规律性：＿＿＿＿＿＿＿＿＿＿	PR 间期：＿＿＿＿＿＿＿＿＿
心率：＿＿＿＿＿＿＿＿＿＿＿	QRS 波群：＿＿＿＿＿＿＿＿
P 波：＿＿＿＿＿＿＿＿＿＿＿	诊断：＿＿＿＿＿＿＿＿＿＿

9.131

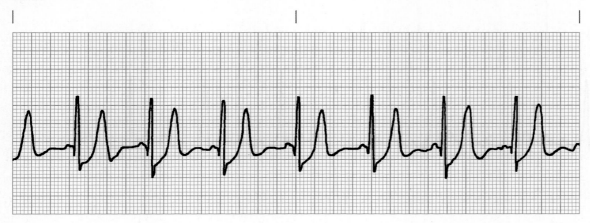

规律性：_____ PR 间期：_____

心率：_____ QRS 波群：_____

P 波：_____ 诊断：_____

9.132

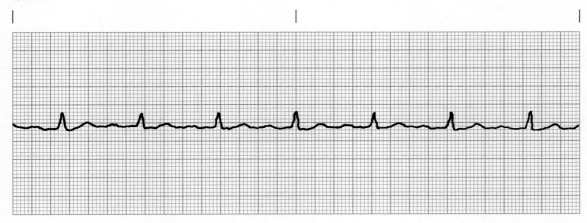

规律性：_____ PR 间期：_____

心率：_____ QRS 波群：_____

P 波：_____ 诊断：_____

9.133

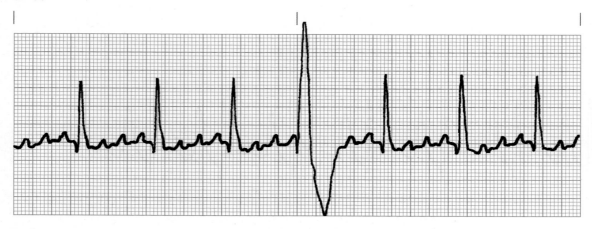

规律性： _____	PR 间期： _____
心率： _____	QRS 波群： _____
P 波： _____	诊断： _____

9.134

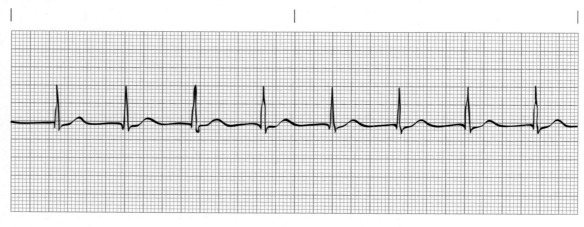

规律性： _____	PR 间期： _____
心率： _____	QRS 波群： _____
P 波： _____	诊断： _____

9.135

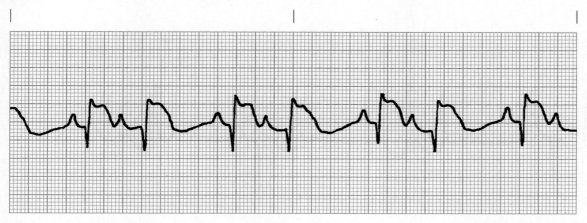

规律性:＿＿＿＿＿＿＿＿＿＿＿＿＿＿＿　　PR 间期:＿＿＿＿＿＿＿＿＿＿＿＿＿＿＿

心率:＿＿＿＿＿＿＿＿＿＿＿＿＿＿＿＿　　QRS 波群:＿＿＿＿＿＿＿＿＿＿＿＿＿

P 波:＿＿＿＿＿＿＿＿＿＿＿＿＿＿＿＿　　诊断:＿＿＿＿＿＿＿＿＿＿＿＿＿＿＿＿

9.136

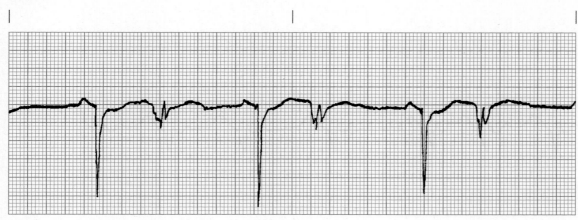

规律性:＿＿＿＿＿＿＿＿＿＿＿＿＿＿＿　　PR 间期:＿＿＿＿＿＿＿＿＿＿＿＿＿＿＿

心率:＿＿＿＿＿＿＿＿＿＿＿＿＿＿＿＿　　QRS 波群:＿＿＿＿＿＿＿＿＿＿＿＿＿

P 波:＿＿＿＿＿＿＿＿＿＿＿＿＿＿＿＿　　诊断:＿＿＿＿＿＿＿＿＿＿＿＿＿＿＿＿

9.137

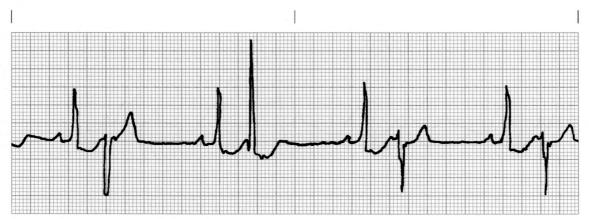

<table>
<tr><td>规律性：_____</td><td>PR 间期：_____</td></tr>
<tr><td>心率：_____</td><td>QRS 波群：_____</td></tr>
<tr><td>P 波：_____</td><td>诊断：_____</td></tr>
</table>

9.138

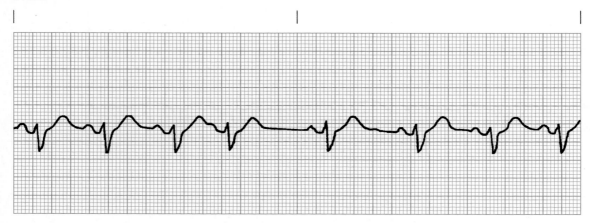

<table>
<tr><td>规律性：_____</td><td>PR 间期：_____</td></tr>
<tr><td>心率：_____</td><td>QRS 波群：_____</td></tr>
<tr><td>P 波：_____</td><td>诊断：_____</td></tr>
</table>

9.139

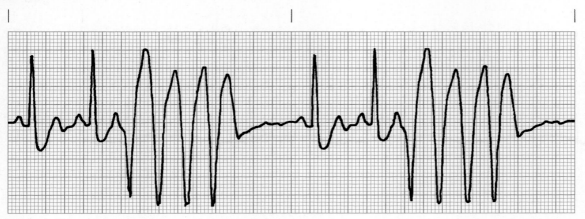

规律性：_____	PR 间期：_____
心率：_____	QRS 波群：_____
P 波：_____	诊断：_____

9.140

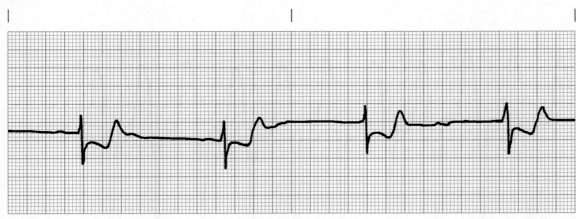

规律性：_____	PR 间期：_____
心率：_____	QRS 波群：_____
P 波：_____	诊断：_____

9.141

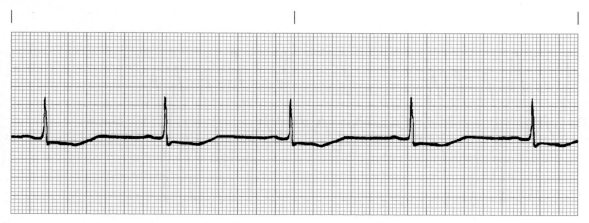

规律性：＿＿＿＿＿＿＿＿＿＿＿＿＿＿＿	PR 间期：＿＿＿＿＿＿＿＿＿＿＿＿＿
心率：＿＿＿＿＿＿＿＿＿＿＿＿＿＿＿＿	QRS 波群：＿＿＿＿＿＿＿＿＿＿＿＿
P 波：＿＿＿＿＿＿＿＿＿＿＿＿＿＿＿＿	诊断：＿＿＿＿＿＿＿＿＿＿＿＿＿＿

9.142

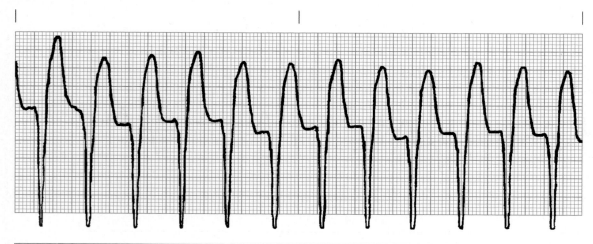

规律性：＿＿＿＿＿＿＿＿＿＿＿＿＿＿＿	PR 间期：＿＿＿＿＿＿＿＿＿＿＿＿＿
心率：＿＿＿＿＿＿＿＿＿＿＿＿＿＿＿＿	QRS 波群：＿＿＿＿＿＿＿＿＿＿＿＿
P 波：＿＿＿＿＿＿＿＿＿＿＿＿＿＿＿＿	诊断：＿＿＿＿＿＿＿＿＿＿＿＿＿＿

9.143

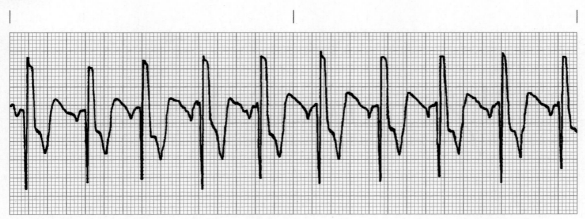

规律性：_____	PR 间期：_____
心率：_____	QRS 波群：_____
P 波：_____	诊断：_____

9.144

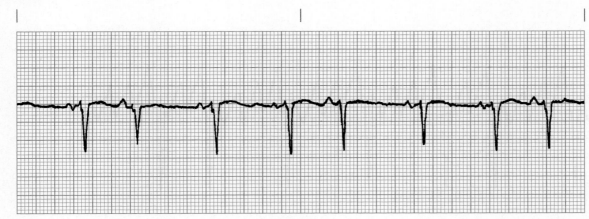

规律性：_____	PR 间期：_____
心率：_____	QRS 波群：_____
P 波：_____	诊断：_____

9.145

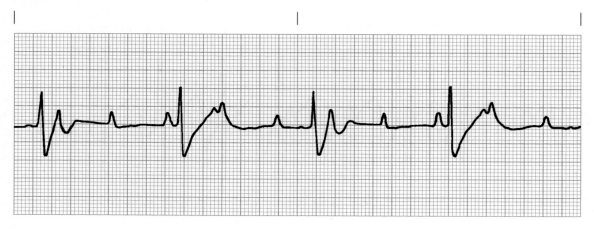

规律性：_____   PR 间期：_____

心率：_____   QRS 波群：_____

P 波：_____   诊断：_____

9.146

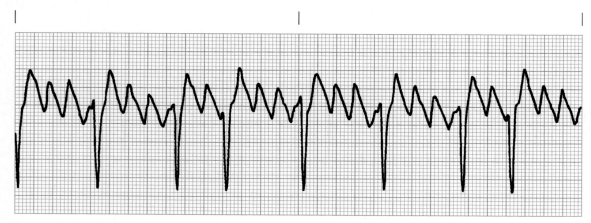

规律性：_____   PR 间期：_____

心率：_____   QRS 波群：_____

P 波：_____   诊断：_____

9.147

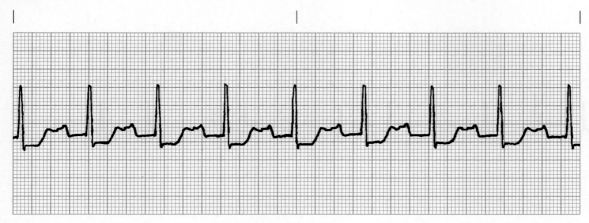

规律性:＿＿＿＿＿＿＿＿＿＿＿＿＿＿　　PR 间期:＿＿＿＿＿＿＿＿＿＿＿＿＿＿

心率:＿＿＿＿＿＿＿＿＿＿＿＿＿＿＿　　QRS 波群:＿＿＿＿＿＿＿＿＿＿＿＿＿

P 波:＿＿＿＿＿＿＿＿＿＿＿＿＿＿＿　　诊断:＿＿＿＿＿＿＿＿＿＿＿＿＿＿＿

9.148

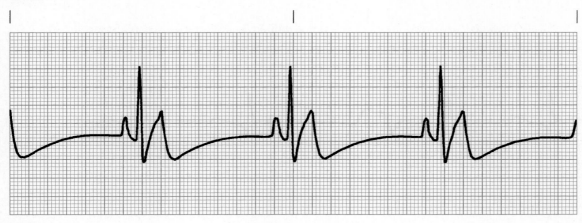

规律性:＿＿＿＿＿＿＿＿＿＿＿＿＿＿　　PR 间期:＿＿＿＿＿＿＿＿＿＿＿＿＿＿

心率:＿＿＿＿＿＿＿＿＿＿＿＿＿＿＿　　QRS 波群:＿＿＿＿＿＿＿＿＿＿＿＿＿

P 波:＿＿＿＿＿＿＿＿＿＿＿＿＿＿＿　　诊断:＿＿＿＿＿＿＿＿＿＿＿＿＿＿＿

9.149

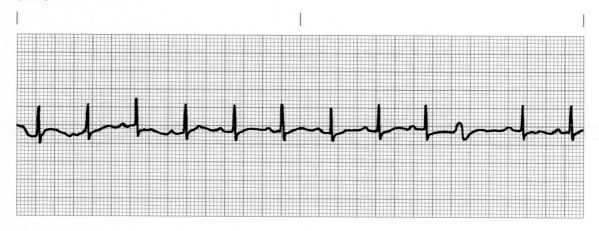

規律性：＿＿＿＿＿＿＿＿＿＿＿＿＿　　PR 间期：＿＿＿＿＿＿＿＿＿＿＿＿＿

心率：＿＿＿＿＿＿＿＿＿＿＿＿＿＿　　QRS 波群：＿＿＿＿＿＿＿＿＿＿＿

P 波：＿＿＿＿＿＿＿＿＿＿＿＿＿＿　　诊断：＿＿＿＿＿＿＿＿＿＿＿＿＿

9.150

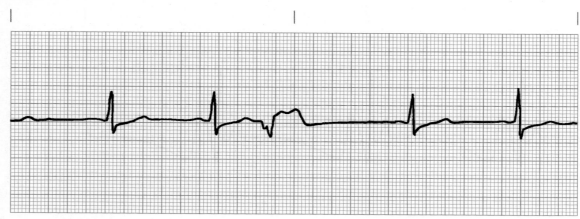

規律性：＿＿＿＿＿＿＿＿＿＿＿＿＿　　PR 间期：＿＿＿＿＿＿＿＿＿＿＿＿＿

心率：＿＿＿＿＿＿＿＿＿＿＿＿＿＿　　QRS 波群：＿＿＿＿＿＿＿＿＿＿＿

P 波：＿＿＿＿＿＿＿＿＿＿＿＿＿＿　　诊断：＿＿＿＿＿＿＿＿＿＿＿＿＿

9.151

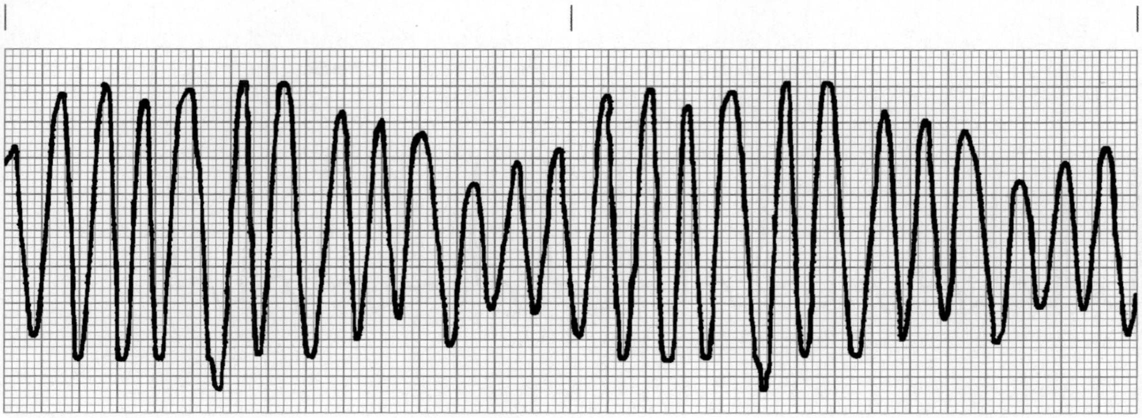

规律性：_____	PR 间期：_____
心率：_____	QRS 波群：_____
P 波：_____	诊断：_____

9.152

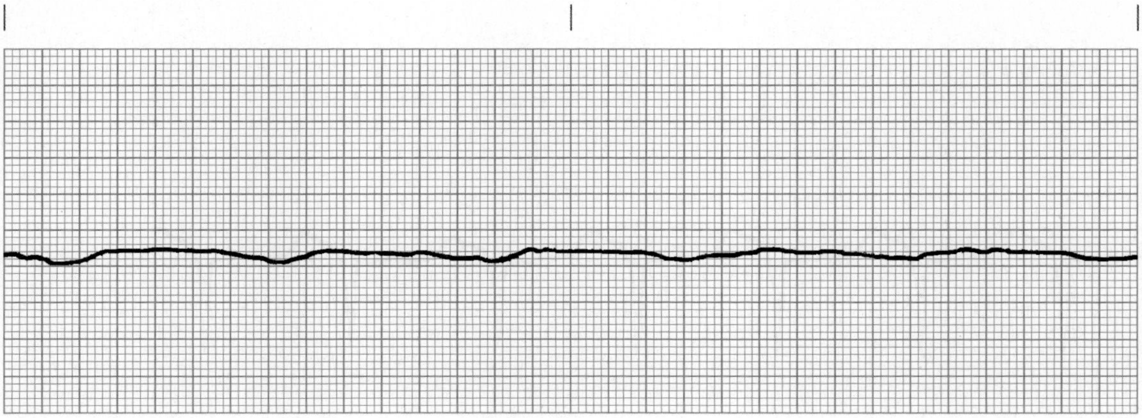

规律性：_____	PR 间期：_____
心率：_____	QRS 波群：_____
P 波：_____	诊断：_____

9.153

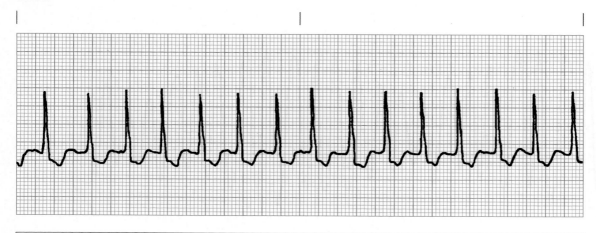

规律性:＿＿＿＿＿＿＿＿＿＿＿＿＿＿＿

心率:＿＿＿＿＿＿＿＿＿＿＿＿＿＿＿＿＿

P 波:＿＿＿＿＿＿＿＿＿＿＿＿＿＿＿＿

PR 间期:＿＿＿＿＿＿＿＿＿＿＿＿＿＿

QRS 波群:＿＿＿＿＿＿＿＿＿＿＿＿＿

诊断:＿＿＿＿＿＿＿＿＿＿＿＿＿＿＿＿

9.154

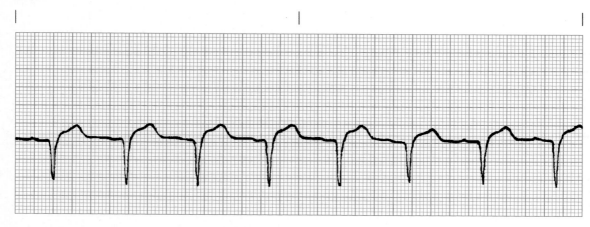

规律性:＿＿＿＿＿＿＿＿＿＿＿＿＿＿＿

心率:＿＿＿＿＿＿＿＿＿＿＿＿＿＿＿＿＿

P 波:＿＿＿＿＿＿＿＿＿＿＿＿＿＿＿＿

PR 间期:＿＿＿＿＿＿＿＿＿＿＿＿＿＿

QRS 波群:＿＿＿＿＿＿＿＿＿＿＿＿＿

诊断:＿＿＿＿＿＿＿＿＿＿＿＿＿＿＿＿

9.155

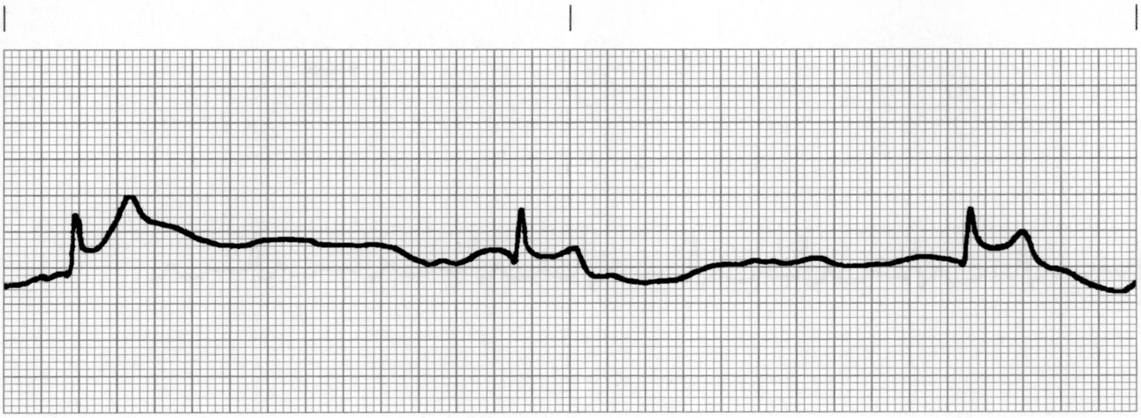

规律性：_____	PR 间期：_____
心率：_____	QRS 波群：_____
P 波：_____	诊断：_____

9.156

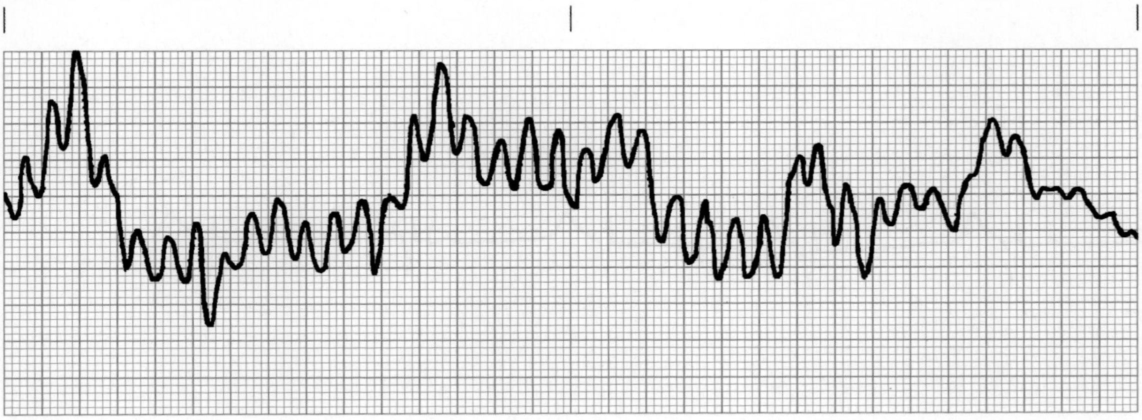

规律性：_____	PR 间期：_____
心率：_____	QRS 波群：_____
P 波：_____	诊断：_____

9.157

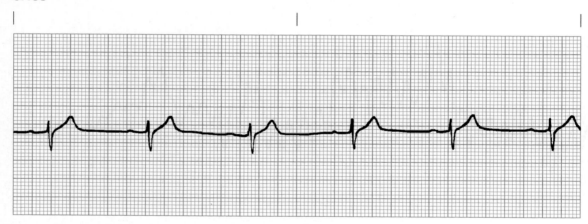

规律性:_____	PR 间期:_____
心率:_____	QRS 波群:_____
P 波:_____	诊断:_____

9.158

规律性:_____	PR 间期:_____
心率:_____	QRS 波群:_____
P 波:_____	诊断:_____

9.159

规律性:_____ PR 间期:_____

心率:_____ QRS 波群:_____

P 波:_____ 诊断:_____

9.160

规律性:_____ PR 间期:_____

心率:_____ QRS 波群:_____

P 波:_____ 诊断:_____

9.161

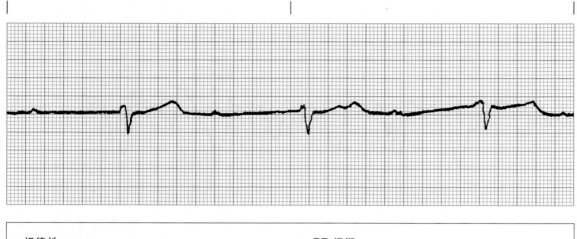

规律性 : _____	PR 间期 : _____
心率 : _____	QRS 波群 : _____
P 波 : _____	诊断 : _____

9.162

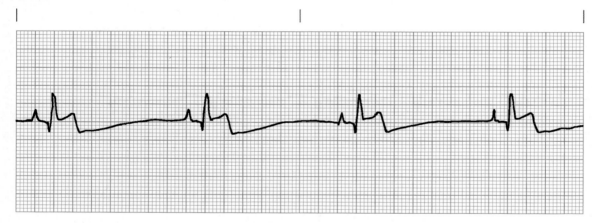

规律性 : _____	PR 间期 : _____
心率 : _____	QRS 波群 : _____
P 波 : _____	诊断 : _____

9.163

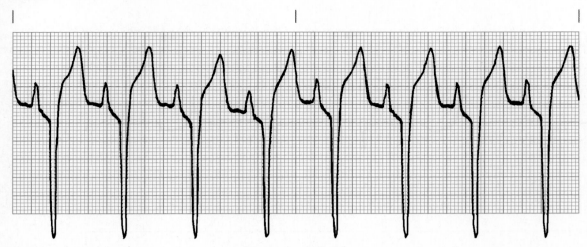

规律性：_____ PR 间期：_____

心率：_____ QRS 波群：_____

P 波：_____ 诊断：_____

9.164

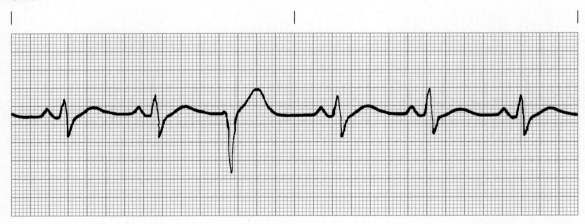

规律性：_____ PR 间期：_____

心率：_____ QRS 波群：_____

P 波：_____ 诊断：_____

9.165

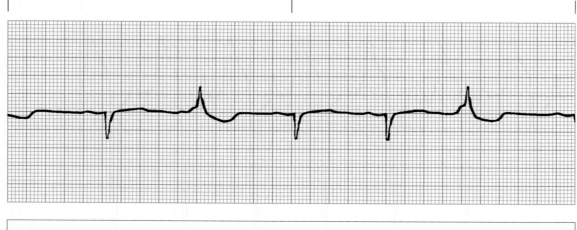

规律性:_____	PR 间期:_____
心率:_____	QRS 波群:_____
P 波:_____	诊断:_____

9.166

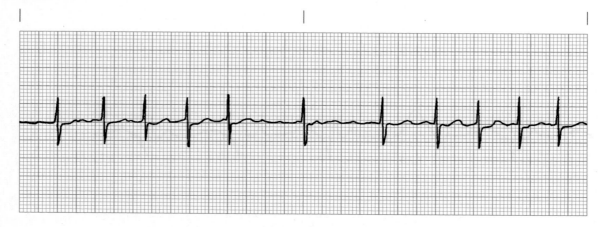

规律性:_____	PR 间期:_____
心率:_____	QRS 波群:_____
P 波:_____	诊断:_____

9.167

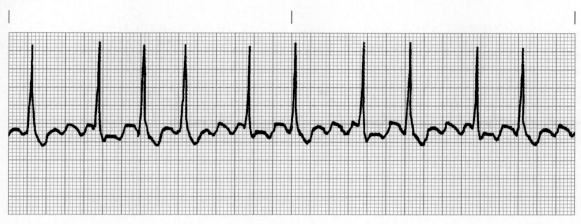

规律性：_____　　PR 间期：_____

心率：_____　　QRS 波群：_____

P 波：_____　　诊断：_____

9.168

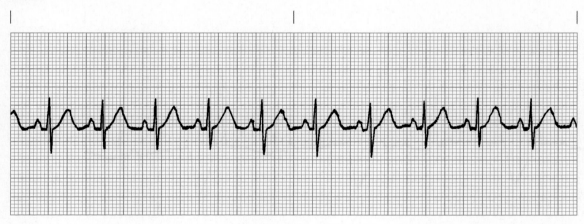

规律性：_____　　PR 间期：_____

心率：_____　　QRS 波群：_____

P 波：_____　　诊断：_____

9.169

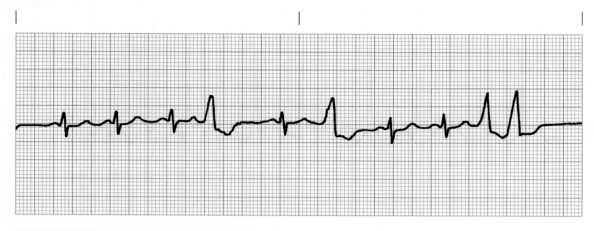

规律性：＿＿＿＿＿＿＿＿＿＿＿＿＿＿＿＿＿ PR 间期：＿＿＿＿＿＿＿＿＿＿＿＿＿＿＿＿＿

心率：＿＿＿＿＿＿＿＿＿＿＿＿＿＿＿＿＿ QRS 波群：＿＿＿＿＿＿＿＿＿＿＿＿＿＿＿

P 波：＿＿＿＿＿＿＿＿＿＿＿＿＿＿＿＿＿ 诊断：＿＿＿＿＿＿＿＿＿＿＿＿＿＿＿＿＿

9.170

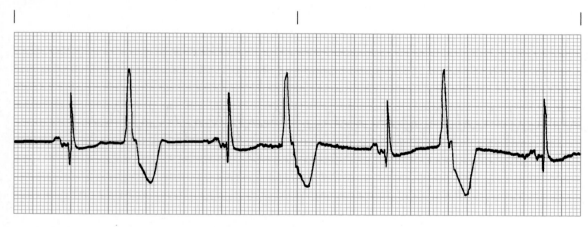

规律性：＿＿＿＿＿＿＿＿＿＿＿＿＿＿＿＿＿ PR 间期：＿＿＿＿＿＿＿＿＿＿＿＿＿＿＿＿＿

心率：＿＿＿＿＿＿＿＿＿＿＿＿＿＿＿＿＿ QRS 波群：＿＿＿＿＿＿＿＿＿＿＿＿＿＿＿

P 波：＿＿＿＿＿＿＿＿＿＿＿＿＿＿＿＿＿ 诊断：＿＿＿＿＿＿＿＿＿＿＿＿＿＿＿＿＿

9.171

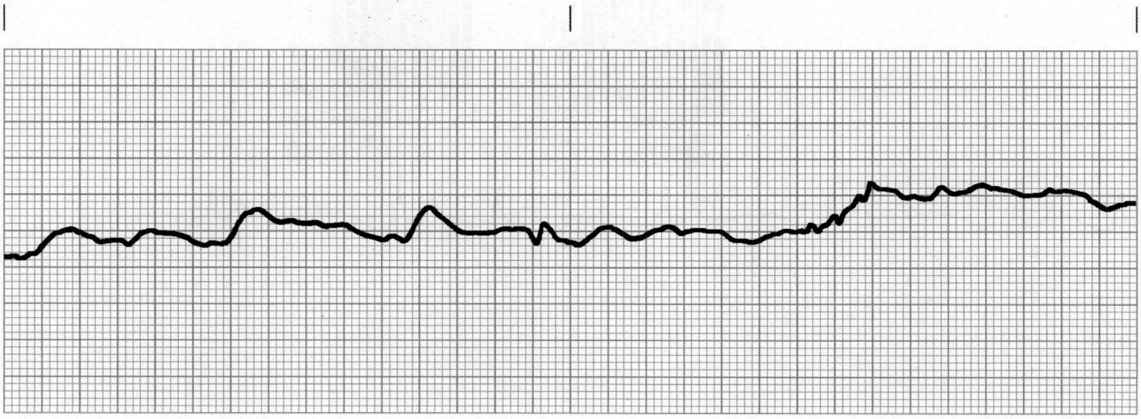

规律性：	PR 间期：
心率：	QRS 波群：
P 波：	诊断：

9.172

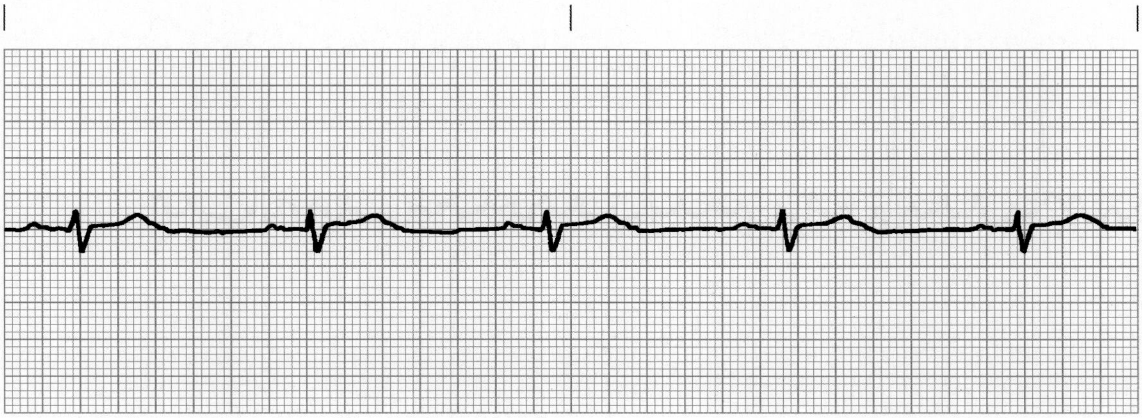

规律性：	PR 间期：
心率：	QRS 波群：
P 波：	诊断：

9.173

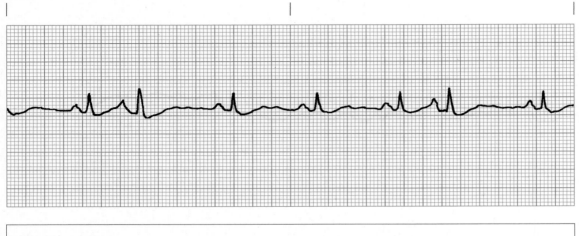

规律性: _____   PR 间期: _____

心率: _____   QRS 波群: _____

P 波: _____   诊断: _____

9.174

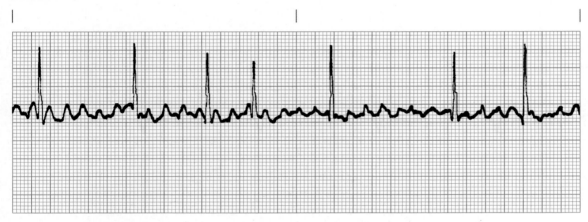

规律性: _____   PR 间期: _____

心率: _____   QRS 波群: _____

P 波: _____   诊断: _____

9.175

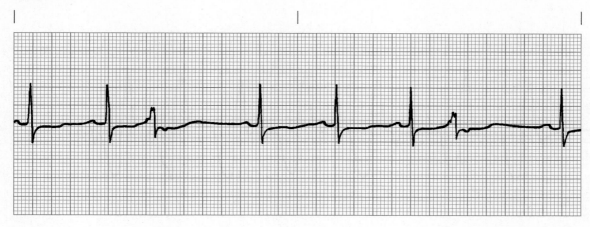

規律性:＿＿＿＿＿＿＿＿＿＿＿＿＿　　PR 間期:＿＿＿＿＿＿＿＿＿＿＿＿＿

心率:＿＿＿＿＿＿＿＿＿＿＿＿＿＿　　QRS 波群:＿＿＿＿＿＿＿＿＿＿＿＿

P 波:＿＿＿＿＿＿＿＿＿＿＿＿＿＿　　診斷:＿＿＿＿＿＿＿＿＿＿＿＿＿＿

9.176

規律性:＿＿＿＿＿＿＿＿＿＿＿＿＿　　PR 間期:＿＿＿＿＿＿＿＿＿＿＿＿＿

心率:＿＿＿＿＿＿＿＿＿＿＿＿＿＿　　QRS 波群:＿＿＿＿＿＿＿＿＿＿＿＿

P 波:＿＿＿＿＿＿＿＿＿＿＿＿＿＿　　診斷:＿＿＿＿＿＿＿＿＿＿＿＿＿＿

9.177

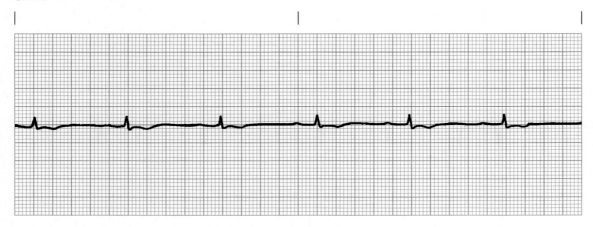

规律性: _____	PR 间期: _____
心率: _____	QRS 波群: _____
P 波: _____	诊断: _____

9.178

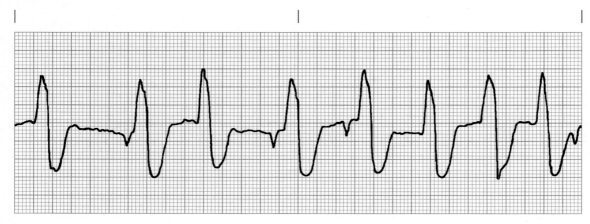

规律性: _____	PR 间期: _____
心率: _____	QRS 波群: _____
P 波: _____	诊断: _____

9.179

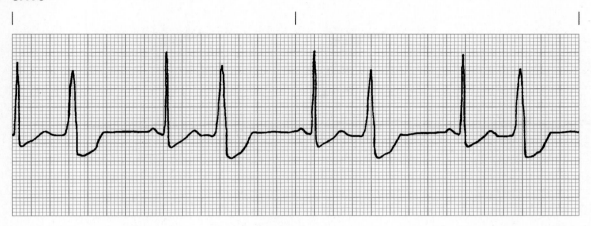

規律性 : _____ PR 间期 : _____
心率 : _____ QRS 波群 : _____
P 波 : _____ 诊断 : _____

9.180

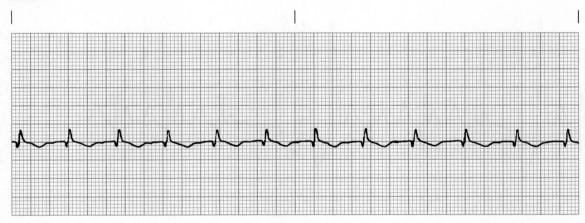

規律性 : _____ PR 间期 : _____
心率 : _____ QRS 波群 : _____
P 波 : _____ 诊断 : _____

9.181

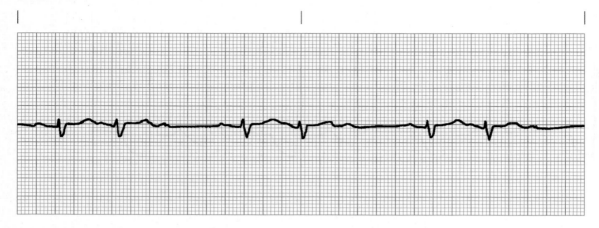

规律性：＿＿＿＿＿＿＿＿＿＿＿＿	PR 间期：＿＿＿＿＿＿＿＿＿＿＿
心率：＿＿＿＿＿＿＿＿＿＿＿＿	QRS 波群：＿＿＿＿＿＿＿＿＿
P 波：＿＿＿＿＿＿＿＿＿＿＿＿	诊断：＿＿＿＿＿＿＿＿＿＿＿

9.182

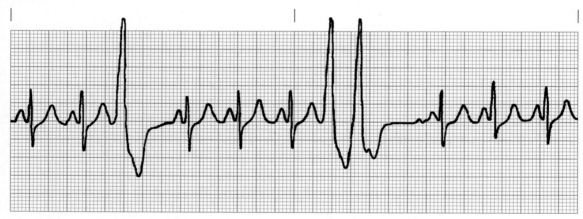

规律性：＿＿＿＿＿＿＿＿＿＿＿＿	PR 间期：＿＿＿＿＿＿＿＿＿＿＿
心率：＿＿＿＿＿＿＿＿＿＿＿＿	QRS 波群：＿＿＿＿＿＿＿＿＿
P 波：＿＿＿＿＿＿＿＿＿＿＿＿	诊断：＿＿＿＿＿＿＿＿＿＿＿

9.183

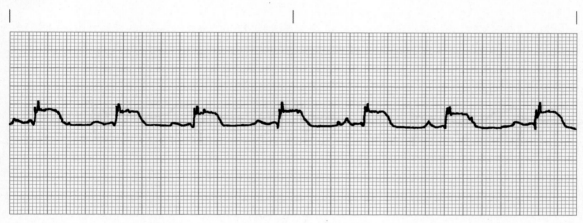

規律性：_____　　PR 間期：_____

心率：_____　　　QRS 波群：_____

P 波：_____　　　診斷：_____

9.184

規律性：_____　　PR 間期：_____

心率：_____　　　QRS 波群：_____

P 波：_____　　　診斷：_____

9.185

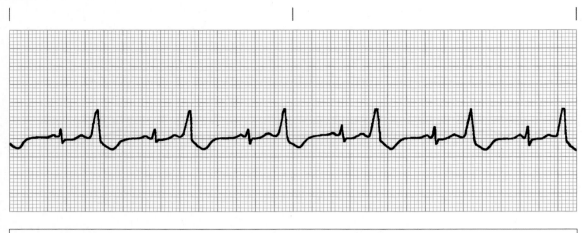

規律性:_____   PR 间期:_____

心率:_____   QRS 波群:_____

P 波:_____   诊断:_____

9.186

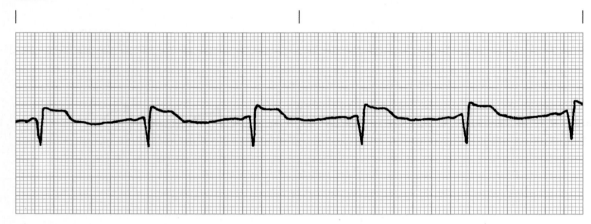

規律性:_____   PR 间期:_____

心率:_____   QRS 波群:_____

P 波:_____   诊断:_____

9.187

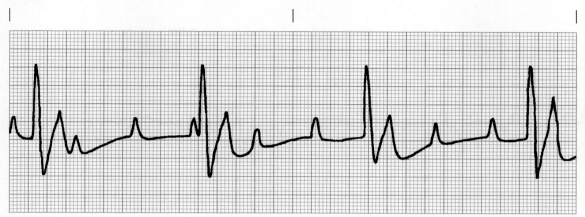

规律性：＿＿＿＿＿＿＿＿＿＿＿＿＿＿＿＿＿＿　　PR 间期：＿＿＿＿＿＿＿＿＿＿＿＿＿＿＿＿＿

心率：＿＿＿＿＿＿＿＿＿＿＿＿＿＿＿＿＿＿＿　　QRS 波群：＿＿＿＿＿＿＿＿＿＿＿＿＿＿＿＿

P 波：＿＿＿＿＿＿＿＿＿＿＿＿＿＿＿＿＿＿＿　　诊断：＿＿＿＿＿＿＿＿＿＿＿＿＿＿＿＿＿＿

9.188

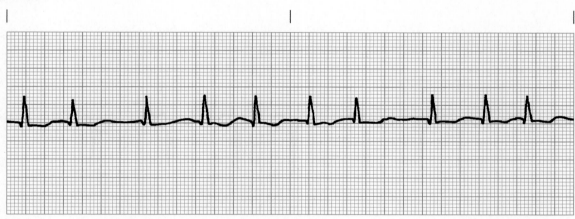

规律性：＿＿＿＿＿＿＿＿＿＿＿＿＿＿＿＿＿＿　　PR 间期：＿＿＿＿＿＿＿＿＿＿＿＿＿＿＿＿＿

心率：＿＿＿＿＿＿＿＿＿＿＿＿＿＿＿＿＿＿＿　　QRS 波群：＿＿＿＿＿＿＿＿＿＿＿＿＿＿＿＿

P 波：＿＿＿＿＿＿＿＿＿＿＿＿＿＿＿＿＿＿＿　　诊断：＿＿＿＿＿＿＿＿＿＿＿＿＿＿＿＿＿＿

9.189

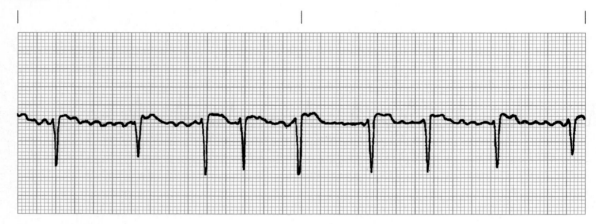

规律性：_____　　PR 间期：_____

心率：_____　　QRS 波群：_____

P 波：_____　　诊断：_____

9.190

规律性：_____　　PR 间期：_____

心率：_____　　QRS 波群：_____

P 波：_____　　诊断：_____

9.191

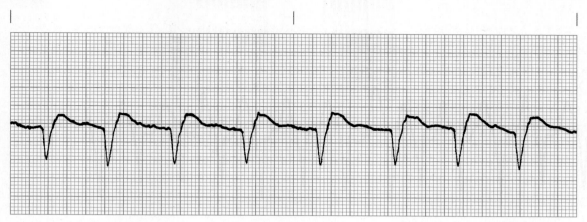

规律性：_____　PR 间期：_____

心率：_____　QRS 波群：_____

P 波：_____　诊断：_____

9.192

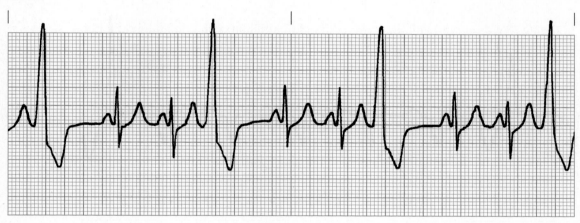

规律性：_____　PR 间期：_____

心率：_____　QRS 波群：_____

P 波：_____　诊断：_____

9.193

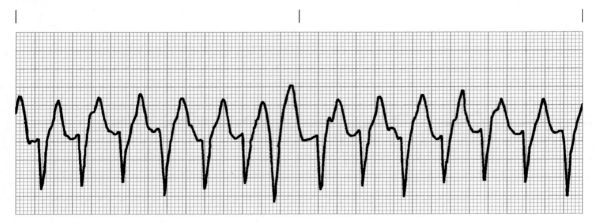

规律性：＿＿＿＿＿＿＿＿＿＿＿＿＿＿＿＿＿　　PR 间期：＿＿＿＿＿＿＿＿＿＿＿＿＿＿＿＿

心率：＿＿＿＿＿＿＿＿＿＿＿＿＿＿＿＿＿＿　　QRS 波群：＿＿＿＿＿＿＿＿＿＿＿＿＿＿

P 波：＿＿＿＿＿＿＿＿＿＿＿＿＿＿＿＿＿＿　　诊断：＿＿＿＿＿＿＿＿＿＿＿＿＿＿＿＿＿

9.194

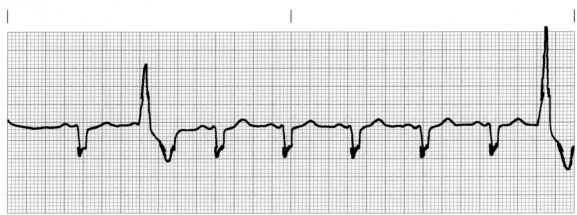

规律性：＿＿＿＿＿＿＿＿＿＿＿＿＿＿＿＿＿　　PR 间期：＿＿＿＿＿＿＿＿＿＿＿＿＿＿＿＿

心率：＿＿＿＿＿＿＿＿＿＿＿＿＿＿＿＿＿＿　　QRS 波群：＿＿＿＿＿＿＿＿＿＿＿＿＿＿

P 波：＿＿＿＿＿＿＿＿＿＿＿＿＿＿＿＿＿＿　　诊断：＿＿＿＿＿＿＿＿＿＿＿＿＿＿＿＿＿

9.195

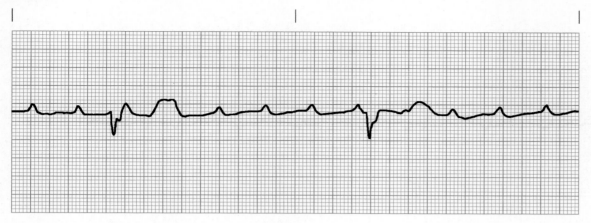

规律性：_____ PR 间期：_____

心率：_____ QRS 波群：_____

P 波：_____ 诊断：_____

9.196

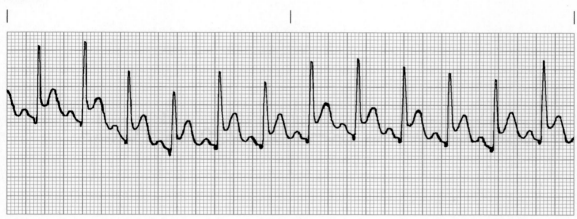

规律性：_____ PR 间期：_____

心率：_____ QRS 波群：_____

P 波：_____ 诊断：_____

9.197

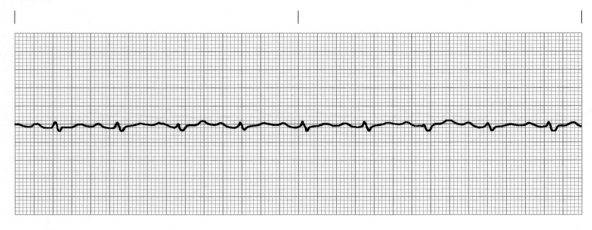

规律性 : _____		PR 间期 : _____	
心率 : _____		QRS 波群 : _____	
P 波 : _____		诊断 : _____	

9.198

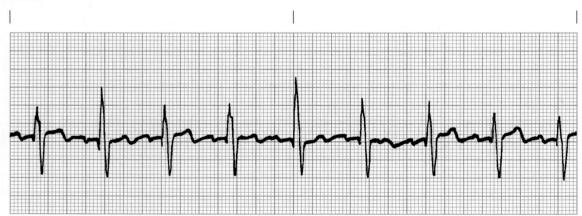

规律性 : _____		PR 间期 : _____	
心率 : _____		QRS 波群 : _____	
P 波 : _____		诊断 : _____	

9.199

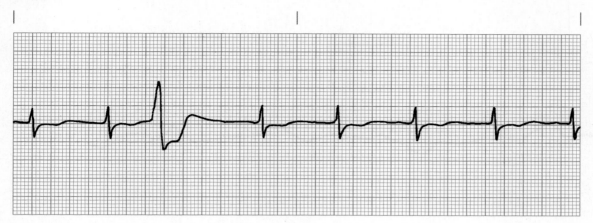

规律性：_____　　PR 间期：_____

心率：_____　　QRS 波群：_____

P 波：_____　　诊断：_____

9.200

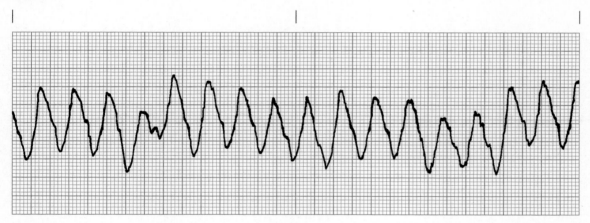

规律性：_____　　PR 间期：_____

心率：_____　　QRS 波群：_____

P 波：_____　　诊断：_____

9.201

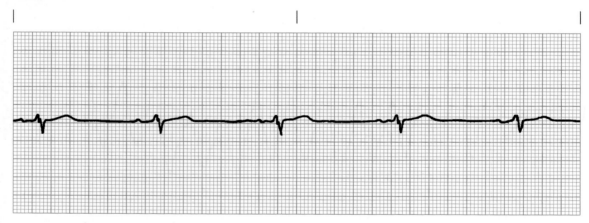

规律性：_____ PR 间期：_____

心率：_____ QRS 波群：_____

P 波：_____ 诊断：_____

9.202

规律性：_____ PR 间期：_____

心率：_____ QRS 波群：_____

P 波：_____ 诊断：_____

9.203

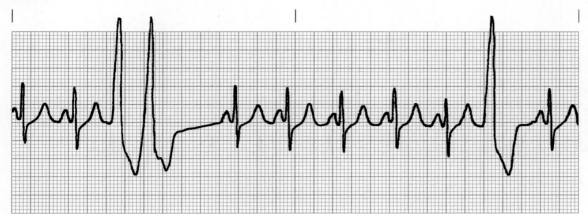

规律性：＿＿＿＿＿＿＿＿＿＿＿＿＿＿＿＿ PR 间期：＿＿＿＿＿＿＿＿＿＿＿＿＿＿＿

心率：＿＿＿＿＿＿＿＿＿＿＿＿＿＿＿＿＿ QRS 波群：＿＿＿＿＿＿＿＿＿＿＿＿＿

P 波：＿＿＿＿＿＿＿＿＿＿＿＿＿＿＿＿＿ 诊断：＿＿＿＿＿＿＿＿＿＿＿＿＿＿＿＿

9.204

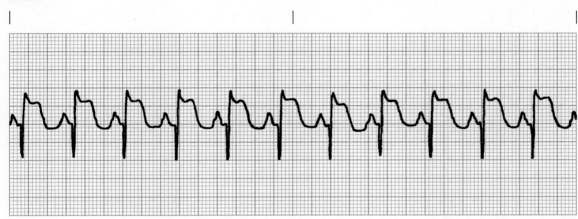

规律性：＿＿＿＿＿＿＿＿＿＿＿＿＿＿＿＿ PR 间期：＿＿＿＿＿＿＿＿＿＿＿＿＿＿＿

心率：＿＿＿＿＿＿＿＿＿＿＿＿＿＿＿＿＿ QRS 波群：＿＿＿＿＿＿＿＿＿＿＿＿＿

P 波：＿＿＿＿＿＿＿＿＿＿＿＿＿＿＿＿＿ 诊断：＿＿＿＿＿＿＿＿＿＿＿＿＿＿＿＿

9.205

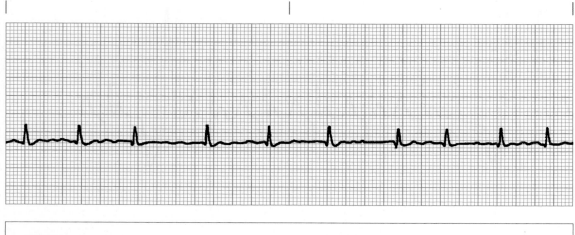

规律性：	PR 间期：
心率：	QRS 波群：
P 波：	诊断：

9.206

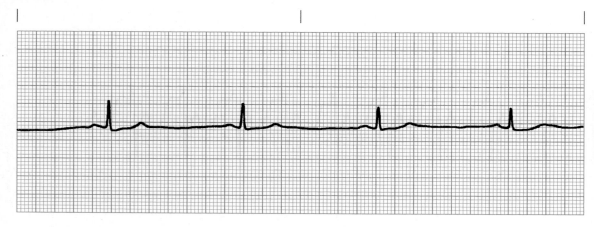

规律性：	PR 间期：
心率：	QRS 波群：
P 波：	诊断：

9.207

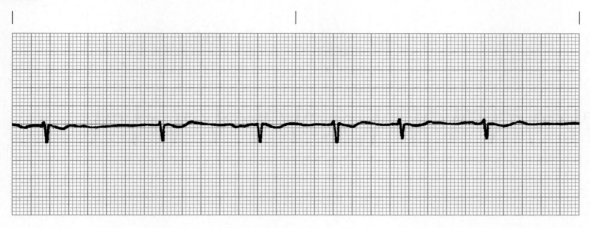

规律性：＿＿＿＿＿＿＿＿＿＿＿＿	PR 间期：＿＿＿＿＿＿＿＿＿＿＿＿＿
心率：＿＿＿＿＿＿＿＿＿＿＿＿＿	QRS 波群：＿＿＿＿＿＿＿＿＿＿＿＿
P 波：＿＿＿＿＿＿＿＿＿＿＿＿＿	诊断：＿＿＿＿＿＿＿＿＿＿＿＿＿＿

9.208

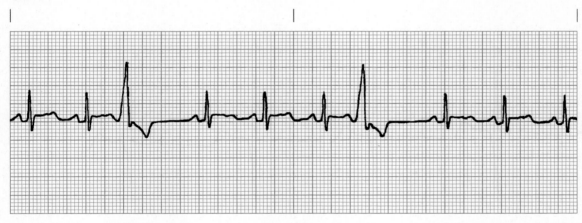

规律性：＿＿＿＿＿＿＿＿＿＿＿＿	PR 间期：＿＿＿＿＿＿＿＿＿＿＿＿＿
心率：＿＿＿＿＿＿＿＿＿＿＿＿＿	QRS 波群：＿＿＿＿＿＿＿＿＿＿＿＿
P 波：＿＿＿＿＿＿＿＿＿＿＿＿＿	诊断：＿＿＿＿＿＿＿＿＿＿＿＿＿＿

9.209

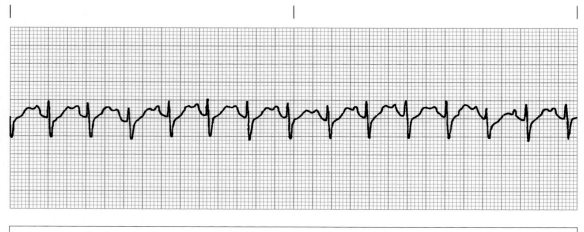

规律性: _____	PR 间期: _____
心率: _____	QRS 波群: _____
P 波: _____	诊断: _____

9.210

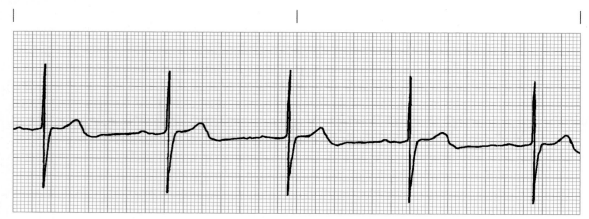

规律性: _____	PR 间期: _____
心率: _____	QRS 波群: _____
P 波: _____	诊断: _____

9.211

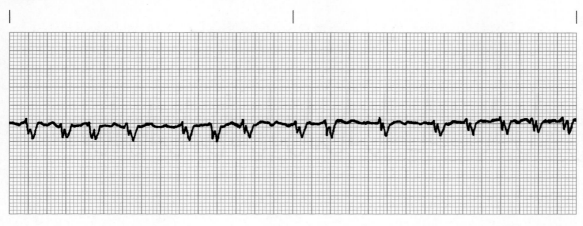

规律性：_____   PR 间期：_____

心率：_____   QRS 波群：_____

P 波：_____   诊断：_____

9.212

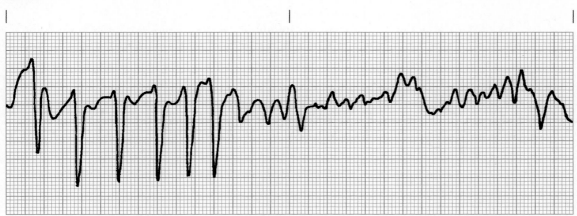

规律性：_____   PR 间期：_____

心率：_____   QRS 波群：_____

P 波：_____   诊断：_____

9.213

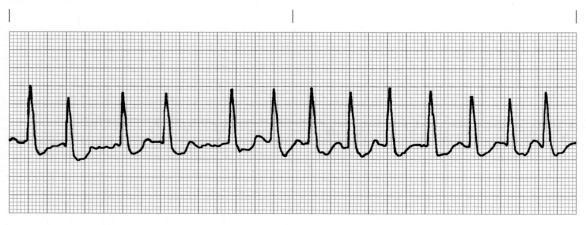

规律性:_____ PR 间期:_____

心率:_____ QRS 波群:_____

P 波:_____ 诊断:_____

9.214

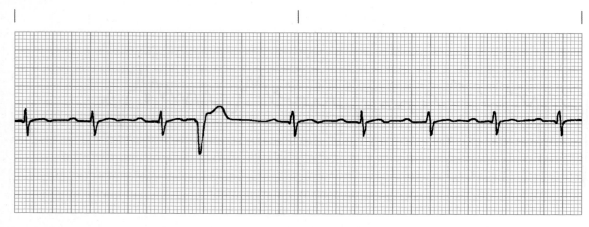

规律性:_____ PR 间期:_____

心率:_____ QRS 波群:_____

P 波:_____ 诊断:_____

9.215

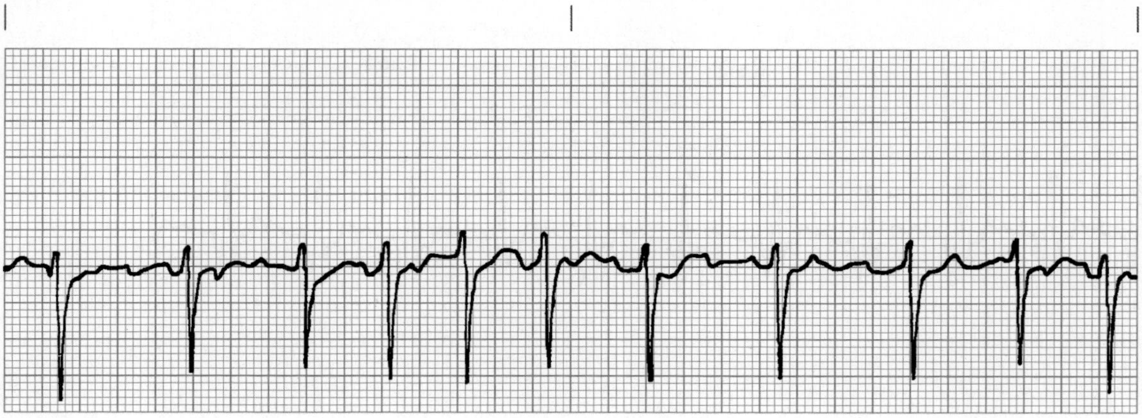

规律性:_____	PR 间期:_____
心率:_____	QRS 波群:_____
P 波:_____	诊断:_____

9.216

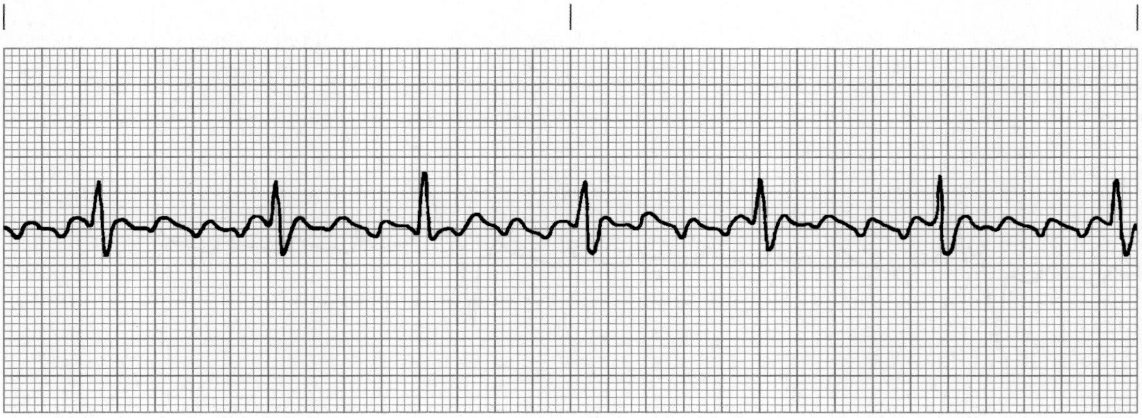

规律性:_____	PR 间期:_____
心率:_____	QRS 波群:_____
P 波:_____	诊断:_____

9.217

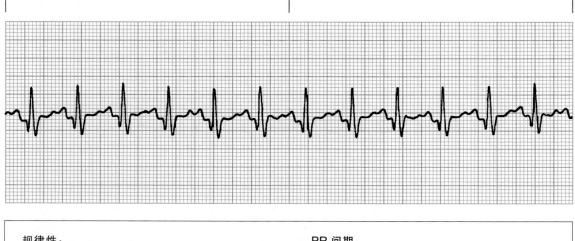

规律性: _____

心率: _____

P 波: _____

PR 间期: _____

QRS 波群: _____

诊断: _____

9.218

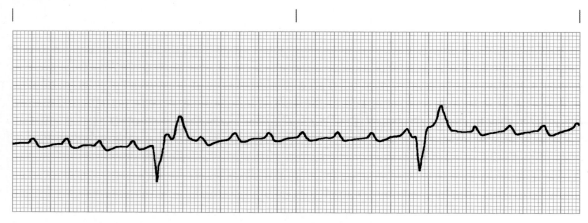

规律性: _____

心率: _____

P 波: _____

PR 间期: _____

QRS 波群: _____

诊断: _____

9.219

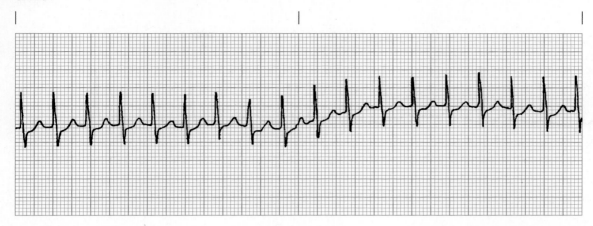

规律性：＿＿＿＿＿＿＿＿＿＿＿＿＿＿	PR 间期：＿＿＿＿＿＿＿＿＿＿＿＿＿＿
心率：＿＿＿＿＿＿＿＿＿＿＿＿＿＿＿	QRS 波群：＿＿＿＿＿＿＿＿＿＿＿＿＿
P 波：＿＿＿＿＿＿＿＿＿＿＿＿＿＿＿	诊断：＿＿＿＿＿＿＿＿＿＿＿＿＿＿＿

9.220

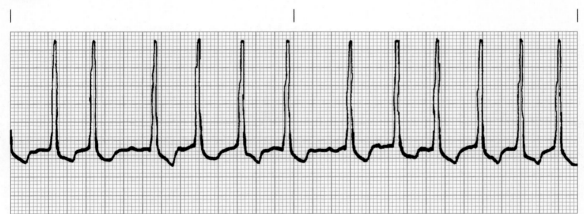

规律性：＿＿＿＿＿＿＿＿＿＿＿＿＿＿	PR 间期：＿＿＿＿＿＿＿＿＿＿＿＿＿＿
心率：＿＿＿＿＿＿＿＿＿＿＿＿＿＿＿	QRS 波群：＿＿＿＿＿＿＿＿＿＿＿＿＿
P 波：＿＿＿＿＿＿＿＿＿＿＿＿＿＿＿	诊断：＿＿＿＿＿＿＿＿＿＿＿＿＿＿＿

9.221

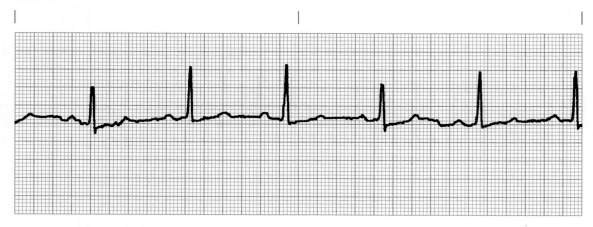

规律性:_____   PR 间期:_____

心率:_____   QRS 波群:_____

P 波:_____   诊断:_____

9.222

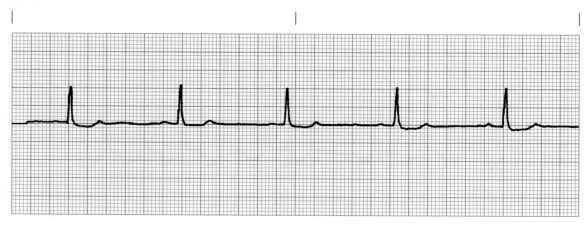

规律性:_____   PR 间期:_____

心率:_____   QRS 波群:_____

P 波:_____   诊断:_____

9.223

规律性:＿＿＿＿＿＿＿＿＿＿＿＿＿＿＿＿＿

心率:＿＿＿＿＿＿＿＿＿＿＿＿＿＿＿＿＿

P 波:＿＿＿＿＿＿＿＿＿＿＿＿＿＿＿＿＿

PR 间期:＿＿＿＿＿＿＿＿＿＿＿＿＿＿＿＿＿

QRS 波群:＿＿＿＿＿＿＿＿＿＿＿＿＿＿＿＿＿

诊断:＿＿＿＿＿＿＿＿＿＿＿＿＿＿＿＿＿

9.224

规律性:＿＿＿＿＿＿＿＿＿＿＿＿＿＿＿＿＿

心率:＿＿＿＿＿＿＿＿＿＿＿＿＿＿＿＿＿

P 波:＿＿＿＿＿＿＿＿＿＿＿＿＿＿＿＿＿

PR 间期:＿＿＿＿＿＿＿＿＿＿＿＿＿＿＿＿＿

QRS 波群:＿＿＿＿＿＿＿＿＿＿＿＿＿＿＿＿＿

诊断:＿＿＿＿＿＿＿＿＿＿＿＿＿＿＿＿＿

9.225

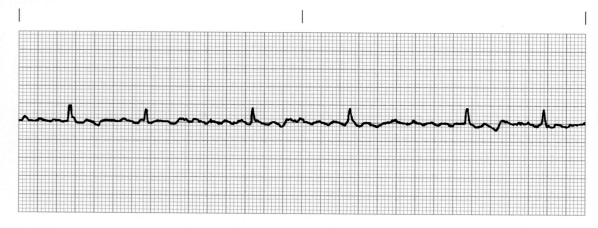

规律性:_____　　PR 间期:_____

心率:_____　　QRS 波群:_____

P 波:_____　　诊断:_____

9.226

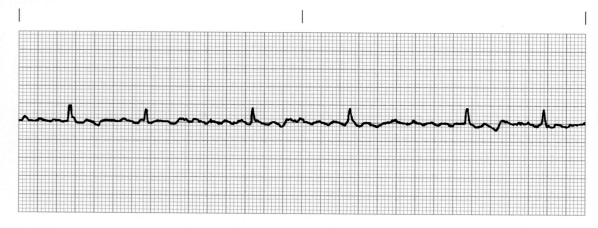

规律性:_____　　PR 间期:_____

心率:_____　　QRS 波群:_____

P 波:_____　　诊断:_____

9.227

规律性：_____　　PR 间期：_____

心率：_____　　QRS 波群：_____

P 波：_____　　诊断：_____

9.228

规律性：_____　　PR 间期：_____

心率：_____　　QRS 波群：_____

P 波：_____　　诊断：_____

9.229

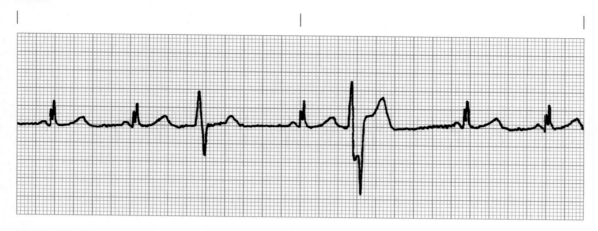

规律性: _____   PR 间期: _____

心率: _____   QRS 波群: _____

P 波: _____   诊断: _____

9.230

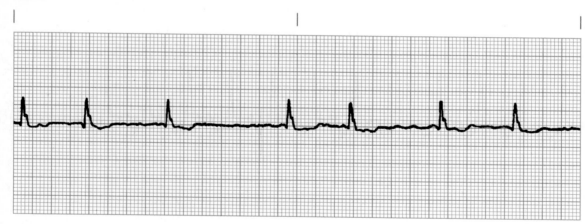

规律性: _____   PR 间期: _____

心率: _____   QRS 波群: _____

P 波: _____   诊断: _____

9.231

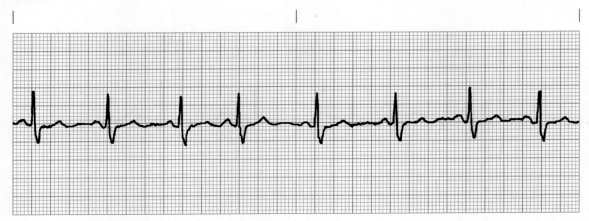

规律性:＿＿＿＿＿＿＿＿＿＿＿＿＿＿＿＿　　PR 间期:＿＿＿＿＿＿＿＿＿＿＿＿＿＿＿＿

心率:＿＿＿＿＿＿＿＿＿＿＿＿＿＿＿＿＿　　QRS 波群:＿＿＿＿＿＿＿＿＿＿＿＿＿＿＿

P 波:＿＿＿＿＿＿＿＿＿＿＿＿＿＿＿＿＿　　诊断:＿＿＿＿＿＿＿＿＿＿＿＿＿＿＿＿＿

9.232

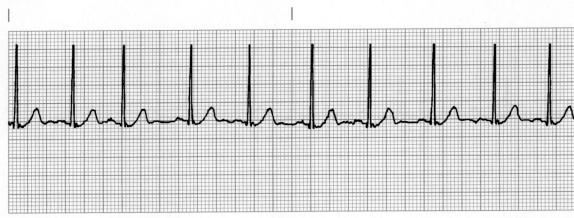

规律性:＿＿＿＿＿＿＿＿＿＿＿＿＿＿＿＿　　PR 间期:＿＿＿＿＿＿＿＿＿＿＿＿＿＿＿＿

心率:＿＿＿＿＿＿＿＿＿＿＿＿＿＿＿＿＿　　QRS 波群:＿＿＿＿＿＿＿＿＿＿＿＿＿＿＿

P 波:＿＿＿＿＿＿＿＿＿＿＿＿＿＿＿＿＿　　诊断:＿＿＿＿＿＿＿＿＿＿＿＿＿＿＿＿＿

9.233

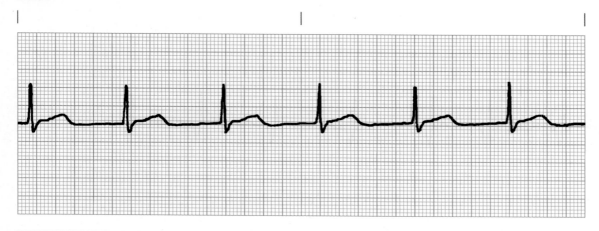

规律性:_____	PR 间期:_____	
心率:_____	QRS 波群:_____	
P 波:_____	诊断:_____	

9.234

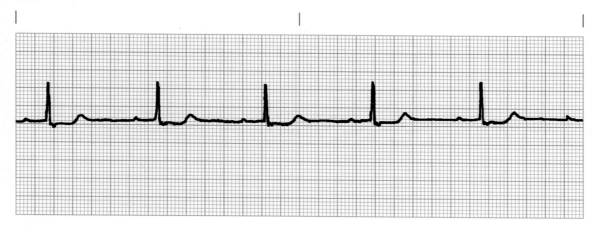

规律性:_____	PR 间期:_____	
心率:_____	QRS 波群:_____	
P 波:_____	诊断:_____	

9.235

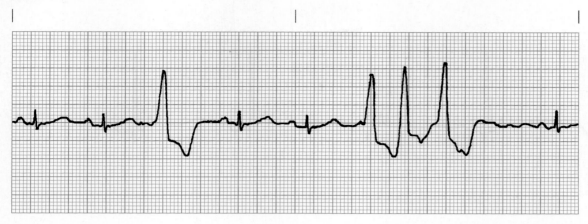

规律性：_____　　PR 间期：_____

心率：_____　　QRS 波群：_____

P 波：_____　　诊断：_____

9.236

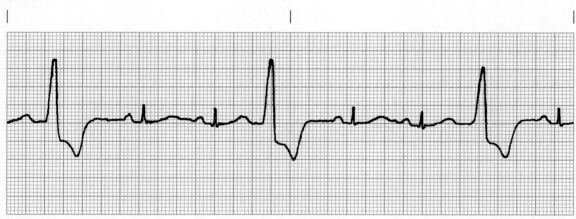

规律性：_____　　PR 间期：_____

心率：_____　　QRS 波群：_____

P 波：_____　　诊断：_____

9.237

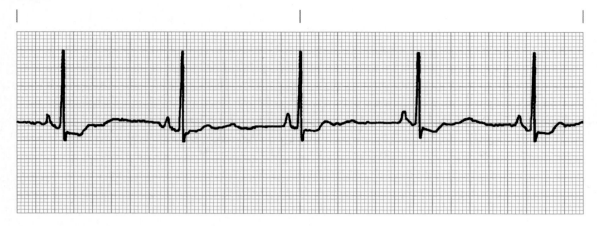

规律性:	PR 间期:
心率:	QRS 波群:
P 波:	诊断:

9.238

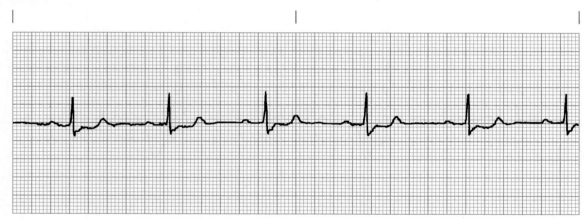

规律性:	PR 间期:
心率:	QRS 波群:
P 波:	诊断:

9.239

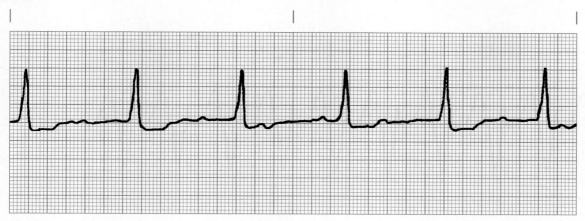

规律性：_____	PR 间期：_____
心率：_____	QRS 波群：_____
P 波：_____	诊断：_____

9.240

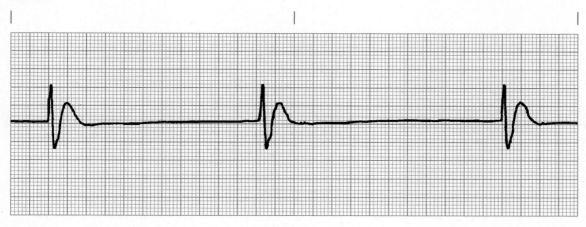

规律性：_____	PR 间期：_____
心率：_____	QRS 波群：_____
P 波：_____	诊断：_____

9.241

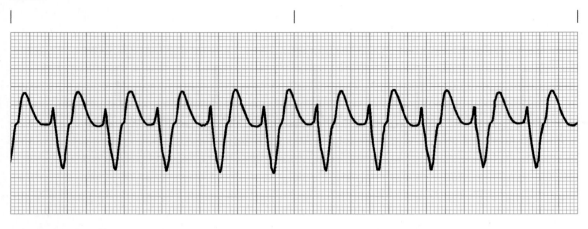

规律性: _____	PR 间期: _____
心率: _____	QRS 波群: _____
P 波: _____	诊断: _____

9.242

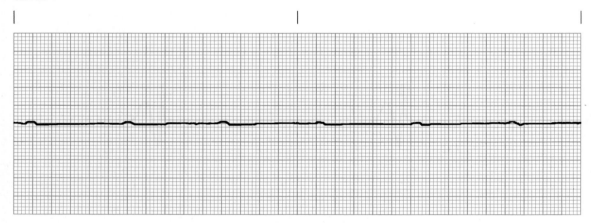

规律性: _____	PR 间期: _____
心率: _____	QRS 波群: _____
P 波: _____	诊断: _____

9.243

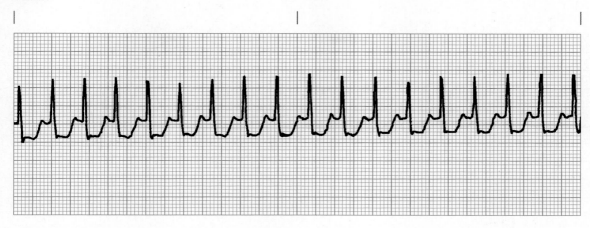

规律性:＿＿＿＿＿＿＿＿＿＿＿＿＿＿＿＿＿   PR 间期:＿＿＿＿＿＿＿＿＿＿＿＿＿＿＿＿＿

心率:＿＿＿＿＿＿＿＿＿＿＿＿＿＿＿＿＿   QRS 波群:＿＿＿＿＿＿＿＿＿＿＿＿＿＿＿

P 波:＿＿＿＿＿＿＿＿＿＿＿＿＿＿＿＿＿   诊断:＿＿＿＿＿＿＿＿＿＿＿＿＿＿＿＿＿

9.244

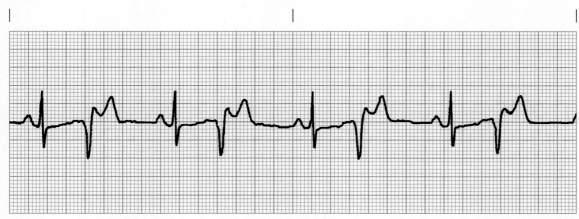

规律性:＿＿＿＿＿＿＿＿＿＿＿＿＿＿＿＿＿   PR 间期:＿＿＿＿＿＿＿＿＿＿＿＿＿＿＿＿＿

心率:＿＿＿＿＿＿＿＿＿＿＿＿＿＿＿＿＿   QRS 波群:＿＿＿＿＿＿＿＿＿＿＿＿＿＿＿

P 波:＿＿＿＿＿＿＿＿＿＿＿＿＿＿＿＿＿   诊断:＿＿＿＿＿＿＿＿＿＿＿＿＿＿＿＿＿

9.245

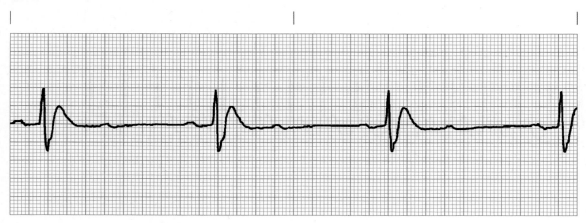

规律性:_____   PR 间期:_____

心率:_____   QRS 波群:_____

P 波:_____   诊断:_____

9.246

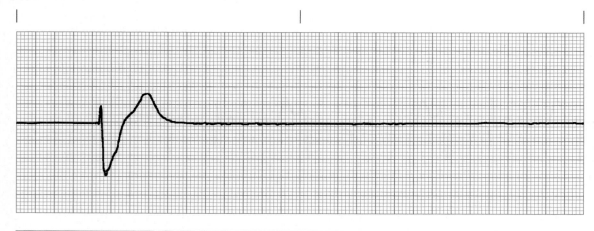

规律性:_____   PR 间期:_____

心率:_____   QRS 波群:_____

P 波:_____   诊断:_____

9.247

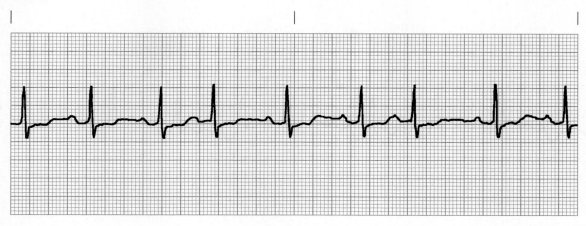

规律性：_____	PR 间期：_____
心率：_____	QRS 波群：_____
P 波：_____	诊断：_____

9.248

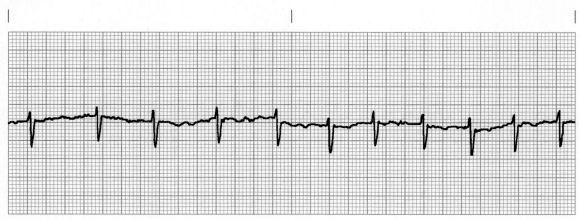

规律性：_____	PR 间期：_____
心率：_____	QRS 波群：_____
P 波：_____	诊断：_____

9.249

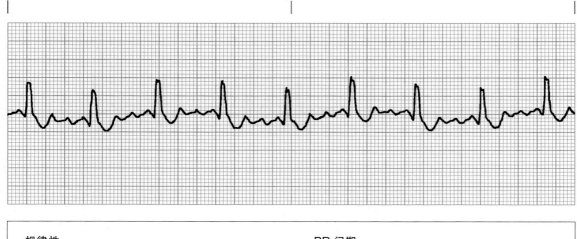

规律性：_____	PR 间期：_____
心率：_____	QRS 波群：_____
P 波：_____	诊断：_____

9.250

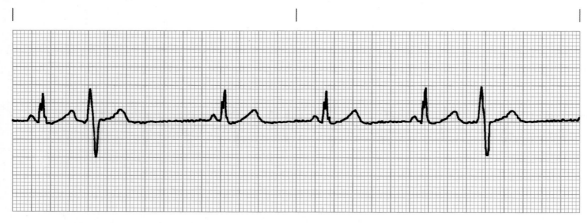

规律性：_____	PR 间期：_____
心率：_____	QRS 波群：_____
P 波：_____	诊断：_____

第 **10** 章
最后的挑战

引言

现在你已经完成了所有的章节,通过了每一章的测试,你已经练习、练习、再练习了。你认为你准备好接受最后的挑战了吗?下面是测试自己的方法,看看你到底有多优秀。

首先,留出一两个小时不受打扰的时间。这应该是一场闭卷考试,你只需要一支铅笔和一把卡尺。按顺序解答每道题,不要跳过。在你完成后,核对答案,纠正错误。如果你想给自己打分,每道题的分值都是 1 分(比如你答错了 5 道题,你的分数就是 95 分)。成绩的衡量标准是,90 分及以上是 A,80~89 分是 B,70~79 分是 C,60~69 分是 D,低于 60 分是不及格。

记住,这不是一个数学测试,所有的问题都有同等的价值。一些心律失常更有意义,所以你必须能够准确地解析所有类型的心律失常。在你给自己打分之后,回头看看有没有漏掉什么,将它们记录下来。收集自己掌握薄弱的知识点,然后利用这些信息进行补充学习。

好了。你准备好了吗?祝你好运,加油。

心电图练习 (答案见第 562 页)

10.1

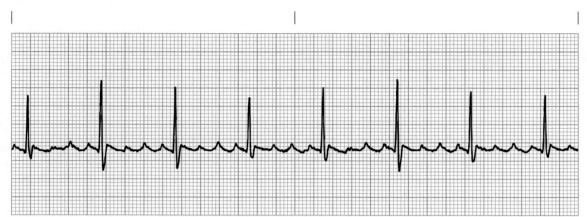

规律性：_____	PR 间期：_____
心率：_____	QRS 波群：_____
P 波：_____	诊断：_____

10.2

规律性：_____	PR 间期：_____
心率：_____	QRS 波群：_____
P 波：_____	诊断：_____

心电图练习 (答案见第 562 页)

10.3

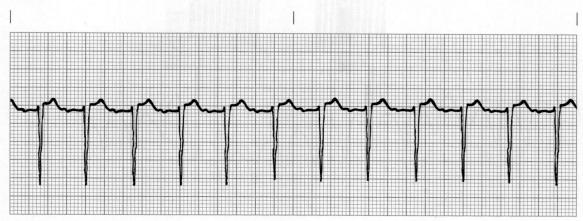

规律性：＿＿＿＿＿＿＿＿＿＿＿＿＿＿	PR 间期：＿＿＿＿＿＿＿＿＿＿＿＿＿＿
心率：＿＿＿＿＿＿＿＿＿＿＿＿＿＿＿	QRS 波群：＿＿＿＿＿＿＿＿＿＿＿＿＿
P 波：＿＿＿＿＿＿＿＿＿＿＿＿＿＿＿	诊断：＿＿＿＿＿＿＿＿＿＿＿＿＿＿＿

10.4

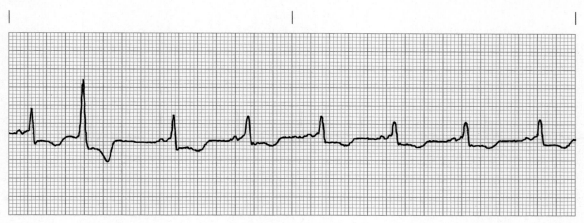

规律性：＿＿＿＿＿＿＿＿＿＿＿＿＿＿	PR 间期：＿＿＿＿＿＿＿＿＿＿＿＿＿＿
心率：＿＿＿＿＿＿＿＿＿＿＿＿＿＿＿	QRS 波群：＿＿＿＿＿＿＿＿＿＿＿＿＿
P 波：＿＿＿＿＿＿＿＿＿＿＿＿＿＿＿	诊断：＿＿＿＿＿＿＿＿＿＿＿＿＿＿＿

10.5

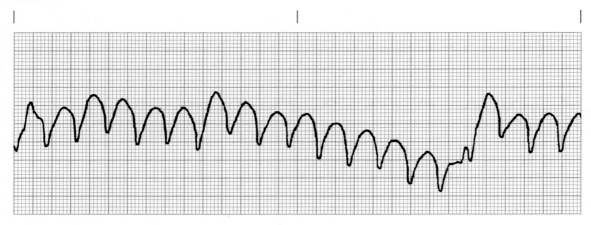

规律性：_____	PR 间期：_____
心率：_____	QRS 波群：_____
P 波：_____	诊断：_____

10.6

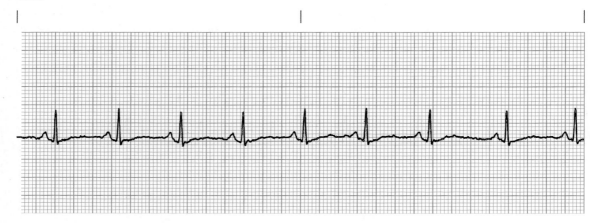

规律性：_____	PR 间期：_____
心率：_____	QRS 波群：_____
P 波：_____	诊断：_____

10.7

规律性：_____　　PR 间期：_____

心率：_____　　QRS 波群：_____

P 波：_____　　诊断：_____

10.8

规律性：_____　　PR 间期：_____

心率：_____　　QRS 波群：_____

P 波：_____　　诊断：_____

10.9

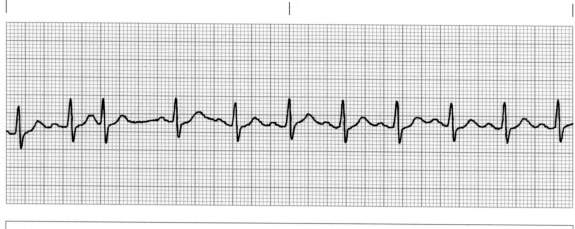

规律性:＿＿＿＿＿＿＿＿＿＿＿＿＿＿＿＿＿

心率:＿＿＿＿＿＿＿＿＿＿＿＿＿＿＿＿＿＿

P 波:＿＿＿＿＿＿＿＿＿＿＿＿＿＿＿＿＿＿

PR 间期:＿＿＿＿＿＿＿＿＿＿＿＿＿＿＿

QRS 波群:＿＿＿＿＿＿＿＿＿＿＿＿＿＿

诊断:＿＿＿＿＿＿＿＿＿＿＿＿＿＿＿＿＿

10.10

规律性:＿＿＿＿＿＿＿＿＿＿＿＿＿＿＿＿＿

心率:＿＿＿＿＿＿＿＿＿＿＿＿＿＿＿＿＿＿

P 波:＿＿＿＿＿＿＿＿＿＿＿＿＿＿＿＿＿＿

PR 间期:＿＿＿＿＿＿＿＿＿＿＿＿＿＿＿

QRS 波群:＿＿＿＿＿＿＿＿＿＿＿＿＿＿

诊断:＿＿＿＿＿＿＿＿＿＿＿＿＿＿＿＿＿

10.11

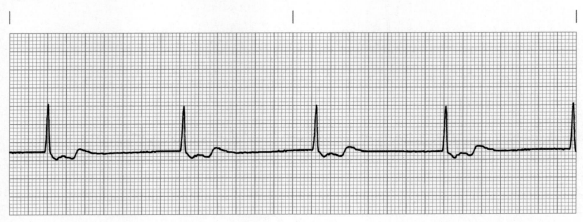

规律性:＿＿＿＿＿＿＿＿＿＿＿＿＿　　PR 间期:＿＿＿＿＿＿＿＿＿＿＿＿＿

心率:＿＿＿＿＿＿＿＿＿＿＿＿＿＿　　QRS 波群:＿＿＿＿＿＿＿＿＿＿＿

P 波:＿＿＿＿＿＿＿＿＿＿＿＿＿＿　　诊断:＿＿＿＿＿＿＿＿＿＿＿＿＿＿

10.12

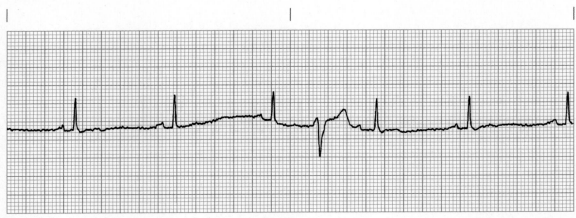

规律性:＿＿＿＿＿＿＿＿＿＿＿＿＿　　PR 间期:＿＿＿＿＿＿＿＿＿＿＿＿＿

心率:＿＿＿＿＿＿＿＿＿＿＿＿＿＿　　QRS 波群:＿＿＿＿＿＿＿＿＿＿＿

P 波:＿＿＿＿＿＿＿＿＿＿＿＿＿＿　　诊断:＿＿＿＿＿＿＿＿＿＿＿＿＿＿

10.13

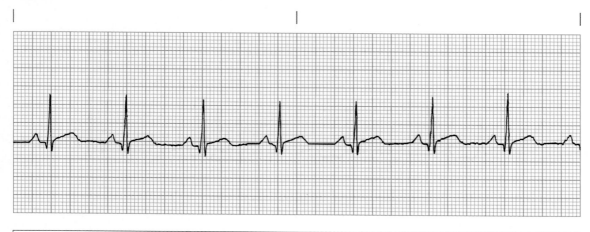

规律性：_____ PR 间期：_____

心率：_____ QRS 波群：_____

P 波：_____ 诊断：_____

10.14

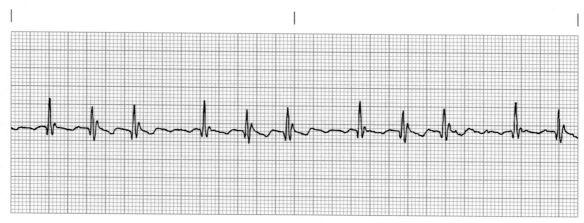

规律性：_____ PR 间期：_____

心率：_____ QRS 波群：_____

P 波：_____ 诊断：_____

10.15

规律性：_____　　PR 间期：_____

心率：_____　　QRS 波群：_____

P 波：_____　　诊断：_____

10.16

规律性：_____　　PR 间期：_____

心率：_____　　QRS 波群：_____

P 波：_____　　诊断：_____

10.17

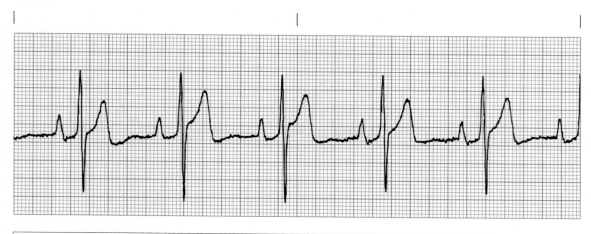

规律性：_____	PR 间期：_____
心率：_____	QRS 波群：_____
P 波：_____	诊断：_____

10.18

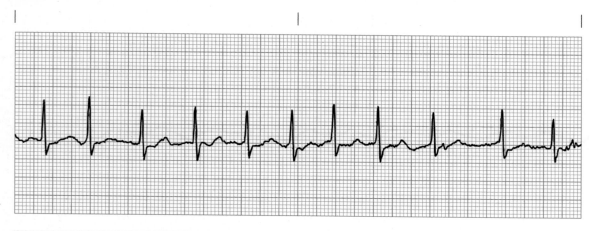

规律性：_____	PR 间期：_____
心率：_____	QRS 波群：_____
P 波：_____	诊断：_____

10.19

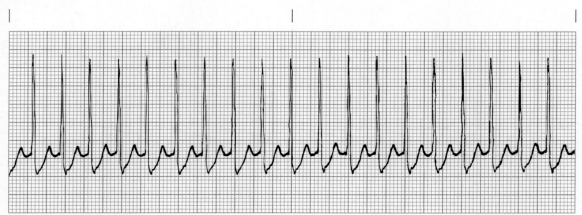

规律性: _____	PR 间期: _____
心率: _____	QRS 波群: _____
P 波: _____	诊断: _____

10.20

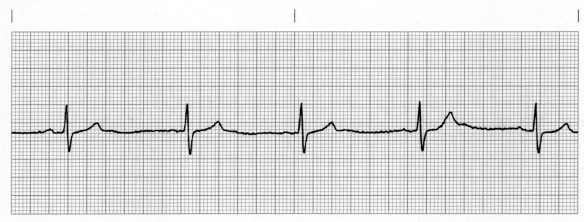

规律性: _____	PR 间期: _____
心率: _____	QRS 波群: _____
P 波: _____	诊断: _____

10.21

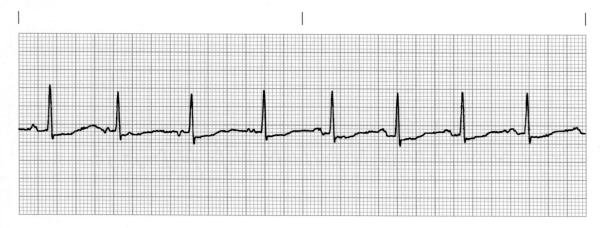

规律性:_____ PR 间期:_____

心率:_____ QRS 波群:_____

P 波:_____ 诊断:_____

10.22

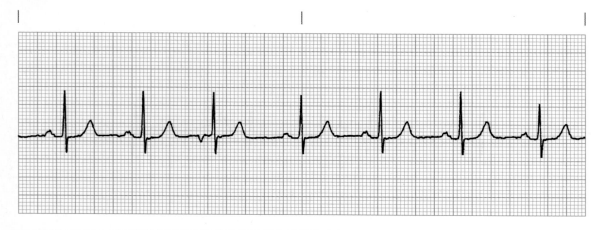

规律性:_____ PR 间期:_____

心率:_____ QRS 波群:_____

P 波:_____ 诊断:_____

10.23

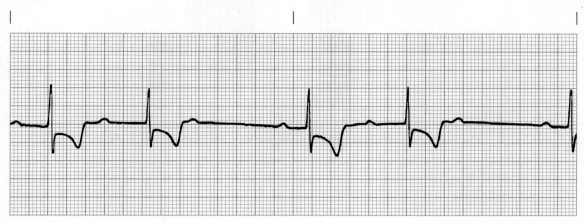

规律性：_____	PR 间期：_____
心率：_____	QRS 波群：_____
P 波：_____	诊断：_____

10.24

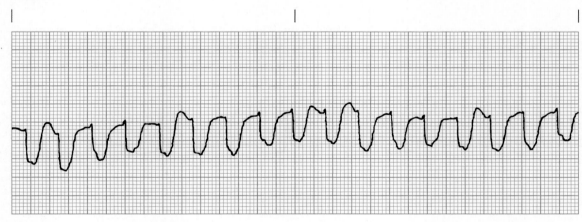

规律性：_____	PR 间期：_____
心率：_____	QRS 波群：_____
P 波：_____	诊断：_____

10.25

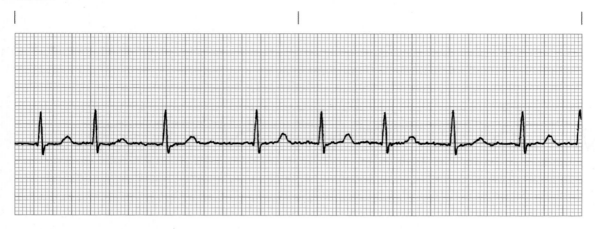

规律性：_____   PR 间期：_____

心率：_____   QRS 波群：_____

P 波：_____   诊断：_____

10.26

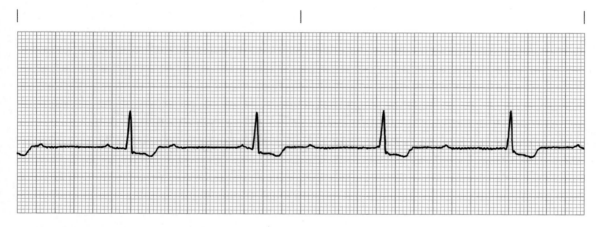

规律性：_____   PR 间期：_____

心率：_____   QRS 波群：_____

P 波：_____   诊断：_____

10.27

规律性: _____　　PR 间期: _____

心率: _____　　QRS 波群: _____

P 波: _____　　诊断: _____

10.28

规律性: _____　　PR 间期: _____

心率: _____　　QRS 波群: _____

P 波: _____　　诊断: _____

10.29

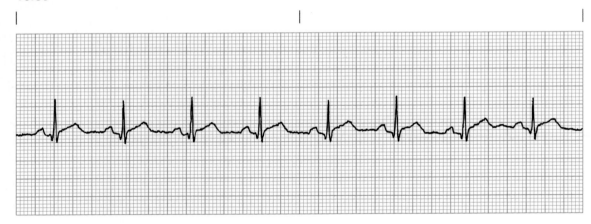

规律性:_____	PR 间期:_____
心率:_____	QRS 波群:_____
P 波:_____	诊断:_____

10.30

规律性:_____	PR 间期:_____
心率:_____	QRS 波群:_____
P 波:_____	诊断:_____

10.31

规律性: _____　　PR 间期: _____

心率: _____　　QRS 波群: _____

P 波: _____　　诊断: _____

10.32

规律性: _____　　PR 间期: _____

心率: _____　　QRS 波群: _____

P 波: _____　　诊断: _____

10.33

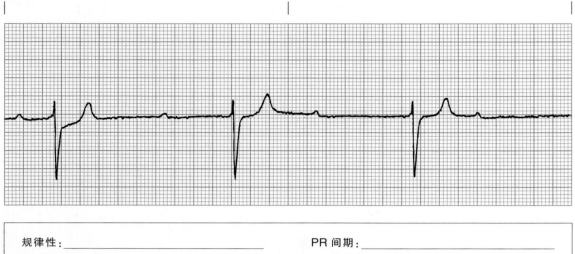

规律性: _____	PR 间期: _____
心率: _____	QRS 波群: _____
P 波: _____	诊断: _____

10.34

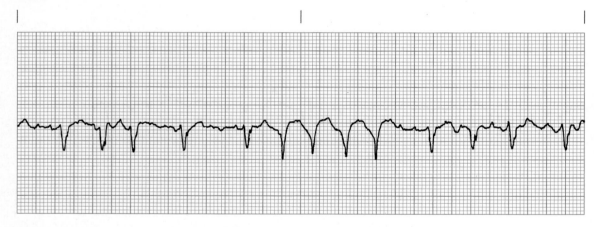

规律性: _____	PR 间期: _____
心率: _____	QRS 波群: _____
P 波: _____	诊断: _____

10.35

規律性:＿＿＿＿＿＿＿＿＿＿＿＿＿　　PR 间期:＿＿＿＿＿＿＿＿＿＿＿＿＿

心率:＿＿＿＿＿＿＿＿＿＿＿＿＿＿　　QRS 波群:＿＿＿＿＿＿＿＿＿＿＿

P 波:＿＿＿＿＿＿＿＿＿＿＿＿＿＿　　诊断:＿＿＿＿＿＿＿＿＿＿＿＿＿＿

10.36

規律性:＿＿＿＿＿＿＿＿＿＿＿＿＿　　PR 间期:＿＿＿＿＿＿＿＿＿＿＿＿＿

心率:＿＿＿＿＿＿＿＿＿＿＿＿＿＿　　QRS 波群:＿＿＿＿＿＿＿＿＿＿＿

P 波:＿＿＿＿＿＿＿＿＿＿＿＿＿＿　　诊断:＿＿＿＿＿＿＿＿＿＿＿＿＿＿

10.37

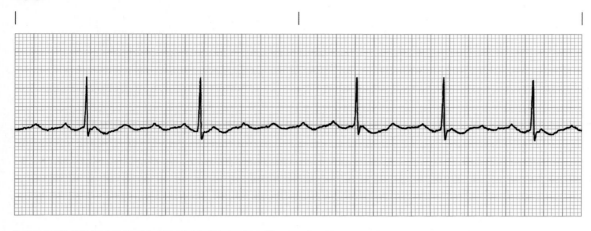

<table>
<tr><td>规律性：_____</td><td>PR 间期：_____</td></tr>
<tr><td>心率：_____</td><td>QRS 波群：_____</td></tr>
<tr><td>P 波：_____</td><td>诊断：_____</td></tr>
</table>

10.38

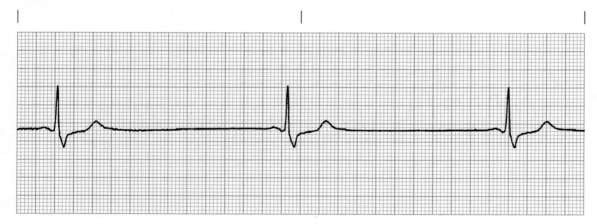

<table>
<tr><td>规律性：_____</td><td>PR 间期：_____</td></tr>
<tr><td>心率：_____</td><td>QRS 波群：_____</td></tr>
<tr><td>P 波：_____</td><td>诊断：_____</td></tr>
</table>

10.39

规律性：_____　PR 间期：_____

心率：_____　QRS 波群：_____

P 波：_____　诊断：_____

10.40

规律性：_____　PR 间期：_____

心率：_____　QRS 波群：_____

P 波：_____　诊断：_____

10.41

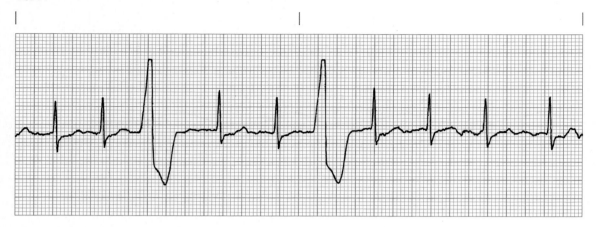

规律性:_____	PR 间期:_____
心率:_____	QRS 波群:_____
P 波:_____	诊断:_____

10.42

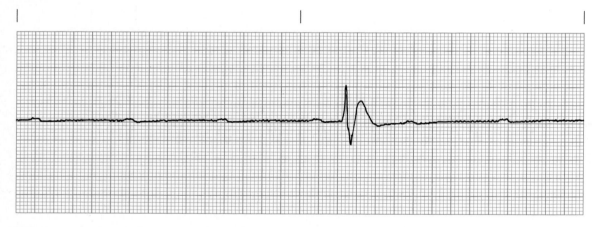

规律性:_____	PR 间期:_____
心率:_____	QRS 波群:_____
P 波:_____	诊断:_____

10.43

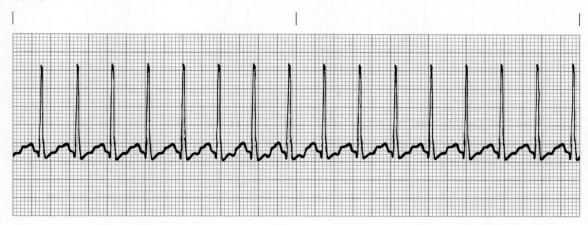

规律性：＿＿＿＿＿＿＿＿＿＿＿＿＿＿＿	PR 间期：＿＿＿＿＿＿＿＿＿＿＿＿＿＿＿
心率：＿＿＿＿＿＿＿＿＿＿＿＿＿＿＿＿	QRS 波群：＿＿＿＿＿＿＿＿＿＿＿＿＿＿
P 波：＿＿＿＿＿＿＿＿＿＿＿＿＿＿＿＿	诊断：＿＿＿＿＿＿＿＿＿＿＿＿＿＿＿＿＿

10.44

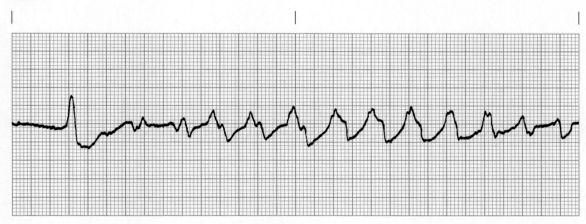

规律性：＿＿＿＿＿＿＿＿＿＿＿＿＿＿＿	PR 间期：＿＿＿＿＿＿＿＿＿＿＿＿＿＿＿
心率：＿＿＿＿＿＿＿＿＿＿＿＿＿＿＿＿	QRS 波群：＿＿＿＿＿＿＿＿＿＿＿＿＿＿
P 波：＿＿＿＿＿＿＿＿＿＿＿＿＿＿＿＿	诊断：＿＿＿＿＿＿＿＿＿＿＿＿＿＿＿＿＿

10.45

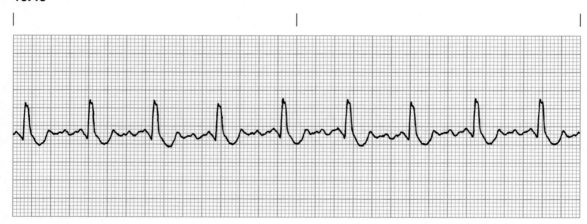

规律性:＿＿＿＿＿＿＿＿＿＿＿＿＿＿＿   PR 间期:＿＿＿＿＿＿＿＿＿＿＿＿＿

心率:＿＿＿＿＿＿＿＿＿＿＿＿＿＿＿＿   QRS 波群:＿＿＿＿＿＿＿＿＿＿＿＿

P 波:＿＿＿＿＿＿＿＿＿＿＿＿＿＿＿＿   诊断:＿＿＿＿＿＿＿＿＿＿＿＿＿＿

10.46

规律性:＿＿＿＿＿＿＿＿＿＿＿＿＿＿＿   PR 间期:＿＿＿＿＿＿＿＿＿＿＿＿＿

心率:＿＿＿＿＿＿＿＿＿＿＿＿＿＿＿＿   QRS 波群:＿＿＿＿＿＿＿＿＿＿＿＿

P 波:＿＿＿＿＿＿＿＿＿＿＿＿＿＿＿＿   诊断:＿＿＿＿＿＿＿＿＿＿＿＿＿＿

10.47

规律性: _____　　PR 间期: _____

心率: _____　　QRS 波群: _____

P 波: _____　　诊断: _____

10.48

规律性: _____　　PR 间期: _____

心率: _____　　QRS 波群: _____

P 波: _____　　诊断: _____

10.49

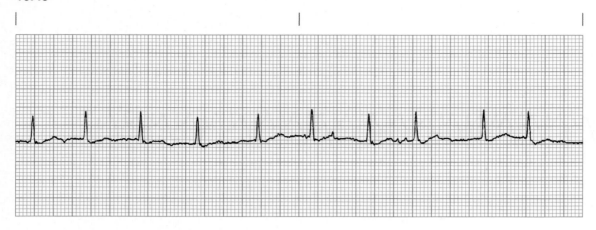

规律性:_____

心率:_____

P 波:_____

PR 间期:_____

QRS 波群:_____

诊断:_____

10.50

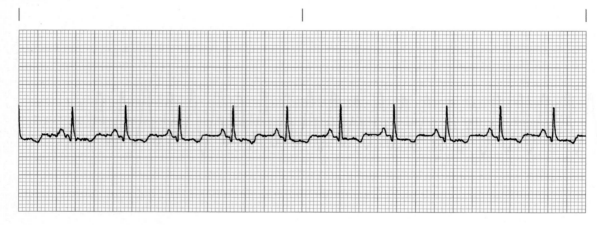

规律性:_____

心率:_____

P 波:_____

PR 间期:_____

QRS 波群:_____

诊断:_____

10.51

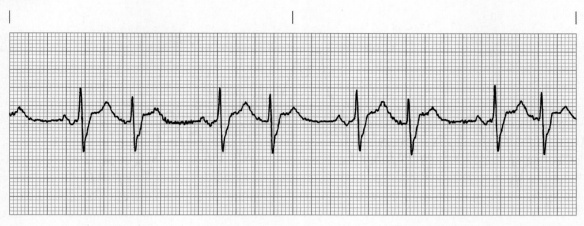

规律性：_____	PR 间期：_____
心率：_____	QRS 波群：_____
P 波：_____	诊断：_____

10.52

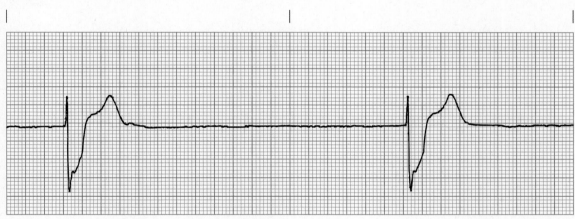

规律性：_____	PR 间期：_____
心率：_____	QRS 波群：_____
P 波：_____	诊断：_____

10.53

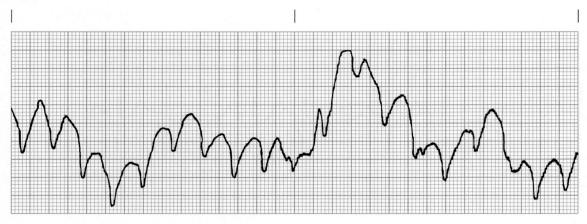

规律性:＿＿＿＿＿＿＿＿＿	PR 间期:＿＿＿＿＿＿＿＿＿
心率:＿＿＿＿＿＿＿＿＿	QRS 波群:＿＿＿＿＿＿＿＿＿
P 波:＿＿＿＿＿＿＿＿＿	诊断:＿＿＿＿＿＿＿＿＿

10.54

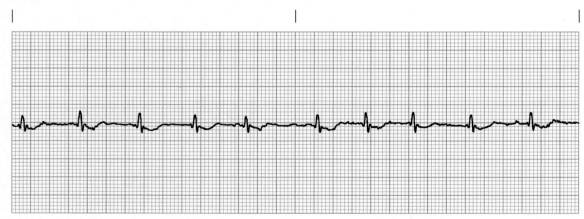

规律性:＿＿＿＿＿＿＿＿＿	PR 间期:＿＿＿＿＿＿＿＿＿
心率:＿＿＿＿＿＿＿＿＿	QRS 波群:＿＿＿＿＿＿＿＿＿
P 波:＿＿＿＿＿＿＿＿＿	诊断:＿＿＿＿＿＿＿＿＿

10.55

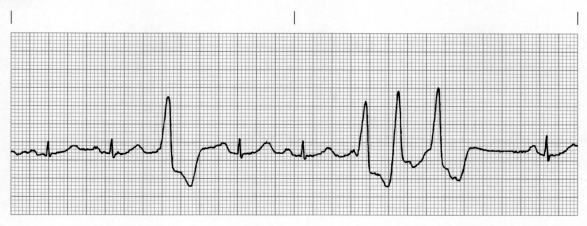

规律性：_____	PR 间期：_____
心率：_____	QRS 波群：_____
P 波：_____	诊断：_____

10.56

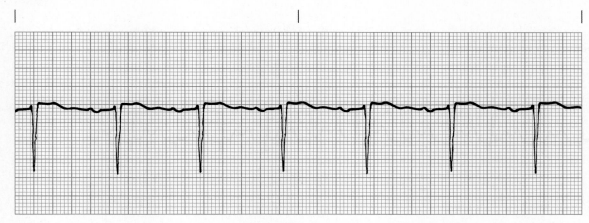

规律性：_____	PR 间期：_____
心率：_____	QRS 波群：_____
P 波：_____	诊断：_____

10.57

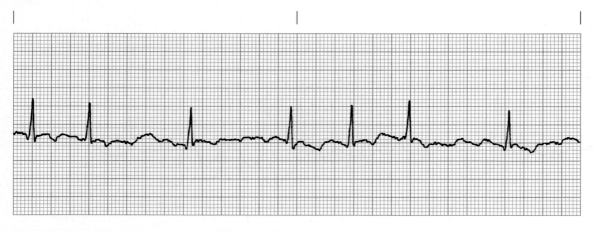

规律性：_____　　PR 间期：_____

心率：_____　　QRS 波群：_____

P 波：_____　　诊断：_____

10.58

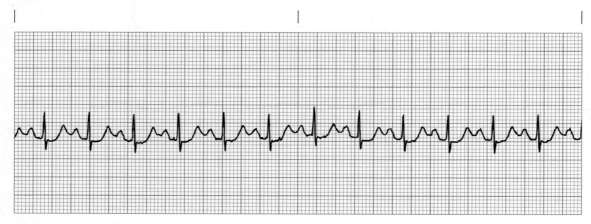

规律性：_____　　PR 间期：_____

心率：_____　　QRS 波群：_____

P 波：_____　　诊断：_____

10.59

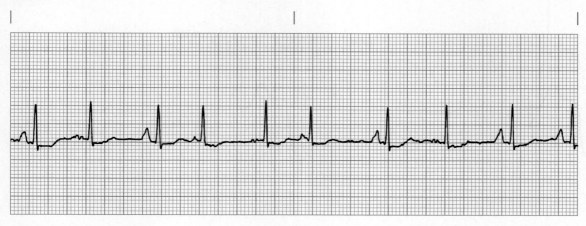

规律性：_____　　PR 间期：_____

心率：_____　　QRS 波群：_____

P 波：_____　　诊断：_____

10.60

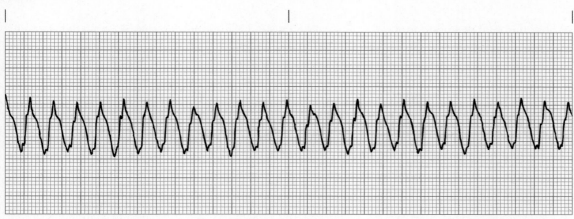

规律性：_____　　PR 间期：_____

心率：_____　　QRS 波群：_____

P 波：_____　　诊断：_____

10.61

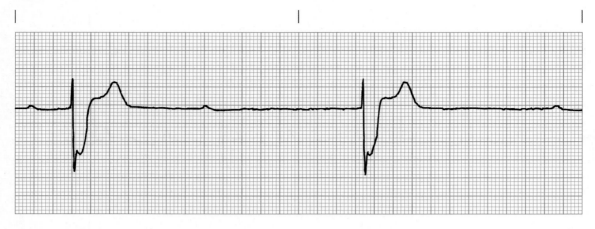

规律性：_____	PR 间期：_____
心率：_____	QRS 波群：_____
P 波：_____	诊断：_____

10.62

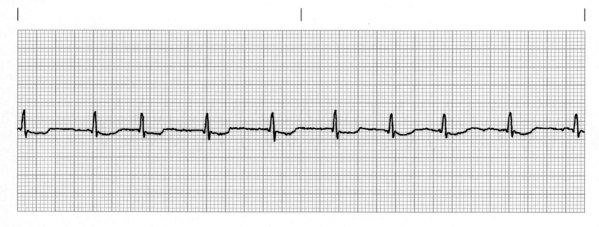

规律性：_____	PR 间期：_____
心率：_____	QRS 波群：_____
P 波：_____	诊断：_____

10.63

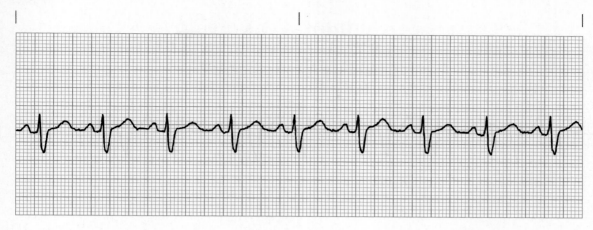

规律性：＿＿＿＿＿＿＿＿＿＿＿＿＿＿＿　　PR 间期：＿＿＿＿＿＿＿＿＿＿＿＿＿＿＿

心率：＿＿＿＿＿＿＿＿＿＿＿＿＿＿＿＿　　QRS 波群：＿＿＿＿＿＿＿＿＿＿＿＿＿＿

P 波：＿＿＿＿＿＿＿＿＿＿＿＿＿＿＿＿　　诊断：＿＿＿＿＿＿＿＿＿＿＿＿＿＿＿＿

10.64

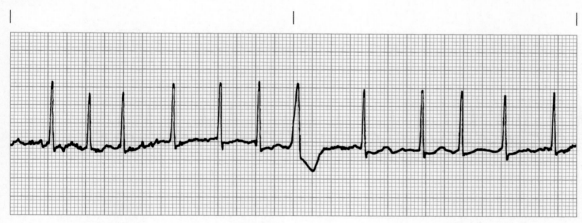

规律性：＿＿＿＿＿＿＿＿＿＿＿＿＿＿＿　　PR 间期：＿＿＿＿＿＿＿＿＿＿＿＿＿＿＿

心率：＿＿＿＿＿＿＿＿＿＿＿＿＿＿＿＿　　QRS 波群：＿＿＿＿＿＿＿＿＿＿＿＿＿＿

P 波：＿＿＿＿＿＿＿＿＿＿＿＿＿＿＿＿　　诊断：＿＿＿＿＿＿＿＿＿＿＿＿＿＿＿＿

10.65

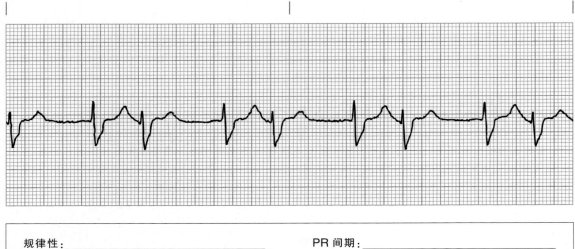

规律性: _____ PR 间期: _____

心率: _____ QRS 波群: _____

P 波: _____ 诊断: _____

10.66

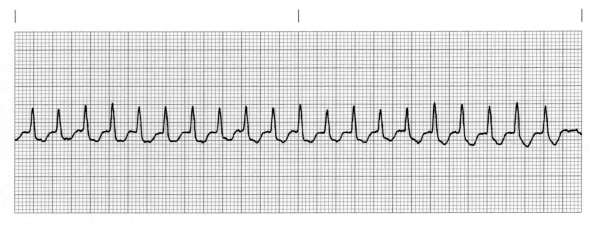

规律性: _____ PR 间期: _____

心率: _____ QRS 波群: _____

P 波: _____ 诊断: _____

10.67

规律性：_____　　PR 间期：_____

心率：_____　　QRS 波群：_____

P 波：_____　　诊断：_____

10.68

规律性：_____　　PR 间期：_____

心率：_____　　QRS 波群：_____

P 波：_____　　诊断：_____

10.69

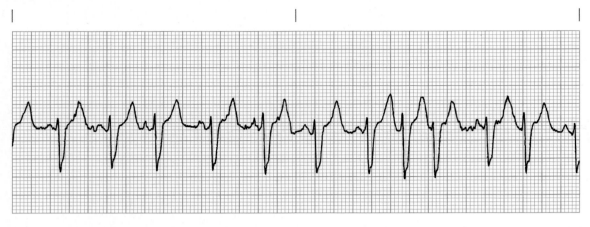

规律性:_____　　PR 间期:_____

心率:_____　　QRS 波群:_____

P 波:_____　　诊断:_____

10.70

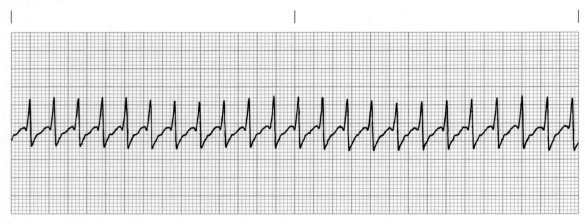

规律性:_____　　PR 间期:_____

心率:_____　　QRS 波群:_____

P 波:_____　　诊断:_____

10.71

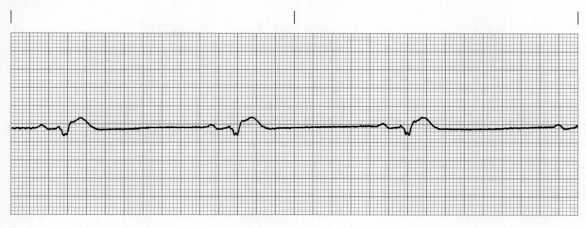

规律性：	PR 间期：
心率：	QRS 波群：
P 波：	诊断：

10.72

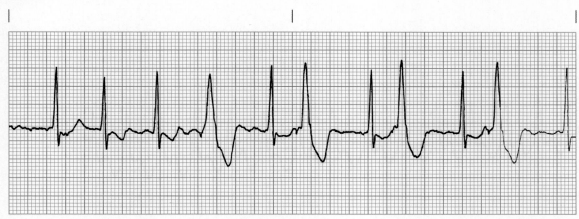

规律性：	PR 间期：
心率：	QRS 波群：
P 波：	诊断：

10.73

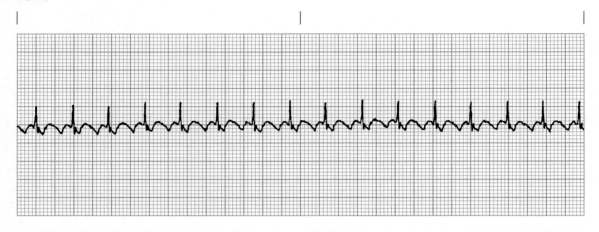

规律性:_____   PR 间期:_____

心率:_____   QRS 波群:_____

P 波:_____   诊断:_____

10.74

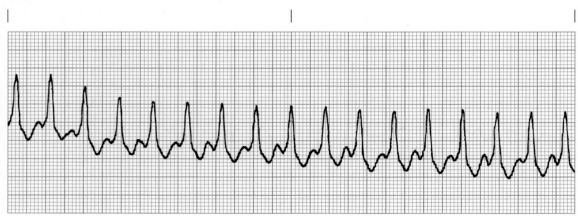

规律性:_____   PR 间期:_____

心率:_____   QRS 波群:_____

P 波:_____   诊断:_____

10.75

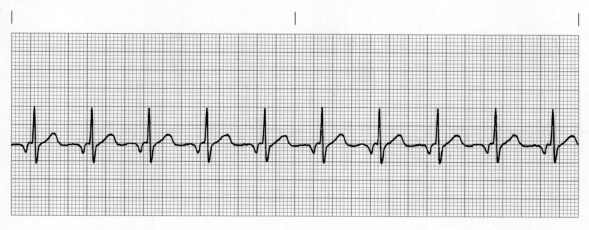

规律性：＿＿＿＿＿＿＿＿＿＿＿	PR 间期：＿＿＿＿＿＿＿＿＿＿＿
心率：＿＿＿＿＿＿＿＿＿＿＿	QRS 波群：＿＿＿＿＿＿＿＿＿＿＿
P 波：＿＿＿＿＿＿＿＿＿＿＿	诊断：＿＿＿＿＿＿＿＿＿＿＿

10.76

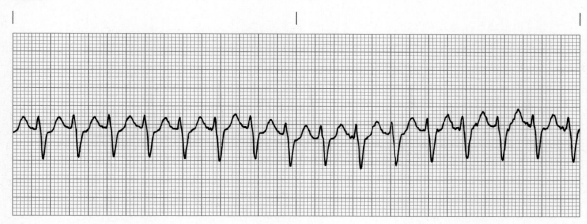

规律性：＿＿＿＿＿＿＿＿＿＿＿	PR 间期：＿＿＿＿＿＿＿＿＿＿＿
心率：＿＿＿＿＿＿＿＿＿＿＿	QRS 波群：＿＿＿＿＿＿＿＿＿＿＿
P 波：＿＿＿＿＿＿＿＿＿＿＿	诊断：＿＿＿＿＿＿＿＿＿＿＿

10.77

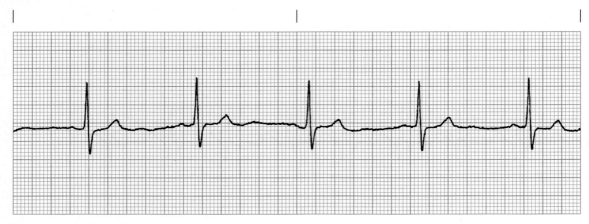

规律性：＿＿＿＿＿＿＿＿＿	PR 间期：＿＿＿＿＿＿＿＿＿
心率：＿＿＿＿＿＿＿＿＿＿	QRS 波群：＿＿＿＿＿＿＿＿
P 波：＿＿＿＿＿＿＿＿＿＿	诊断：＿＿＿＿＿＿＿＿＿＿

10.78

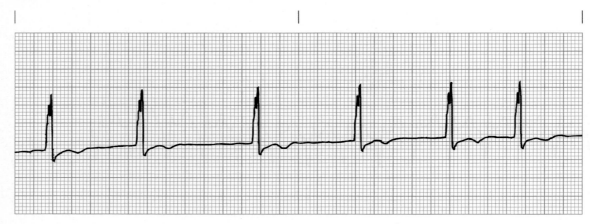

规律性：＿＿＿＿＿＿＿＿＿	PR 间期：＿＿＿＿＿＿＿＿＿
心率：＿＿＿＿＿＿＿＿＿＿	QRS 波群：＿＿＿＿＿＿＿＿
P 波：＿＿＿＿＿＿＿＿＿＿	诊断：＿＿＿＿＿＿＿＿＿＿

10.79

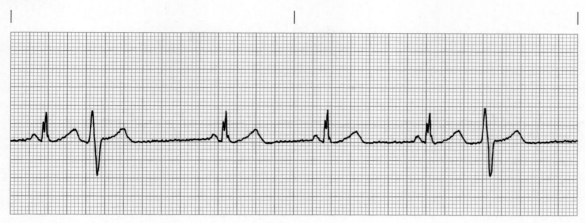

规律性：＿＿＿＿＿＿＿＿＿＿＿＿＿＿＿＿　　　PR 间期：＿＿＿＿＿＿＿＿＿＿＿＿＿＿＿＿

心率：＿＿＿＿＿＿＿＿＿＿＿＿＿＿＿＿＿　　　QRS 波群：＿＿＿＿＿＿＿＿＿＿＿＿＿＿

P 波：＿＿＿＿＿＿＿＿＿＿＿＿＿＿＿＿＿　　　诊断：＿＿＿＿＿＿＿＿＿＿＿＿＿＿＿＿＿

10.80

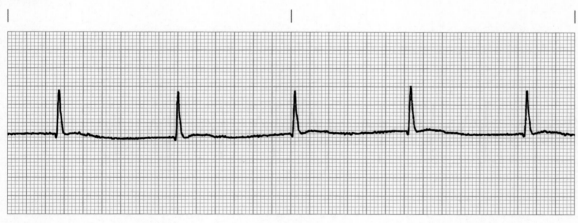

规律性：＿＿＿＿＿＿＿＿＿＿＿＿＿＿＿＿　　　PR 间期：＿＿＿＿＿＿＿＿＿＿＿＿＿＿＿＿

心率：＿＿＿＿＿＿＿＿＿＿＿＿＿＿＿＿＿　　　QRS 波群：＿＿＿＿＿＿＿＿＿＿＿＿＿＿

P 波：＿＿＿＿＿＿＿＿＿＿＿＿＿＿＿＿＿　　　诊断：＿＿＿＿＿＿＿＿＿＿＿＿＿＿＿＿＿

10.81

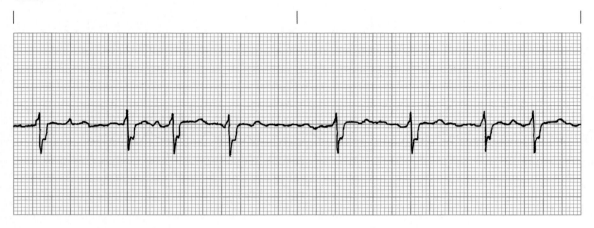

规律性：_____	PR 间期：_____
心率：_____	QRS 波群：_____
P 波：_____	诊断：_____

10.82

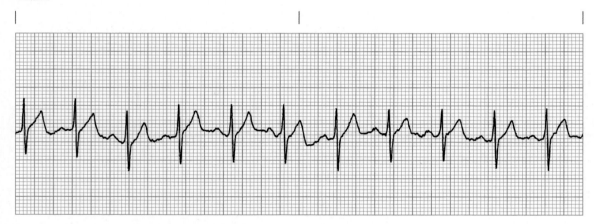

规律性：_____	PR 间期：_____
心率：_____	QRS 波群：_____
P 波：_____	诊断：_____

10.83

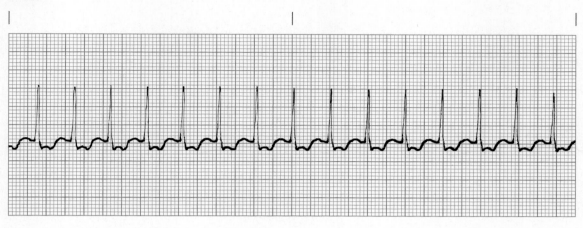

规律性：_____　　　PR 间期：_____

心率：_____　　　QRS 波群：_____

P 波：_____　　　诊断：_____

10.84

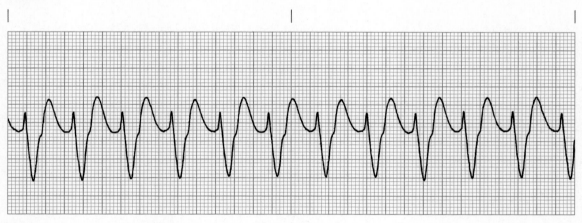

规律性：_____　　　PR 间期：_____

心率：_____　　　QRS 波群：_____

P 波：_____　　　诊断：_____

10.85

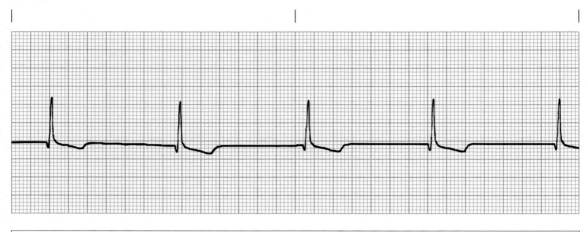

规律性： _____	PR 间期： _____
心率： _____	QRS 波群： _____
P 波： _____	诊断： _____

10.86

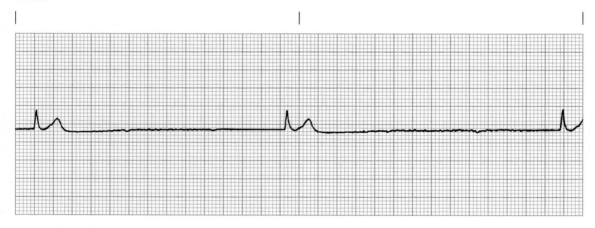

规律性： _____	PR 间期： _____
心率： _____	QRS 波群： _____
P 波： _____	诊断： _____

10.87

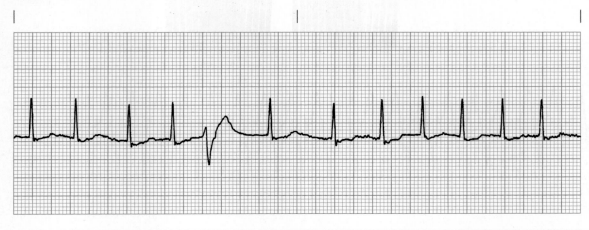

规律性 : _____　　PR 间期 : _____

心率 : _____　　QRS 波群 : _____

P 波 : _____　　诊断 : _____

10.88

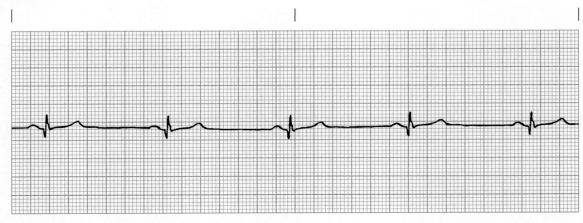

规律性 : _____　　PR 间期 : _____

心率 : _____　　QRS 波群 : _____

P 波 : _____　　诊断 : _____

10.89

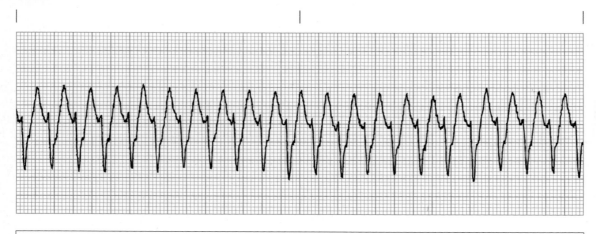

规律性:＿＿＿＿＿＿＿＿＿＿＿＿＿＿＿＿＿　　PR 间期:＿＿＿＿＿＿＿＿＿＿＿＿＿＿＿＿＿

心率:＿＿＿＿＿＿＿＿＿＿＿＿＿＿＿＿＿＿　　QRS 波群:＿＿＿＿＿＿＿＿＿＿＿＿＿＿＿

P 波:＿＿＿＿＿＿＿＿＿＿＿＿＿＿＿＿＿＿　　诊断:＿＿＿＿＿＿＿＿＿＿＿＿＿＿＿＿＿＿

10.90

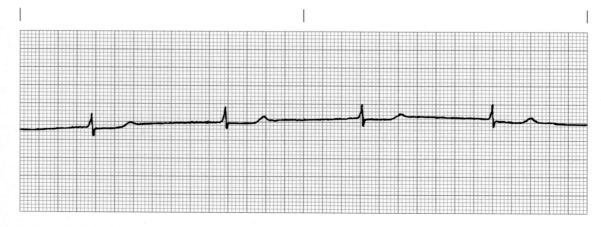

规律性:＿＿＿＿＿＿＿＿＿＿＿＿＿＿＿＿＿　　PR 间期:＿＿＿＿＿＿＿＿＿＿＿＿＿＿＿＿＿

心率:＿＿＿＿＿＿＿＿＿＿＿＿＿＿＿＿＿＿　　QRS 波群:＿＿＿＿＿＿＿＿＿＿＿＿＿＿＿

P 波:＿＿＿＿＿＿＿＿＿＿＿＿＿＿＿＿＿＿　　诊断:＿＿＿＿＿＿＿＿＿＿＿＿＿＿＿＿＿＿

10.91

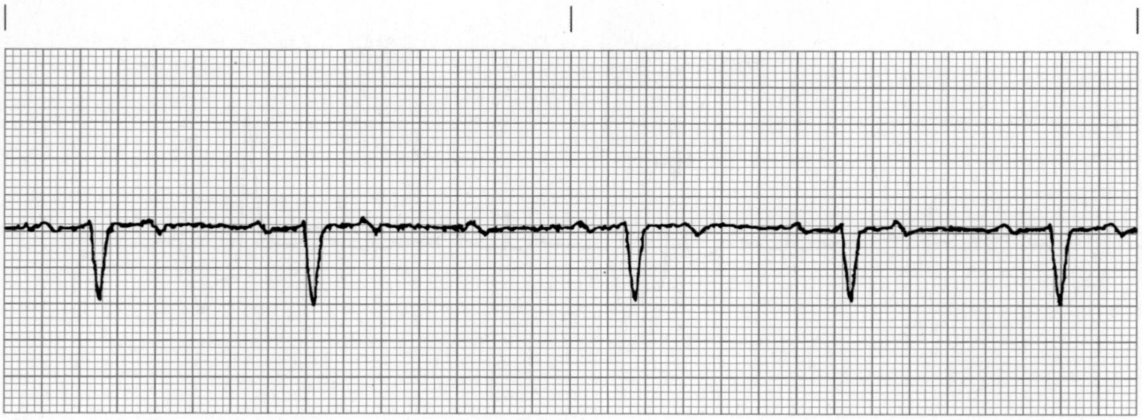

规律性：_____	PR 间期：_____
心率：_____	QRS 波群：_____
P 波：_____	诊断：_____

10.92

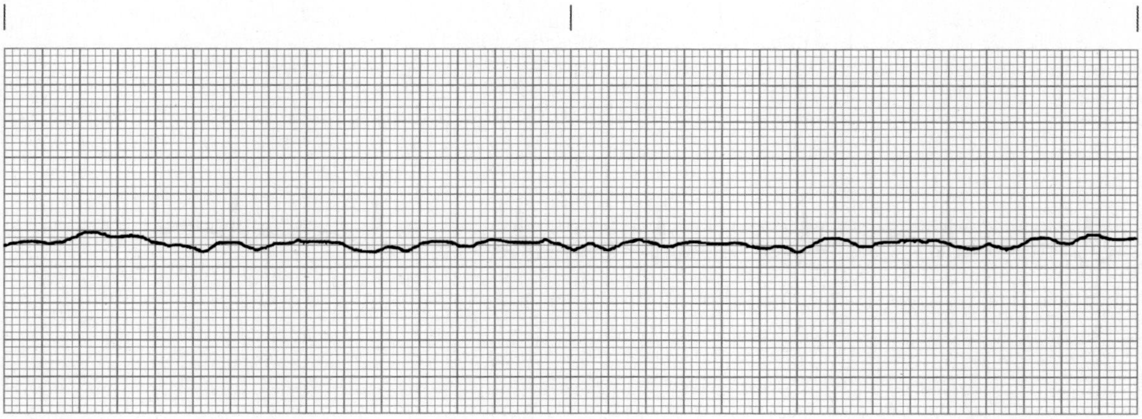

规律性：_____	PR 间期：_____
心率：_____	QRS 波群：_____
P 波：_____	诊断：_____

10.93

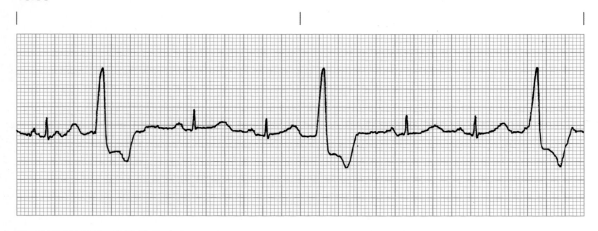

规律性：＿＿＿＿＿＿＿＿＿＿＿＿	PR 间期：＿＿＿＿＿＿＿＿＿＿＿
心率：＿＿＿＿＿＿＿＿＿＿＿＿	QRS 波群：＿＿＿＿＿＿＿＿＿＿
P 波：＿＿＿＿＿＿＿＿＿＿＿＿	诊断：＿＿＿＿＿＿＿＿＿＿＿＿

10.94

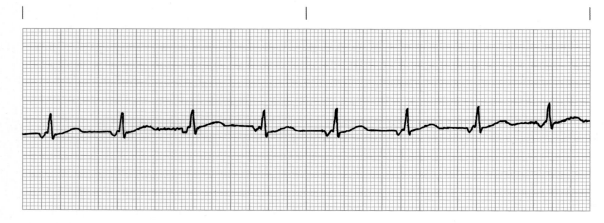

规律性：＿＿＿＿＿＿＿＿＿＿＿＿	PR 间期：＿＿＿＿＿＿＿＿＿＿＿
心率：＿＿＿＿＿＿＿＿＿＿＿＿	QRS 波群：＿＿＿＿＿＿＿＿＿＿
P 波：＿＿＿＿＿＿＿＿＿＿＿＿	诊断：＿＿＿＿＿＿＿＿＿＿＿＿

10.95

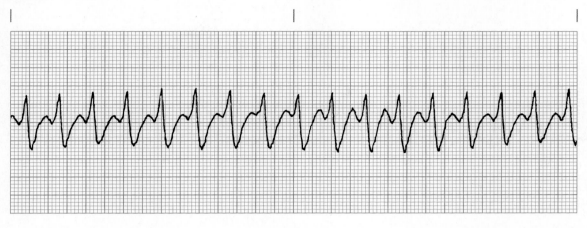

规律性:＿＿＿＿＿＿＿＿＿＿＿＿＿＿	PR 间期:＿＿＿＿＿＿＿＿＿＿＿＿＿
心率:＿＿＿＿＿＿＿＿＿＿＿＿＿＿＿	QRS 波群:＿＿＿＿＿＿＿＿＿＿＿＿
P 波:＿＿＿＿＿＿＿＿＿＿＿＿＿＿＿	诊断:＿＿＿＿＿＿＿＿＿＿＿＿＿＿

10.96

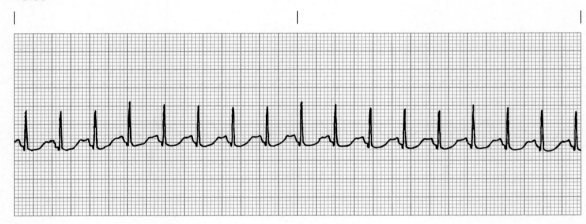

规律性:＿＿＿＿＿＿＿＿＿＿＿＿＿＿	PR 间期:＿＿＿＿＿＿＿＿＿＿＿＿＿
心率:＿＿＿＿＿＿＿＿＿＿＿＿＿＿＿	QRS 波群:＿＿＿＿＿＿＿＿＿＿＿＿
P 波:＿＿＿＿＿＿＿＿＿＿＿＿＿＿＿	诊断:＿＿＿＿＿＿＿＿＿＿＿＿＿＿

10.97

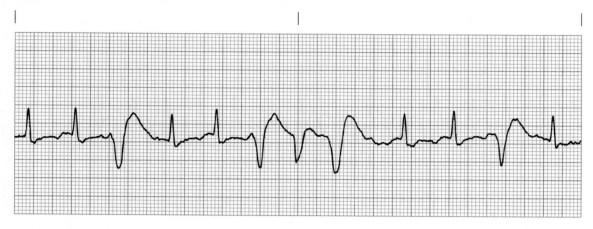

规律性：_____ PR 间期：_____

心率：_____ QRS 波群：_____

P 波：_____ 诊断：_____

10.98

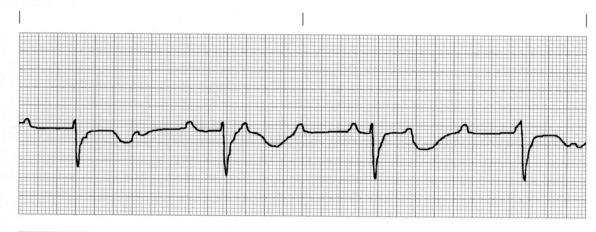

规律性：_____ PR 间期：_____

心率：_____ QRS 波群：_____

P 波：_____ 诊断：_____

10.99

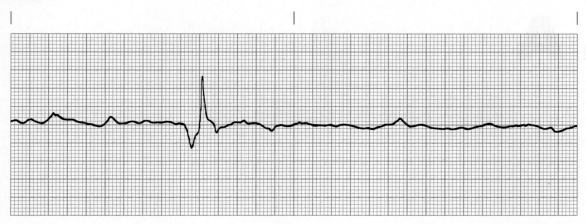

规律性：＿＿＿＿＿＿＿＿＿＿＿＿＿＿＿＿＿	PR 间期：＿＿＿＿＿＿＿＿＿＿＿＿＿＿＿
心率：＿＿＿＿＿＿＿＿＿＿＿＿＿＿＿＿＿	QRS 波群：＿＿＿＿＿＿＿＿＿＿＿＿＿＿
P 波：＿＿＿＿＿＿＿＿＿＿＿＿＿＿＿＿＿	诊断：＿＿＿＿＿＿＿＿＿＿＿＿＿＿＿＿

10.100

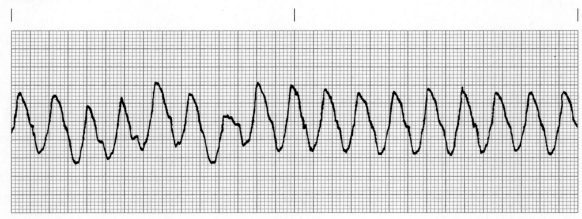

规律性：＿＿＿＿＿＿＿＿＿＿＿＿＿＿＿＿＿	PR 间期：＿＿＿＿＿＿＿＿＿＿＿＿＿＿＿
心率：＿＿＿＿＿＿＿＿＿＿＿＿＿＿＿＿＿	QRS 波群：＿＿＿＿＿＿＿＿＿＿＿＿＿＿
P 波：＿＿＿＿＿＿＿＿＿＿＿＿＿＿＿＿＿	诊断：＿＿＿＿＿＿＿＿＿＿＿＿＿＿＿＿

附录 **A**

心脏解剖与生理

自学单元

在本附录中,你将了解到心脏的结构与功能。你将了解到它的腔室、瓣膜、室壁、表面及周围的心包腔。你会发现心脏在电刺激后是如何收缩的,你会了解到收缩的阶段:收缩期和舒张期。你还将了解到供应血液的心脏本身的血管:冠状动脉、心脏静脉和冠状窦。

心血管系统将氧气从肺输送到全身各组织。在一个无限的循环中,遍及全身的血液循环将氧气从肺输送到组织中,然后将组织中的二氧化碳带回到肺以交换新的氧气。

在这个过程中,心脏的作用是维持血液循环。为了完成这项任务,它有两个独立但又相互关联的系统:一个是用来泵送血液的机械装置,另一个是用来告诉机械系统如何以及何时泵送血液的电系统。这个附录概述了心脏的机械系统,而本书的主体部分则致力于描述心脏电活动。

位置和结构

心脏是一个中空的、肌肉发达的圆锥形器官,大约有拳头大小。它位于胸腔内,在胸骨后和两肺之间。在其之上是大血管(主动脉和上腔静脉),在其之下是膈肌(图 A1)。

心脏的位置略偏离中心,它的 2/3 位于中心的左侧。它也是轻微倾斜的,上端(称为底部)指向右上,下端(称为心尖)向左下倾斜。在心脏收缩时,心尖向前胸壁移动,所以在左乳头下方可感觉到其搏动。

心腔

心脏由 4 个空腔组成:上面两个腔称为心房,下面两个腔称为心室。心室壁比心房壁厚很多,因为心室要比心房泵血距离远很多。

在上面两心房之间的薄壁称为房间隔。更厚且具有更丰富肌肉组织的室间隔位于下面的两心室之间(图 A2)。

心脏壁

所有的心脏壁由 3 层组成(图 A3):

心内膜:包含心脏电传导系统的分支。

心肌:由层带状的心肌纤维组成,这些心肌纤维以复杂的螺旋状缠绕在心房和心室周围。

心外膜:结缔组织支撑的单层细胞;包含心脏神经和冠状血管。

整个心脏结构(心脏和大血管的起始部)位于一个纤维浆膜囊内,称为心包囊。在正常情况下,这个囊紧贴在心脏周围,仅有约 50mL 润滑液的空间。

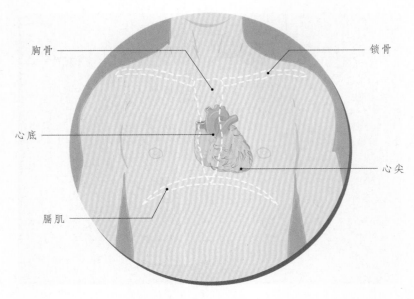

图 A1 心脏的位置。

图中标注：胸骨、锁骨、心底、心尖、膈肌

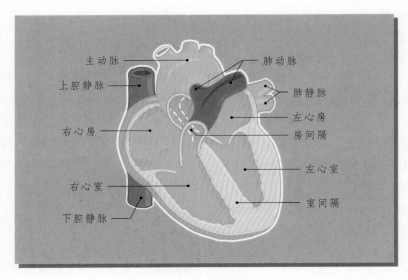

图 A2 心脏解剖。

图中标注：主动脉、肺动脉、上腔静脉、肺静脉、右心房、左心房、房间隔、右心室、左心室、下腔静脉、室间隔

血流

间隔有效地将心脏分成左右两个部分，形成两个独立的泵。右侧将血液泵入肺脏，左侧维持全身的血液循环(图 A4)。左室壁比右室壁厚 3 倍，因为血液到达身体远端需要更大的压力。

左右两个心脏泵运行紧密相连，这是一个封闭的系统，所以血液无限地循环：

• 右心房通过上腔静脉及下腔静脉接收来自身体各部位的血液。

• 血液通过三尖瓣进入右心室。

• 右心室将血液通过肺动脉瓣泵出进入肺动脉,到达肺脏以获得新的氧气供应。

• 富含氧气的血液通过肺静脉回流到左心房。

• 血液从左心房流经二尖瓣进入左心室。

• 当左心室收缩时，含氧血液通过主动脉瓣喷射到主动脉从而到达远端身体组织。

心脏瓣膜

为了保证血液流向相同的方向，心脏有两组单

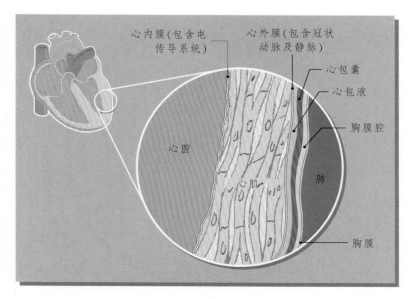

心内膜(包含电传导系统)　心外膜(包含冠状动脉及静脉)

心包囊

心包液

胸膜腔

肺

心腔

心肌

胸膜

图 A3 心肌。

向阀。第一对称为房室瓣,位于心房和心室之间的两个开口。三尖瓣位于右心房和右心室之间,二尖瓣分隔左心房和左心室。第二对叫作半月瓣。分别位于心室到大血管的两个出口。肺动脉瓣位于右心室至肺动脉的出口;主动脉瓣位于左心室至主动脉的出口(图 A5)。

所有的瓣膜均由瓣叶组成, 瓣叶随着心腔压力的变化而开启或关闭。腱索连接瓣叶至乳头肌,从而负责瓣膜的开启和关闭并防止反流。两个房室瓣一起打开使血液流入心室。然后它们关闭,主动脉瓣和肺动脉瓣开启,使血液流出心脏。

心音

可以借助贴在胸壁上的听诊器听到心音,心音的产生是由于血液在心腔内的流动和心脏瓣膜的关闭。正常的心脏有 4 种不同的心音。

第一心音(S_1)的产生与二尖瓣和三尖瓣关闭相关,发生在心室收缩的开始。由于二尖瓣关闭比三尖瓣关闭稍早一些,所以 S_1 有两个独立的部分,但它们通常不能分辨。

第二心音(S_2)的产生与主动脉瓣和肺动脉瓣关闭相关。S_2 也有两个组成部分:第一个是主动脉瓣关闭,第二个是肺动脉瓣关闭。第一心音和第二心音是正常心音。

第三心音(S_3)是一个病理标志,它发生在心室舒张早期的快速充盈阶段。

第四心音(S_4)的产生与心房的有力收缩相关。

奔马律

因为心音组合在一起的韵律听起来酷似马奔跑时马蹄触地的声音,所以称为奔马律。奔马律分为 3 种类型:室性奔马律,由于第三心音的增强形成;房性奔马律,发生在舒张晚期或收缩前;重叠性奔马律,当心动过速快至第三心音和第四心音重叠成一个心音时可以听到。

杂音

杂音反映血液的湍流,湍流可能是由于高流速、瓣膜损坏、心腔扩大或是血管扩张,或是瓣膜反流引起的。杂音由时间、强度、性质、音调、位置和传导部位来描述。

收缩和舒张

在心动周期的第一阶段,心房处于休息状态,血液从全身和肺部流入,此期称为心房舒张期。随着心房压力的升高,三尖瓣和二尖瓣打开,血液流经打开的瓣膜进入舒张的心室。接着,心房收缩充盈左室。心室舒张和充盈的时期称为心室舒张期。当心室与心房压力平衡时,三尖瓣和二尖瓣关闭,主动脉瓣和肺动脉瓣打开。心室收缩,将血液从心脏射出至肺循环系统或全身远端循环(图 A6)。

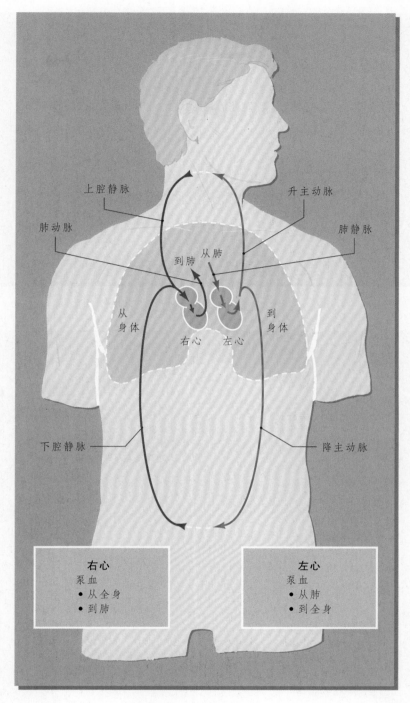

图 A4 人体血液的流动。

冠状循环

在心脏的心腔内持续存在血液，但它不能利用这些血液为自己供氧。心脏本身有其独立的血液供应系统，这些血液在心脏表面流动为心脏组织供氧。

当血液离开左心室进入主动脉进行全身循环时，它也会立即进入冠状动脉，冠状动脉虹吸一部分含氧血液来供应心肌本身。冠状动脉有两大主支：左冠状动脉和右冠状动脉，分别供应各自心室的主要部分。左冠状动脉很快分为前降支和回旋支，前降支供应心脏前壁，回旋支走行于心脏的左后方左房与左室之间（图 A7）。

有时，回旋支继续绕到心脏的后面供应心脏后壁，包括室间隔。在这种情况下，冠脉循环为左冠优

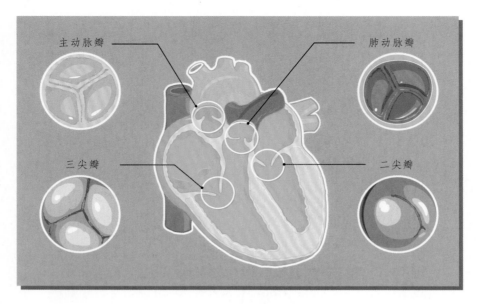

图 A5　心脏瓣膜。

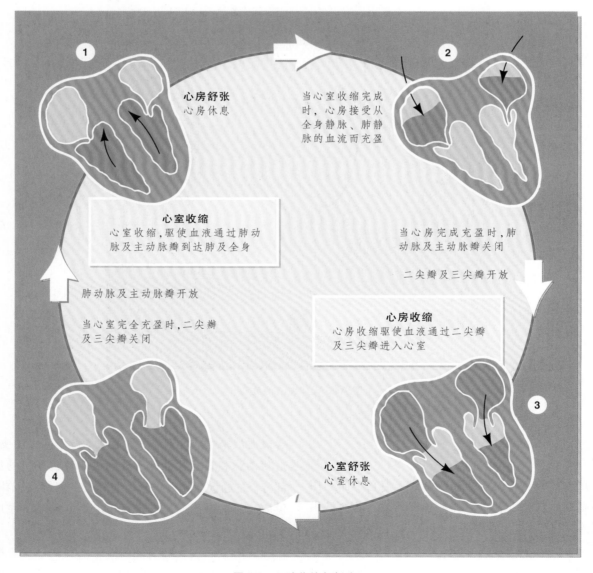

图 A6　心脏收缩与舒张。

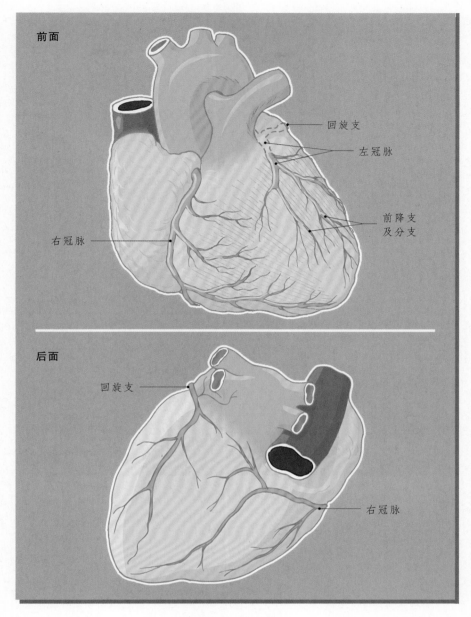

前面

回旋支

左冠脉

前降支
及分支

右冠脉

后面

回旋支

右冠脉

图 A7　冠状动脉。

势型。然而,80%的人群,右冠状动脉供应心脏的后壁和室间隔,称为右冠优势型。

缺氧的血液通过心脏静脉返回右心房,心脏的静脉排空血液至右心房的冠状静脉窦。

心脏表面

心脏有 4 个表面或平面。前面朝前,与胸壁相邻。在其对面,面朝脊柱的是后面。隔面是指心脏下方与横膈膜相对的平面。侧面是指侧壁,在横膈表面的上方(图 A8)。

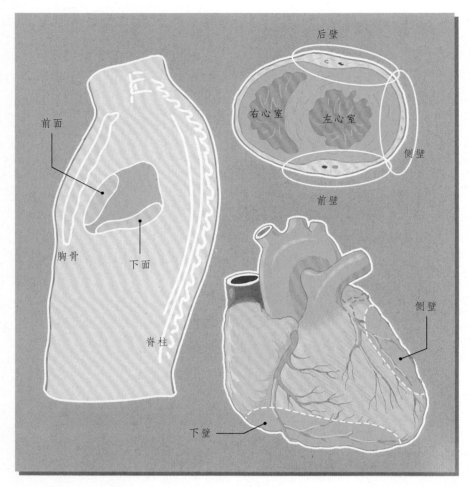

图 A8 心脏的表面。

心律失常的病理生理和临床意义

自学单元

本附录中，你将了解到在前面章节中学到的每一种基础心律失常的临床重要性。你将了解心排血量、心律失常如何影响心排血量，以及心排血量受损时产生的症状。你还将学习到当心律失常引起临床问题时的一般治疗原则。然后，对于每一种心律失常，你将了解其临床意义和临床表现。

病理生理

心律失常是心脏电活动的表现。理想情况下，每一次电活动都会导致一次心脏机械收缩来泵出血液并产生脉搏。当这个过程中断时，心律失常就会引发问题。当一个节律不能产生有效脉搏时，患者开始出现症状。当心律失常导致心排血量下降（即心脏泵出的血量）时，症状就会出现。

心排血量

心排血量是指心脏每分钟泵出的总血量。如果你测得每次心室收缩泵出的血量（称为每搏量），并将其乘以每分钟收缩（心跳）的次数，你就得到了所测得的心排血量。心排血量的公式为：

心排血量=心率×每搏量

任何改变心率或每搏量的情况都会影响心排血量。心律失常可以通过两种方式降低心排血量（从而引起症状）：

心率：任何极端速度的心率（心动过缓或心动过速）会降低心排血量。

每搏量：正常的每搏量依赖于同步电刺激产生有效的泵活动。如起源于心室的节律导致心脏不规则地收缩，从而减少每搏量，进而导致心排血量降低。

利用这一基本认识，根据每一心律失常引起症状和需要治疗的可能性来系统理解所有心律失常。使用心率和起搏点位置这两个变量，得到其临床结局矩阵图（图B1）。

每一种基础心律失常都被放在矩阵合适的位置上。然后根据它们对心排血量的影响将它们分类。已知产生症状的3个区域是心动过缓、心动过速和室性心律失常。

心排血量下降的症状

当心排血量减少时，患者就会出现症状。无论哪一种心律失常引起的问题，心排血量减少的症状都是一样的。这些症状包括：

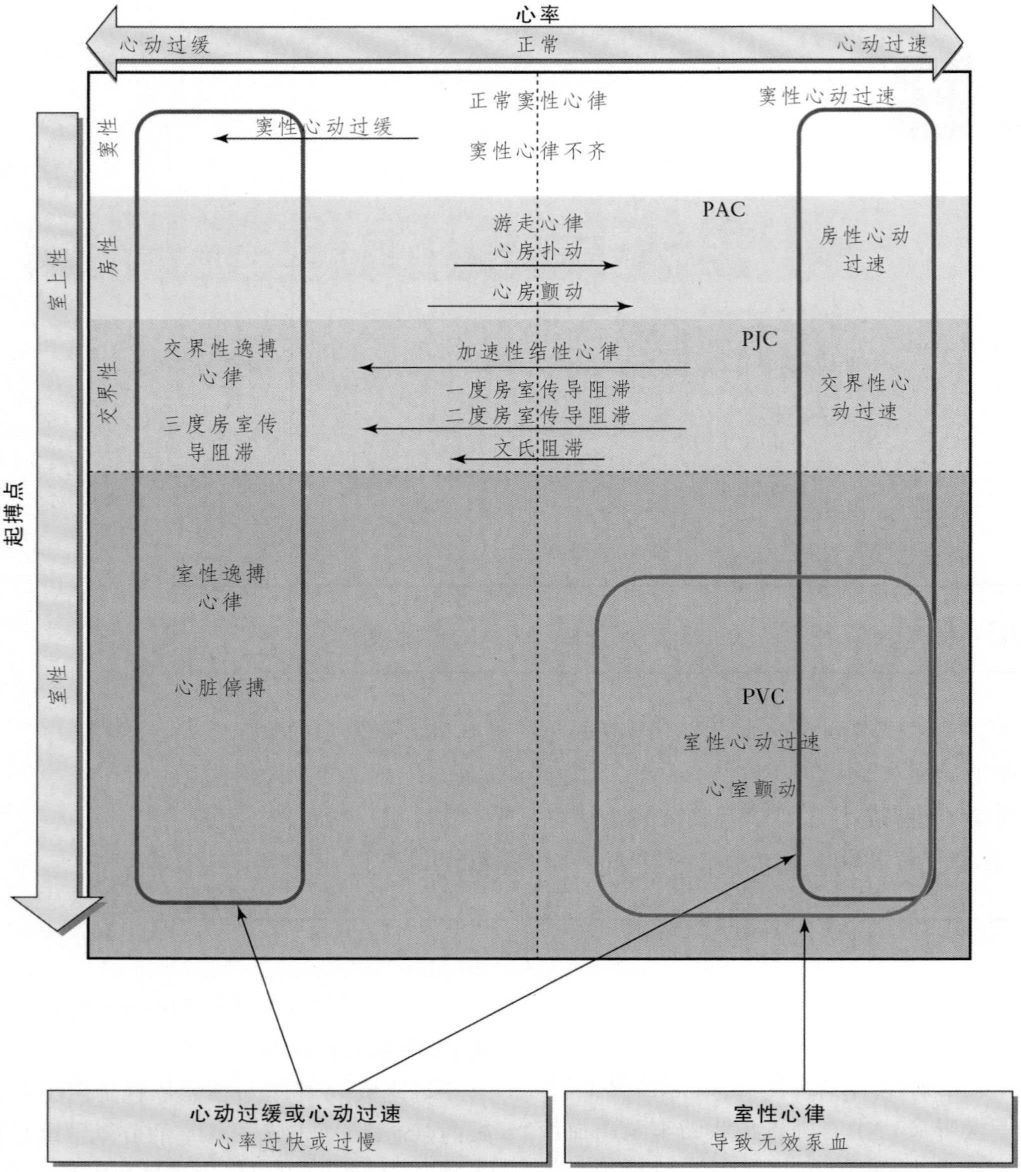

图B1　临床结局矩阵图。

- 焦虑。
- 胸痛。
- 气短。
- 出汗。
- 低血压。
- 皮肤湿冷。
- 发绀。
- 意识障碍。

这些症状表明心排血量不足导致身体组织灌注不足。当你发现这些症状时，你就知道已出现灌注受损，此时心律失常需要治疗。

心律失常治疗

ACLS 建议

美国心脏协会高级心脏生命支持（ACLS）建议是公认的心脏事件（如急性心肌梗死和心脏骤停）相关性心律失常的治疗标准。ACLS 指南是由主要研究人员和临床医生编写，为心律失常治疗的各个方面的管理提供了详细的考虑。ACLS 标准定期更新和发布，应作为临床治疗心律失常的指南。这里呈现的资料是管理原则的介绍概述，不应用于指导临床治疗。

基本治疗原则

当心律失常引起(或可能引起)临床症状时,应予以治疗。所有患有或可能患有心律失常的患者都应该进行监测,并接受吸氧和留有持续开放的静脉通路作为预防措施。如果发生心律失常,应评估患者的各种灌注参数(血压、脉搏、皮肤等),以确定对心排血量的影响。当心律失常引起症状时,应立即进行治疗。

灌注支持

除了治疗特定的心律失常外,可能还需要基本的支持治疗,如:通气以改善氧合;胸外按压以维持循环;使用药物以稳定血压。

寻找可纠正的潜在因素

为了提高心律失常的转复率,任何致病因素都应该被识别和纠正,如:酸中毒时给予碳酸氢盐;如果低血容量应给予补液;如果低氧应给予氧疗等。

治疗原则

心电界有句老话说:你不是在治疗心律失常,而是在治疗患者。如图 B1 所示,许多心律失常在患者身上不出现症状,这些心律尽管可能需要观察,但不需要治疗。

通过消除对心排血量的威胁,治疗可能引起症状的 3 组心律失常患者,如图 B2 所示。

每种心律失常产生症状或引起临床问题的可能性取决于心率和起搏点的位置。各心律失常的预期意义和临床表现见图 B3。

心律失常	概念	治疗目标
心动过速	心率过快使心室在收缩前不能完全被充盈	• 降低心室率
心动过缓	心率太慢无法维持心排血量	• 提高心室率
		• 当房室结阻滞导致心动过缓时,目标是增加房室结的传导
室性心律	不稳定的心室收缩不足以有效地维持每搏量	• 抑制室性异位灶

图 B2　治疗目标。

心律失常	意义	临床表现
正常窦性心律	• 正常心脏模式 • 可反映正常工作的心脏	• 无症状
窦性心动过缓	• 可先于阻滞或停搏 • 可导致逸搏心律或室性心律 • 可由急性心肌梗死、迷走神经刺激、颅内压升高引起 • 可见于正常心脏、运动员心脏	• 缓慢、规律的脉搏 • 可引起心排血量减少的体征/症状
窦性心动过速	• 通常是对发热、活动、疼痛、焦虑、低血容量、心力衰竭等的代偿反应 • 在急性心肌梗死中是危险的(可以扩大梗死面积)	• 快速、规律的脉搏 • 可能无症状 • 可能心悸、呼吸困难
窦性心律不齐	• 多见于儿童和年轻人	• 不规律脉搏 • 很少引起症状
房性期前收缩	• 通常是良性的 • 可能是慢性心力衰竭的早期征兆 • 可导致房性心动过速原因包括疲劳、缺氧、地高辛中毒、咖啡因、缺血、慢性心力衰竭、酒精	• 不规律脉搏 • 很少引起症状

图 B3　心律失常的预期意义和临床表现。(待续)

心律失常	意义	临床表现
游走心律	• 正常；常见于老年人、年轻人或运动员身上 • 交界性心律的持续存在可能提示心脏疾病	• 很少引起症状
房性心动过速	• 在急性心肌梗死或是心脏病患者中十分危险 • 经常由地高辛中毒导致	• 快速、规律的脉搏 • 可能出现心排血量下降的体征/症状 • 可引起肺水肿、心力衰竭、休克
心房扑动	• 快速心室率和心房收缩的丧失可降低心排血量 • 肺栓塞和脑栓塞风险 • 可引起慢性心力衰竭或心肌缺血 • 见于冠心病、风湿性心脏病	• 脉搏可规律或不规律，快或慢 • 快速心室率可导致心排血量降低引起体征/症状
心房颤动	• 快速心室率会导致慢性心力衰竭或心肌缺血 • 肺栓塞或脑栓塞风险	• 不规律脉搏，或快或慢 • 可出现脉搏短绌 • 可引起心排血量降低的体征/症状
交界性期前收缩	• 可能在房室阻滞之前发生	• 很少引起症状/体征
交界性逸搏心律	• 安全机制 • 可见于正常，如运动员	• 心率慢 • 如果心率很慢，可能导致心排血量降低的体征/症状
加速性交界性心律	• 提示交界区自主心律超过正常起搏点 • 常由急性心肌梗死、心脏手术、心肌炎、地高辛中毒引起	• 常无症状
交界性心动过速	• 提示交界区自主节律超过正常起搏点	• 快速、规律的脉搏 • 可导致心排血量降低的体征/症状
一度房室传导阻滞	• 可由缺血、缺氧、房室结功能障碍、心脏术后水肿、地高辛中毒引起 • 可导致更严重的房室传导阻滞	• 通常无症状
二度Ⅰ型房室传导阻滞	• 常见于下壁心肌梗死 • 可见于正常人	• 不规律的脉搏 • 通常无症状
二度Ⅱ型房室传导阻滞	• 可由缺氧、心脏术后水肿、地高辛中毒、前壁心肌梗死引起 • 可进展为更严重的房室阻滞	• 心率缓慢可导致心排血量降低的体征/症状
三度房室传导阻滞	• 可以进展为心室停搏	• 非常缓慢的心率和异常的起搏位置严重降低心排血量 • 患者会因为灌注不良而意识丧失 • 很快便会出现心力衰竭
室性期前收缩	• 提示心室兴奋，频率越高提示兴奋性越高 • 病因包括缺血/梗死、缺氧、酸中毒、低血容量、电解质失衡、咖啡因、吸烟、饮酒 以下情况室性期前收缩被认为是十分危险的： —频发的，或是日益频发的 —形式(二联，三联，等) —成对 —短阵室速 —R on T 现象 —多源性	• 患者可以感觉到室性期前收缩，并为此感到痛苦 • 脉搏是不规律的 • 除非室性期前收缩发作频繁，组织灌注通常不会受损 • 许多成年人因患有呼吸系统疾病、吸烟、进食咖啡因等而患有慢性室性期前收缩
室性心动过速	• 能迅速进展至室颤	• 因为灌注减少，患者开始出现意识丧失
心室颤动	• 致命性心律失常 • 表明心肌极度不稳定	• 临床死亡
室性逸搏心律	• 预后差 • 通常伴有大面积心肌梗死和心室肌的大量损失	• 临床死亡
心脏停搏	• 预后很差 • 通常是患者心跳停搏一段时候后被发现	• 临床死亡

图 B3(续)

附录 C

12导联心电图

自学单元

这部分附录中,你将了解 12 导联心电图与本书第一部分介绍的基础心律失常的区别,还将学习 12 导联心电图的应用和局限性。你将学习心电图、导联和电极位置的基本规则。随后还有心电向量、向量关系和心轴。最后还有 12 导联心电图打印的标准格式。总之,你会学到你初次接触到 12 导联心电图时所需要的所有知识点。

我们在书中的第一部分就见到的心电图图形,是单一导联的心电图。它们显示的是一个视角的心脏电活动(Ⅱ导联)。单一导联图形为分析心率、心律、判断起搏位置、区分传导问题和最终识别对心肌灌注有无影响提供了足够的信息。

12 导联心电图提供 12 条短图形条,让我们从上到下、从前到后 12 个不同的方向观察心脏的电活动,额外的视角提供了全方位心脏功能观察。除此之外,12 导联心电图还能定位缺血所致的心肌损伤,确定是否有心脏瓣膜病或者肺部疾病引起心脏扩大、心脏传导的更详尽的信息,比如是束支传导阻滞还是心内传导阻滞,还可以揭示某种代谢和电解质方面的异常。

乍一看,一张图上面就有这么大的信息量,令人望而生畏,如同你刚打开这本书时的感觉。但是随着你的阅读,现在面对心电图心律条的时候,你大概已经很平静自如了。解读 12 导联心电图也一样,要一步一个脚印,不要想着走捷径,一口吃不成胖子。这个附录会带你从 A 到 B,或者到 C,一步步了解它。在这里,你可以从各种各样的资源中获得信息,直至你拥有需要的所有知识。

心电图的基本规则

当你学习 12 导联心电图时,记住这个基本规则适用于所有心电图仪描记的心电图:

- 电流朝向正极的方向时出现一个向上的波,电流方向背离正极的时候出现一个向下的波。
- 电流方向朝向负极的方向时出现一个向下的波,电流方向背离负极的时候出现一个向上的波。
- 当电流垂直于导联时,描记线在等电位线上,既不向上也不向下。

导联和电极位置

单极肢体导联图

一个导联是心脏相对面两点之间电流的综合反映。一些导联是正极和负极组成了双极导联。另外一些电极,正极相对应的负极是其余电极组成的中央终端,是位于心脏正中的中心电极点。由于只有一个正极,这些导联称为单极导联。

无论是单极还是双极导联,只在一个维度中提供信息,即只显示心脏的两个点之间的信息。很多时候,单一一个点足以提供心脏是否在跳动、基础心率和节律如何。因此单一导联时常用于心电监护。

需要心电监护时,常常应用 Ⅱ 导联。Ⅱ 导联也是 12 导联心电图上最常用到的长的心律条。

另一个常用监护导联是修正的左胸导联,或者称为 MCL1。MCL1 是双极导联,在鉴别宽 QRS 波群时非常有帮助。与 Ⅱ 导联相比,MCL1 需要不同的电极位置:负极在左上胸部,正极在胸骨右侧第四肋间(图 C1)。MCL1 导联不包括在 12 导联心电图内。

多导联心电图记录

多导联心电图中的每一条记录都稍有不同,从不同的角度反映心脏的电活动,仔细定位电极的位置,覆盖心脏的各个区域,多导联心电图可以更全面了解心脏电活动。

实际上,每个电极的放置都有两个平面:身体额面的向上和向下,环绕胸部的水平面(图 C2)。标准模式是每个平面上放置 6 个电极,总共提供 12 个角度的信息,因此称为 12 导联心电图。电极放在标准位置,就可以自动描记出我们所需要的两个电极之间的电流。

额面导联

四肢电极用于额面的记录导联:右上肢(RA)、左上肢(LA)、左下肢(LL)和右下肢(RL)。为方便操作、减少人为移动,这些电极经常放置在相应的位置(图 C3)。

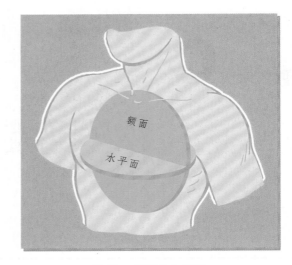

图 C2　额面及水平面。

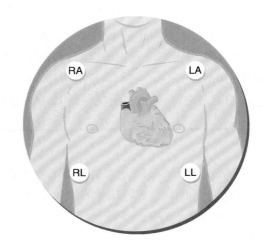

图 C3　额面电极位置。

这些电极记录到的导联为肢体导联:Ⅰ、Ⅱ 和 Ⅲ(图C4)。它们都是双极导联,有正极和负极,它们表达的电流如下:

Ⅰ 导联:右上肢至左上肢。

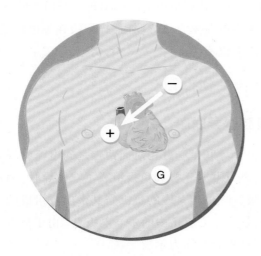

图 C1　MCL1 导联位置。

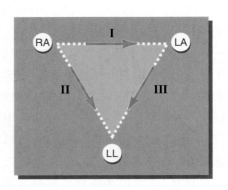

图 C4　标准肢体导联。

Ⅱ导联:右上肢至左下肢。

Ⅲ导联:左上肢至左下肢。

标准肢体导联组成的等边三角形称为"Einthoven三角"。

利用这个中央终端,再形成另外 3 个额面导联:加压右上肢导联(aVR)、加压左上肢导联(aVL)和加压左下肢导联(aVF)(图 C5)。

加压导联为单极导联,它们表达的信息是从中心电端到正极的。电流方向如下:

aVR:中心电端到右上肢。

aVL:中心电端到左上肢。

aVF:中心电端到左下肢。

这些导联可以详细地与所示的三角对应,如:

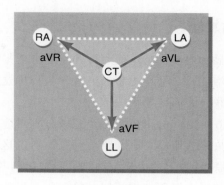

图 C5　加压电极。

3 个标准肢体导联和 3 个加压导联覆盖心脏的额面电流(图 C6)。

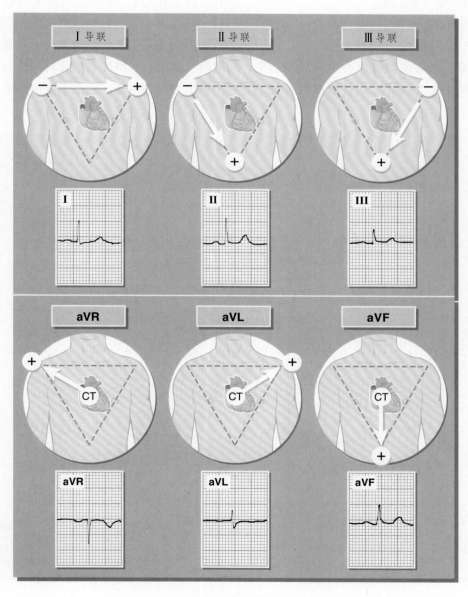

图 C6　额面电极。

水平面导联

为显示水平面的电流（即环绕胸围的平面），我们需要增加6个甚至更多的电极，我们称这些导联为胸导联或心前区导联(图C7)。

有6个不同的正极，每个正极分别对应中心电极的中央终端形成心前区导联。这样，心前区导联是单极导联，所表示的电流方向是从心脏向胸壁。

心前区电极须仔细放置，确保所获得的信息的准确。标准位置如下：

V_1:胸骨右缘，第4肋间隙。

V_2:胸骨左缘，第4肋间隙。

V_3:V_2与V_4连线的中点。

V_4:锁骨中线，第5肋间隙。

V_5:腋前线，第5肋间隙。

V_6:腋中线，第5肋间隙。

这6个心前区导联能够提供特定区域的信息：V_1和V_2定位室间隔，V_3和V_4定位心肌的前壁，V_5和V_6显示侧壁心肌的信息。

心前区导联提供水平面心肌的信息，联合额面导联，我们可以看到更详尽的心脏电活动信息。

心电向量和心电轴

经过心脏的电流

我们一般认为，心脏的单一电流是从窦房结流向心尖部的，曾经用大箭头来表示心脏随着节律改变电流方向的轻微变化。例如，交界性心律时，逆行的电流表示为从房室交界区向上到窦房结方向的箭头。第二个箭头是从房室交界区指向心室。这些箭头称为向量，用来描述电流的方向，箭头的起始点为正极。向量有大小，箭头越大，电流也越强。

这一点上，我们的想法可能会有个小问题，心脏的去极化不是一个单一的事件，在每一个心动周期期间，每个心肌细胞去极化时形成自己的持续不断向各个方向的电流。这些无数的小电流有自己的大

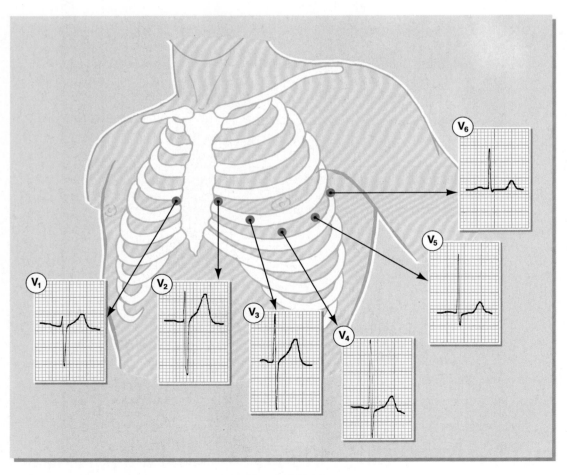

图C7 水平面电极。

小和方向,更大的向量,实际上是我们看到的各个电流的综合向量。

　　比较大的综合向量称为电轴,或者叫电流的综合方向。心脏作为一个整体的轴称为平均 QRS 轴。QRS 轴显示心内电轴的总方向。正常情况下,心脏右室去极化波向下向右, 左室的向量更强大, 向下向左。两个心室的综合向量,即平均 QRS 轴,向下向左,反映了左室心肌更强大。

导联轴

　　导联也有自己的电轴,每一个导联探测心脏相对应两点之间的电流, 两点之间的假想线称为导联轴。用带箭头的线或者向量表示,从负极(或者中心电端)到正极方向。

　　导联向量以生理学为基础解释 12 导联心电图。在单一的心电图条上,你着眼于波形,确定心脏刚刚发生的事情。II 导联是常用导联,它表示的向量方向是右心房向左心室。当 P 波逆行时,向量方向是不同的,此时的冲动可能起始于房室交界区。

　　同样的原则解释 12 导联心电图,除非你要比较不同导联向量在 12 个位置的两个电极之间的电流方向。先来学习与每个导联相关的向量以及整体的心脏向量。

心电图向量的说明

　　从导联轴与心脏平均 QRS 电轴之间的对应关系来看, 心脏的电流在心电图上会引起图形的偏斜(图 C8)。

　　● 当导联轴与 QRS 轴平行时,综合向量绝大部分是正向的(或者,电流朝向负极时,是负向的)。

　　● 当导联轴与 QRS 轴垂直时,综合向量是向上和向下双向的(双相,或者等电相)。

　　当去极化通过心室传播时, 向量的变化在对应轴的特定导联形成 QRS 波群。12 导联心电图从心脏的 12 个不同视角显示心脏的平均电轴。每一个导联有独特的波形,与其他导联不同。在讨论这些不同的波形以前, 我们要先知晓描述特定波形和测量值的常用术语(图 C9)。

　　R 波:QRS 波群内所有正向的变量称为 R 波。

　　如果一个波群里有两个 R 波, 第二个叫作 R'波。两个 R 波之间如果没有 S 波,一般称为 RR',通常多称为 R 波顿挫,或者叫"兔耳征"。

　　注:常用大写和小写的字母表示波形的相对大小:大写的表示波形大,小写的表示波形小。如:qRSr'即表示小 q 波, 第一个大 R 波,大 S 波,和小的第二个 R 波。出现很多的图形组合:qR,Rs,rSR',等等。有

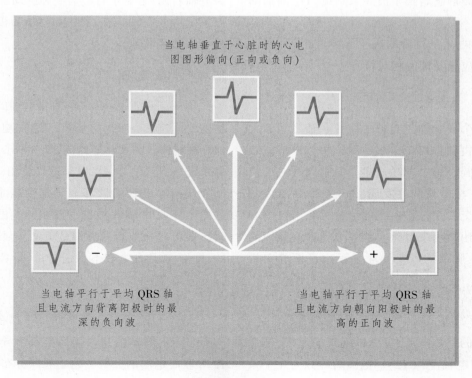

图 C8　心电图图形。

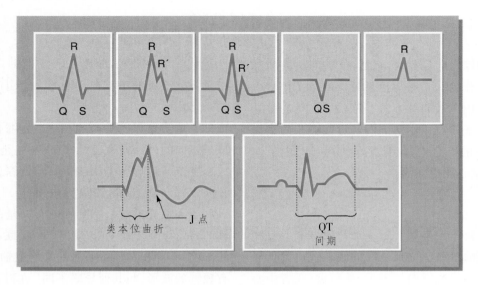

图 C9 波型定义。

时,我们只使用大写字母。

Q 波:R 波前的负向波形称为 Q 波。

S 波:R 波后的负向波形称为 S 波。

QS 波:如果没有 R 波,则综合的负向波称为 QS 波。

J 点:QRS 波群的终点与 ST 段起始之间的分界点。

QT 间期:反应心室去极化到复极化的整体时间。是从 QRS 波群起始到 T 波终末结束。QT 间期随心率变化。

具体波形的存在与否取决于心内产生的向量,及该向量与相应导联轴的相对位置。

向量关系

要比较每个导联轴与心脏平均导联轴之间的关系,需要先给出它们相对应的点。我们可以以房室结为中心画一个圆,每个导联从中心向圆周画一个箭头,为导联的正极。我们会发现,每个导联所对应的向量与圆周的交叉,都是 30°角的倍数关系。这样,心脏的向量可以用角度来量化。前 6 个导联为额面的向量(图 C10),胸前的 6 个导联显示水平面的向量(图 C11)。

心电轴

通过心脏的整体电流,可以以同样的形式,量化称为平均 QRS 电轴(图 C12)。把圆周等分为 4 个象限,QRS 轴大部分落在右下象限,在 0°~+90°;当心脏

发生损害、移位、扩大时,电流方向发生改变。平均 QRS 电轴也会随之改变。向量的改变若超出了正常的界限,称为电轴偏移。常规心电图上可以发现电轴的偏移,可能和心肌梗死、左室肥厚和室内传导阻滞有关。

向量落在左侧(圆周的 0°~-90°),称为电轴左偏,常见于左室肥厚、高血压、主动脉狭窄以及其他左室相关性疾病。当向量落在右侧时(即 90°~180°)称为电轴右偏,常见于右心病变和肺动脉疾病。落在左上象限内的电轴,在 ±180° 和 -90° 为极度右偏电轴,或者不确定电轴。

估算 QRS 电轴

了解了正常的 QRS 电轴和电轴的异常偏移,是精确计算导联心向量的基础。然而,电轴分析得来的信息很难懂,需要从基础的 12 导联心电图获得的信息来进一步转化。因此,电轴的计算相对简易一些。

快速心电轴的计算方法是依据 Ⅰ 导联和 aVF,这两个导联的 QRS 波群一般是向上的,当这两者的 QRS 波群之一或者两者都是负向,显示电轴是偏移的,即 Q、R 和 S 之和不是正向时(图 C13)。

标准格式

大部分 12 导联心电图的打印都有标准格式:抬头有患者的基本信息。而后是每个导联 3s 的记录。12 导联心电图的分析,始于导联分布的定位。只有知晓了导联的标准布局,才能明白你所看的心电图

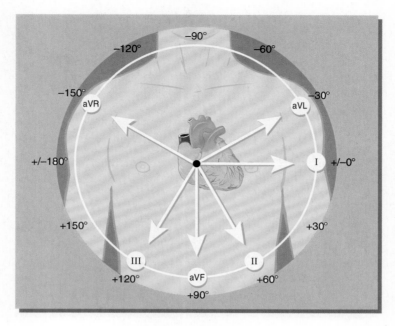

图 C10　额面向量。

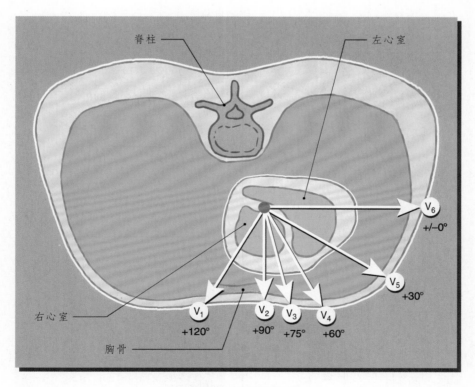

图 C11　平面向量。

提供的信息(图 C14)。

　　标准心电图把 12 个导联分为 4 列，每列 3 排。左上开始，从上到下，从左到右，第一列是 I 导联、II 和 III 导联；第二列是 aVR、aVL 和 aVF 导联。胸前导联位于后两列；第三列是 V_1、V_2 和 V_3 导联，最后一列

是 V_4、V_5 和 V_6 导联。

　　最下面是一条的长心律条，常常是 II 导联，位于心电图记录的底部。现在越来越常见的是包含了 I 、II 和 III 导联的心律条，出现在心电图的第 2 页。

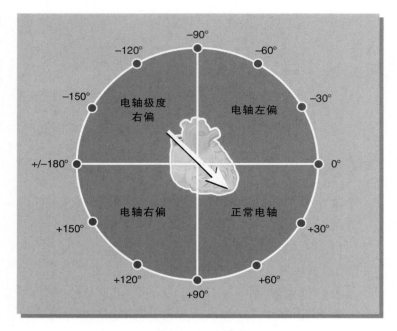

图 C12 平均电轴。

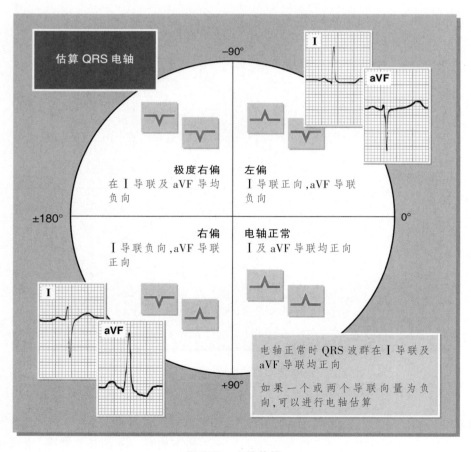

图 C13 电轴估算。

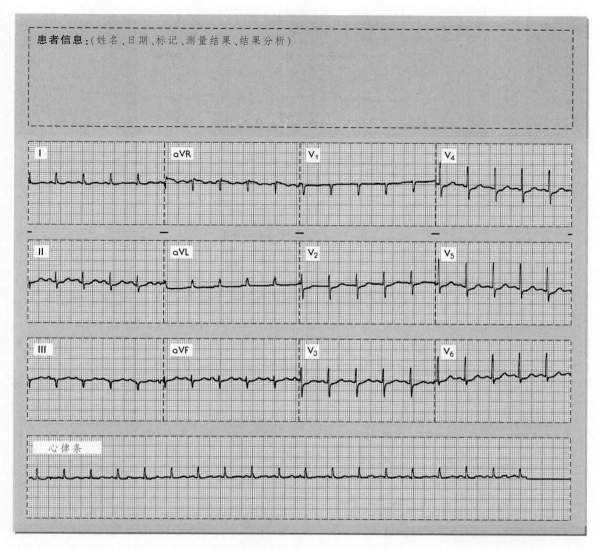

图 C14 标准 12 导联心电图布局。

正常 12 导联心电图

学习异常心电图之前，我们要先了解正常心电图。每个导联都有自己的心电轴，与平均 QRS 电轴方向相同或不同，你会在各个导联看到各种不同的心电波形。一个波形在一个导联是正常的，但在另一个导联可能就是异常的。你对电流形成波形的了解越多，就越能更多记忆正常的图形(图 C15)。

沿袭图 C15 的特点描述，去分析图 C16 和 C17，参考这些正常的特点，探索后边的附录 D 介绍的异常心电图。

12 导联心电图的局限性

12 导联心电图与单导联心律条有两个明显的局限性：

1.它是电活动的表现，提供了心脏电活动状态的信息，但不能提供心脏机械泵功能是怎样的。所以，我们要从电活动模式下获得心脏机械泵功能的信息是不明确的。

2.它记录的仅仅是我们检查心电图的那一刻发生的活动，不能反映 5min 后要发生的情况，也不能预测明天可能出现的异常。我们可以在已有资料的基础上，根据生理知识做一些假定推测。

12 导联心电图比单一的监护导联提供更多的心脏电活动信息。12 导联心电图和其他的诊断工具一样重要，可以结合患者的临床表现及其他信息评价患者病情。经常有接受治疗的患者没有查心电图。

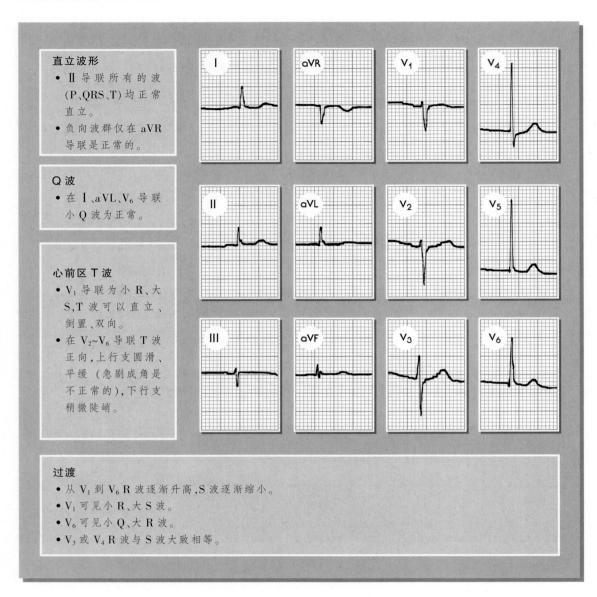

直立波形
- Ⅱ 导联所有的波（P、QRS、T）均正常直立。
- 负向波群仅在 aVR 导联是正常的。

Q 波
- 在 Ⅰ、aVL、V₆ 导联小 Q 波为正常。

心前区 T 波
- V₁ 导联为小 R、大 S，T 波可以直立、倒置、双向。
- 在 V₂~V₆ 导联 T 波正向，上行支圆滑、平缓（急剧成角是不正常的），下行支稍微陡峭。

过渡
- 从 V₁ 到 V₆ R 波逐渐升高，S 波逐渐缩小。
- V₁ 可见小 R、大 S 波。
- V₆ 可见小 Q、大 R 波。
- V₃ 或 V₄ R 波与 S 波大致相等。

图 C15 正常 12 导联心电图特征。

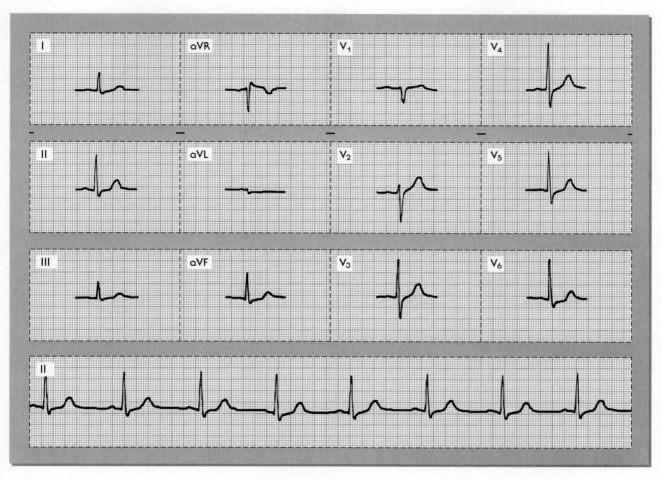

图 C16　正常 12 导联心电图。

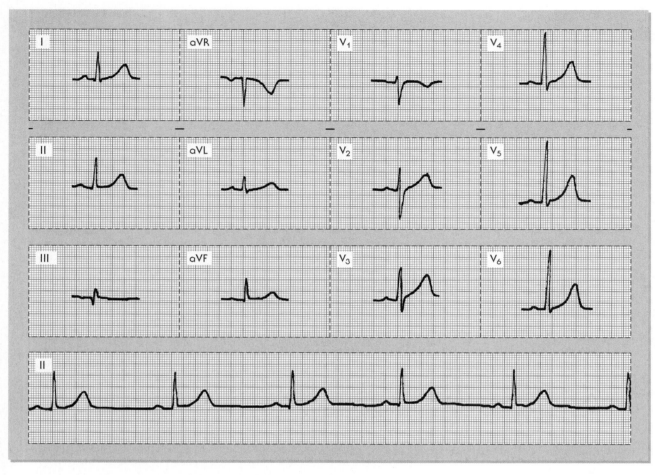

图 C17 正常 12 导联心电图。

基础12导联心电图解读

自学单元

在本附录中,你将学习如何分析与解读 12 导联心电图。你将学会识别因心肌损伤、心腔扩大、束支阻滞以及心包炎,洋地黄中毒,钙、钾水平异常等多种情况引起的心电图变化。最终学会运用公式化的方法分析 12 导联心电图。

通过附录 C 的学习,你已经学会如何通过 12 导联心电图了解心脏节律和平均电轴。除此之外,12 导联心电图还可以提供其他的很多信息。在本附录中, 你可以通过解读 12 导联心电图了解以下信息:

- 心肌损伤:程度、范围、损伤部位。
- 束支阻滞:心室的哪些束支被阻滞。
- 心腔扩大:是因为扩张还是肥大所致。
- 其他因素:药物、电解质、心包炎。

心肌损伤

损伤的范围

如果冠状动脉发生阻塞,导致血流中断,那么阻塞血管供血心肌组织就会因为缺氧导致坏死。缺氧的初期阶段叫作缺血,如果缺血得不到改善,心肌就会出现损伤。如果得不到治疗,最终心肌组织会完全坏死——这种情况叫作心肌梗死(图 D1)。如果梗死累及室壁全层,称为透壁性心肌梗死。内膜下梗死则指非透壁性心肌梗死(图 D2)。

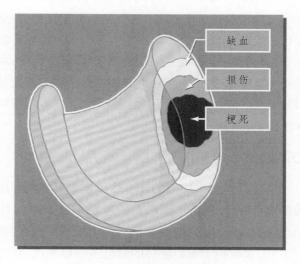

缺血
损伤
梗死

图 D1　心肌损伤的不同程度图。

心肌缺血的心电图表现

主要表现为 Q 波、ST 段和 T 波的变化:

ST 段:
- 压低。
- 抬高。

T 波:
- 高尖。
- 低平。
- 倒置。

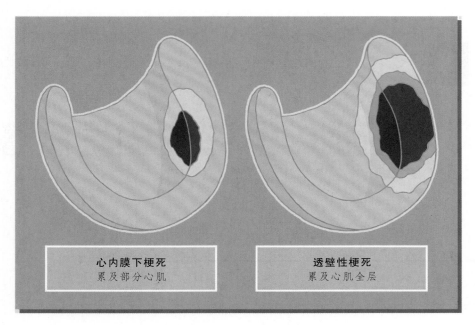

心内膜下梗死
累及部分心肌

透壁性梗死
累及心肌全层

图 D2　心肌梗死的范围。

Q 波：　　● 深大 Q 波。

　　　　　　● R 波丢失，表现为 QS 波。

　　以上这些心电图的表现都是心肌缺血的改变，提示心肌损伤。有时候只出现一种心电图变化，但更多时候是多种心电图表现共同出现，从而形成多种表现形式(图 D3)。心室壁部分梗死(内膜下梗死)可能不足以导致典型 Q 波的出现，因此，内膜下梗死又被称之为"非 Q 波性"梗死，这种情况下就不能利用 Q 波做出诊断。

心肌缺血心电图演变

　　缺血心肌组织周围的异常除极导致了心电图出现缺血性改变，随着心肌缺血的进展，心电图将发生动态演变(图 D4)。因此，不同的时间段，心电图的表现不同，这取决于做心电图的时机。一般来说，其变化规律如下：

　　第一小时：缺血后，几乎同时发生变化，ST 段抬高，T 波显著变化，可能为 T 波高尖或倒置。也可以见到 R 波振幅增加。

　　第一天：发病的第一天或第二天，R 波开始变小，而 Q 波变得深大。ST 段可能继续抬高。T 波可以是直立、低平或倒置，但一般会不太突出。

　　第一周：一周左右，ST 段开始恢复至基线，T 波可能倒置、直立或低平的。但这个时期最显著的心电图变化是 R 波丢失，出现深大的 QS 波。

　　数月之后：数周或数月之后，ST 段恢复至基线水平，但 T 波异常可仍然存在。可部分恢复 R 波，但 Q 波通常会在心电图上持续存在。

心肌梗死定位

　　多数心肌梗死会累及左心室一个或多个壁。心脏表面的电极可以记录到梗死部位心肌的异常除极使心电图上出现缺血性改变，与心肌特定区域相关联的导联称为对应导联。通过心肌对应导联心电图的缺血变化，可以定位心肌梗死的部位。心肌梗死最容易发生的 3 个壁，分别为心脏的前壁、侧壁和下壁(图 D5)。可以在图 D6 找到不同室壁对应的导联。观察缺血要看所有导联心电图，尤其需要注意有变化的导联。定位缺血需要将对应导联与室壁分区结合起来看。

　　前壁心肌梗死可在 V_1~V_4 导联看到缺血性改变(图 D7)。如果只在 V_2 和(或) V_3 导联上看到缺血性改变，提示前间壁梗死。如果在前壁(V_1~V_4)和侧壁(V_5~V_6)导联都显示缺血性改变，说明发生了前侧壁梗死(图 D8)。

　　侧壁梗死的心电图表现可以在侧壁胸导联(V_5、V_6)和左侧肢体导联(Ⅰ、aVL)上看到缺血性改变(图 D9)。

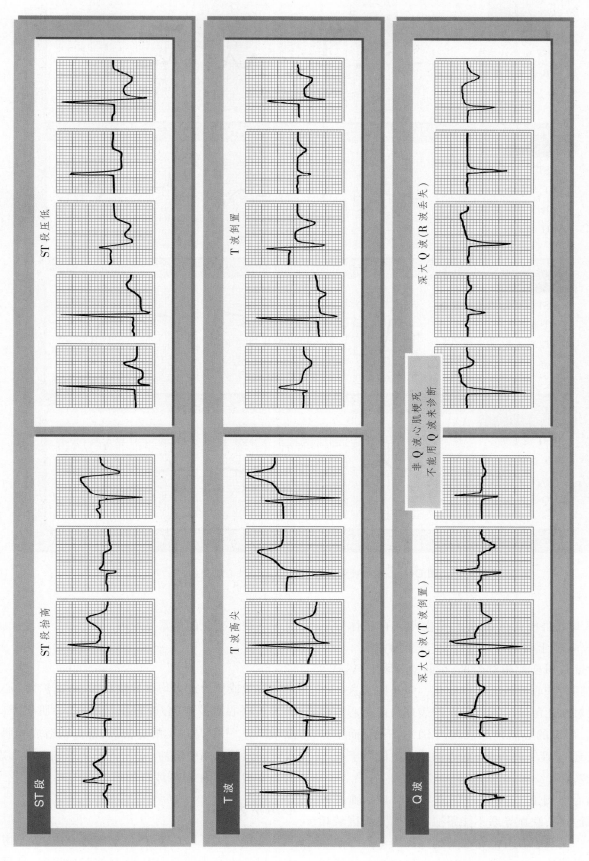

图 D3　缺血性心电图改变。

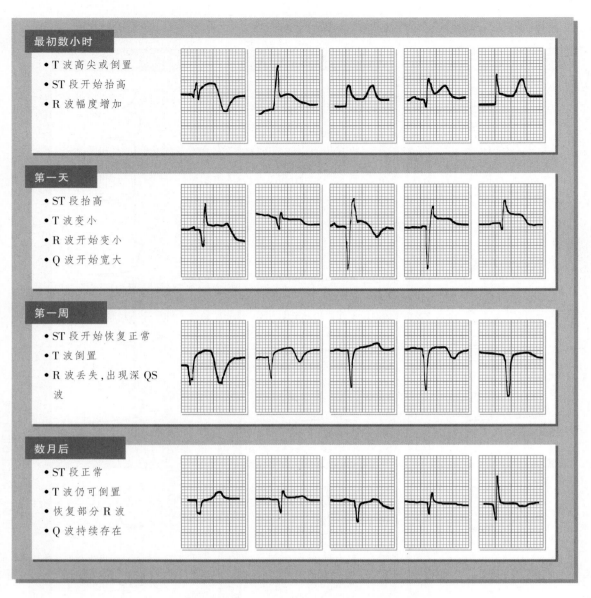

图 D4　心电图梗死的各个阶段(透壁性心肌梗死)。

最初数小时
- T 波高尖或倒置
- ST 段开始抬高
- R 波幅度增加

第一天
- ST 段抬高
- T 波变小
- R 波开始变小
- Q 波开始宽大

第一周
- ST 段开始恢复正常
- T 波倒置
- R 波丢失,出现深 QS 波

数月后
- ST 段正常
- T 波仍可倒置
- 恢复部分 R 波
- Q 波持续存在

下壁心肌梗死的心电图变化可以在肢体导联(Ⅱ、Ⅲ、aVF)上看到缺血性改变(图 D10)。

后壁心肌梗死相对少见,在前壁导联上(V₁~V₄)可以看到后壁心梗的心电图变化,但是因为这几个导联背对梗死区域,所以心电图表现与前壁心肌梗死相反,后壁的心肌梗死表现为 ST 段压低(而不是抬高),还包括 T 波直立、宽大的 R 波(相当于把 Q 波倒过来看)。

当心电图上 12 导联中任意导联出现缺血性改变,也就是说,缺血导联不能跟冠状动脉支配区域相对应时,提示患者可能存在其他疾病而不是心肌缺血或心肌梗死。心包炎是导致心电图出现广泛或任意导联缺血变化的最常见原因。

心腔扩大

容量或压力过大均可导致心房、心室扩大。心腔扩大可因心肌扩张(心腔容积增加)或心肌肥厚(心壁增厚)。不管是以上哪种情况,都可以造成心肌除极时间延长和幅度增加。心房的增大影响 P 波形态,而心室增大影响 QRS 波群的形态。

心房扩大

心房扩大可以在 V₁ 产生双向的 P 波,右心房扩大可以产生高尖的双向 P 波,P 波起始正向,且振幅

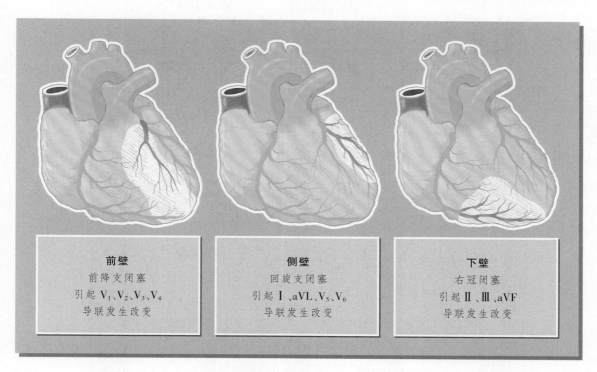

图 D5　心肌梗死定位。

累及的心肌部位	心电图发生变化的导联
前壁	V_1, V_2, V_3, V_4
侧壁	I, aVL, V_5, V_6
下壁	II, III, aVF

图 D6　相应导联的心肌梗死定位。

导联	相应室壁分布
V_1	右心室前壁
V_2, V_3	前间隔
V_3, V_4	左室前壁

图 D7　前壁对应导联。

要比终末 P 波部分要大。左心房扩大时,P 波增宽,且主要以终末部分增宽为主(图 D11)。

右心房扩大时,II 导联 P 波呈特征性改变,振幅高尖(>0.25mm),时程正常(在 ≤0.10s)。这种特异性 P 波称作肺型 P 波。左心房扩大时,II 导联上,产生宽大有切迹的 P 波(≥0.11s),一般称为二尖瓣型 P 波。

心室扩大

心室扩大一般表现为胸导联高大的 QRS 波群。右心室扩大可以在 V_1 导联看到高大的 R 波,在 V_6 导联可以看到深大的 S 波。左心室扩大可以在 V_1 导联看到深大的 S 波,在 V_6 导联可以看到高大的 R 波(图 D12)。

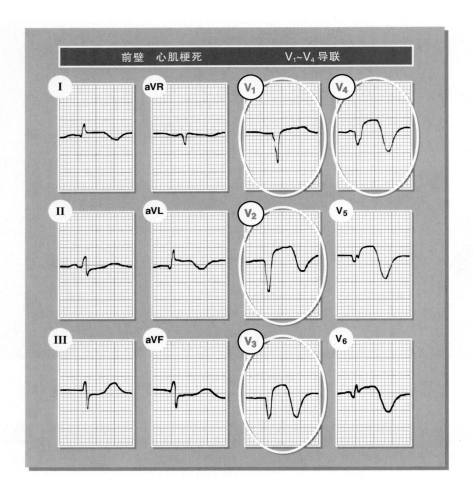

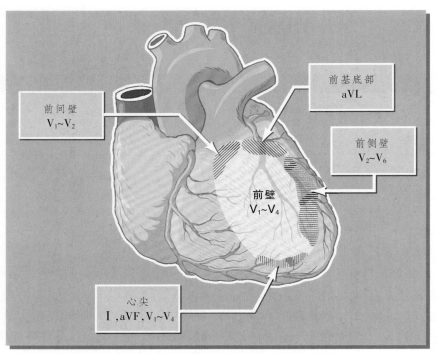

图 D8 前壁心肌梗死。

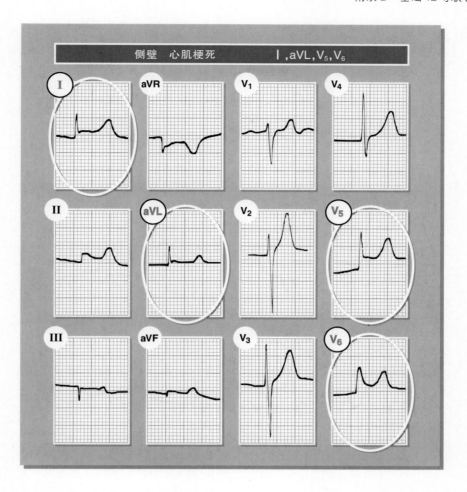

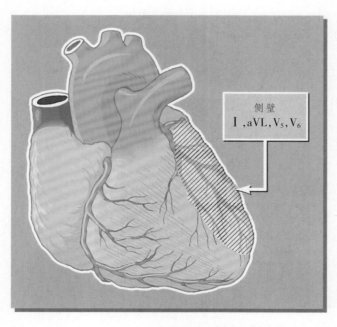

图 D9 侧壁心肌梗死。

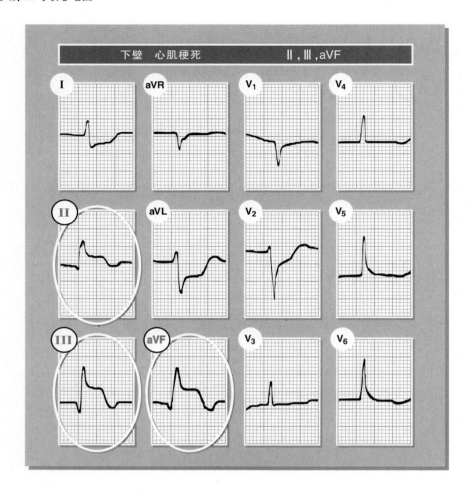

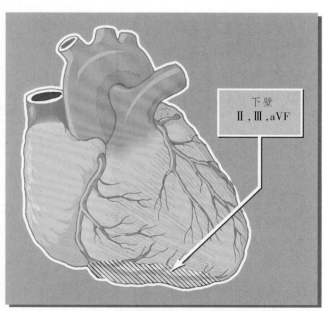

图 D10 下壁心肌梗死。

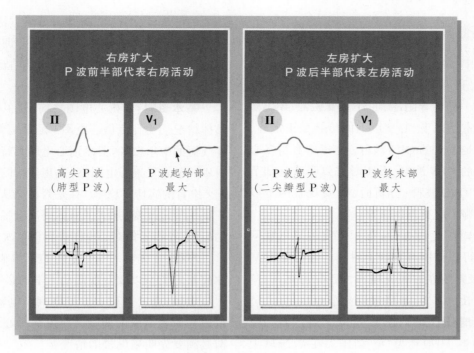

图 D11　心房扩大。

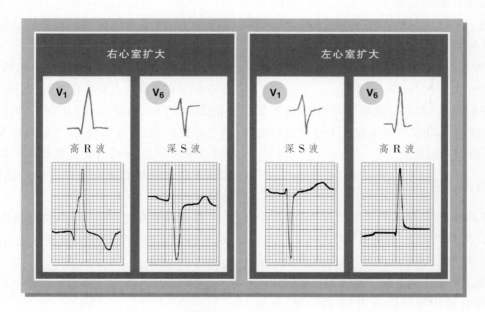

图 D12　心室扩大。

35 规则：判断是否存在左心室扩大，可测量 V_1 或 V_2 QRS 波群负向波的深度和 V_5 或 V_6 QRS 波群正向波的高度。如果年龄在 35 岁以上，这两个数值加起来超过 35mm，左心室扩大的诊断就成立（图 D13）。

左心室扩大诊断标准
1　测量 V_1 或 V_2 QRS 波群负向波的深度。
2　测量 V_5 或 V_6 QRS 波群正向波的高度。
3　两者之和>35mm，年龄>35 岁，左心室扩大诊断成立。

图 D13　35 规则。

束支阻滞(BBB)

在第 7 章中我们已经学习了房室阻滞,这种阻滞位于房室结,利用单导联心电图就可以确诊。

还有另外一种传导阻滞,叫作束支阻滞(BBB),阻滞区域在房室结以下,心室以上的传导是正常的,BBB 唯一异常是宽大的 QRS 波群。本书中有很多心电图存在宽大的 QRS 波群,看图时需要明确基础节律并确认宽大 QRS 波群,分析时,需要观察两个以上导联来判断哪个束支发生阻滞。

QRS 波群时限超过 0.12s 提示束支传导出现问题。这种表现可以在所有导联上看到,但需要看 V₁ 和 V₆ 的表现来判断左右束支阻滞。正常心电图,V₁ 导联表现为小 R 大 S,V₆ 导联表现为小 Q 大 R。

右束支阻滞(RBBB):在 V₁ 导联上可以看到带切迹的 QRS 波群,一般称为"兔耳征"。在 V₆ 导联上可以看到深宽的 S 波(图 D14a)。

左束支阻滞(LBBB):在 V₁ 导联上可以看到起始部的小 R 波,随之后面是深宽的 S 波;V₁ 导联上 QRS 波群以负向为主。在 V₆ 导联上可以看到 R 波宽大,却经常有顿挫,没有 Q 波或 S 波,只有 R 波,所以 QRS 波群完全是正向的(图 D14b)。

如果存在 LBBB,那么心肌缺血的 QRS 波群变化会被掩盖。因此,LBBB 在很大程度上会降低心电图诊断急性心肌梗死的价值。

其他心电图异常的情况

很多药物和电解质紊乱都可以造成 12 导联心电图发生变化(图 D15)。一些常见病因如下:

心包炎:心包炎症改变造成 ST 段出现类似于缺血/梗死性改变。但是和冠脉的供血分布区域无关。

洋地黄:洋地黄中毒可以造成 ST 段出现"鱼钩样"改变,QT 间期也是缩短的。

钾离子:高钾特征性改变为 T 波高尖,T 波和 QRS 波群融合。低钾表现为 T 波平坦,QRS 波群增宽和 U 波出现。

钙离子:高钙表现为与心率不匹配的 QT 间期缩短,而低钙时,QT 间期变长。

以上心电图的异常改变详见图 D16。

分析方法

用程序性方法可以对 12 导联心电图进行简便高效的解读(图 D17)。有很多分析方法,每个人都可以找到适合自己的方法。这里,推荐训练使用一套常规的方法步骤,久而久之,使之成为自己的一套方法。推荐的这套方法罗列如下:

基本资料:分析心电图之前,要了解以下患者的整体情况。为什么做心电图?是不是突发胸痛、出汗伴气短的中年患者?是术前心电图无特异性改变的骨科术后患者复查心电图吗?是患者入院前常规心电图吗?患者的病情平稳吗?你是否已经从心电图上看出了某些特定改变?患者的整体情况会提示心电图检查的原因,并指导你对心电图进行深层次的分析。

节律:首先看一下心电图的节律和心率。明确心律失常的类型以及对血流动力学的影响。

电轴:通过 I 和 aVF 导联判断电轴。电轴异常可以影响所有导联的向量,所以在对心电图下诊断之前必须要先明确电轴的情况。

束支阻滞:通过 V₁ 和 V₆ 导联判断束支阻滞类型。在判断心电图缺血性改变之前,需要确定有无束支阻滞,因为左束支阻滞可以掩盖心肌缺血或心肌梗死的 ST 段改变。

心肌缺血和心肌梗死:这一步包括内容很多,需要检查所有导联。主要导联组群:前壁(V₁~V₄),下壁(II、III 和 aVF),侧壁(I、aVL 和 V₅~V₆)。

心腔扩大:通过检查 12 导联可以观察有无心房和心室的扩大。分析有无心房扩大的最佳导联是 V₁ 和 II 导联,分析有无心室扩大的最佳导联 V₁ 和 V₆ 导联。

其他异常变化:最后一步需要再次检查所有导联,观察心电图上有无可以反映生化、代谢或血流动力异常的表现。

总结

总结分析时需要回答如下问题:

1.是什么节律?对血流动力学有何影响?

2.有没有缺血性改变?如果有,体现在哪些导联上?影响到心脏的哪个部位?

3.电轴是否正常?如果不正常,电轴偏向如何?

4.有无心室传导异常?如果有,是哪种束支阻滞?

5.有无心脏肥大的表现?如果有,是哪一个心腔扩大?

6.心电图上有无药物毒性、电解质紊乱、心包炎等疾病的表现?

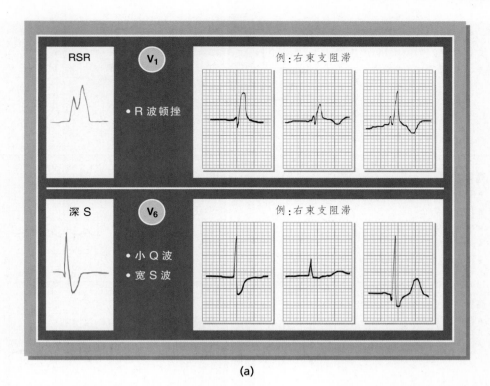

(a)

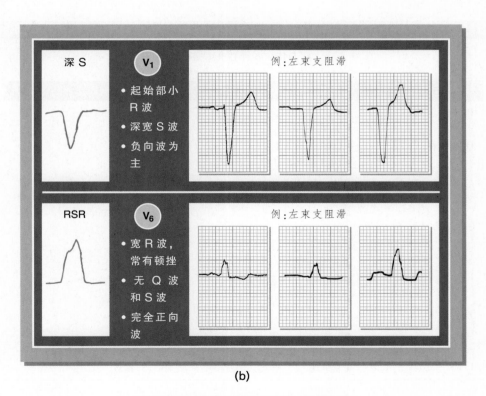

(b)

图 D14　(a)右束支阻滞。(b)左束支阻滞。

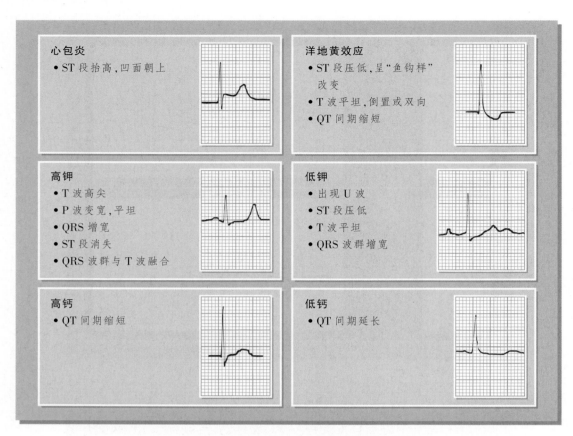

图 D15　各种心电图变化。

	心电图异常表现	可能病因
P 波	• 宽,平坦	高钾
	• 无 P	
QRS 波群	• QRS 波群增宽	高钾
	• QRS 波群与 T 波融合	低钾
	• QT 间期延长	低钙
	• 短 QT	高钙
	• 短 QT	洋地黄中毒
ST 段	• ST 段消失	高钾
	• ST 段压低	低钾
	• ST 段下斜	低钾
	• ST 段压低,"鱼钩样"改变	洋地黄中毒
	• ST 段抬高,凹面朝上	心包炎
T 波	• T 波高尖	高钾
	• T 波平坦	低钾
	• T 波双向或倒置	洋地黄中毒
U 波	• 出现 U 波	低钾

图 D16　不同疾病的心电图变化。

左心室扩大诊断标准

1　测量 V_1 或 V_2 QRS 波群负向波的深度。

2　测量 V_5 或 V_6 QRS 波群正向波的高度。

3　两者之和>35mm,年龄>35 岁,左心室扩大诊断成立。

图 D17　12 导联心电图的分析方法。

永远记住我们要治疗的是患者,而不是只关注心电图。所有从心电图中发现的异常都需要结合患者的一般情况,见图 D18。

评估	观察对象	观察内容
基本情况	患者,病史	• 临床情况
		• 病情变化
节律和心率	心电图节律(Ⅱ导联)	• 心律失常
		• 对灌注的影响
缺血/梗死	缺血/梗死	• ST 改变
	• V_5,V_6,aVL,Ⅰ(侧壁)	• T 波改变
	• Ⅱ,Ⅲ,aVF 导联(下壁)	• Q 波
		• R 波丢失
电轴	Ⅰ和 aVF 导联	• QRS 波群Ⅰ和 aVF 直立(电轴正常)
		• QRS 波群Ⅰ导联直立,aVF 导联向下(LAD)
		• QRS 波群Ⅰ导联向下,aVF 导联直立(RAD)
		• QRS 波群Ⅰ,aVF 导联均向下(ERAD)
心腔扩大	心房扩大(V_1,Ⅱ)	P 波双向
		• P 波起始部增大(RAE)
		• P 波终末部增大(LAE)
		P 波形态异常
		• P 波高尖(RAE)
		• P 波有切迹(LAE)
	心室扩大(V_1,V_6)	QRS 振幅增大
	V_1	• R 波比 S 波大(RVE)
		• S 波极深
	V_6	• S 波比 R 波大(RVE)
		• R 波极高(LVE)
心室传导异常	V_1	宽 QRS 波群
		• R 波有顿挫(RBBB)
		• S 波深大有切迹(LBBB)
	V_6	• 宽 S 波(RBBB)
		• 宽大有切迹的 R 波(LBBB)
其他的异常情况		
• 高钾血症	所有导联	• T 波高尖
		• P 波变宽、低平
		• QRS 波群增宽
		• ST 段消失
		• QRS 波群和 T 波融合
• 低钾血症	所有导联	• T 波低平
		• U 波逐渐明显
• 低钙血症	所有导联	• QT 间期延长(与心率不匹配)
• 高钙血症	所有导联	• 短 QT 间期(与心率不匹配)
• 地高辛中毒	所有导联	• 下斜型 ST 段
		• ST 压低
		• T 波双向或倒置
		• 短 QT 间期
• 心包炎	所有导联	• ST 段凹面向下抬高
		• 与冠状动脉血管病变无关的广泛 ST 改变

图 D18　心电图变化特点总结。

第 1 部分　引言

12 导联心电图分析训练

　　在此部分我们准备了 18 份 12 导联心电图，你可以利用前面学到的知识进行练习。我们尽可能使 18 份心电图简单化，以便轻松浏览 12 导联。即每一个导联都只列出 1 个波群用来分析。

　　通过对这 18 份简化心电图的分析，你可以适应第 2 部分另外 20 份心电图并加以分析。后者和心电图机里出来的心电图一样拥有一串图形。等学习到第 2 部分时，你将找到适合自己的分析心电图的方法步骤。

　　根据图 D17 中所学到的知识对心电图进行分析，包括节律、电轴、束支阻滞、缺血/心梗表现、心腔扩大，还有其他一些异常改变。

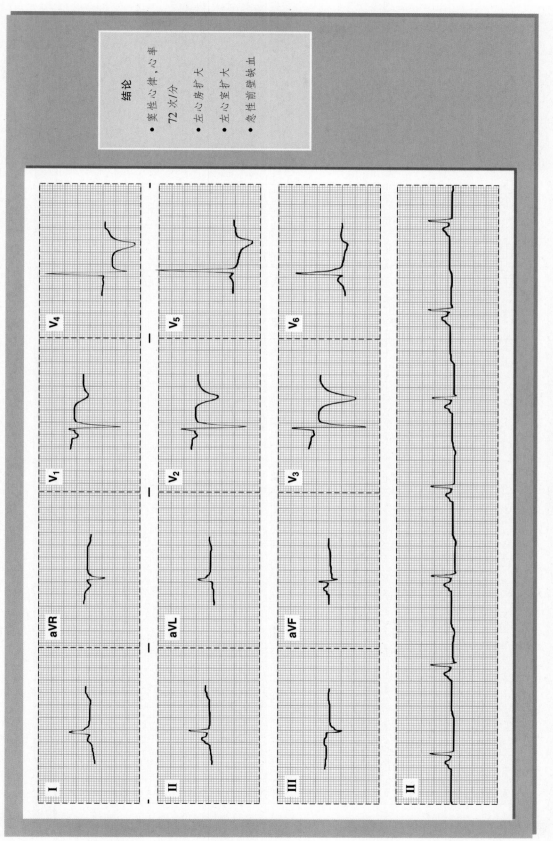

图 D19　12 导联心电图解读练习 #1。

结论

- 窦性心律, 心率
- 72 次/分
- 左心房扩大
- 左心室扩大
- 急性前壁缺血

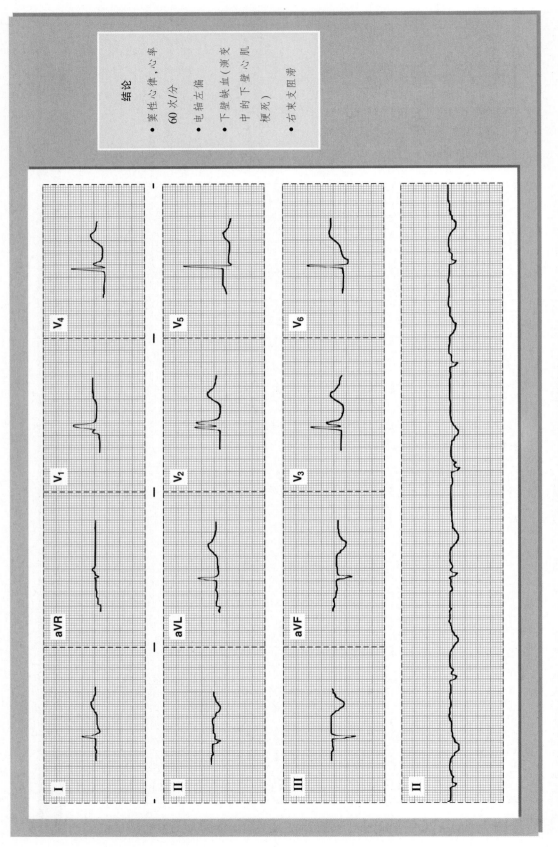

结论

· 窦性心律，心率 60 次/分
· 电轴左偏
· 下壁缺血（演变中的下壁心肌梗死）
· 右束支阻滞

图 D20　12 导联心电图解读练习 #2。

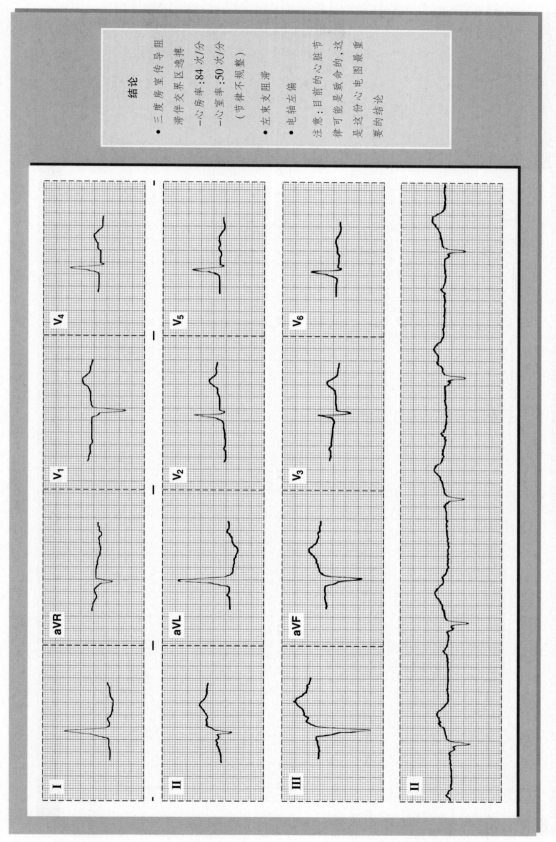

结论

- 三度房室传导阻滞伴交界区逸搏
  - 心房率:84 次/分
  - 心室率:50 次/分（节律不规整）
- 左束支阻滞
- 电轴左偏

注意:目前的心脏节律可能是致命的,这是这份心电图最重要的结论

图 D21 · 12 导联心电图解读练习 #3。

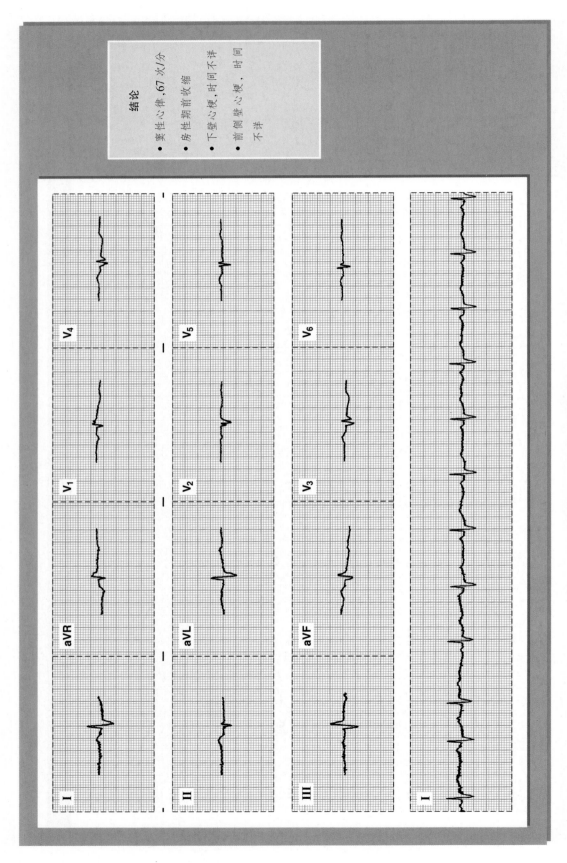

结论

- 窦性心律,67 次/分
- 房性期前收缩
- 下壁心梗,时间不详
- 前侧壁心梗,时间不详

图 D22　12 导联心电图解读练习 #4。

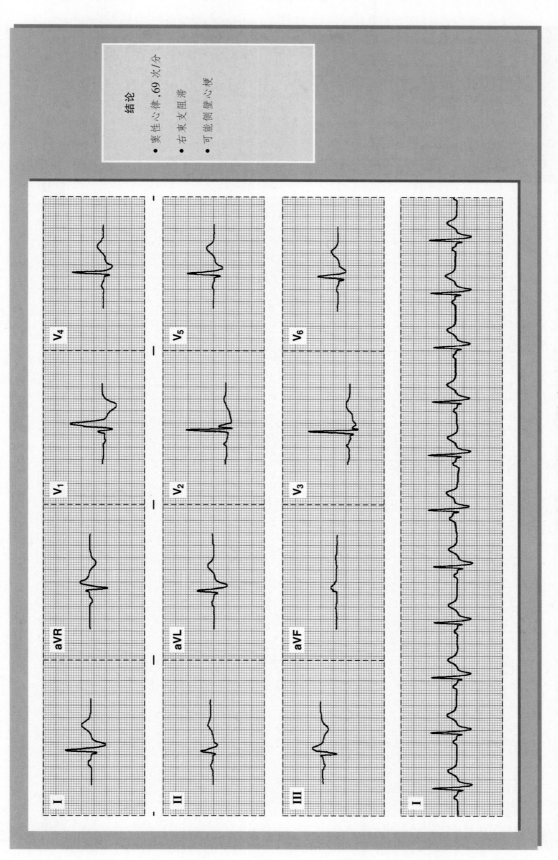

结论
- 窦性心律，69 次/分
- 右束支阻带
- 可能侧壁心梗

图 D23　12 导联心电图解读练习 #5。

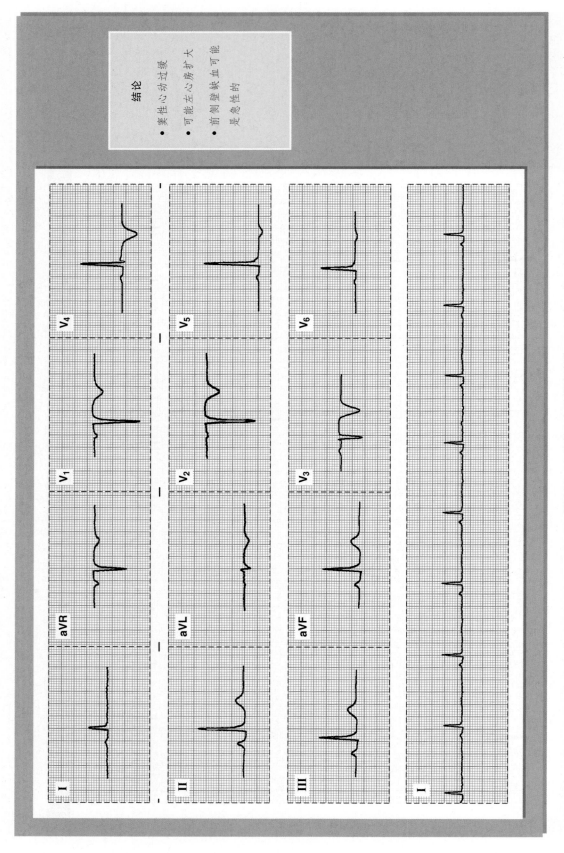

结论
- 窦性心动过缓
- 可能左心房扩大
- 前侧壁缺血可能是急性的

图 D24　12 导联心电图解读练习 #6。

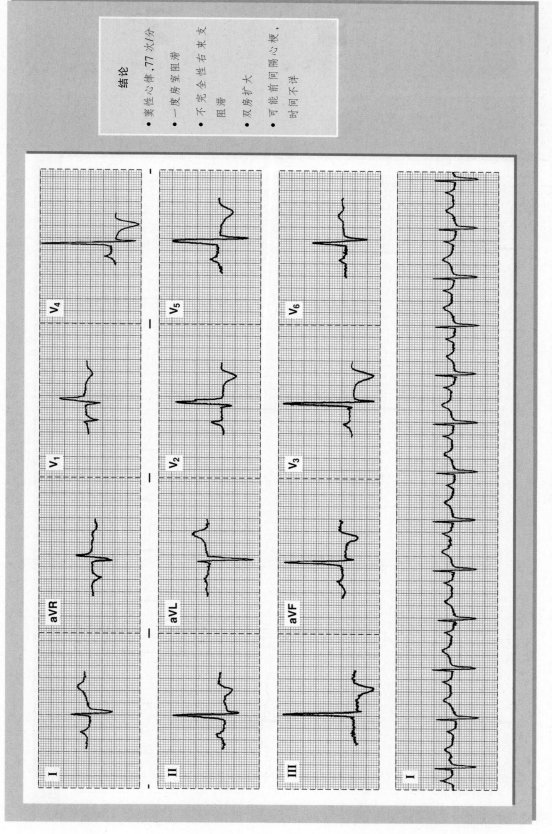

结论

- 窦性心律,77 次/分
- 一度房室阻滞
- 不完全性右束支阻滞
- 双房扩大
- 可能前间隔心梗,时间不详

图 D25　12 导联心电图解读练习 #7。

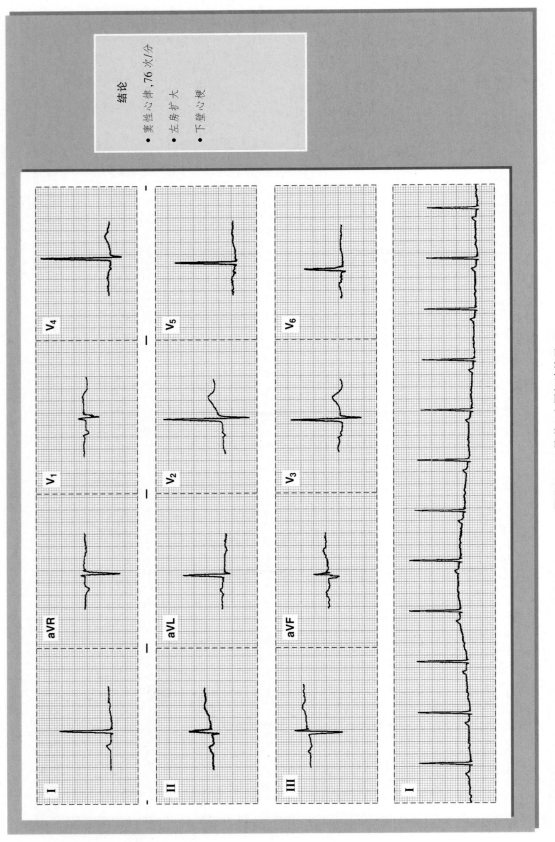

结论
* 窦性心律，76次/分
* 左房扩大
* 下壁心梗

图 D26　12导联心电图解读练习 #8。

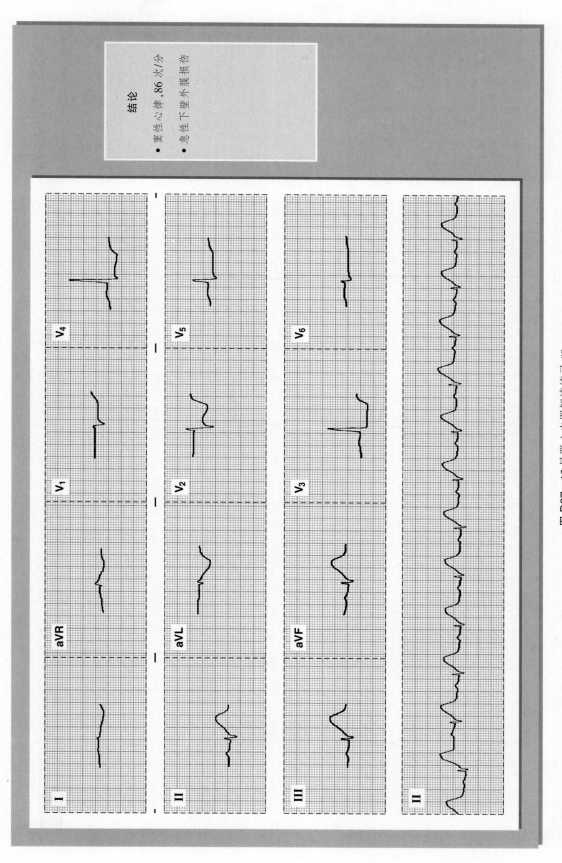

结论
- 窦性心律，86 次/分
- 急性下壁外膜损伤

图 D27　12 导联心电图解读练习 #9。

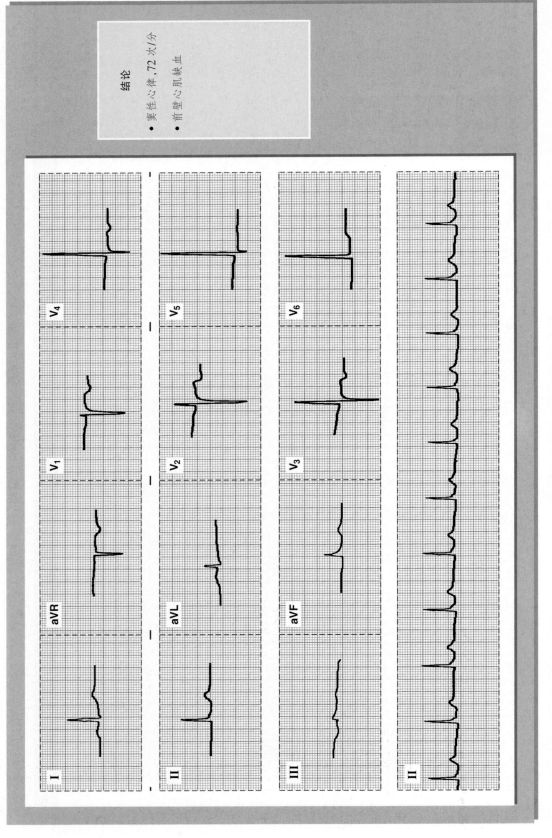

结论

- 窦性心律,72 次/分
- 前壁心肌缺血

图 D28 12 导联心电图解读练习 #1。

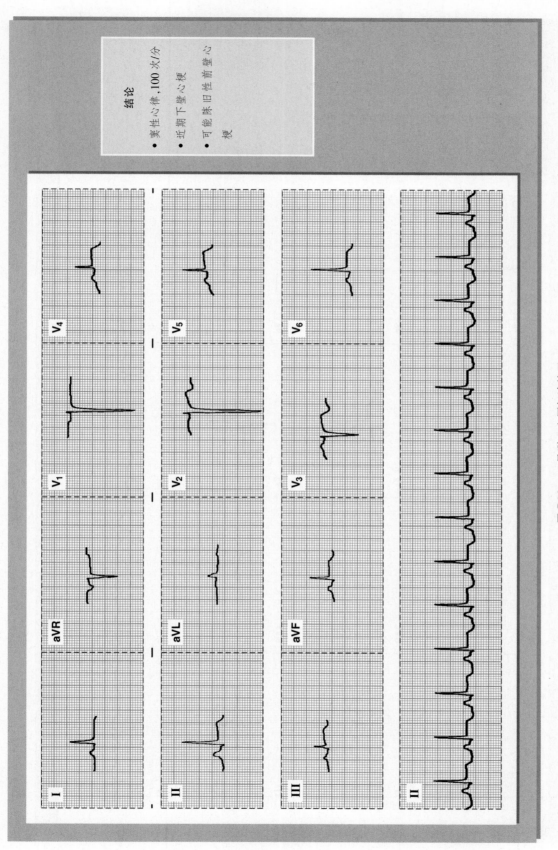

结论
- 窦性心律,100 次/分
- 近期下壁心梗
- 可能陈旧性前壁心梗

图 D29 12 导联心电图解读练习 #11。

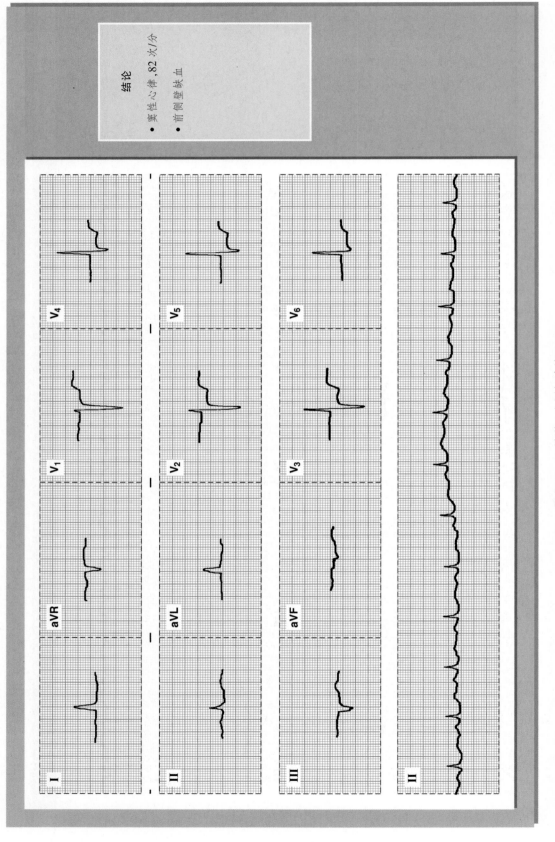

结论
- 窦性心律，82 次/分
- 前侧壁缺血

图 D30　12 导联心电图解读练习 #12。

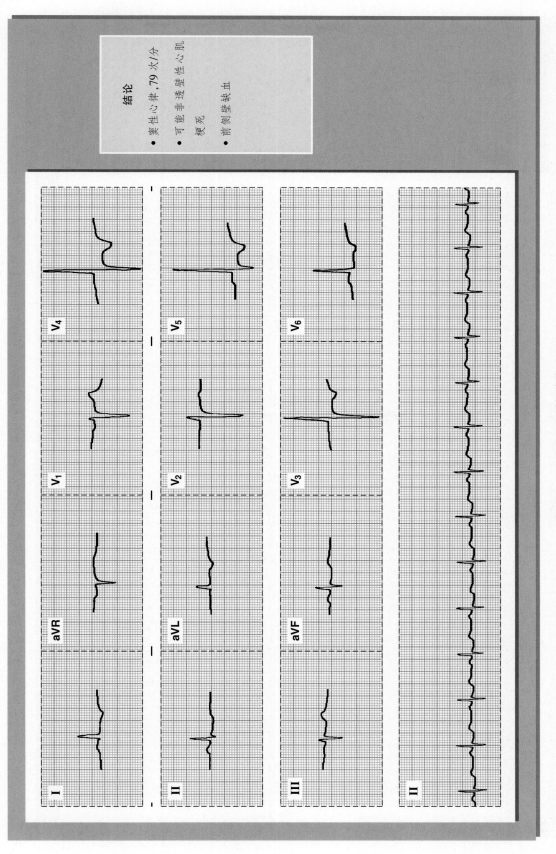

结论
- 窦性心律,79 次/分
- 可能非透壁性心肌梗死
- 前侧壁缺血

图 D31 12 导联心电图解读练习 #13。

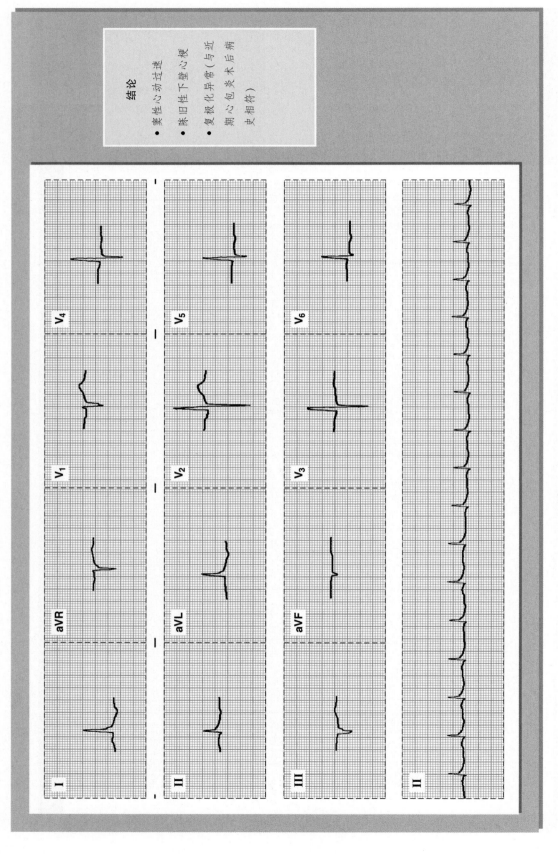

结论

- 窦性心动过速
- 陈旧性下壁心梗
- 复极化异常（与近期心包炎术后病史相符）

图 D32 12 导联心电图解读练习 #14。

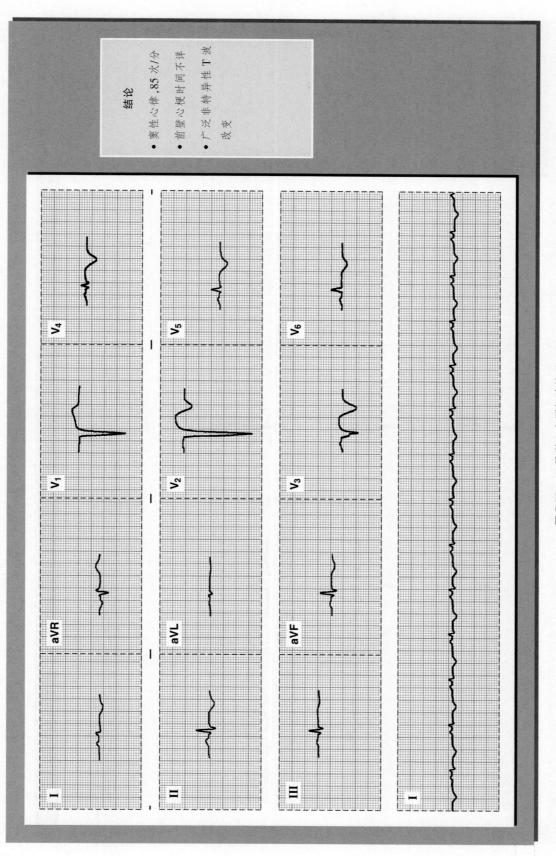

结论

- 窦性心律,85 次/分
- 前壁心梗时间不详
- 广泛非特异性 T 波改变

图 D33　12 导联心电图解读练习 #15。

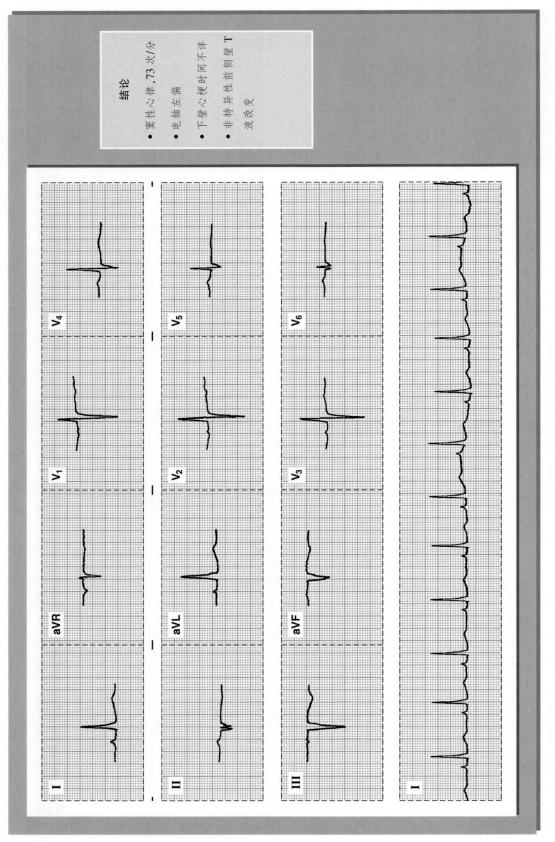

结论

- 窦性心律，73 次/分
- 电轴左偏
- 下壁心梗时间不详
- 非特异性前侧壁 T 波改变

图 D34　12 导联心电图解读练习 #16。

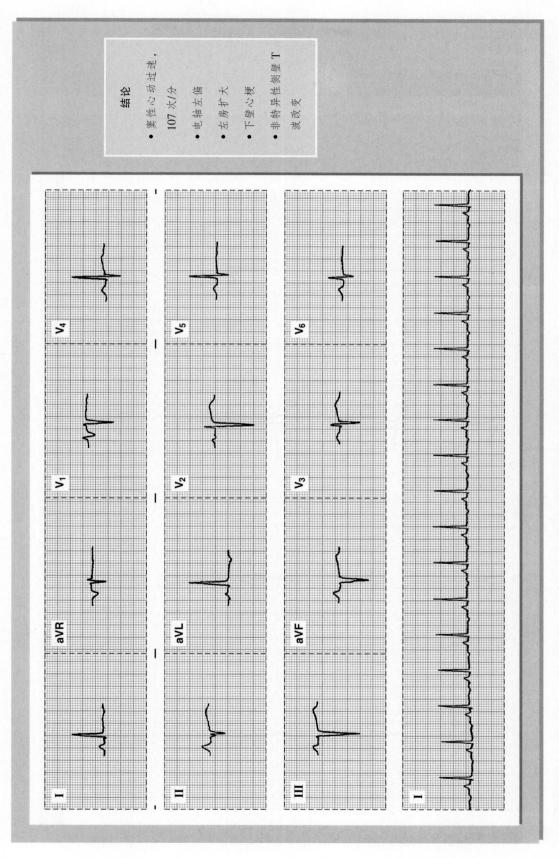

结论
- 窦性心动过速，107 次/分
- 电轴左偏
- 左房扩大
- 下壁心梗
- 非特异性侧壁 T 波改变

图 D35 12 导联心电图解读练习 #17。

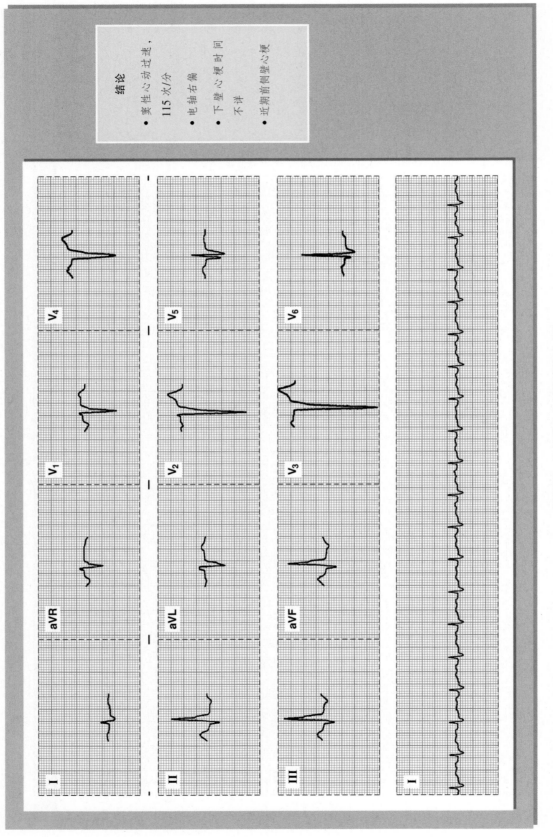

结论

- 窦性心动过速，115次/分
- 电轴右偏
- 下壁心梗 时间不详
- 近期前侧壁心梗

图 D36　12导联心电图解读练习 #18。

第 2 部分 引言

12 导联心电图练习

在这个部分,你可以针对有典型表现的 12 导联心电图进行解读练习。之前第一部分列举的心电图比较简单,因为每个导联只列出了单次心搏心电图,这部分的心电图呈现的是普通 12 导联心电图,所以会稍微复杂一些。通过这部分练习,可以"实战"演练在临床工作中的心电图解读。

其中有一些心电图是正常的,有一些是异常的,具体的分析方法见图 D17。分析的内容包括做心电图的原因,心电图的节律、电轴、束支阻滞、缺血或梗死、心腔的扩大和其他的异常改变。

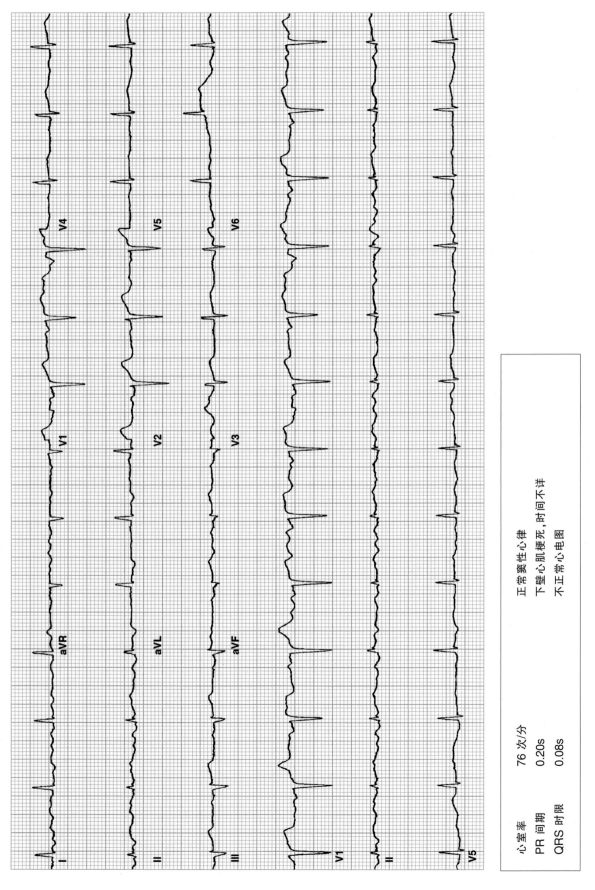

心室率	76 次/分	正常窦性心律
PR 间期	0.20s	下壁心肌梗死, 时间不详
QRS 时限	0.08s	不正常心电图

图 D37　12 导联心电图解读练习 #19。

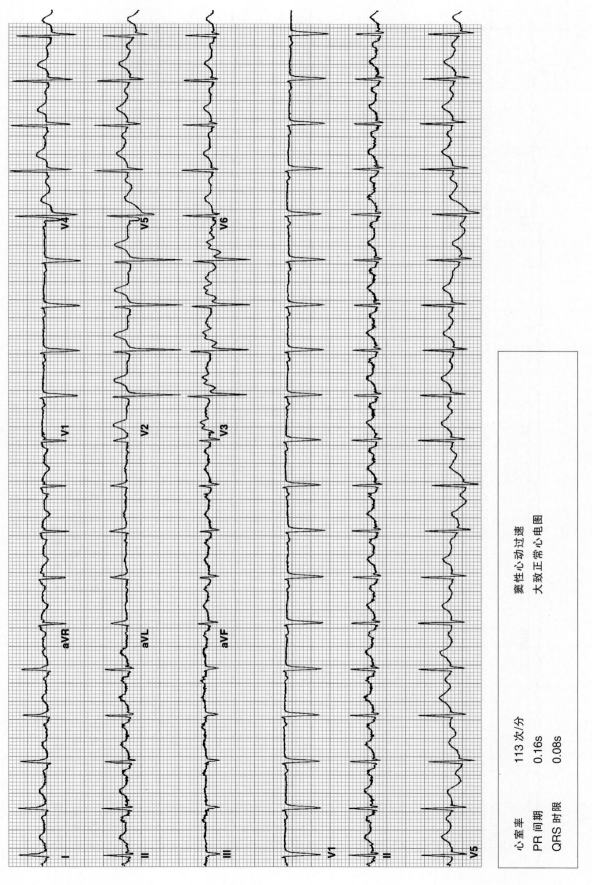

心室率	113 次/分	窦性心动过速
PR 间期	0.16s	大致正常心电图
QRS 时限	0.08s	

图 D38 12 导联心电图解读练习 #20。

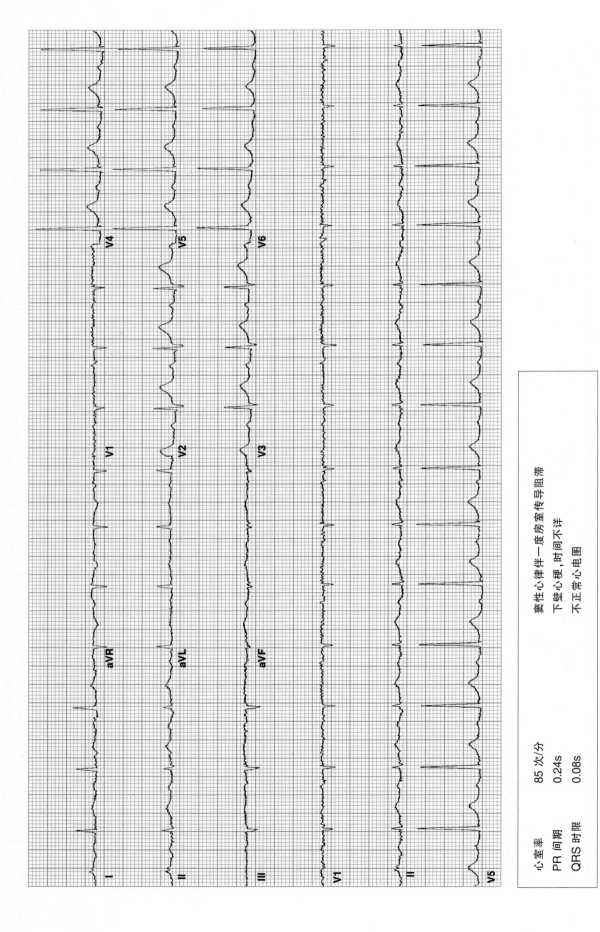

心室率	85 次/分
PR 间期	0.24s
QRS 时限	0.08s

窦性心律伴一度房室传导阻滞
下壁心梗,时间不详
不正常心电图

图 D39　12 导联心电图解读练习 #21。

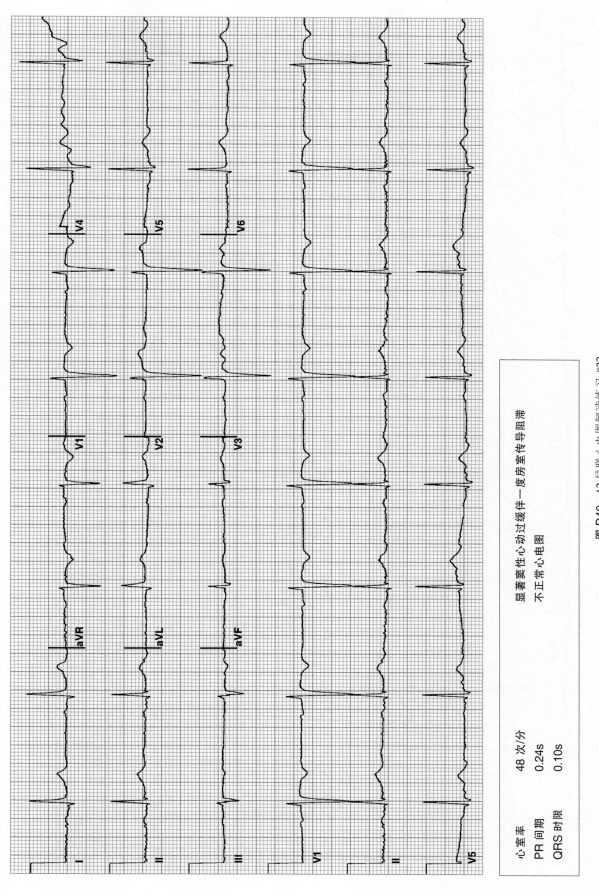

心室率	48 次/分
PR 间期	0.24s
QRS 时限	0.10s

显著窦性心动过缓伴一度房室传导阻滞

不正常心电图

图 D40　12 导联心电图解读练习 #22。

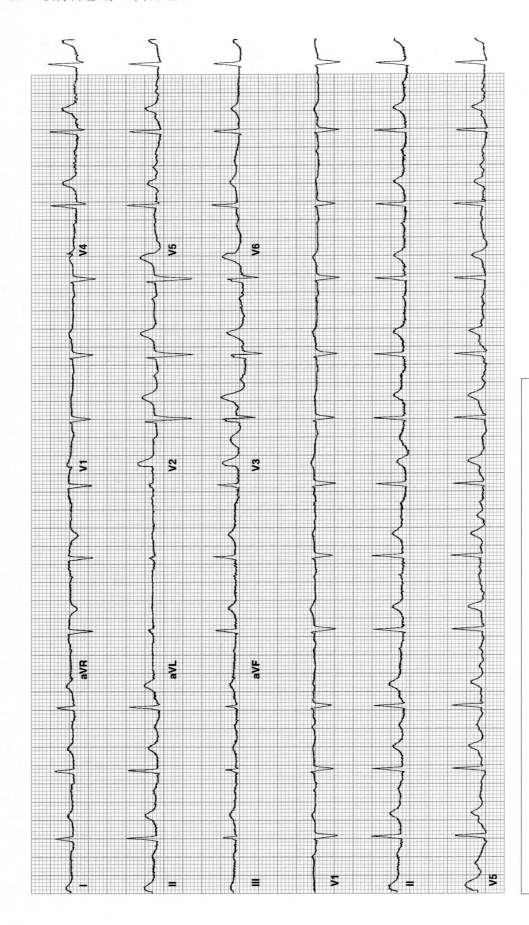

心室率	73 次/分
PR 间期	0.24s
QRS 时限	0.10s

窦性心律伴一度房室传导阻滞

不正常心电图

图 D41　12 导联心电图解读练习 #23。

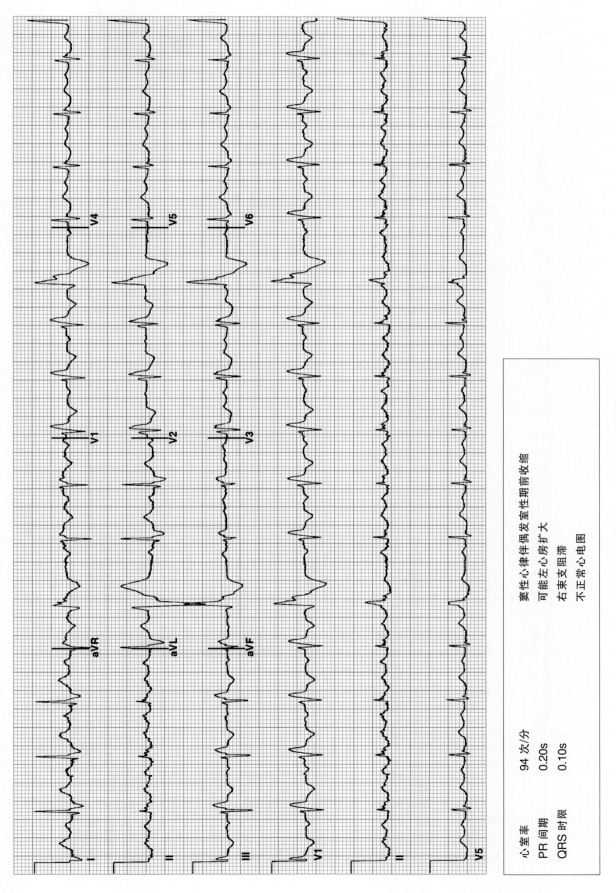

心室率	94 次/分	窦性心律伴偶发室性期前收缩
PR 间期	0.20s	可能左心房扩大
QRS 时限	0.10s	右束支阻滞
		不正常心电图

图 D42　12 导联心电图解读练习 #24。

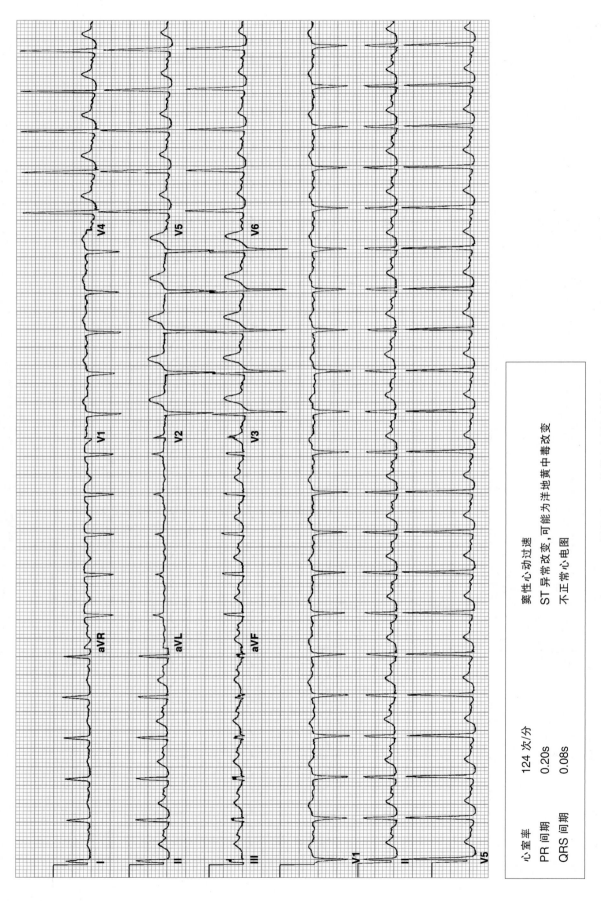

心室率	124 次/分
PR 间期	0.20s
QRS 间期	0.08s

窦性心动过速

ST 异常改变,可能为洋黄中毒改变

不正常心电图

图 D43　12 导联心电图解读练习 #25。

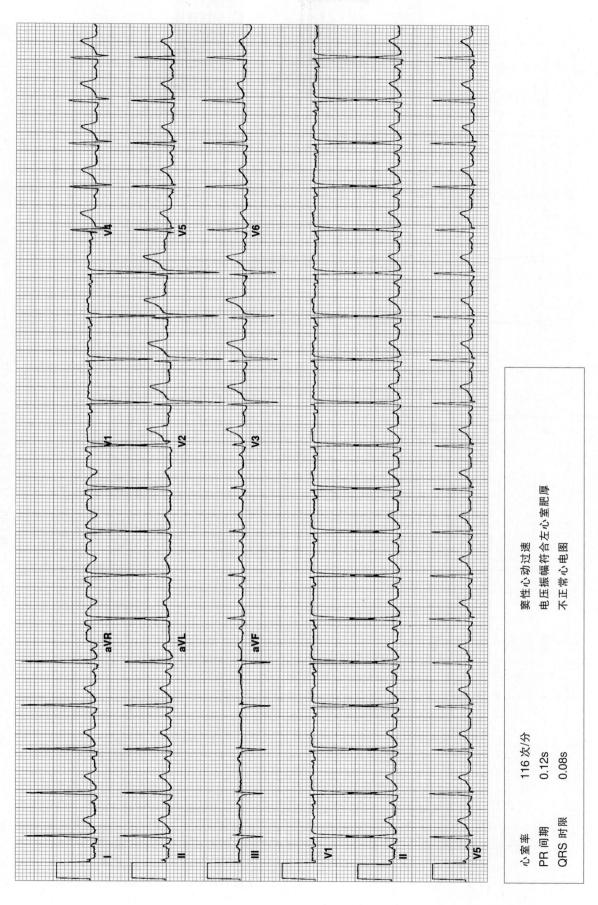

心室率	116 次/分	窦性心动过速
PR 间期	0.12s	电压振幅符合左心室肥厚
QRS 时限	0.08s	不正常心电图

图 D44 12 导联心电图解读练习 #26。

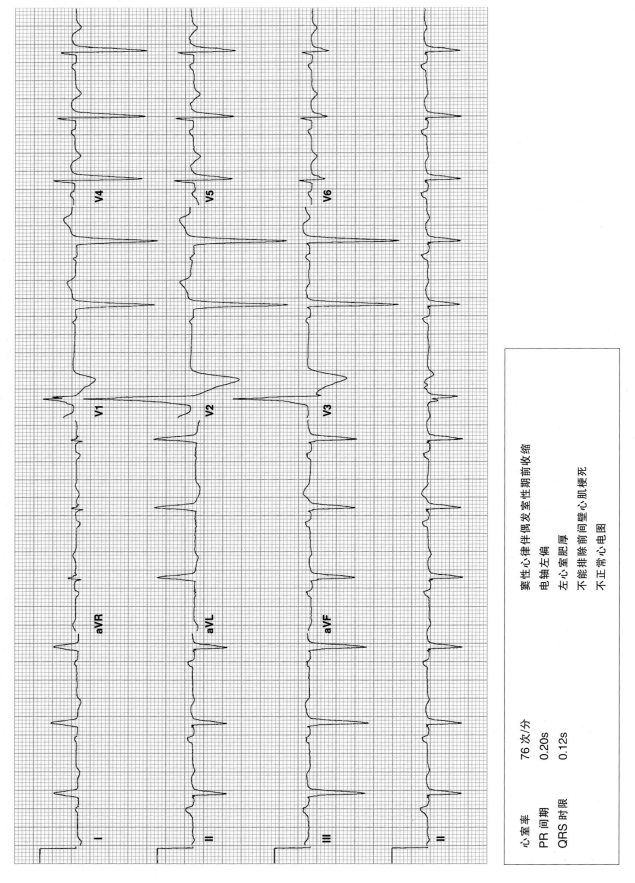

心室率	76 次/分	窦性心律伴偶发室性期前收缩
PR 间期	0.20s	电轴左偏
QRS 时限	0.12s	左心室肥厚
		不能排除前间壁心肌梗死
		不正常心电图

图 D45 12 导联心电图解读练习 #27。

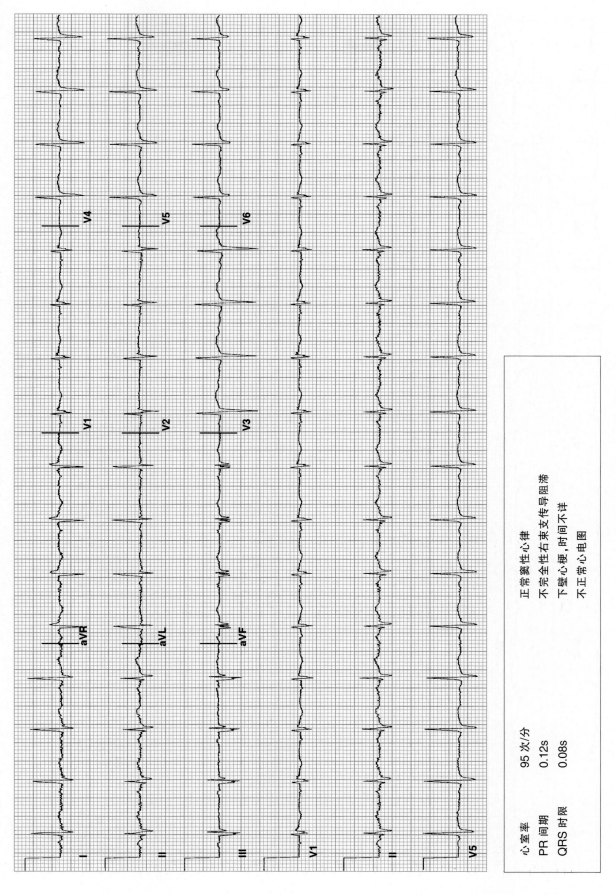

心室率	95 次/分
PR 间期	0.12s
QRS 时限	0.08s

正常窦性心律

不完全性右束支传导阻滞

下壁心梗，时间不详

不正常心电图

图 D46　12 导联心电图解读练习 #28。

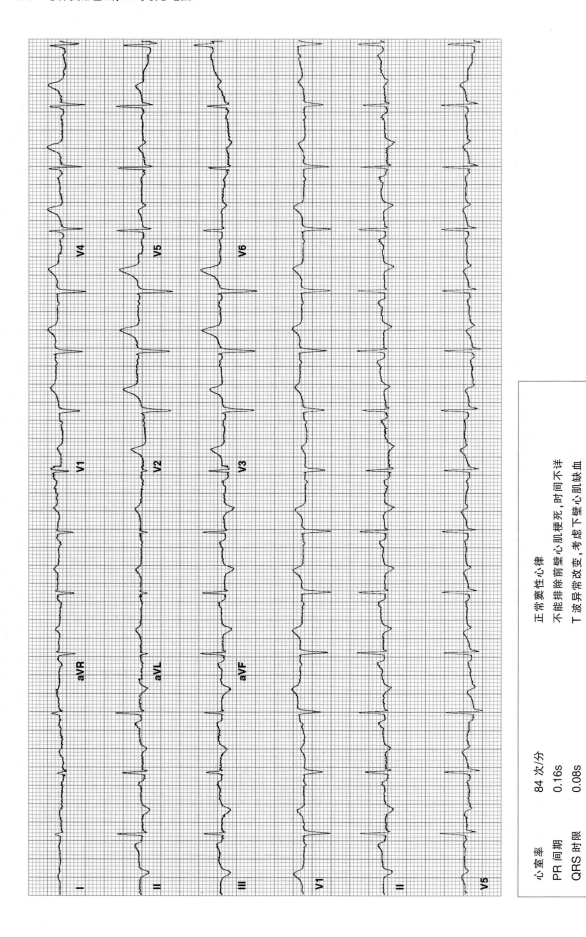

心室率	84 次/分
PR 间期	0.16s
QRS 时限	0.08s

正常窦性心律

不能排除前壁心肌梗死,时间不详

T 波异常改变,考虑下壁心肌缺血

不正常心电图

图 D47　12 导联心电图解读练习 #29。

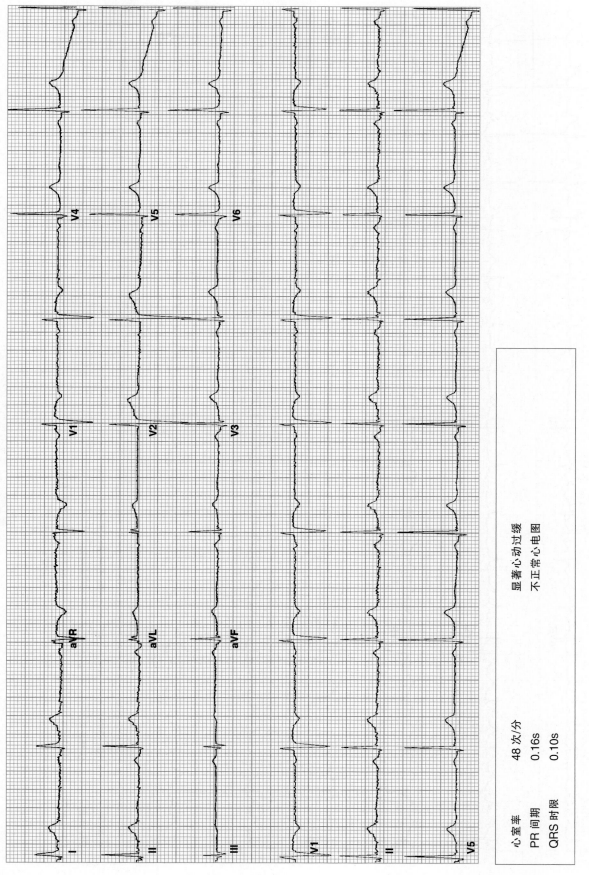

心室率	48 次/分
PR 间期	0.16s
QRS 时限	0.10s

显著心动过缓
不正常心电图

图 D48　12 导联心电图解读练习 #30。

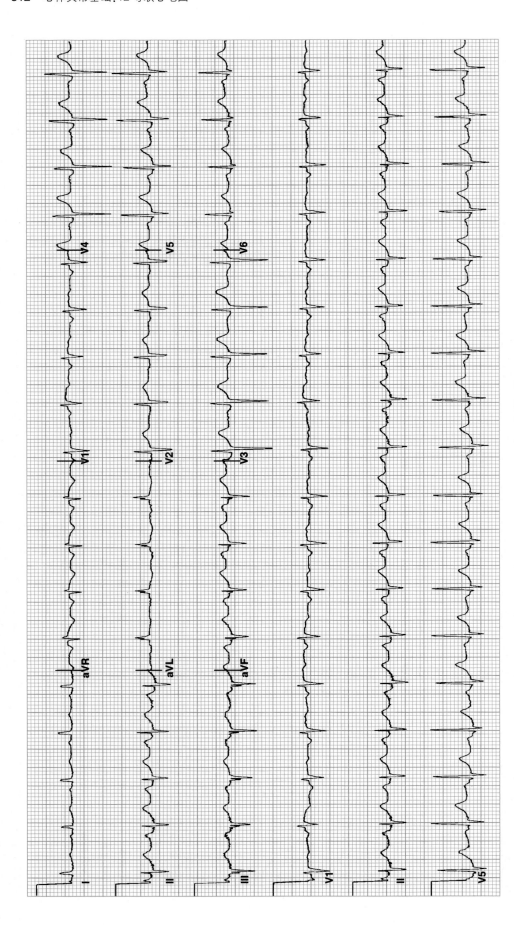

心室率	107 次/分
PR 间期	0.16s
QRS 时限	0.08s

窦性心动过速
电轴左偏
可能下壁心梗，时间不详
不正常心电图

图 D49　12 导联心电图解读练习 #31。

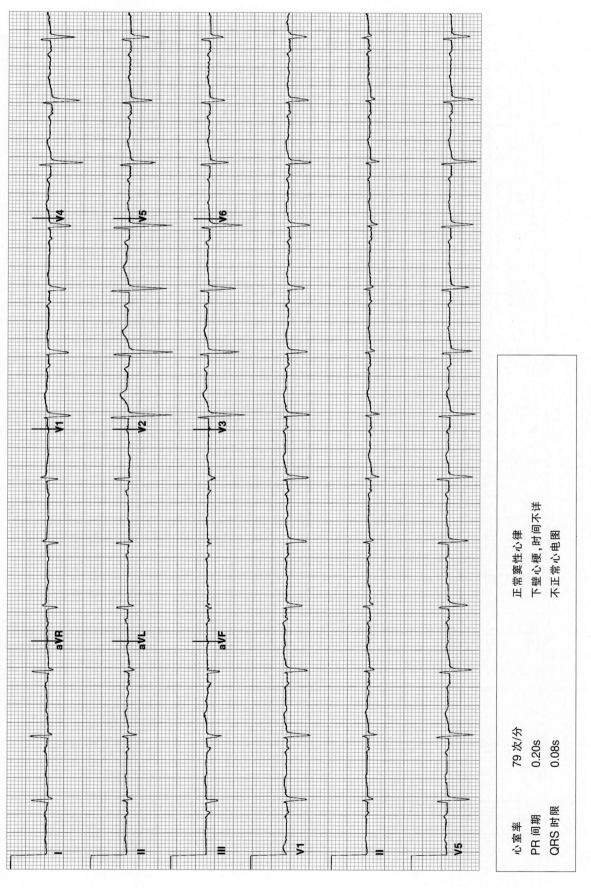

心室率	79 次/分
PR 间期	0.20s
QRS 时限	0.08s

正常窦性心律
下壁心梗，时间不详
不正常心电图

图 D50 12 导联心电图解读练习 #32。

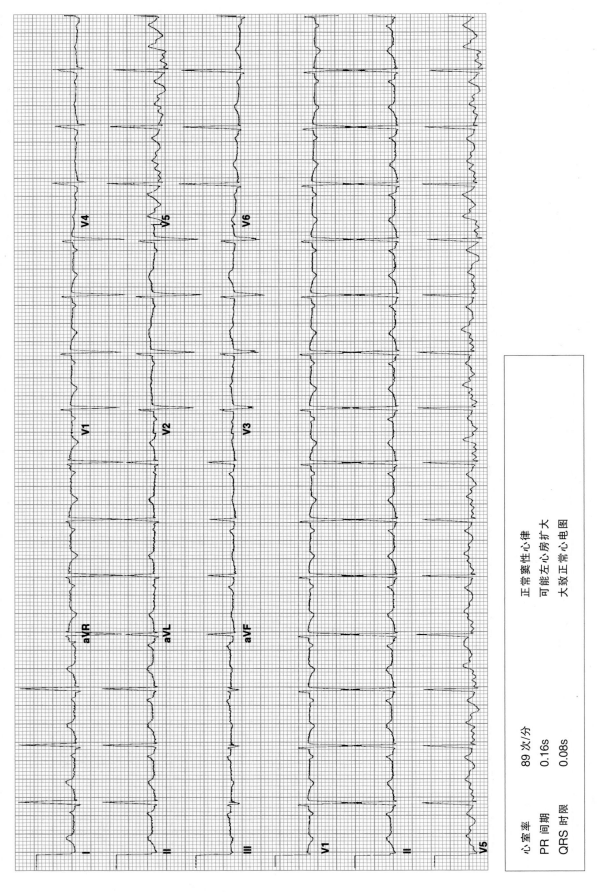

心室率	89 次/分	正常窦性心律
PR 间期	0.16s	可能左心房扩大
QRS 时限	0.08s	大致正常心电图

图 D51　12 导联心电图解读练习 #33。

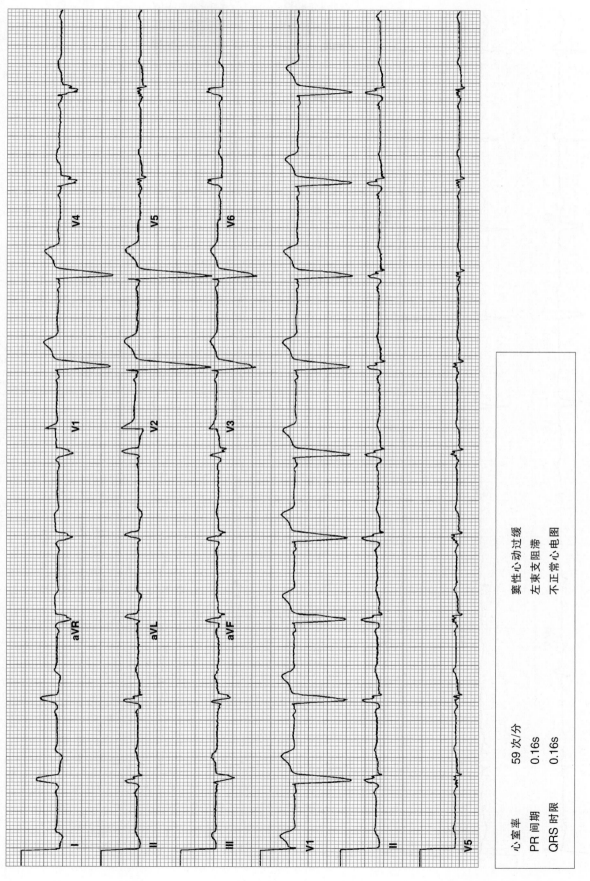

心室率	59 次/分	窦性心动过缓
PR 间期	0.16s	左束支阻滞
QRS 时限	0.16s	不正常心电图

图 D52　12 导联心电图解读练习 #34。

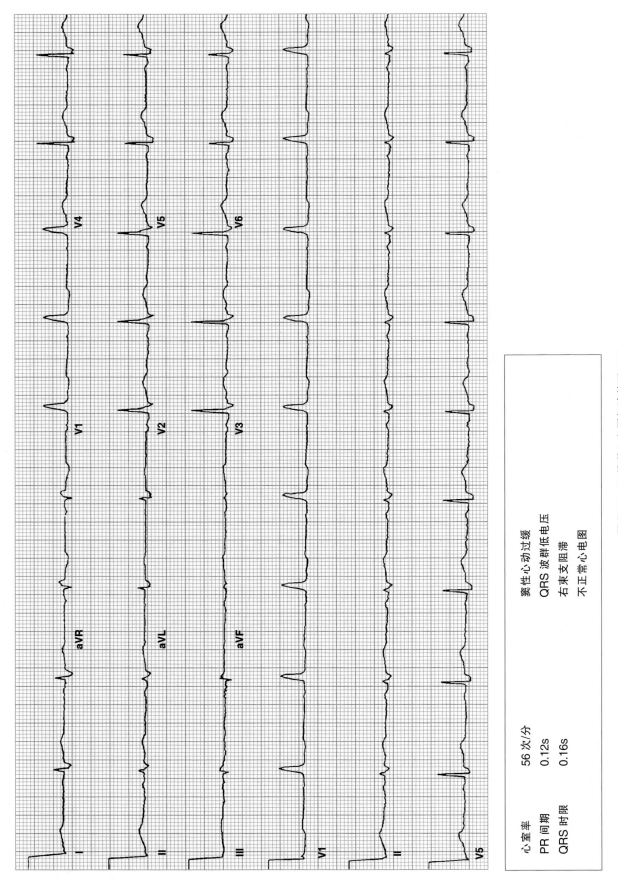

心室率	56 次/分	窦性心动过缓
PR 间期	0.12s	QRS 波群低电压
QRS 时限	0.16s	右束支阻滞
		不正常心电图

图 D53　12 导联心电图解读练习 #35。

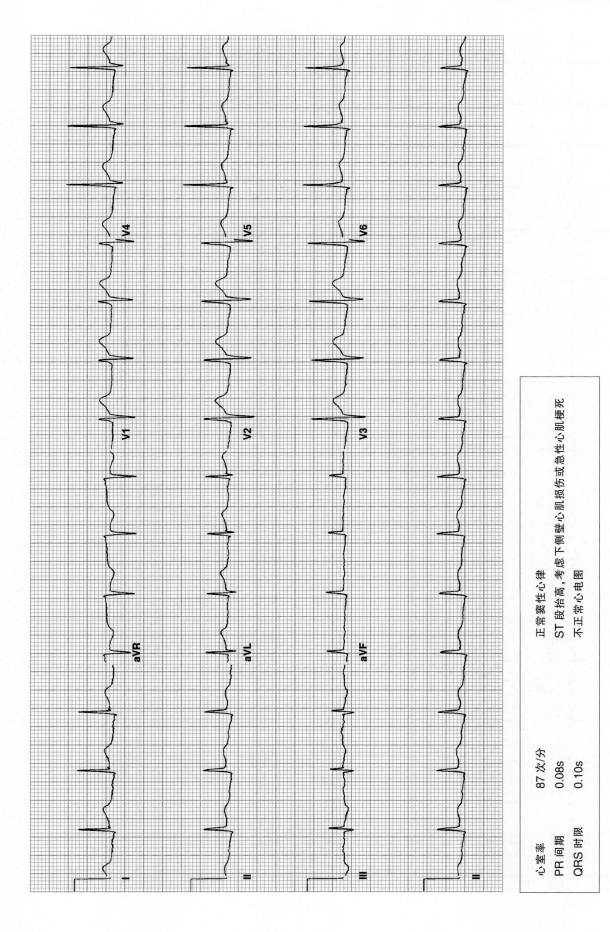

心室率	87 次/分
PR 间期	0.08s
QRS 时限	0.10s

正常窦性心律
ST 段抬高，考虑下侧壁心肌损伤或急性心肌梗死
不正常心电图

图 D54　12 导联心电图解读练习 #36。

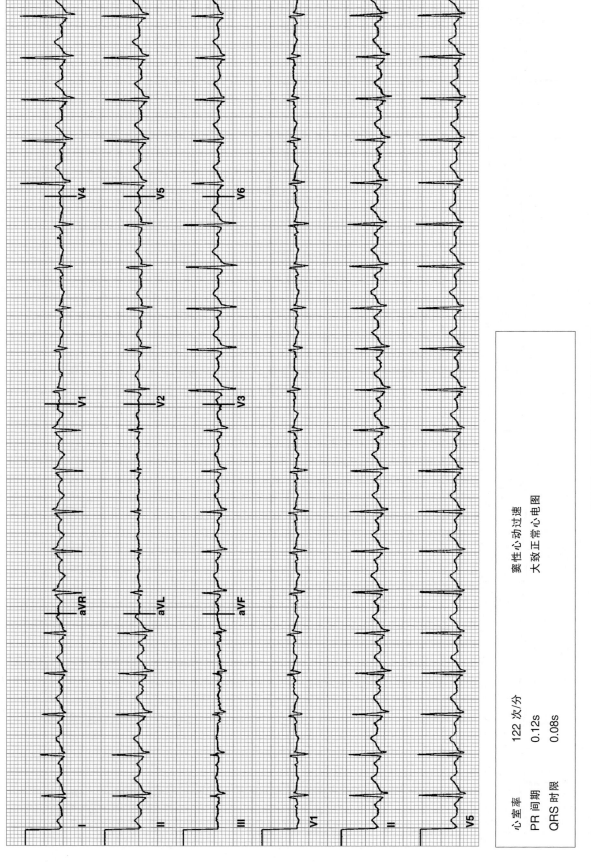

心室率	122 次/分
PR 间期	0.12s
QRS 时限	0.08s

窦性心动过速
大致正常心电图

图 D55　12 导联心电图解读练习 #37。

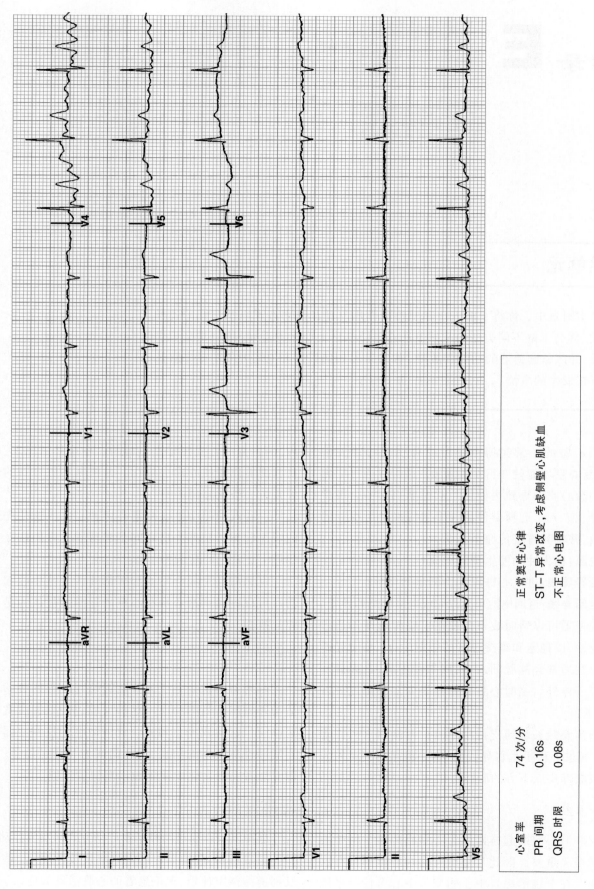

心室率	74 次/分
PR 间期	0.16s
QRS 时限	0.08s

正常窦性心律
ST-T 异常改变，考虑侧壁心肌缺血
不正常心电图

图 D56　12 导联心电图解读练习 #38。

附录 E

起搏器

自学单元

在本附录中，你将了解人工起搏器的作用原理和使用方式以及它们的各种工作模式。你会了解不同类型的起搏器在心电图波形上产生的差异。你将学会识别起搏信号，并区分起搏器的功能和故障。你将学习如何根据心电图上的节律来解读心脏中正在发生的事情。

当心脏的正常起搏点不可靠并引起心律失常时，恢复心室功能就变得至关重要。这可以通过应用人工刺激心肌而导致去极化。起搏器引起的去极化称为夺获。人工起搏器使用 3 个组件来产生重复的电刺激，并将其直接传递至心肌：

电源：称为冲动发生器的电池。

传导导线：进入心脏以提供刺激的电极。

返回导线：返回电池单元以完成电路回路的导线。

起搏器可以暂时或永久使用。临时起搏器通常用于急诊，以稳定和维持患者的短期生存。临时起搏器的导线通常经静脉插入，或偶尔经皮插入，起搏发生器位于体外。临时心脏起搏器很少会保留几天以上（图 E1）。

当需要延长起搏支持时间时，可使用永久性起搏器。通过外科手术将导线插入，并将起搏单元植入胸部或腹部皮肤下方的脂肪层中。

起搏心腔

仅刺激心室的起搏器称为心室起搏器。由于心室功能至关重要，因此几乎所有的起搏器都具有这种功能。在个别的患者中，病变位于心房传导系统内，而自身的心室传导是正常的。在这种情况下，心房起搏器用于使心房去极化，并依靠心脏自身的传导系统去极化起搏心室。

一些起搏器会依次刺激心房和心室。这些先进的顺序起搏器被称为房室同步起搏器，它们恢复了生理上正常的心房起搏节律。

仅刺激心房或心室的起搏都被认为是单腔起搏器。可以同时刺激心房和心室的起搏器被认为是双腔起搏器。

感知能力

起搏器的微小电子元件能够感知心脏固有的电活动并做出适当的反应。这种反应包括根据患者的节律同步起搏或停止刺激。这种微电子技术使起搏器能够管理复杂的信息，使它们成为"智能"设备，可以对患者不断变化的需求做出更快的反应。

起搏应答

起搏器可以通过两种基本启动方式来发放冲动：

触发机制：起搏器以固定心率发放冲动。这些触发都遵循预定计划，无论患者的心脏活动如何。

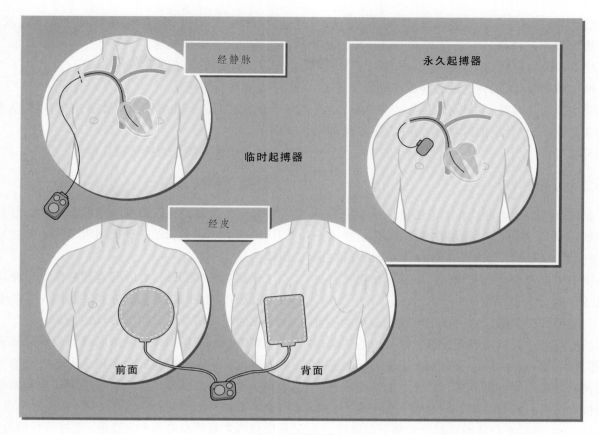

图 E1 起搏器植入。

抑制机制：起搏器仅在需要时才触发——它们是按需起搏器，当它们感知到患者的波群时便能够抑制其刺激。

起搏器有可能被触发或抑制。同时它们忽略了心房波，但是如果它们感知到心室搏动就会停止发放冲动。

起搏器分类

起搏器可以用根据起搏心腔、感知心腔以及感知冲动的反应的方式来描述(图 E2)。与这些类别相关的 3 个字母的代码用于描述起搏器类型。例如,VVI 起搏器对心室起搏、感知心室并在其感知到心脏搏动时被抑制。下面列出一些比较常见的起搏器类型。

单腔起搏器

心室按需起搏器(VVI)：这是迄今为止最常见的起搏器类型。它可以感知自身心室搏动,并仅在需要时才起搏心室。

心房起搏器(AAI)：这是一种类似于 VVI 的起搏器,不同之处在于,它可以感知并起搏心房,从而保持心房和心室顺序收缩。

双腔起搏器

房室同步起搏器(VDD)：此设备可感应心房和

起搏心腔	感知心腔	反应方式
V 心室	V 心室	T 触发(即使在感知到冲动时也会触发)
A 心房	A 心房	I 被抑制(在感知到冲动时停止;仅在需要时触发)
D 双重(两者)	D 双重(两者)	D 双重(心房触发和心室抑制)
	O 都不(无感知)	

图 E2 起搏器分类。

心室活动,但只能在心室中起搏。

房室顺序起搏器(DVI):尽管感知在心室,但可以依序对两个腔室起搏。

最佳起搏器(DDD):这种起搏器也称为全自动、通用和生理性起搏器。它既可以感知心房活动,也可以感知心室活动,并根据需要对心房、心室或两者同步进行起搏。

心电图分析

起搏器产生的电冲动在心电图描记中显示为异常尖锐的尖峰(起搏钉)叠加在患者的基本节律上(在图中以 P 表示)。起搏钉可能很小且难以检测,因此心电图机器通常会增强起搏器信号以使起搏钉更加明显。参见图 E3~E5。

当起搏器夺获时,它会产生与正在起搏的心室一致的心电图波。就是说,如果它是一个心房起搏器,那么峰值将紧随其后,通常会产生 P 波。但是如果起搏器刺激心室,则起搏钉后会立即匹配出现一个类似室性期前收缩的宽 QRS 波群。如果两个腔室均步调一致,则每个心动周期都会有两个起搏钉。

评估

评估需从患者开始。检查冲动和其他灌注参数。请记住,心电图不能告诉你心脏是否真正在响应起搏器的刺激而跳动。

接下来,确定起搏器是否正在按计划工作。通过

建立起搏信号和患者心搏 QRS 波群之间的关系,你应该能够回答以下问题:

1.每个刺激都能夺获吗?

2.速度合适吗?

3.起搏是否与患者的节律竞争(它们是否落在 T 波附近)?

4.起搏器功能是否持续而且稳定?

起搏器故障

今天的起搏器比以前的起搏器更可靠,但是它们仍然会偶尔遇到问题。下面列出了一些较常见的故障。

未能夺获(图 E6):有时起搏器正常发放冲动信号,但没有发生夺获,称为非夺获式起搏。在心电图上表现为起搏信号后无相应的 QRS 波群。

竞争(图 E7):如果按需型起搏器没有感知到患者自身的节律,它可能完全不理会患者自己的节律而在发放自己的信号争夺心脏的控制权。如果患者固有型起搏器以固定心率起搏心脏,也会发生竞争,从而在两个起搏点之间产生竞争。在这两种情况下,都有可能使起搏信号落在心脏的相对不应期 (T 波的下坡)并引起快速严重的心律失常,如 VT 或 VF。

起搏器失控:这种情况发生在当起搏器发放冲动太快但仍夺获,导致心脏以心动过速做出反应。该问题是由冲动发生器故障引起的,通常与早期的起搏器有关。起搏器失控在当今的先进设备中并不

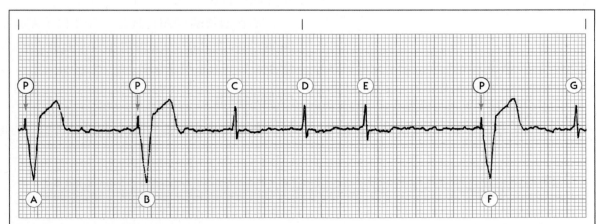

起搏器通常会补充而不是替代患者自身的节律。该心律条显示了一个心室按需起搏器,偶尔会触发以补充患者心房颤动的潜在心跳减慢。波形组合 C、D、E 和 G 是患者的正常搏动(请注意窄 QRS 波群)。A、B 和 F 由心室起搏器启动(注意每个宽 QRS 波群之前的起搏钉)。

图 E3 起搏波。

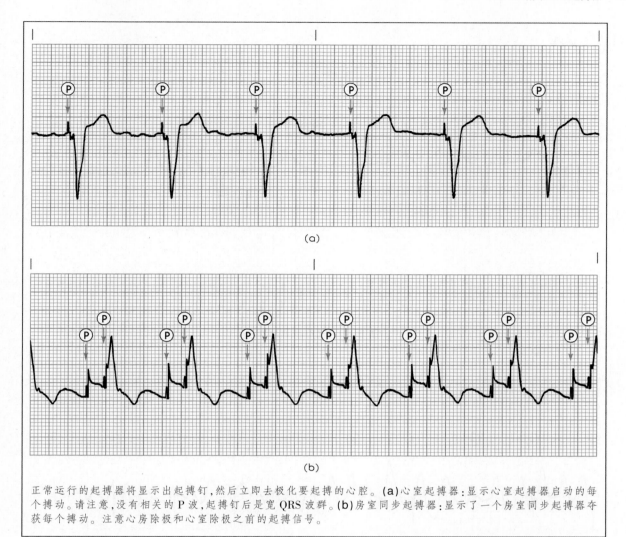

正常运行的起搏器将显示出起搏钉,然后立即去极化要起搏的心腔。**(a)**心室起搏器:显示心室起搏器启动的每个搏动。请注意,没有相关的 P 波,起搏钉后是宽 QRS 波群。**(b)**房室同步起搏器:显示了一个房室同步起搏器夺获每个搏动。注意心房除极和心室除极之前的起搏信号。

图 E4 起搏节律。

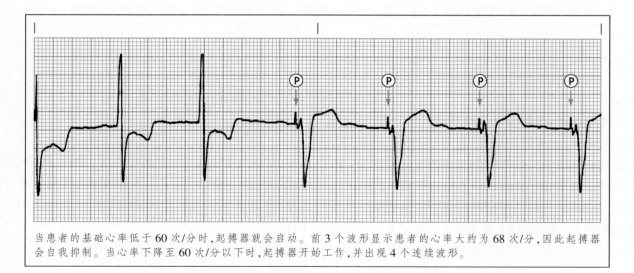

当患者的基础心率低于 60 次/分时,起搏器就会启动。前 3 个波形显示患者的心率大约为 68 次/分,因此起搏器会自我抑制。当心率下降至 60 次/分以下时,起搏器开始工作,并出现 4 个连续波形。

图 E5 正常运行的心室按需起搏器。

起搏器故障

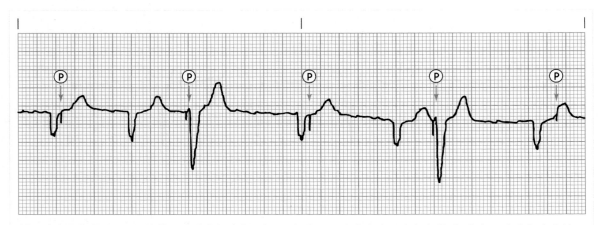

基础节律是房颤，而心室起搏器的速度异常慢，为 44 次/分。无论潜在的心室如何搏动，它都无法感知患者的心搏信号，继续规律地发放起搏信号。当起搏信号出现在心室不应期时，它就无法夺获。

图 E6　无法夺获或感知。

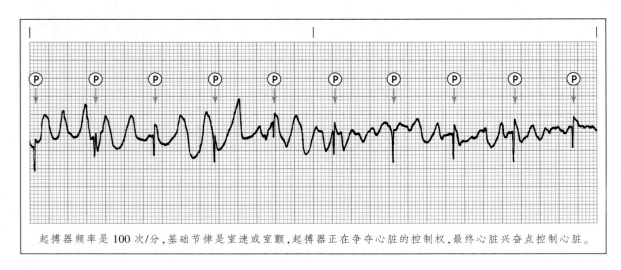

起搏器频率是 100 次/分，基础节律是室速或室颤，起搏器正在争夺心脏的控制权，最终心脏兴奋点控制心脏。

图 E7　竞争心律。

常见。

　　电池故障：与所有电池供电的产品一样，当电池发生故障时，起搏器将失效。这在心电图上将看到在应该出现刺激信号的节律中起搏信号完全消失。由于起搏器最常用于支持心律不稳定的患者，因此诸如电池故障之类的简单问题可能会使患者陷入危及生命的境地。幸运的是，今天患者的密切监护和电池的更长的寿命使这种情况并不常见。图 E8~E19 显

示了其他示例性起搏器节律。

患者管理

　　起搏器本身就是一种治疗方法。因此，故障的起搏器是一个错误的"治疗"。当起搏器发生故障时，将针对患者及其潜在的节律进行治疗。参见图 E8~E19。

起搏器心律条示例

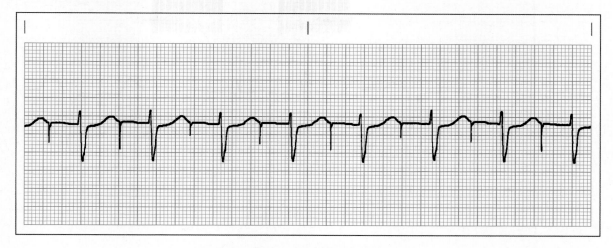

图 E8　心房起搏器显示 100%夺获。

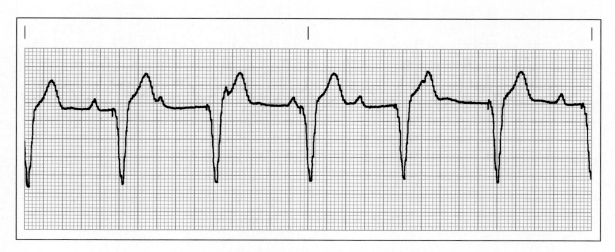

图 E9　心室起搏 100%夺获(基础节律为三度阻滞)。

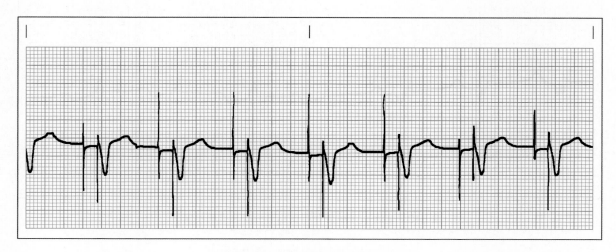

图 E10　房室顺序(DVI)起搏。

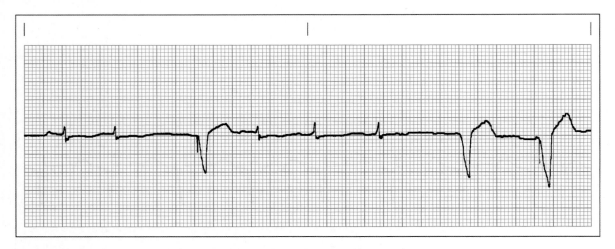

图 E11 正常的按需起搏。

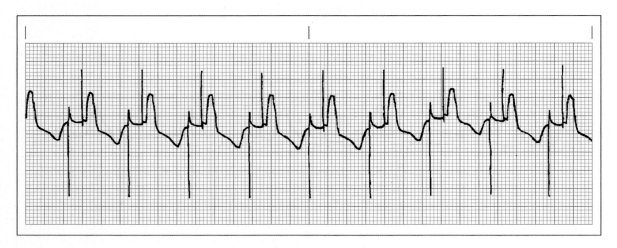

图 E12 房室顺序模式下的 DDD 起搏。

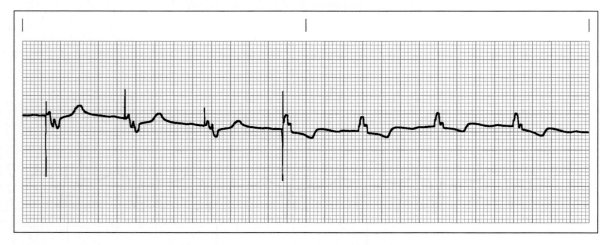

图 E13 窦性心律加快并夺获心室按需起搏的控制。

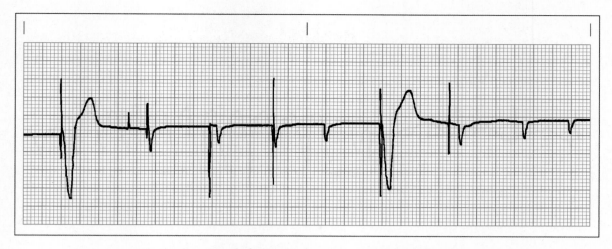

图 E14 多数起搏失败未引起去极化，提示电极断裂或移位。

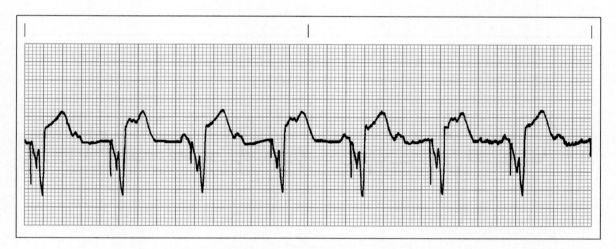

图 E15 心室起搏 100%夺获(基础节律为三度阻滞)。

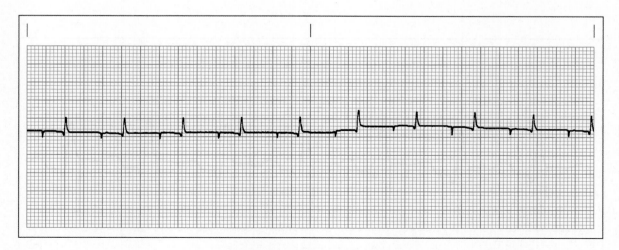

图 E16 心房起搏 100%夺获。

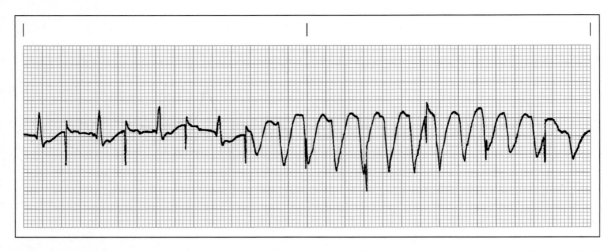

图 E17 前半部分为未夺获心室冲动与室上性心律形成竞争心律。后半部分为未夺获心室冲动与室速形成竞争心律(第四个心室冲动落在 T 波降支诱发室速)。

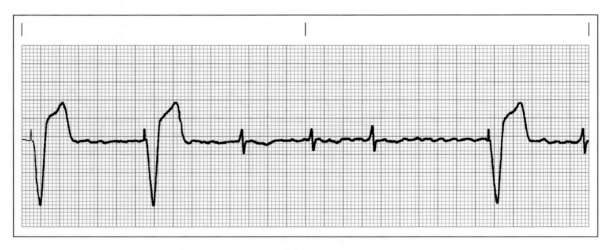

图 E18 心室按需起搏(基础节律为房颤)。

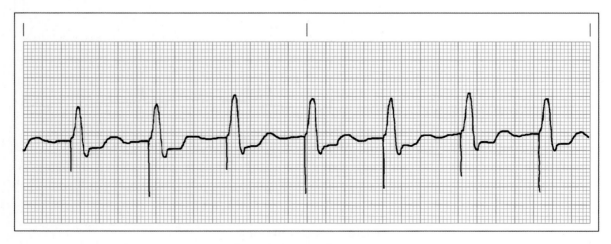

图 E19 心室起搏 100%夺获。

答案

第 2 章　心电图练习答案

第 1 部分　标记波形

2.1

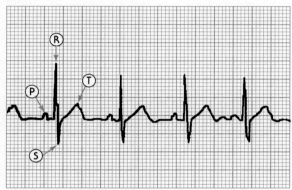

2.2

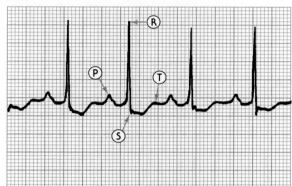

2.3

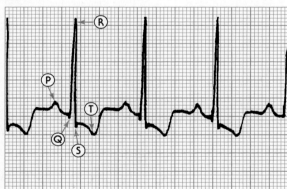

2.4

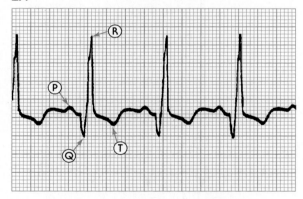

2.5

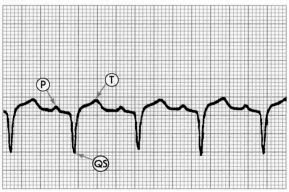

2.6

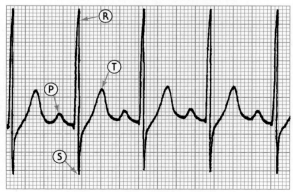

2.7

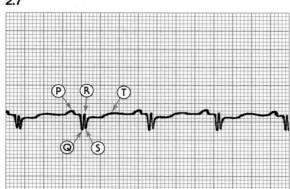

2.8

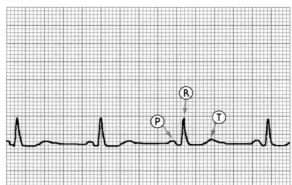

2.9

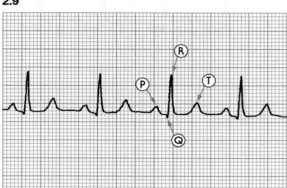

2.10

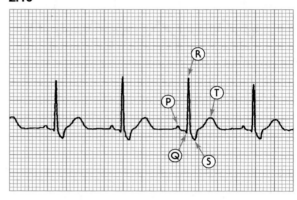

2.11

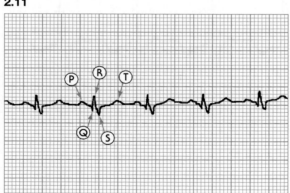

2.12

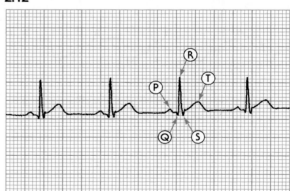

第 3 章　答案

3.1　规律性:规整　　　　　　　　心率:79 次/分
P 波:均匀;PP 间期规整　　　PR 间期:0.16s,恒定
QRS 波群:0.08s　　　　　　　正常窦性心律

3.2　规律性:规律(轻度不规整)　心率:约 90 次/分
P 波:均匀;PP 间期规整　　　PR 间期:0.12s,恒定
QRS 波群:0.08s　　　　　　　正常窦性心律

3.3　规律性:规整　　　　　　　　心率:63 次/分
P 波:均匀;PP 间期规整　　　PR 间期:0.16s,恒定
QRS 波群:0.10s　　　　　　　正常窦性心律

3.4　规律性:规整　　　　　　　　心率:125 次/分
P 波:均匀;PP 间期规整　　　PR 间期:0.16s,恒定
QRS 波群:0.08s　　　　　　　窦性心动过速

3.5　规律性:规整　　　　　　　　心率:83 次/分
P 波:均匀;PP 间期规整　　　PR 间期:0.16s,恒定
QRS 波群:0.12s　　　　　　　正常窦性心律

3.6　规律性:规整　　　　　　　　心率:107 次/分
P 波:均匀;PP 间期规整　　　PR 间期:0.20s,恒定
QRS 波群:0.10s　　　　　　　窦性心动过速

3.7　规律性:规整　　　　　　　　心率:79 次/分
P 波:均匀;PP 间期规整　　　PR 间期:0.10s,恒定
QRS 波群:0.06s　　　　　　　正常窦性心律

3.8　规律性:规整　　　　　　　　心率:79 次/分
P 波:均匀;PP 间期规整　　　PR 间期:0.06s,恒定
QRS 波群:0.10s　　　　　　　正常窦性心律

3.9　规律性:规整　　　　　　　　心率:83 次/分
P 波:均匀;PP 间期规整　　　PR 间期:0.20s,恒定
QRS 波群:0.08s　　　　　　　正常窦性心律

3.10　规律性:不规整　　　　　　　心率:约 80 次/分
P 波:均匀;PP 间期不规整　　PR 间期:0.16s,恒定
QRS 波群:0.10s　　　　　　　窦性心律不齐

3.11　规律性:规整(轻度不规整)　心率:83 次/分
P 波:直立,均匀　　　　　　　PR 间期:0.14s
QRS 波群:0.10s　　　　　　　正常窦性心律

3.12　规律性:规整　　　　　　　　心率:50 次/分
P 波:直立,均匀　　　　　　　PR 间期:0.12s
QRS 波群:0.08s　　　　　　　窦性心动过缓

3.13　规律性:规整　　　　　　　　心率:79 次/分
P 波:直立,均匀　　　　　　　PR 间期:0.12s
QRS 波群:0.08s　　　　　　　正常窦性心律

3.14　规律性:不规整　　　　　　　心率:70 次/分
P 波:直立,均匀　　　　　　　PR 间期:0.16s
QRS 波群:0.08s　　　　　　　窦性心律不齐

3.15　规律性:规整(轻度不规整)　心率:79 次/分
P 波:直立,均匀　　　　　　　PR 间期:0.16s
QRS 波群:0.08s　　　　　　　正常窦性心律

第 4 章　答案

4.1　规律性:规整(轻度不规整)　心率:48 次/分
P 波:直立,均匀;PP 间期　　PR 间期:0.18s,恒定
　　规整　　　　　　　　　　　诊断:窦性心动过缓伴宽
QRS 波群:0.12s　　　　　　　　　QRS 波群

4.2　规律性:不规整　　　　　　　心率:约 80 次/分
P 波:直立,均匀;PP 间期不　PR 间期:0.14s,恒定
　　规整　　　　　　　　　　　诊断:窦性心律不齐
QRS 波群:0.06s

4.3　规律性:规整　　　　　　　　心率:75 次/分
P 波:直立,均匀;PP 间期　　PR 间期:0.16s,恒定
　　规整　　　　　　　　　　　诊断:正常窦性心律
QRS 波群:0.08s

4.4　规律性:规整　　　　　　　　心率:136 次/分
P 波:直立,均匀;PP 间期　　PR 间期:0.16s,恒定
　　规整　　　　　　　　　　　诊断:窦性心动过速
QRS 波群:0.06s

4.5　规律性:不规整　　　　　　　心率:约 80 次/分
P 波:直立,均匀;PP 间期不　PR 间期:0.16s,恒定
　　规整　　　　　　　　　　　诊断:窦性心律不齐
QRS 波群:0.08s

4.6　规律性:规整　　　　　　　　心率:107 次/分
P 波:直立,均匀;PP 间期　　PR 间期:0.16s,恒定
　　规整　　　　　　　　　　　诊断:窦性心动过速伴宽
QRS 波群:0.12s　　　　　　　　　QRS 波群

4.7　规律性:规整　　　　　　　　心率:50 次/分
P 波:直立,均匀;PP 间期　　PR 间期:0.12s,恒定
　　规整　　　　　　　　　　　诊断:窦性心动过缓
QRS 波群:0.08s

4.8　规律性:规整　　　　　　心率:83 次/分
　　P 波:直立,均匀;PP 间期　　PR 间期:0.16s,恒定
　　　规整　　　　　　　　　　诊断:正常窦性心律
　　QRS 波群:0.08s

4.9　规律性:规整　　　　　　心率:94 次/分
　　P 波:直立,均匀;PP 间期规整　PR 间期:0.16s,恒定
　　QRS 波群:0.12s　　　　　　诊断:正常窦性心律伴宽
　　　　　　　　　　　　　　　　QRS 波群

4.10　规律性:轻度不规整　　　心率:约 30 次/分
　　P 波:直立,均匀;PP 间期　　PR 间期:0.18s,恒定
　　　不规整　　　　　　　　　诊断:窦性心动过缓
　　QRS 波群:0.08s

4.11　规律性:规整　　　　　　心率:75 次/分
　　P 波:直立,均匀,PP 间期　　PR 间期:0.18s,恒定
　　　规整　　　　　　　　　　诊断:正常窦性心律
　　QRS 波群:0.06s

4.12　规律性:不规整　　　　　心率:90 次/分
　　P 波:直立,均匀;PP 间期　　PR 间期:0.20s,恒定
　　　不规整　　　　　　　　　诊断:窦性心律不齐
　　QRS 波群:0.06s

4.13　规律性:规整　　　　　　心率:48 次/分
　　P 波:直立,均匀;PP 间期　　PR 间期:0.20s,恒定
　　　规整　　　　　　　　　　诊断:窦性心动过缓
　　QRS 波群:0.08s

4.14　规律性:不规整　　　　　心率:约 70 次/分
　　P 波:直立,均匀;PP 间期　　PR 间期:0.14s,恒定
　　　不规整　　　　　　　　　诊断:窦性心律不齐
　　QRS 波群:0.06s

4.15　规律性:规整　　　　　　心率:65 次/分
　　P 波:直立,均匀;PP 间期　　PR 间期:0.16s,恒定
　　　规整　　　　　　　　　　诊断:正常窦性心律
　　QRS 波群:0.08s

4.16　规律性:规整　　　　　　心率:115 次/分
　　P 波:直立,均匀;PP 间期　　PR 间期:0.14s,恒定
　　　规整　　　　　　　　　　诊断:窦性心动过速伴宽
　　QRS 波群:0.16s　　　　　　　QRS 波群波

4.17　规律性:规整　　　　　　心率:65 次/分
　　P 波:直立,均匀;PP 间期　　PR 间期:0.12s,恒定
　　　规整　　　　　　　　　　诊断:正常窦性心律
　　QRS 波群:0.08s

4.18　规律性:不规整　　　　　心率:约 80 次/分
　　P 波:直立,均匀;PP 间期　　PR 间期:0.12s,恒定
　　　不规整　　　　　　　　　诊断:窦性心律不齐
　　QRS 波群:0.08s

4.19　规律性:规整　　　　　　心率:88 次/分
　　P 波:直立,均匀;PP 间期　　PR 间期:0.16s,恒定
　　　规整　　　　　　　　　　诊断:正常窦性心律
　　QRS 波群:0.08s

4.20　规律性:规整　　　　　　心率:150 次/分
　　P 波:直立,均匀　　　　　　PR 间期:0.12s
　　QRS 波群:0.08s　　　　　　诊断:窦性心动过速

4.21　规律性:规整　　　　　　心率:83 次/分
　　P 波:直立,均匀　　　　　　PR 间期:0.20s,恒定
　　QRS 波群:0.12s　　　　　　诊断:正常窦性心律伴宽
　　　　　　　　　　　　　　　　QRS 波群

4.22　规律性:规整　　　　　　心率:54 次/分
　　P 波:直立,均匀　　　　　　PR 间期:0.16s
　　QRS 波群:0.08s　　　　　　诊断:窦性心动过缓

4.23　规律性:规整　　　　　　心率:107 次/分
　　P 波:直立,均匀　　　　　　PR 间期:0.12s
　　QRS 波群:0.08s　　　　　　诊断:窦性心动过速

4.24　规律性:不规整　　　　　心率:70 次/分
　　P 波:直立,均匀　　　　　　PR 间期:0.20s
　　QRS 波群:0.10s　　　　　　诊断:窦性心律不齐

4.25　规律性:不规整　　　　　心率:50 次/分
　　P 波:直立,均匀　　　　　　PR 间期:0.16s
　　QRS 波群:0.08s　　　　　　诊断:窦性心动过缓

4.26　规律性:规整　　　　　　心率:88 次/分
　　P 波:直立,均匀　　　　　　PR 间期:0.14s
　　QRS 波群:0.08s　　　　　　诊断:正常窦性心律

4.27　规律性:不规整　　　　　心率:50 次/分
　　P 波:直立,均匀　　　　　　PR 间期:0.14s
　　QRS 波群:0.08s　　　　　　诊断:窦性心动过缓

4.28 规律性:规整 P 波:直立,均匀 QRS 波群:0.08s	心率:107 次/分 PR 间期:0.16s 诊断:窦性心动过速
4.29 规律性:规整(轻度不规整) P 波:直立,均匀 QRS 波群:0.11s	心率:43 次/分 PR 间期:0.18s 诊断:窦性心动过缓
4.30 规律性:不规整 P 波:直立,均匀 QRS 波群:0.08s	心率:70 次/分 PR 间期:0.12s 诊断:窦性心律不齐

第 3 章　心律条解读

3.1　正常窦性心律	3.8　正常窦性心律
3.2　正常窦性心律 　　(只是轻微不规整)	3.9　正常窦性心律
	3.10　窦性心律不齐
3.3　正常窦性心律	3.11　正常窦性心律
3.4　窦性心动过速	3.12　窦性心动过缓
3.5　正常窦性心律	3.13　正常窦性心律
3.6　窦性心动过速	3.14　窦性心律不齐
3.7　正常窦性心律	3.15　正常窦性心律

第 5 章　答案

5.1 规律性:不规整 P 波:不可辨,只有波动存在 QRS 波群:0.08s	心率:约 100 次/分 PR 间期:无 诊断:房颤,已受控
5.2 规律性:规整 P 波:均匀;锯齿状外观 QRS 波群:0.10s(由于房扑 波的遮蔽,QRS 波群很难 测量)	心率:心房率为 300 次/分; 　心室率为 150 次/分 PR 间期:无 诊断:心房扑动伴 2:1 传 导
5.3 规律性:规整的基础节律被 异位搏动打乱 P 波:基础节律均匀;异位搏 动前一个不同形态 P 波 QRS 波群:0.10s	心率:71 次/分 PR 间期:0.16,恒定 诊断:窦性心律伴房性期 前收缩
5.4 规律性:不规整 P 波:不可辨;呈波动样 QRS 波群:0.12s	心率:约 90 次/分 PR 间期:无 诊断:心房颤动,已受控 　　(伴宽 QRS 波群)
5.5 规律性:规整 P 波:均匀;锯齿状外观 QRS 波群:0.08s	心率:心房率为 328 次/分; 　心室率为 82 次/分 PR 间期:无 诊断:心房扑动伴 4:1 传导
5.6 规律性:不规整 P 波:不可辨;呈波动样 QRS 波群:0.08s(QRS 波群 有时被纤颤波所掩盖)	心率:约 50 次/分 PR 间期:无 诊断:心房颤动;已受控
5.7 规律性:规整的基础节律被 异位搏动打乱 P 波:基础节律规整均匀,每 次异位搏动前不同形态的 P 波 QRS 波群:0.08s;QRS 波群 的形态在基础节律和异 位搏动是一致的	心率:115 次/分 PR 间期:0.12s 诊断:窦性心动过速伴 3 次房性期前收缩
5.8 规律性:不规整 P 波:不可辨;呈波动样 QRS 波群:0.08s	心率:约 90 次/分 PR 间期:无 诊断:心房颤动,已受控
5.9 规律性:不规整 P 波:不可辨 QRS 波群:0.06s	心率:约 140 次/分 PR 间期:无 诊断:心房颤动,未受控
5.10 规律性:规整的基础节律 被异位搏动打乱 P 波:基础节律均匀;异位 搏动形态改变 QRS 波群:0.10s	心率:65 次/分(异位搏动 后,由于窦性心率自行 复位,心率发生变化) PR 间期:0.16s,恒定;异 位搏动时为 0.20s 诊断:窦性心律伴房性期 前收缩
5.11 规律性:不规整 P 波:均匀;锯齿状外观 QRS 波群:0.08s	心率:心房率为 300 次/分; 　心室率约为 130 次/分 PR 间期:无 诊断:心房扑动伴传导不 一

5.12　规律性：不规整　　　　　　心率：约 80 次/分
　　　　P 波：不可辨　　　　　　　PR 间期：无
　　　　QRS 波群：0.10s　　　　　诊断：心房颤动，已受控

5.13　规律性：规整　　　　　　　心率：心房率为 332 次/分；
　　　　P 波：均匀；锯齿状外观　　　心室率为 83 次/分
　　　　QRS 波群：0.08s　　　　　PR 间期：无
　　　　　　　　　　　　　　　　诊断：心房扑动伴 4:1 传导

5.14　规律性：规整　　　　　　　心率：心房率为 300 次/分；
　　　　P 波：均匀；每一个 QRS 波　　心室率为 75 次/分
　　　　　群有 4 个 P 波　　　　　PR 间期：无
　　　　QRS 波群：0.10s　　　　　诊断：心房扑动伴 4:1 传导

5.15　规律性：不规整　　　　　　心率：60 次/分
　　　　P 波：形态改变　　　　　　PR 间期：改变
　　　　QRS 波群：0.08s　　　　　诊断：游走心律

5.16　规律性：不规整　　　　　　心率：约 80 次/分
　　　　P 波：不可辨；只有波动存在　PR 间期：无
　　　　QRS 波群：0.04s　　　　　诊断：心房颤动，已受控

5.17　规律性：规整　　　　　　　心率：心房率为 334 次/分；
　　　　P 波：均匀；锯齿状外观；每　　心室率为 166 次/分
　　　　　个 QRS 波群对应两个 P 波　PR 间期：无
　　　　QRS 波群：0.10s；被房扑波　诊断：心房扑动伴 2:1 传导
　　　　　轻微遮蔽

5.18　规律性：不规整　　　　　　心率：约 120 次/分
　　　　P 波：不可辨；只有波动存在　PR 间期：无
　　　　QRS 波群：0.08s　　　　　诊断：心房颤动，未受控

5.19　规律性：不规整　　　　　　心率：约 70 次/分
　　　　P 波：不可辨；只有细微波动　PR 间期：无
　　　　QRS 波群：0.04s　　　　　诊断：心房颤动，已受控

5.20　规律性：不规整　　　　　　心率：约 110 次/分
　　　　P 波：不可辨；它们实际上是　PR 间期：无
　　　　　粗大的纤颤波　　　　　　诊断：心房颤动，未受控
　　　　QRS 波群：0.06s；被纤颤波
　　　　　所掩盖

5.21　规律性：不规整　　　　　　心率：约 150 次/分
　　　　P 波：不可辨；只有波动存在　PR 间期：无
　　　　QRS 波群：0.06s（QRS 波群　诊断：心房颤动，未受控
　　　　　被纤颤波掩盖）

5.22　规律性：不规整　　　　　　心率：70 次/分
　　　　P 波：形态改变　　　　　　PR 间期：改变
　　　　QRS 波群：0.08s　　　　　诊断：游走心律

5.23　规律性：不规整　　　　　　心率：80 次/分
　　　　P 波：只有波动存在　　　　PR 间期：无
　　　　QRS 波群：0.08s　　　　　诊断：心房颤动，已受控

5.24　规律性：规整的基础节律　　心率：50 次/分
　　　　　被异位搏动打乱　　　　　PR 间期：0.16s
　　　　P 波：直立，均匀　　　　　诊断：窦性心动过缓伴宽
　　　　QRS 波群：0.14s　　　　　　QRS 波群，房性期前收
　　　　　　　　　　　　　　　　　缩

5.25　规律性：不规整　　　　　　心率：心房率为 300 次/分；
　　　　P 波：锯齿状外观　　　　　　心室率为 80 次/分
　　　　QRS 波群：0.10s　　　　　PR 间期：无
　　　　　　　　　　　　　　　　诊断：心房扑动伴不规律
　　　　　　　　　　　　　　　　　传导

5.26　规律性：不规整　　　　　　心率：100 次/分
　　　　P 波：只有波动存在　　　　PR 间期：无
　　　　QRS 波群：0.14s　　　　　诊断：心房颤动，已受控
　　　　　　　　　　　　　　　　　（宽 QRS 波群）

5.27　规律性：规整的基础节律　　心率：基础节律时 65 次/分；
　　　　　被异位搏动打乱　　　　　　总体 70 次/分
　　　　P 波：直立，均匀　　　　　PR 间期：0.18s
　　　　QRS 波群：0.11s　　　　　诊断：窦性心律伴房性期
　　　　　　　　　　　　　　　　　前收缩

5.28　规律性：规整　　　　　　　心率：心房率为 250 次/分；
　　　　P 波：锯齿状外观　　　　　　心室率为 125 次/分
　　　　QRS 波群：0.08s　　　　　PR 间期：不能测量
　　　　　　　　　　　　　　　　诊断：心房扑动伴 2:1 传导

5.29　规律性：不规整　　　　　　心率：120 次/分
　　　　P 波：不可辨　　　　　　　PR 间期：无
　　　　QRS 波群：0.10s　　　　　诊断：心房颤动，已受控

5.30　规律性：规整　　　　　　　心率：心房率为 284 次/分；
　　　　P 波：锯齿状外观　　　　　　心室率为 71 次/分
　　　　QRS 波群：0.08s　　　　　PR 间期：不能测量
　　　　　　　　　　　　　　　　诊断：心房扑动伴 4:1 传导

5.31　规律性：不规整　　　　　　心率：50 次/分
　　　　P 波：不可辨　　　　　　　PR 间期：不能测量
　　　　QRS 波群：0.08s　　　　　诊断：心房颤动，已受控

5.32　规律性:不规整
　　　P 波:锯齿状外观
　　　QRS 波群:0.08s
心率:心房率为 300 次/分;
心室率为 150 次/分
PR 间期:不能测量
诊断:心房扑动,不等比
下传,未受控

5.33　规律性:规整的基础节律
被异位搏动打乱
　　　P 波:基础节律时直立;异
位搏动时形态改变
　　　QRS 波群:0.14s
心率:基础节律 50 次/分
PR 间期:0.16s
诊断:窦性心动过缓(宽
QRS 波群)伴房性期前
收缩

5.34　规律性:规整
　　　P 波:锯齿状外观
　　　QRS 波群:0.08s
心率:心房率为 272 次/分;
心室率为 136 次/分
PR 间期:不能测量
诊断:心房扑动伴 2:1 传导

5.35　规律性:不规整
　　　P 波:不可辨
　　　QRS 波群:0.08s
心率:110 次/分
PR 间期:不能测量
诊断:心房颤动,未受控

5.36　规律性:不规整
　　　P 波:只有波动存在
　　　QRS 波群:0.08s
心率:140 次/分
PR 间期:不能测量
诊断:心房颤动,未受控

5.37　规律性:规整的基础节律
被异位搏动打乱
　　　P 波:直立,均匀
　　　QRS 波群:0.10s
心率:88 次/分
PR 间期:0.14s
诊断:窦性心律伴房性期
前收缩

5.38　规律性:规整
　　　P 波:锯齿状外观
　　　QRS 波群:0.10s
心率:心房率为 272 次/分;
心室率为 136 次/分
PR 间期:不能测量
诊断:心房扑动伴 2:1 传导

5.39　规律性:不规整的一组心搏
　　　P 波:直立,均匀
　　　QRS 波群:0.08s(包括基础
节律和异位搏动)
心率:80 次/分(包括异位
搏动)
PR 间期:0.12s
诊断:窦性心律伴房性期
前收缩二联律(见第 8
章)

5.40　规律性:规整
　　　P 波:锯齿状外观
　　　QRS 波群:0.10s
心率:心房率为 272 次/分;
心室率为 136 次/分
PR 间期:不能测量
诊断:心房扑动伴 2:1 传导

5.41　规律性:规整
　　　P 波:锯齿状外观
　　　QRS 波群:0.08s
心率:心房率为 316 次/分;
心室率为 79 次/分
PR 间期:不能测量
诊断:心房扑动伴 4:1 传导

5.42　规律性:规整的基础节律
被异位搏动打乱
　　　P 波:直立,均匀
　　　QRS 波群:0.08s
心率:65 次/分
PR 间期:0.14s
诊断:窦性心律伴房性期
前收缩

5.43　规律性:不规整
　　　P 波:不可辨
　　　QRS 波群:0.10s
心率:110 次/分
PR 间期:不能测量
诊断:心房颤动,未受控

5.44　规律性:规整的基础节律
被异位搏动打乱
　　　P 波:直立,均匀
　　　QRS 波群:0.08s
心率:54 次/分
PR 间期:0.16s
诊断:窦性心动过缓伴房
性期前收缩

5.45　规律性:规则
　　　P 波:锯齿状外观
　　　QRS 波群:0.08s
心率:心房率为 200 次/分;
心室率为 100 次/分
PR 间期:不能测量
诊断:心房扑动伴 2:1 传导

5.46　规律性:不规整
　　　P 波:不可辨
　　　QRS 波群:0.10s
心率:70 次/分
PR 间期:不能测量
诊断:心房颤动,已受控

5.47　规律性:规整
　　　P 波:锯齿状外观
　　　QRS 波群:0.08s
心率:心房率为 272 次/分;
心室率为 136 次/分
PR 间期:不能测量
诊断:心房扑动伴 2:1 传导

5.48　规律性:规整的基础节律
被异位搏动打乱
　　　P 波:直立,均匀
　　　QRS 波群:0.08s
心率:65 次/分
PR 间期:0.16s
诊断:窦性心律伴 3 次房
性期前收缩

5.49　规律性:不规整
　　　P 波:只有波动存在
　　　QRS 波群:0.08s
心率:100 次/分
PR 间期:不能测量
诊断:心房颤动,已受控

5.50　规律性:规整的基础节律
被异位搏动打乱
　　　P 波:直立,均匀
　　　QRS 波群:0.08s(基础节律
和异位搏动)
心率:125 次/分
PR 间期:0.12s
诊断:窦性心动过速伴房
性期前收缩

5.51　规律性：规整
P 波：锯齿状外观
QRS 波群：0.11s

心率：心房率为 332 次/分；
　心室率为 166 次/分
PR 间期：不能测量
诊断：心房扑动伴 2:1 传导

5.52　规律性：规整的基础节律被
　　异位搏动打乱
P 波：直立，均匀
QRS 波群：0.08s

心率：65 次/分
PR 间期：0.16s
诊断：窦性心律伴房性期
　前收缩

5.53　规律性：规整的基础节律被
　　异位搏动打乱
P 波：直立，均匀
QRS 波群：0.08s（基础节律
和异位搏动）

心率：71 次/分
PR 间期：0.16s
诊断：窦性心律伴房性期
　前收缩

5.54　规律性：规整的基础节律被
　　异位搏动打乱
P 波：直立，均匀
QRS 波群：0.10s（基础节律
和异位搏动）

心率：68 次/分
PR 间期：0.16s
诊断：窦性心律伴房性期
　前收缩

5.55　规律性：不规整
P 波：锯齿状外观
QRS 波群：0.08s

心率：心房率为 300 次/分；
　心室率为 90 次/分
PR 间期：不能测量
诊断：心房扑动伴不规律
　传导

5.56　规律性：轻微不规整
P 波：形态改变
QRS 波群：0.10s

心率：80 次/分
PR 间期：改变
诊断：游走心律

5.57　规律性：规整
P 波：锯齿状外观
QRS 波群：0.08s

心率：心房率为 376 次/分；
　心室率为 188 次/分
PR 间期：不能测量
诊断：心房扑动伴 2:1 传导

第六章　答案

6.1　规则性：规整的基础节律被
　　异位搏动打乱
P 波：基础节律均匀；异位搏
　动前无 P 波
QRS 波群：基础节律时为 0.08s；
　异位搏动的 QRS 波群大小
　和形状与基础节律的 QRS
　波群相同

心率：107 次/分
PR 间期：0.16s，恒定
诊断：窦性心动过速伴交
　界性期前收缩

6.2　规律性：规整
P 波：不可辨
QRS 波群：0.08s

心率：83 次/分
PR 间期：无
诊断：加速性交界性心律

6.3　规律性：规整
P 波：所有的 P 波都是倒置的
QRS 波群：0.06s

心率：100 次/分
PR 间期：0.10s，恒定
诊断：交界性心动过速

6.4　规律性：规整
P 波：不可辨
QRS 波群：0.08s

心率：43 次/分
PR 间期：无
诊断：交界性逸搏心律

6.5　规律性：轻微不规整，规整的
　　基础节律被异位搏动打乱
P 波：均匀、直立；异位搏动 QRS
　波群前一个倒置 P 波
QRS 波群：008s；异位搏动 QRS
　波群的形状和宽度与基础
　节律的 QRS 波群相同

心率：50 次/分
PR 间期：基础节律时为
　0.16s，恒定；异位搏动
　的 PR 间期为 0.11s
诊断：窦性心动过缓伴交
　界性期前收缩

6.6　规律性：规整
P 波：不可辨
QRS 波群：0.10s

心率：71 次/分
PR 间期：无
诊断：加速性交界性心律

6.7　规律性：规整
P 波：不可辨
QRS 波群：0.06s

心率：167 次/分
PR 间期：没有
诊断：室上性心动过速

6.8　规律性：规整
P 波：不可辨
QRS 波群：0.06s

心率：79 次/分
PR 间期：无
诊断：加速性交界性心律

6.9　规律性：规整
P 波：不可辨
QRS 波群：0.08s

心率 214 次/分
PR 间期：无
诊断：室上性心动过速

6.10　规律性：规整的基础节律
　　被异位搏动打乱
P 波：除异位搏动 QRS 波
　群前一个倒置 P 波外，
　其余均为均匀、直立
QRS 波群：基础节律和异位
　搏动均为 0.08s

心率：81 次/分
PR 间期：基础节律时为
　0.16s，恒定；异位搏动
　时为 0.10s
诊断：窦性心律伴交界性
　期前收缩

6.11　规律性：规整
P 波：不可辨
QRS 波群：0.10s

心率：150 次/分
PR 间期：无
诊断：室上性心动过速

6.12　规律性:规整　　　心率:43 次/分

P 波:不可辨　　　　PR 间期:无

QRS 波群:0.10s　　　诊断:交界性逸搏心律

6.13　规律性:规整　　　心率:88 次/分

P 波:倒置,均匀　　　PR 间期:0.11s,恒定

QRS 波群:0.10s　　　诊断:加速性交界性心律

6.14　规律性:规整　　　心率:50 次/分

P 波:不可辨　　　　PR 间期:不能测量

QRS 波群:0.14s　　　诊断:交界性逸搏心律伴

　　　　　　　　　　宽 QRS 波群

6.15　规律性:规整　　　心率 188 次/分

P 波:倒置,位于 QRS 波群后　PR 间期:不能测量

QRS 波群:0.08s　　　诊断:交界性心动过速

6.16　规律性:规整　　　心率:188 次/分

P 波:不可辨　　　　PR 间期:不能测量

QRS 波群:0.08s　　　诊断:室上性心动过速(伴

　　　　　　　　　　基线干扰)

6.17　规律性:规整(轻微不规整)　心率:140 次/分

P 波:不可辨　　　　PR 间期:不能测量

QRS 波群:0.08s　　　诊断:交界性心动过速

6.18　规律性:轻微不规整　心率:44 次/分

P 波:不可辨　　　　PR 间期:无

QRS 波群:0.08s　　　诊断:交界性逸搏心律

6.19　规律性:规整　　　心率:75 次/分

P 波:不可辨　　　　PR 间期:不能测量

QRS 波群:0.08s　　　诊断:加速性交界性心律

6.20　规律性:规整的基础节律　心率:56 次/分

　　　被异位搏动打乱　PR 间期:基础节律时为

P 波:基础节律时直立　　0.16s;异位搏动时无法

QRS 波群:0.08s　　　　测量

　　　　　　　　　诊断:窦性心动过缓伴交

　　　　　　　　　　界性期前收缩

6.21　规律性:规整　　　心率:188 次/分

P 波:不能测量　　　PR 间期:不能测量

QRS 波群:0.08s　　　诊断:室上性心动过速

6.22　规律性:规整　　　心率:71 次/分

P 波:不可辨　　　　PR 间期:不能测量

QRS 波群:0.08s　　　诊断:加速性交界性心律

6.23　规律性:规整　　　心率:167 次/分

P 波:直立,均匀　　　PR 间期:不能测量

QRS 波群:0.08s　　　诊断:室上性心动过速

6.24　规律性:规整　　　心率:125 次/分

P 波:不可辨　　　　PR 间期:不能测量

QRS 波群:0.10s　　　诊断:交界性心动过速

6.25　规律性:轻微不规整　心率:58 次/分

P 波:不可辨　　　　PR 间期:不能测量

QRS 波群:0.08s　　　诊断:交界性逸搏心律

6.26　规律性:规整的基础节律被　心率:45 次/分

　　　异位搏动打乱　PR 间期:基础节律时为

P 波:基础节律时直立;异位　　0.12s;异位搏动时无法

　　搏动时没有　　　　测量

QRS 波群:0.10s　　　诊断:窦性心动过缓伴交

　　　　　　　　　　界性期前收缩

6.27　规律性:规整　　　心率:45 次/分

P 波:无　　　　　　PR 间期:不能测量

QRS 波群:0.08s　　　诊断:交界性逸搏心律

6.28　规律性:规整　　　心率:214 次/分

P 波:不可辨　　　　PR 间期:不能测量

QRS 波群:0.08s　　　诊断:室上性心动过速

6.29　规律性:规整　　　心率:58 次/分

P 波:无　　　　　　PR 间期:不能测量

QRS 波群:0.08s　　　诊断:交界性逸搏心律

6.30　规律性:规整的基础节律　心率:54 次/分

　　　被异位搏动打乱　PR 间期:基础节律时为

P 波:基础节律时直立　　0.16s;异位搏动时无法

QRS 波群:0.08s　　　　测量

　　　　　　　　　诊断:窦性心动过缓伴交

　　　　　　　　　　界性期前收缩

6.31　规律性:规整　　　心率:79 次/分

P 波:无　　　　　　PR 间期:不能测量

QRS 波群:0.08s　　　诊断:加速性交界性心律

6.32　规律性:规整　　　心率:150 次/分

P 波:不可辨　　　　PR 间期:不能测量

QRS 波群:0.08s　　　诊断:室上性心动过速

6.33　规律性:规整
　　　P波:不能测量
　　　QRS波群:0.10s
　　　心率:150 次/分
　　　PR 间期:不能测量
　　　诊断:室上性心动过速

6.34　规律性:规整
　　　P波:不可辨
　　　QRS波群:0.08s
　　　心率:214 次/分
　　　PR 间期:不能测量
　　　诊断:室上性心动过速

6.35　规律性:不规整的一组心搏
　　　P波:在基础节律时直立;异位搏动时没有
　　　QRS波群:基础节律中0.08s;异位搏动时0.10s
　　　心率:100 次/分(包括异位搏动)
　　　PR 间期:基础节律时为0.14s;异位搏动时无法测量
　　　诊断:窦性心律伴交界性期前收缩二联律

6.36　规律性:规整
　　　P波:每个QRS波群前倒置
　　　QRS波群:0.08s
　　　心率:100 次/分
　　　PR 间期:0.08s
　　　诊断:加速性交界性心律

6.37　规律性:规整
　　　P波:不可辨
　　　QRS波群:0.12s
　　　心率:150 次/分
　　　PR 间期:不能测量
　　　诊断:室上性心动过速

6.38　规律性:规整
　　　P波:无
　　　QRS波群:0.10s
　　　心率:79 次/分
　　　PR 间期:不能测量
　　　诊断:加速性交界性心律

6.39　规律性:规整
　　　P波:不可辨
　　　QRS波群:0.10s
　　　心率:150 次/分
　　　PR 间期:不能测量
　　　诊断:室上性心动过速

6.40　规律性:基础节律被异异位搏动打乱
　　　P波:基础节律时直立;异位搏动时没有
　　　QRS波群:0.08s(基础节律和异位搏动)
　　　心率:75 次/分
　　　PR 间期:基础节律时为0.16s;在异位搏动时无法测量
　　　诊断:窦性心律伴交界性期前收缩

6.41　规律性:规整
　　　P波:不可辨
　　　QRS波群:0.08s
　　　心率:214 次/分
　　　PR 间期:不能测量
　　　诊断:室上性心动过速

第七章　答案

7.1　规律性:规整
　　　P波:直立,均匀;PP间期规整
　　　QRS波群:0.10s
　　　心率:51 次/分
　　　PR 间期:0.24s,恒定
　　　诊断:窦性心动过缓伴一度传导阻滞

7.2　规律性:不规整的一组心搏
　　　P波:均匀;PP间期规整;P波多于QRS波群
　　　QRS波群:0.08s
　　　心率:心房率为115 次/分;心室率约为90 次/分
　　　PR 间期:变化;自0.20s逐渐延长至0.32s
　　　诊断:文氏型传导阻滞(二度Ⅰ型传导阻滞)

7.3　规律性:规整
　　　P波:均匀;PP间期规整;P波多于QRS波群
　　　QRS波群:0.12s
　　　心率:心房率为157 次/分;心室率为33 次/分
　　　PR 间期:P波与QRS波群无相关性
　　　诊断:三度传导阻滞(CHB)伴室性逸搏心律

7.4　规律性:规整
　　　P波:一部分P波隐藏在QRS波群和T波中,一部分P波明显
　　　QRS波群:0.08s
　　　心率:心房率为115 次/分;心室率为73 次/分
　　　PR 间期:P波与QRS波群无相关性
　　　诊断:三度传导阻滞(CHB)伴交界性逸搏心律

7.5　规律性:规整
　　　P波:直立,均匀;PP间期规整(说明:最后一组波群的P波扭曲是干扰所致)
　　　QRS波群:0.12s
　　　心率:88 次/分
　　　PR 间期:0.26s,恒定
　　　诊断:窦性心动过缓伴一度传导阻滞(宽QRS波群)

7.6　规律性:不规整的一组心搏
　　　P波:均匀;PP间期规整
　　　QRS波群:0.08s
　　　心率:心房率为100 次/分;心室率为80 次/分
　　　PR 间期:变化;自0.16s逐渐延长至0.24s
　　　诊断:文氏型传导阻滞(二度Ⅰ型传导阻滞)

7.7　规律性:不规整的一组心搏
　　　P波:均匀;PP间期规整;P波多于QRS波群
　　　QRS波群:0.06s
　　　心率:心房率为75 次/分;心室率约为60 次/分
　　　PR 间期:变化;自0.20s逐渐延长至0.30s
　　　诊断:文氏型传导阻滞(二度Ⅰ型传导阻滞)

7.8　规律性:规整
　　　P波:直立,均匀;PP间期规整;每2个P波后出现一个QRS波群
　　　QRS波群:0.10s
　　　心率:心房率为120 次/分;心室率为60 次/分
　　　PR 间期:恒定在0.38s
　　　诊断:二度Ⅱ型传导阻滞伴2:1传导

7.9 规律性:不规整的一组心搏
P 波:均匀;PP 间期规整;P 波多于 QRS 波群
QRS 波群:0.12s

心率:心房率为 125 次/分;心室率约为 80 次/分
PR 间期:变化;自 0.20s 逐渐延长至 0.28s
诊断:文氏型传导阻滞(二度 I 型传导阻滞)(宽 QRS 波群)

7.10 规律性:不规整(见说明)
P 波:均匀;PP 间期规整;P 波多于 QRS 波群
QRS 波群:0.20s

心率:心房率为 73 次/分;心室率约为 25 次/分
PR 间期:P 波与 QRS 波群无相关性
诊断:三度传导阻滞(CHB)伴室性逸搏心律

说明:心室的起搏点通常有一个规整的启动机制;但是如果一个危险的室性逸搏心律心率持续不纠正,它对于心肌的严重影响最终将导致起搏点变慢或者消失。此心律条中证明心率在减慢。

7.11 规律性:规整
P 波:均匀;PP 间期规整
QRS 波群:0.14s

心率:75 次/分
PR 间期:0.30s,恒定
诊断:窦性心律伴一度传导阻滞(宽 QRS 波群)

7.12 规律性:规整
P 波:均匀;PP 间期规整;每 2 个 P 波后出现一个 QRS 波群
QRS 波群:0.12s

心率:心房率为 74 次/分;心室率约为 37 次/分
PR 间期:0.26s,恒定

诊断:二度 II 型传导阻滞伴 2:1 传导

7.13 规律性:不规整的一组心搏
P 波:均匀;PP 间期规整
PR 间期:变化;自 0.28s 逐渐延长至 0.48s

心率:心房率为 83 次/分;心室率约为 60 次/分
QRS 波群:0.06s
诊断:文氏型传导阻滞(二度 I 型传导阻滞)

7.14 规律性:规整
P 波:均匀;PP 间期规整;P 波多于 QRS 波群
QRS 波群:0.12s

心率:心房率为 100 次/分;心室率约为 35 次/分
PR 间期:P 波与 QRS 波群无相关性
诊断:三度传导阻滞(CHB)伴交界性逸搏心律

7.15 规律性:规整
P 波:均匀,直立;PP 间期规整
QRS 波群:0.10s

心率:65 次/分
PR 间期:0.26s,恒定
诊断:窦性心律伴一度传导阻滞

7.16 规律性:轻微不规整
P 波:均匀;PP 间期轻微不规整(见说明);每 2 个 P 波后出现一个 QRS 波群
QRS 波群:0.12s

心率:心房率为 64 次/分;心室率为 32 次/分
PR 间期:0.20s
诊断:二度 II 型传导阻滞伴 2:1 传导

说明:恒定 2:1 传导的心率通常产生规整的节律,但是,在这个图形中,潜在的窦性心律不齐导致 PP 间期不规整,同时导致了室性节律不规整。

7.17 规律性:规整
P 波:均匀;PP 间期规整;P 波多于 QRS 波群
QRS 波群:0.08s

心率:心房率为 100 次/分;心室率为 24 次/分
PR 间期:P 波与 QRS 波群无相关性
诊断:三度传导阻滞(CHB)伴交界性逸搏心律

说明:这份心电图的心室率为比通常交界性逸搏心律的心率慢,但是 QRS 波群的宽度为 0.08s,因此不是室性逸搏心律,而是交界性逸搏心律

7.18 规律性:不规整的一组心搏
P 波:均匀;PP 间期规整;P 波多于 QRS 波群
QRS 波群:0.10s

心率:心房率为 107 次/分;心室率约为 90 次/分
PR 间期:变化;自 0.20s 逐渐延长至 0.36s
诊断:文氏型传导阻滞(二度 I 型传导阻滞)

7.19 规律性:规整
P 波:直立,均匀
QRS 波群:0.16s

心率:54 次/分
PR 间期:0.24s,恒定
诊断:窦性心动过缓伴一度传导阻滞

7.20 规律性:不规整的一组心搏
P 波:直立,均匀
QRS 波群:0.08s

心率:心房率为 107 次/分;心室率约为 90 次/分
PR 间期:逐渐延长直至一个 P 波被阻滞
诊断:文氏型传导阻滞(二度 I 型传导阻滞)

7.21　规律性：RR 间期规整；PP 间期规整
P 波：直立，均匀
QRS 波群：0.16s

心率：心房率为 56 次/分；心室率为 36 次/分
PR 间期：P 波与 QRS 波群无相关性
诊断：三度传导阻滞（CHB）伴室性逸搏心律

7.29　规律性：PP 间期规整，RR 间期不规整
P 波：直立，均匀
QRS 波群：0.08s

心率：心房率为 79 次/分；心室率约为 60 次/分
PR 间期：逐渐延长直至一个 P 波被阻滞
诊断：文氏型传导阻滞（二度Ⅰ型传导阻滞）

7.22　规律性：规整
P 波：直立，均匀
QRS 波群：0.10s

心率：83 次/分
PR 间期：0.22s，恒定
诊断：窦性心动过缓伴一度传导阻滞

7.30　规律性：规整
P 波：直立，均匀
QRS 波群：0.10s

心率：65 次/分
PR 间期：0.24s，恒定
诊断：窦性心率伴一度传导阻滞

7.23　规律性：规整
P 波：直立，均匀
QRS 波群：0.08s

心率：65 次/分
PR 间期：0.24s，恒定
诊断：窦性心动过缓伴一度传导阻滞

7.31　规律性：规整
P 波：直立，均匀
QRS 波群：0.08s

心率：52 次/分
PR 间期：0.24s，恒定
诊断：窦性心动过缓伴一度传导阻滞

7.24　规律性：PP 间期规整；RR 间期规整
P 波：直立，均匀
QRS 波群：0.10s

心率：心房率为 43 次/分；心室率为 31 次/分
PR 间期：P 波与 QRS 波群无相关性；P 波与 QRS 波群重叠
诊断：三度传导阻滞（CHB）伴交界性逸搏心律

7.32　规律性：PP 轻微不规整；RR 间期不规整
P 波：直立，均匀
QRS 波群：0.12s

心率：心房率为 79 次/分；心室率约为 70 次/分
PR 间期：逐渐延长直至一个 P 波被阻滞
诊断：文氏型传导阻滞伴二度Ⅰ型传导阻滞（宽 QRS 波群）

7.25　规律性：PP 间期规整；RR 间期不规整
P 波：直立，均匀
QRS 波群：0.08s

心率：心房率为 65 次/分；心室率为 40 次/分
PR 间期：0.20s，恒定
诊断：二度Ⅱ型传导阻滞，无固定传导比例

7.33　规律性：PP 间期规整；RR 间期规整
P 波：直立，均匀
QRS 波群：0.12s

心率：心房率为 60 次/分；心室率为 20 次/分
PR 间期：P 波与 QRS 波群无相关性
诊断：三度传导阻滞（CHB）伴室性逸搏心律

7.26　规律性：轻微不规整
P 波：直立，均匀
QRS 波群：0.08s

心率：83 次/分
PR 间期：0.24s，恒定
诊断：窦性心率伴一度传导阻滞

7.34　规律性：规整
P 波：直立，均匀
QRS 波群：0.10s

心率：88 次/分
PR 间期：0.24s，恒定
诊断：窦性心律伴一度传导阻滞

7.27　规律性：规整
P 波：直立，均匀
QRS 波群：0.08s

心率：65 次/分
PR 间期：0.24s，恒定
诊断：窦性心率伴一度传导阻滞

7.35　规律性：规整
P 波：直立，均匀
QRS 波群：0.16s

心率：35 次/分
PR 间期：0.28s，恒定
诊断：窦性心动过缓伴一度传导阻滞（宽 QRS 波群）

7.28　规律性：不规整
P 波：直立，均匀
QRS 波群：0.10s

心率：62 次/分
PR 间期：0.24s，恒定
诊断：窦性心律不齐伴一度传导阻滞

7.36　规律性:PP 间期规整;RR
　　　间期规整
　　　P 波:直立,均匀
　　　QRS 波群:0.10s

心率:心房率为 107 次/分;
　　心室率为 58 次/分
PR 间期:P 波与 QRS 波
　　群无相关性;P 波多于
　　QRS 波群
诊断:三度传导阻滞(CHB)
　　伴交界性逸搏心律

7.37　规律性:PP 间期规整;RR
　　　间期规整
　　　P 波:直立;每个 QRS 波群
　　　前有 2 个 P 波
　　　QRS 波群:0.08s

心率:心房率为 115 次/分;
　　心室率为 65 次/分
PR 间期:0.28s,恒定
诊断:二度Ⅱ型传导阻滞
　　伴 2:1 传导

7.38　规律性:PP 间期规整,RR
　　　间期不规整
　　　P 波:直立,均匀;P 波多于
　　　QRS 波群
　　　QRS 波群:0.08s

心率:心房率为 115 次/分;
　　心室率约为 90 次/分
PR 间期:逐渐延长直至
　　一个 P 波被阻滞
诊断:文氏型传导阻滞(二
　　度Ⅰ型传导阻滞)

7.39　规律性:PP 间期轻微不规
　　　整;RR 间期规整
　　　P 波:直立,均匀
　　　QRS 波群:0.08s

心率:心房率为 88 次/分;
　　心室率为 32 次/分
PR 间期:P 波与 QRS 波
　　群无相关性;P 波"融合"
　　到 QRS 波群中
诊断:三度传导阻滞(CHB)
　　伴交界性逸搏心律

7.40　规律性:PP 间期规整;RR
　　　间期规整
　　　P 波:直立,均匀
　　　QRS 波群:0.06s

心率:心房率为 94 次/分;
　　心室率为 47 次/分
PR 间期:0.24s,恒定;P 波
　　多于 QRS 波群
诊断:二度Ⅱ型传导阻滞
　　伴 2:1 传导

7.41　规律性:PP 间期规整;RR
　　　间期规整
　　　P 波:直立,均匀
　　　QRS 波群:0.10s

心率:心房率为 88 次/分;
　　心室率为 68 次/分
PR 间期:P 波与 QRS 波
　　群无相关性;P 波"融合"
　　到 QRS 波群中
诊断:三度传导阻滞(CHB)
　　伴交界性逸搏心律

第 8 章　答案

8.1　规律性:规整的基础节律被
　　　异位搏动打乱
　　　P 波:均匀;PP 间期规整
　　　QRS 波群:基础节律时为
　　　0.12s;异位搏动时为 0.12s;
　　　宽大、畸形

心率:75 次/分
PR 间期:0.18s
诊断:窦性心律(宽 QRS 波
　　群)伴 3 次室性期前收
　　缩

8.2　规律性:规整的基础节律被
　　　异位搏动打乱
　　　P 波:均匀;PP 间期规整
　　　PR 间期:0.18s

心率:可见的 P 波为
　　39 次/分;实际心率约
　　为 78 次/分
QRS 波群:基础节律时为
　　0.12s,异位搏动时为 0.14s
诊断:窦性心律伴室性期
　　前收缩二联律

8.3　规律性:规整的基础节律被
　　　异位搏动打乱
　　　P 波:直立,PP 间期规整
　　　QRS 波群:基础节律时为 0.10s,
　　　异位搏动时为 0.18s,宽大、
　　　畸形

心率:58 次/分
PR 间期:0.20s
诊断:窦性心动过缓伴室
　　性期前收缩

8.4　规律性:轻微不规整
　　　P 波:无可见 P 波
　　　QRS 波群:0.12s;宽大、畸形

心率:约 170 次/分
PR 间期:无
诊断:室性心动过速

8.5　规律性:规整的基础节律被
　　　异位搏动打乱
　　　P 波:均匀;PP 间期规整
　　　QRS 波群:基础节律时为 0.06s
　　　异位搏动时为 0.20s;宽大、
　　　畸形

心率:79 次/分(基础节律)
PR 间期:0.16s
诊断:窦性心律伴室性期
　　前收缩三联律

8.6　规律性:全部为混乱的基线
　　　波动
　　　P 波:无
　　　QRS 波群:无

心率:不能测定
PR 间期:无
诊断:心室颤动

8.7　规律性:规整的基础节律被
　　　异位搏动打乱
　　　P 波:均匀;规整的 PP 间期
　　　被异位搏动打乱
　　　QRS 波群:基础节律时为 0.10s;
　　　异位搏动时为 0.14s;宽大、
　　　畸形

心率:107 次/分(基础节律)
PR 间期:0.14s
诊断:窦性心律伴室性期
　　前收缩,短阵室速

8.8　规律性:规整　　　　　　　心率:167 次/分
　　P 波:无可见 P 波　　　　　PR 间期:无
　　QRS 波群:0.16s;宽大、畸形　诊断:室性心动过速

8.9　规律性:规整的基础节律被　心率:83 次/分
　　　异位搏动打乱　　　　　　PR 间期:0.16s
　　P 波:均匀;PP 间期规整　　　诊断:窦性心律(宽 QRS
　　QRS 波群:基础节律时为 0.14s;　　波群)伴多源性室性期
　　　异位搏动时为 0.16s;宽大、　　　前收缩
　　　畸形

8.10　规律性:规整　　　　　　　心率:150 次/分
　　　P 波:无可见 P 波　　　　　PR 间期:无
　　　QRS 波群:0.20s;宽大、畸形　诊断:室性心动过速

8.11　规律性:规整的基础节律被　心率:100 次/分
　　　　异位搏动打乱　　　　　　PR 间期:0.14s
　　　P 波:均匀;PP 间期规整　　　诊断:窦性心动过速伴 3
　　　QRS 波群:基础节律时为 0.06s;　　次室性期前收缩
　　　　异位搏动时为 0.12s;宽大、
　　　　畸形

8.12　规律性:规整　　　　　　　心率:167 次/分
　　　P 波:无可见 P 波　　　　　PR 间期:无
　　　QRS 波群:0.16s;宽大、畸形　诊断:室性心动过速

8.13　规律性:规整的基础节律　心率:可见的 P 波心率为
　　　　被成组的异位搏动打乱　　　38 次/分;实际上约为
　　　P 波:均匀;PP 间期规整　　　76 次/分
　　　QRS 波群:基础节律时为　　　PR 间期:0.20s
　　　　0.10s;异位搏动时为　　　　诊断:窦性心律伴室性期
　　　　0.14s;宽大、畸形　　　　　前收缩二联律

8.14　规律性:全部为混乱的基　心率:不能测定
　　　　线波动　　　　　　　　　PR 间期:无
　　　P 波:无　　　　　　　　　诊断:心室颤动
　　　QRS 波群:无

8.15　规律性:规整　　　　　　　心率:40 次/分
　　　P 波:无　　　　　　　　　PR 间期:无
　　　QRS 波群:0.20s;宽大、畸形　诊断:心室自主心律

8.16　规律性:规整的基础节律被　心率:94 次/分
　　　　异位搏动打乱　　　　　　PR 间期:0.12s
　　　P 波:均匀;PP 间期规整　　　诊断:窦性心律伴 3 次室
　　　QRS 波群:基础节律时为　　　　性期前收缩
　　　　0.10s;异位搏动时为
　　　　0.16s;宽大、畸形;连续
　　　　异位搏动

8.17　规律性:规整　　　　　　　心率:150 次/分
　　　P 波:可见,但与 QRS 波群　PR 间期:无
　　　　无关　　　　　　　　　　诊断:室性心动过速
　　　QRS 波群:0.28s;宽大、畸形

8.18　规律性:全部为混乱的基　心率:不能测定
　　　　线波动　　　　　　　　　PR 间期:无
　　　P 波:无　　　　　　　　　诊断:心室颤动
　　　QRS 波群:无

8.19　规律性:规整的基础节律　心率:79 次/分
　　　　被异位搏动打乱　　　　　PR 间期:0.16s
　　　P 波:均匀;PP 间期规整　　　诊断:窦性心律伴室性期
　　　QRS 波群:　0.08s　　　　　　前收缩

8.20　规律性:全部为混乱的基　心率:不能测定
　　　　线波动　　　　　　　　　PR 间期:无
　　　P 波:无　　　　　　　　　诊断:心室颤动
　　　QRS 波群:无

8.21　规律性:开始部分是规整　心率:167 次/分(开始部分)
　　　　的,逐渐变为混乱的基　PR 间期:无
　　　　线波动　　　　　　　　　诊断:室性心动速演变为
　　　P 波:无可见 P 波　　　　　　心室颤动
　　　QRS 波群:开始部分为 0.20s,
　　　　后面的无法测定

8.22　规律性:规整的基础节律　心率:79 次/分
　　　　被异位搏动打乱　　　　　PR 间期:0.20s
　　　P 波:均匀;PP 间期规整　　　诊断:窦性心律伴单源室
　　　QRS 波群:基础节律时为　　　　性期前收缩
　　　　0.10s;异位搏动时为
　　　　0.14s;宽大、畸形

8.23　规律性:规整　　　　　　　心率:42 次/分
　　　P 波:无　　　　　　　　　PR 间期:无
　　　QRS 波群:0.12s;宽大、畸形　诊断:心室自主心律

8.24　规律性:规整的基础节律
　　　被异位搏动打乱
　　　P波:均匀;PP间期轻微
　　　不规整
　　　QRS波群:基础节律时为
　　　0.14s;异位搏动时为
　　　0.16s;宽大、畸形

心率:约65次/分
PR间期:0.18s;恒定
诊断:窦性心律(宽QRS
　　波群)伴室性期前收缩

8.25　规律性:全部为混乱的基
　　　线波动
　　　P波:无
　　　QRS波群:无

心率:不能测定
PR间期:无
诊断:心室颤动

8.26　规律性:规整的基础节律
　　　被异位搏动打乱
　　　P波:均匀;PP间期规整
　　　QRS波群:基础节律时为
　　　0.12s;异位搏动时为
　　　0.16s;宽大、畸形

心率:83次/分
PR间期:0.14s
诊断:窦性心律(宽QRS
　　波群)伴单源性室性期
　　前收缩

8.27　规律性:规整
　　　P波:无
　　　QRS波群:　0.20s;宽大、
　　　畸形

心率:37次/分
PR间期:无
诊断:心室自主心律

8.28　规律性:全部为混乱的基
　　　线波动
　　　P波:无
　　　QRS波群:无

心率:不能测定
PR间期:无
诊断:心室颤动

8.29　规律性:不规整的基础节
　　　律被异位搏动打乱
　　　P波:均匀;PP间期规整
　　　QRS波群:基础节律时为
　　　0.10s;异位搏动时为
　　　0.12s;宽大、畸形

心率:约60次/分
PR间期:0.16s,恒定
诊断:窦性心律伴室性期
　　前收缩

8.30　规律性:规整
　　　P波:无
　　　QRS波群:0.20s;宽大、畸形

心率:188次/分
PR间期:无
诊断:室性心动过速

8.31　规律性:规整的基础节律
　　　被异位搏动打乱
　　　P波:均匀;PP间期规整
　　　QRS波群:基础节律时为
　　　0.10s;异位搏动时为
　　　0.12~0.20s;连续异位搏
　　　动;宽大、畸形

心率:94次/分(基础节律)
PR间期:0.24s,恒定
诊断:窦性心律伴一度传
　　导阻滞,室性期前收
　　缩,短阵室速

8.32　规律性:规整
　　　P波:无可见P波
　　　QRS波群:0.14s;宽大、畸形

心率:167次/分
PR间期:无
诊断:室性心动过速

8.33　规律性:规整的基础节律被
　　　异位搏动打乱
　　　P波:均匀;PP间期规整
　　　QRS波群:基础节律时为
　　　0.10s;异位搏动时为
　　　0.16s;宽大、畸形

心率:83次/分(基础节律)
PR间期:0.16s
诊断:窦性心律伴2次单
　　源性室性期前收缩

8.34　规律性:不规整的基础节律
　　　被成组的异位搏动打乱
　　　P波:不可辨,只有波动存在
　　　QRS波群:基础节律时为0.10s;
　　　异位搏动时为0.14s;宽
　　　大、畸形

心率:约30次/分(基础节
　　律)
PR间期:无
诊断:心房颤动,已受控,
　　伴单源性室性期前收
　　缩二联律

8.35　规律性:不规整
　　　P波:基础节律时直立;异
　　　位搏动时无
　　　QRS波群:基础节律时为
　　　0.08s;异位搏动时为
　　　0.14~0.16s;宽大、畸形

心率:100次/分(包括异
　　位搏动)
PR间期:基础节律时0.20s
诊断:窦性心律伴4个多
　　源性室性期前收缩

8.36　规律性:全部为混乱的基
　　　线波动
　　　P波:无
　　　QRS波群:无

心率:不能测定
PR间期:无
诊断:心室颤动

8.37　规律性:不规整的基础节
　　　律被异位搏动打乱
　　　P波:不可辨
　　　QRS波群:基础节律时为
　　　0.14s;异位搏动时为
　　　0.18s;宽大、畸形

心率:150次/分(包括异位
　　搏动)
PR间期:不能测量
诊断:心房颤动,未受控
　　(伴宽QRS波群),室
　　性期前收缩

8.38　规律性:不规整的基础节
　　　律被异位搏动打乱
　　　P波:不可辨
　　　QRS波群:基础节律时为
　　　0.10s;异位搏动时为
　　　0.14s

心率:180次/分(包括异位
　　搏动)
PR间期:不能测量
诊断:心房颤动,未受控,
　　伴室性期前收缩

8.39　规律性：不规整的一组心搏
P 波：直立，均匀
QRS 波群：基础节律时为 0.10s；异位搏动时为 0.18s

心率：80 次/分（包括异位搏动）
PR 间期：基础节律为 0.12s
诊断：窦性心律伴单源室性期前收缩二联律

8.40　规律性：不能测定
P 波：不能测量
QRS 波群：0.18s

心率：心室率为 20 次/分
PR 间期：无
诊断：心室自主心律

8.41　规律性：轻微不规整
P 波：不可辨
QRS 波群：0.20s

心率：150 次/分
PR 间期：无
诊断：室性心动过速

8.42　规律性：规整的基础节律被异位搏动打乱
P 波：基础节律时直立
QRS 波群：基础节律时为 0.10s；异位搏动时为 0.16s

心率：115 次/分（基础节律）
PR 间期：0.14s
诊断：窦性心动过速伴 2 个多源性室性期前收缩

8.43　规律性：不规整的基础节律被异位搏动打乱
P 波：不可辨
QRS 波群：基础节律时为 0.08s；异位搏动时为 0.16s

心率：120 次/分（包括异位搏动）
PR 间期：无
诊断：心房颤动，未受控，伴室性期前收缩

8.44　规律性：全部为混乱的基线波动
P 波：无
QRS 波群：无

心率：不能测定
PR 间期：无
诊断：心室颤动

8.45　规律性：不规整的一组心搏
P 波：基础节律时直立
QRS 波群：基础节律时为 0.08s；异位搏动时为 0.16s

心率：100 次/分（包括异位搏动）
PR 间期：基础节律时为 0.14s
诊断：窦性心律伴室性期前收缩二联律

8.46　规律性：轻微不规整的基础节律被异位搏动打乱
P 波：基础节律时直立
QRS 波群：基础节律时为 0.10s；异位搏动时为 0.20s

心率：75 次/分
PR 间期：0.14s
诊断：窦性心律伴室性期前收缩

8.47　规律性：不规整的一组心搏
P 波：基础节律时直立
QRS 波群：基础节律时为 0.10s；异位搏动时为 0.16s

心率：75 次/分
PR 间期：基础节律时为 0.14s
诊断：窦性心律伴室性期前收缩三联律（假定模式持续存在）

8.48　规律性：轻微不规整的基础节律被异位搏动打乱
P 波：直立
QRS 波群：基础节律时为 0.08s；异位搏动时为 0.18s

心率：窦性心律时为 54 次/分
PR 间期：基础节律时为 0.14s
诊断：窦性心动过缓伴室性期前收缩（R on T 现象）

8.49　规律性：全部为混乱的基线波动
P 波：无
QRS 波群：无

心率：不能测定
PR 间期：无
诊断：心室颤动

8.50　规律性：规整
P 波：不可辨
QRS 波群：0.16s

心率：140 次/分
PR 间期：无
诊断：室性心动过速（心率过缓范围）

8.51　规律性：不规整的基础节律被异位搏动打乱
P 波：不可辨
QRS 波群：基础节律时为 0.08s；异位搏动时为 0.12~0.16s

心率：90 次/分（包括异位搏动）
PR 间期：无
诊断：心房颤动，已受控，伴 2 个多源性室性期前收缩

8.52　规律性：全部为混乱的基线波动
P 波：无
QRS 波群：无

心率：不能测定
PR 间期：无
诊断：心室颤动

8.53　规律性：规整的基础节律被异位搏动打乱
P 波：直立，均匀
QRS 波群：基础节律时为 0.14s；异位搏动时为 0.16s

心率：68 次/分
PR 间期：0.16s
诊断：窦性心律（宽 QRS 波群）伴室性期前收缩

8.54　规律性：全部为混乱的基线波动
P 波：无
QRS 波群：无

心率：不能测定
PR 间期：无
诊断：心室颤动

8.55　规律性:规整的基础节律
　　被异位搏动打乱
　　P波:直立,均匀
　　QRS波群:基础节律时为
　　　0.08s;异位搏动时为0.16s

心率:115次/分
PR间期:0.14s
诊断:窦性心动过速伴2
　次多源性室性期前收缩

8.56　规律性:规整
　　P波:不可辨
　　QRS波群:宽大、畸形;不
　　　能测量

心率:167次/分
PR间期:无
诊断:室性心动过速

8.57　规律性:规整
　　P波:无
　　QRS波群:0.16s

心率:35次/分
PR间期:无
诊断:心室自主心律

8.58　规律性:规整的基础节律
　　被异位搏动打乱
　　P波:直立,均匀
　　QRS波群:基础节律时为
　　　0.08s;异位搏动时为0.14s

心率:75次/分
PR间期:0.20s
诊断:窦性心律伴2次单
　源性室性期前收缩,可
　能为四联律(如果持续
　此模式)

8.59　规律性:轻微不规整
　　P波:形态改变
　　QRS波群:基础节律时为
　　　0.08s;异位搏动时为0.14s

心率:130次/分(包括异位
　搏动)
PR间期:轻微改变
诊断:游走心律(心动过速
　范围)伴室性期前收缩

8.60　规律性:PP规整;规整的基
　　础节律被异位搏动打乱
　　P波:直立,均匀
　　QRS波群:基础节律时为
　　　0.08s;异位搏动时为0.16s

心率:心房率为47次/分;
　心室率为65次/分
PR间期:P波与QRS波群
　无关
诊断:三度传导阻滞(CHB)
　伴交界性逸搏心律,室
　性期前收缩

8.61　规律性:全部为混乱的基
　　线波动
　　P波:无
　　QRS波群:无

心率:不能测定
PR间期:无
诊断:心室颤动

8.62　规律性:规整的基础节律
　　被异位搏动打乱
　　P波:基础节律时直立;异
　　　位搏动时无
　　QRS波群:基础节律时为
　　　0.08s;异位搏动时为0.12~
　　　0.16s

心率:107次/分
PR间期:基础节律时为
　0.14s
诊断:窦性心动过速伴多
　发多源性室性期前收
　缩,短阵室速

8.63　规律性:不能测定
　　P波:无
　　QRS波群:0.24s

心率:低于10次/分
PR间期:无
诊断:心室自主心律

8.64　规律性:不规整的一组心搏
　　P波:基础节律时直立;异
　　　位搏动时无
　　QRS波群:基础节律时为
　　　0.10s;异位搏动时为0.16s

心率:80次/分(包括异位
　搏动)
PR间期:0.16s
诊断:窦性心律伴室性期
　前收缩二联律

8.65　规律性:规整的基础节律
　　被异位搏动打乱
　　P波:基础节律时直立;异
　　　位搏动时无
　　QRS波群:基础节律时为
　　　0.08s;异位搏动时为0.16s

心率:83次/分(基础节律)
PR间期:0.16s
诊断:窦性心律伴室性期
　前收缩,可能为四联律

8.66　规律性:规整的基础节律
　　被异位搏动打乱
　　P波:基础节律时直立;异
　　　位搏动时无
　　QRS波群:基础节律时为
　　　0.08s;异位搏动时为0.14s

心率:75次/分
PR间期:0.20s
诊断:窦性心律伴室性期
　前收缩

8.67　规律性:轻微不规整的基
　　础节律被异位搏动打乱
　　P波:基础节律时直立;异
　　　位搏动时无
　　QRS波群:基础节律时为
　　　0.08s;异位搏动时为0.14s

心率:94次/分(基础节律)
PR间期:0.18s
诊断:窦性心律伴多发单
　源性室性期前收缩,可
　能为四联律

8.68　规律性:规整
　　P波:无
　　QRS波群:0.16s

心率:150次/分
PR间期:无
诊断:室性心动过速

8.69　规律性:轻微不规整的基
　　础节律被异位搏动打乱
　　P波:基础节律时直立;异
　　　位搏动时无
　　QRS波群:基础节律时为
　　　0.10s;异位搏动时为0.14s

心率:70次/分(基础节律)
PR间期:0.14s
诊断:窦性心律伴室性期
　前收缩

8.70　规律性:规整
　　P波:不能测量
　　QRS波群:　0.18s

心率:136次/分
PR间期:无
诊断:室性心动过速(心
　率过缓范围)

8.71 规律性:全部为混乱的基
线波动
P 波:不可辨
QRS 波群:无

心率:不能测定
PR 间期:无
诊断:心室颤动

8.72 规律性:规整的基础节律
被异位搏动打乱
P 波:基础节律时直立;异
位搏动时无
QRS 波群:基础节律时为
0.08s;异位搏动时为 0.16s

心率:68 次/分
PR 间期:0.16s
诊断:窦性心律伴 2 次单
源性室性期前收缩

8.73 规律性:不能测定
P 波:无
QRS 波群: 0.24s

心率:低于 10 次/分
PR 间期:无
诊断:以濒死心律结束的
心室自主心律

8.74 规律性:轻微不规整
P 波:无
QRS 波群:0.14s

心率:160 次/分
PR 间期:无
诊断:室性心动过速

8.75 规律性:极不规整
P 波:无
QRS 波群:基础节律时为
0.08s;异位搏动时为 0.16s

心率:110 次/分(包括异位
搏动)
PR 间期:无
诊断:心房颤动,未受控,
伴室性期前收缩

8.76 规律性:轻微不规整
P 波:不可辨
QRS 波群: 0.14s

心率:160 次/分
PR 间期:无
诊断:室性心动过速

8.77 规律性:规整的基础节律
被异位搏动打乱
P 波:直立,均匀
QRS 波群:基础节律时为
0.14s;异位搏动时为 0.16s

心率:基础节律时为 65 次/分
PR 间期:0.20s
诊断:窦性心律(宽 QRS
波群)伴 2 次多源性室
性期前收缩

第九章 答案

9.1 规律性:规整
P 波:均匀;PP 间期规整
QRS 波群: 0.14s

心率:60 次/分
PR 间期:0.28s,恒定
诊断:窦性心律(临界心
动过缓)伴一度传导阻
滞(宽 QRS 波群)

9.2 规律性:不规整
P 波:不可辨;只有波动存在
QRS 波群:0.10s

心率:约 50 次/分
PR 间期:无
诊断:心房颤动,已受控
(心动过缓)

9.3 规律性:规整的基础节律被
异位搏动打乱
P 波:均匀;PP 间期规整
QRS 波群:基础节律时为
0.08s;异位搏动时为 0.12s;
异位搏动时波群形态与正
常时不同

心率:79 次/分
PR 间期:0.20s,恒定
诊断:窦性心律伴 2 次单
源性室性期前收缩

9.4 规律性:规整的基础节律被
成组出现的异位搏动打乱
P 波:均匀;PP 间期规整
QRS 波群:基础节律时为
0.14s;异位搏动时为 0.14s;
异位搏动时波群形态与正
常时不同

心率:根据可见 P 波,心率
为 50 次/分;实际的窦
性心率可能为 100 次/分
PR 间期:0.20s,恒定
诊断:窦性心律(宽 QRS
波群)伴室性期前收缩
二联律

9.5 规律性:RR 间期不规整;PP
间期规整
P 波:均匀,锯齿状外观;PP
间期规整;P 波多于 QRS
波群
QRS 波群:0.08s

心率:心房率为 300 次/分;
心室率约为 90 次/分
PR 间期:无
诊断:心房扑动伴可变阻
滞

9.6 规律性:规整的基础节律被
异位搏动打乱
P 波:均匀;PP 间期规整
QRS 波群:基础节律时为
0.08s;异位搏动时为 0.12s;
异位搏动时 QRS 波群宽
大、畸形

心率:60 次/分
PR 间期:0.22s,恒定
诊断:窦性心律(临界心
动过缓)伴一度房室传
导阻滞和 2 次单源性
室性期前收缩

9.7 规律性:规整
P 波:均匀,直立;PP 间期规整
QRS 波群:0.10s

心率:48 次/分
PR 间期:0.16s,恒定
诊断:窦性心动过缓

9.8 规律性:规整的基础节律被
成组出现的异位搏动打乱
P 波:均匀,锯齿状外观;PP
间期规整;P 波多于 QRS
波群
QRS 波群:基础节律时为
0.06s;异位搏动时为 0.12s;
异位搏动时宽大、畸形

心率:心房率为 300 次/分;
心室率为 40 次/分
PR 间期:无
诊断:心房扑动伴室性期
前收缩二联律

9.9　规律性:不规整的基础节律被成组出现的异位搏动打乱

P 波:不可辨;只有波动存在

QRS 波群:基础节律时为 0.10s;异位搏动时为 0.14s;异位搏动时宽大、畸形

心率:约 40 次/分(不包括异位搏动)

PR 间期:无

诊断:心房颤动,已受控,伴室性期前收缩二联律

9.10　规律性:不规整

P 波:不可辨;只有波动存在

QRS 波群:0.10s

心率:约 120 次/分

PR 间期:无

诊断:心房颤动,未受控

9.11　规律性:全部为混乱的基线波动

P 波:无

QRS 波群:无

心率:无法测定

PR 间期:无

诊断:心室颤动

9.12　规律性:规整

P 波:均匀,锯齿状外观;PP 间期规整;P 波多于 QRS 波群

QRS 波群:0.10s

心率:心房率为 300 次/分;心室率为 75 次/分

PR 间期:无

诊断:心房扑动伴 4:1 传导

9.13　规律性:规整

P 波:无可见 P 波

QRS 波群:0.16s;宽大、畸形

心率:150 次/分

PR 间期:无

诊断:室性心动过速

9.14　规律性:轻微不规整

P 波:均匀;PP 间期不规整

QRS 波群:0.16s

心率:约 58 次/分

PR 间期:0.16s,恒定

诊断:窦性心动过缓(宽 QRS 波群)伴轻微窦性心律不齐

9.15　规律性:全部为混乱的基线波动

P 波:无

QRS 波群:无

心率:无法测定

PR 间期:无

诊断:心室颤动

9.16　规律性:规整的基础节律被异位搏动打乱

P 波:均匀;PP 间期规整

QRS 波群:基础节律时为 0.12s;异位搏动时为 0.20s;异位搏动时宽大、畸形

心率:100 次/分

PR 间期:0.22s,恒定

诊断:窦性心律(宽 QRS 波群)伴一度房室传导阻滞,3 次单源性室性期前收缩(可能为四联律)

9.17　规律性:不规整

P 波:不可辨;只有波动存在

QRS 波群:0.08s

心率:约 170 次/分

PR 间期:无

诊断:心房颤动,未受控

9.18　规律性:规整的基础节律被异位搏动打乱

P 波:基础节律时均匀;异位搏动时 P 波形态改变

QRS 波群:基础节律和异位搏动时均为 0.08s

心率:107 次/分

PR 间期:0.14s

诊断:窦性心动过速伴 2 次房性期前收缩

9.19　规律性:规整的基础节律被异位搏动打乱

P 波:均匀;PP 间期规整

QRS 波群:基础节律时为 0.08s;异位搏动时为 0.16s

心率:83 次/分

PR 间期:0.20s

诊断:窦性心律伴 3 次单源性室性期前收缩(可能为三联律)

9.20　规律性:规整

P 波:均匀;PP 间期规整

QRS 波群:0.12s

心率:68 次/分

PR 间期:0.44s,恒定

诊断:窦性心律伴一度房室传导阻滞(宽 QRS 波群)

9.21　规律性:规整的基础节律被异位搏动打乱

P 波:均匀;PP 间期规整

QRS 波群:基础节律时为 0.12s;异位搏动时为 0.12s;异位搏动时宽大、畸形

心率:83 次/分

PR 间期:0.12s

诊断:窦性心律(宽 QRS 波群)伴 2 次多源性室性期前收缩

9.22　规律性:规整

P 波:直立,均匀;PP 间期规整

QRS 波群:0.16s

心率:心房率为 96 次/分;心室率为 48 次/分

PR 间期:0.20s

诊断:二度 Ⅱ 型房室传导阻滞(2:1)

9.23　规律性:规整的基础节律被成组出现的异位搏动打乱

P 波:均匀;PP 间期规整

QRS 波群:基础节律时为 0.08s;异位搏动时为 0.12s;异位搏动时宽大、畸形

心率:根据可见的 P 波,心率为 56 次/分;实际的窦性心率可能为 112 次/分

PR 间期:0.12s

诊断:窦性心律伴室性期前收缩二联律

9.24　规律性:不规整

P 波:不可辨;只有波动存在

QRS 波群:0.12s

心率:约 50 次/分

PR 间期:无

诊断:心房颤动,已受控(伴宽 QRS 波群)

9.25　规律性:规整　　　　　　　　心率:94 次/分

P 波:均匀,直立;PP 间期　　　PR 间期:0.20s,恒定
　　规整

QRS 波群:0.10s　　　　　　　　诊断:正常窦性心律

9.26　规律性:不规整的基础节　　心率:约 60 次/分;如果包
　　律被异位搏动打乱　　　　　括异位搏动,心率为 90
　　　　　　　　　　　　　　　　次/分

P 波:不可辨;只有波动存在　　PR 间期:无

QRS 波群:基础节律时为　　　诊断:心房颤动伴 3 次单
　　0.08s;异位搏动时为 0.14s;　　源性室性期前收缩
　　异位搏动时宽大、畸形

9.27　规律性:规整的基础节律　　心率:103 次/分
　　被异位搏动打乱

P 波:基础节律时均匀;　　　　PR 间期:0.16s
　　异位搏动时形态改变　　　　诊断:窦性心动过速伴 2

QRS 波群:基础节律和异　　　　次房性期前收缩
　　位搏动时均为 0.10s;异
　　位搏动时形态未改变

9.28　规律性:规整的基础节律　　心率:根据可见的 P 波,心
　　被成组出现的异位搏动　　　率为 54 次/分;实际的窦
　　打乱　　　　　　　　　　　性心率可能为 108 次/分

P 波:均匀;PP 间期规整　　　PR 间期:0.16s,恒定

QRS 波群:基础节律和异　　　诊断:窦性心动过速(宽
　　位搏动时均为 0.12s;　　　　QRS 波群)伴室性期前
　　异位搏动时宽大、畸形　　　　收缩二联律

9.29　规律性:规整　　　　　　　　心率:79 次/分

P 波:直立,均匀;PP 间期　　　PR 间期:0.20s,恒定
　　规整　　　　　　　　　　　诊断:正常窦性心律

QRS 波群:0.08s

9.30　规律性:不规整的基础节　　心率:约 70 次/分;如果包
　　律被异位搏动打乱　　　　　括异位搏动,心率为

P 波:不可辨;只有波动存在　　110 次/分

QRS 波群:基础节律时为　　　PR 间期:无
　　0.12s;异位搏动时为 0.14s;　诊断:心房颤动(宽 QRS
　　异位搏动时宽大、畸形　　　　波群)伴多源性室性期
　　　　　　　　　　　　　　　　前收缩,1 对室性期前
　　　　　　　　　　　　　　　　收缩

9.31　规律性:不规整　　　　　　心率:约 60 次/分

P 波:不可辨;只有波动存在　　PR 间期:无

QRS 波群:0.08s　　　　　　　　诊断:心房颤动,已受控

9.32　规律性:不规整　　　　　　心率:心房率为 300 次/分;
　　　　　　　　　　　　　　　　心室率约为 80 次/分

P 波:均匀,锯齿状外观;　　　PR 间期:无
　　PP 间期规整;P 波多于

QRS 波群　　　　　　　　　　诊断:心房扑动伴可变阻

QRS 波群:0.08s　　　　　　　　滞

9.33　规律性:不规整　　　　　　心率:心房率为 94 次/分;
　　　　　　　　　　　　　　　　心室率为 60 次/分

P 波:均匀;PP 间期规整;　　PR 间期:动态变化;从 0.20s
　　偶发 P 波未传导　　　　　　至 0.26s 逐渐延长

QRS 波群:0.08s　　　　　　　　诊断:文氏型阻滞(二度
　　　　　　　　　　　　　　　　Ⅰ型房室传导阻滞)

9.34　规律性:规整　　　　　　　　心率:136 次/分

P 波:均匀,直立;PP 间期　　　PR 间期:0.12s,恒定
　　规整　　　　　　　　　　　诊断:窦性心动过速

QRS 波群:0.06s

9.35　规律性:规整　　　　　　　　心率:83 次/分

P 波:均匀,直立;PP 间期　　　PR 间期:0.28s,恒定
　　规整　　　　　　　　　　　诊断:窦性心律伴一度房

QRS 波群:0.08s　　　　　　　　室传导阻滞

9.36　规律性:规整　　　　　　　　心率:136 次/分

P 波:均匀;PP 间期规整　　　PR 间期:0.14s(部分被 T

QRS 波群:0.10s　　　　　　　　波掩盖)
　　　　　　　　　　　　　　　　诊断:窦性心动过速

9.37　规律性:规整的基础节律　　心率:心房率为 284 次/分;
　　被异位搏动打乱　　　　　　心室率为 71 次/分

P 波:均匀;锯齿状外观;　　　PR 间期:无
　　PP 间期规整;始终 4 个
　　P 波对应 1 个 QRS 波群　　诊断:心房扑动伴 4:1 房
　　　　　　　　　　　　　　　　室传导,2 次单源性室

QRS 波群:基础节律时为　　　性期前收缩
　　0.10s;异位搏动时为 0.16s;
　　异位搏动时宽大、畸形

9.38　规律性:规整的基础节律　　心率:100 次/分
　　被异位搏动打乱

P 波:均匀;PP 间期规整　　　PR 间期:0.20s,恒定

QRS 波群:基础节律和异　　　诊断:窦性心动过速(宽
　　位搏动时均为 0.12s;异　　　QRS 波群)伴 2 次单源
　　位搏动时宽大、畸形　　　　性室性期前收缩

9.39　规律性:规整　　　　　　　　心率:71 次/分

P 波:均匀;PP 间期规整　　　PR 间期:0.14s,恒定

QRS 波群:0.10s　　　　　　　　诊断:正常窦性心律

9.40　规律性:规整　　　　　　　　心率:300 次/分
　　　P 波:无可见 P 波　　　　　　PR 间期:无
　　　QRS 波群:0.16s;宽大、畸形　诊断:室性心动过速(心室
　　　　　　　　　　　　　　　　　　扑动)

9.41　规律性:不规整　　　　　　　心率:约 70 次/分
　　　P 波:不可辨　　　　　　　　PR 间期:无
　　　QRS 波群:0.08s　　　　　　诊断:心房颤动,已受控

9.42　规律性:规整的基础节律　　　心率:约 80 次/分
　　　　被异位搏动打乱(心率　　　PR 间期:0.16s
　　　　跟随异位搏动改变)　　　　诊断:窦性心律(宽 QRS
　　　P 波:基础节律时均匀;异　　　　　波群)伴房性期前收缩
　　　　位搏动时形态改变
　　　QRS 波群:0.12s

9.43　规律性:规整　　　　　　　　心率:107 次/分
　　　P 波:均匀;PP 间期规整　　　PR 间期:0.14s
　　　QRS 波群:0.16s　　　　　　诊断:窦性心动过速(伴
　　　　　　　　　　　　　　　　　　宽 QRS 波群)

9.44　规律性:不规整　　　　　　　心率:约 110 次/分
　　　P 波:不可辨;只有波动存在　PR 间期:无
　　　QRS 波群:0.06s　　　　　　诊断:心房颤动,未受控

9.45　规律性:规整的基础节律　　　心率:88 次/分
　　　　被异位搏动打乱　　　　　　PR 间期:0.20s
　　　P 波:均匀;PP 间期规整　　　诊断:窦性心律伴室性期
　　　QRS 波群:基础节律时为　　　　　前收缩
　　　　0.10s;异位搏动时为 0.14s;
　　　　异位搏动时宽大、畸形

9.46　规律性:规整　　　　　　　　心率:125 次/分
　　　P 波:均匀;PP 间期规整　　　PR 间期:0.16s
　　　QRS 波群:0.10s　　　　　　诊断:窦性心动过速

9.47　规律性:不规整　　　　　　　心率:约 70 次/分
　　　P 波:不可辨;只有波动存在　PR 间期:无
　　　QRS 波群:0.10s　　　　　　诊断:心房颤动,已受控

9.48　规律性:规整　　　　　　　　心率:52 次/分
　　　P 波:均匀;PP 间期规整　　　PR 间期:0.20s,恒定
　　　QRS 波群:0.08s　　　　　　诊断:窦性心动过缓

9.49　规律性:不规整　　　　　　　心率:心房率为 375 次/分;
　　　P 波:均匀;锯齿状外观;PP　　　心室率约为 100 次/分
　　　　间期规整;P 波多于 QRS　　PR 间期:无
　　　　波群　　　　　　　　　　诊断:心房扑动伴不恒定
　　　QRS 波群:0.08s;波群部分　　　比例传导
　　　　被 F 波掩盖

9.50　规律性:规整　　　　　　　　心率:115 次/分
　　　P 波:无可见 P 波　　　　　　PR 间期:无
　　　QRS 波群:0.08s　　　　　　诊断:交界性心动过速

9.51　规律性:规整　　　　　　　　心率:107 次/分
　　　P 波:均匀;PP 间期规整　　　PR 间期:0.12s,恒定
　　　QRS 波群:0.12s　　　　　　诊断:窦性心动过速(伴
　　　　　　　　　　　　　　　　　　宽 QRS 波群)

9.52　规律性:不规整　　　　　　　心率:心房率为 300 次/分;
　　　P 波:均匀;锯齿状外观;　　　　心室率为 80 次/分
　　　　PP 间期规整;P 波多于　　　PR 间期:无
　　　　QRS 波群　　　　　　　　诊断:心房扑动伴不恒定
　　　QRS 波群:0.08s;波群部分　　　比例传导
　　　　被 F 波掩盖

9.53　规律性:规整的基础节律　　　心率:103 次/分(基础节律)
　　　　被成组出现的异位搏动　　　PR 间期:0.14s
　　　　打乱
　　　P 波:均匀;PP 间期规整　　　诊断:窦性心动过速伴室
　　　QRS 波群:基础节律时为　　　　性期前收缩三联律
　　　　0.06s;异位搏动时为 0.12s;
　　　　异位搏动时宽大、畸形

9.54　规律性:不规整　　　　　　　心率:约 80 次/分
　　　P 波:不可辨;只有波动存在　PR 间期:无
　　　QRS 波群:0.08s　　　　　　诊断:心房颤动,已受控

9.55　规律性:规整　　　　　　　　心率:167 次/分
　　　P 波:无可见 P 波　　　　　　PR 间期:无
　　　QRS 波群:0.20s;宽大、畸形　诊断:室性心动过速

9.56　规律性:不规整　　　　　　　心率:心房率为 300 次/分;
　　　P 波:均匀;锯齿状外观;　　　　心室率约为 140 次/分
　　　　PP 间期规整;P 波多于　　　PR 间期:无
　　　　QRS 波群　　　　　　　　诊断:心房扑动伴不恒定
　　　QRS 波群:0.08s(波群部　　　　比例传导
　　　　分被 F 波掩盖)

9.57　规律性:全部为混乱的基　心率:无法识别
　　　　线波动　　　　　　　　PR 间期:无
　　　P 波:无　　　　　　　　诊断:心室颤动
　　　QRS 波群:无

9.58　规律性:不规整　　　　　心率:约 110 次/分
　　　P 波:不可辨;只有波动存在　PR 间期:无
　　　QRS 波群:0.08s　　　　　诊断:心房颤动,未受控

9.59　规律性:规整　　　　　　心率:107 次/分
　　　P 波:均匀;PP 间期规整　PR 间期:0.20s
　　　QRS 波群:0.12s　　　　　诊断:窦性心动过速(伴宽
　　　　　　　　　　　　　　　　QRS 波群)

9.60　规律性:不规整的基础节　心率:约 70 次/分
　　　　律被异位搏动打乱　　　PR 间期:0.14s
　　　P 波:均匀;PP 间期不规整;　诊断:窦性心律不齐(宽
　　　　异位搏动时 P 波形态改变　　QRS 波群)伴房性期前
　　　QRS 波群:基础节律和异位　　收缩
　　　　搏动时均为 0.12s;波群
　　　　形态无改变

9.61　规律性:不规整　　　　　心率:约 170 次/分
　　　P 波:不可辨　　　　　　PR 间期:无
　　　QRS 波群:0.10s　　　　　诊断:心房颤动,未受控

9.62　规律性:规整的基础节律　心率:75 次/分
　　　　被异位搏动打乱　　　　PR 间期:0.20s
　　　P 波:基础节律时均匀;PP　诊断:窦性心律(宽 QRS
　　　　间期规整　　　　　　　　波群)伴 2 次单源性室
　　　QRS 波群:基础节律时为　　性期前收缩
　　　　0.14s;异位搏动时为 0.16s;
　　　　异位搏动时形态与基础
　　　　节律时不同

9.63　规律性:不规整　　　　　心率:约 130 次/分
　　　P 波:不可辨;只有波动存在　PR 间期:无
　　　QRS 波群:0.10s　　　　　诊断:心房颤动,未受控

9.64　规律性:规整　　　　　　心率:心房率为 300 次/分;
　　　P 波:均匀;锯齿状外观;　　　心室率为 75 次/分
　　　　PP 间期规整;始终 4 个　PR 间期:无
　　　　P 波对应 1 个 QRS 波群　诊断:心房扑动伴 4:1 房室
　　　QRS 波群:0.08s　　　　　　传导

9.65　规律性:规整　　　　　　心率:71 次/分
　　　P 波:均匀;PP 间期规整　PR 间期:0.24s,恒定
　　　QRS 波群:0.10s　　　　　诊断:窦性心律伴一度房
　　　　　　　　　　　　　　　　室传导阻滞

9.66　规律性:规整　　　　　　心率:111 次/分
　　　P 波:均匀;PP 间期规整　PR 间期:0.12s
　　　QRS 波群:0.08s　　　　　诊断:窦性心动过速

9.67　规律性:不规整　　　　　心率:约 90 次/分
　　　P 波:不可辨;只有波动存在　PR 间期:无
　　　QRS 波群:0.08s　　　　　诊断:心房颤动,已受控

9.68　规律性:不规整　　　　　心率:约 70 次/分
　　　P 波:均匀;PP 间期不规整　PR 间期:0.12s
　　　QRS 波群:0.08s　　　　　诊断:窦性心律不齐

9.69　规律性:不规整的基础节　心率:约 90 次/分
　　　　律被异位搏动打乱　　　PR 间期:无
　　　P 波:不可辨;只有波动存在　诊断:心房颤动,已受控
　　　QRS 波群:基础节律时为　　　(宽 QRS 波群),伴短
　　　　0.12s;异位搏动时为 0.14s;　阵室性期前收缩
　　　　异位搏动时宽大、畸形

9.70　规律性:全部为混乱的基　心率:无法测定
　　　　线波动　　　　　　　　PR 间期:无
　　　P 波:无　　　　　　　　诊断:心室颤动
　　　QRS 波群:无

9.71　规律性:规整的基础节律　心率:88 次/分
　　　　被异位搏动打乱　　　　PR 间期:0.16s
　　　P 波:基础节律时均匀;PP　诊断:窦性心律(宽 QRS
　　　　间期规整;异位搏动时　　波群)伴房性期前收缩
　　　　P 波形态改变
　　　QRS 波群:0.14s

9.72　规律性:规整　　　　　　心率:91 次/分
　　　P 波:均匀;PP 间期规整　PR 间期:0.28s,恒定
　　　QRS 波群:0.08s　　　　　诊断:窦性心律伴一度房
　　　　　　　　　　　　　　　　室传导阻滞

9.73　规律性:规整　　　　　　心率:150 次/分
　　　P 波:不可辨　　　　　　PR 间期:无
　　　QRS 波群:0.08s　　　　　诊断:室上性心动过速

9.74　规律性:全部为混乱的基
　　　　线波动
　　　P波:无
　　　QRS波群:无

心率:无法测定
PR间期:无
诊断:心室颤动

9.75　规律性:不规整
　　　P波:不可辨;只有波动存在
　　　QRS波群:0.12s

心率:约110次/分
PR间期:无
诊断:心房颤动,未受控
　　　(宽QRS波群)

9.76　规律性:规整
　　　P波:无可见P波
　　　QRS波群:0.16s;宽大、畸形

心率:56次/分
PR间期:无
诊断:加速性心室自主心
　　　律

说明:这个规律性符合所有心室自主心律的标准,除了
心率比预期的快,但没有达到室性心动过速那样快。这
例患者可能因缓慢的心室自主心律接受药物治疗提升
心率,从而改善病情。

9.77　规律性:规整
　　　P波:均匀;锯齿状外观;
　　　　PP间期规整;始终4个
　　　　P波对应1个QRS波群
　　　QRS波群:0.10s

心率:心房率为260次/分;
　　　心室率为65次/分
PR间期:无
诊断:心房扑动伴4:1阻
　　　滞

9.78　规律性:不规整的基础节
　　　　律被异位搏动打乱
　　　P波:不可辨;只有波动存在
　　　QRS波群:基础节律时为
　　　　0.10s;异位搏动时为0.14s;
　　　　异位搏动时宽大、畸形

心率:约60次/分
PR间期:无
诊断:心房颤动,已受控,
　　　伴室性期前收缩

9.79　规律性:规整的基础节律
　　　　被异位搏动打乱
　　　P波:均匀;PP间期规整
　　　QRS波群:基础节律时为
　　　　0.12s;异位搏动时为0.14s;
　　　　异位搏动时宽大、畸形

心率:81次/分
PR间期:0.14s
诊断:窦性心律伴室性期
　　　前收缩

9.80　规律性:不规整
　　　P波:均匀;锯齿状外观;
　　　　PP间期规整;P波多于
　　　　QRS波群
　　　QRS波群:0.10s

心率:心房率为300次/分;
　　　心室率约为80次/分
PR间期:无
诊断:心房扑动伴可变阻
　　　滞

9.81　规律性:全部为混乱的基
　　　　线波动
　　　P波:无
　　　QRS波群:无

心率:无法测定
PR间期:无
诊断:心室颤动

9.82　规律性:不规整
　　　P波:均匀;PP间期规整;
　　　　偶发P波未传导
　　　QRS波群:0.08s

心率:心房率为56次/分;
　　　心室率为50次/分
PR间期:动态变化;从0.28s
　　　至0.40s逐渐延长
诊断:文氏型阻滞(二度
　　　Ⅰ型房室传导阻滞)

9.83　规律性:不规整的基础节律
　　　　被异位搏动打乱
　　　P波:均匀;PP间期不规整
　　　QRS波群:基础节律时为
　　　　0.08s;异位搏动时为0.16s;
　　　　异位搏动时宽大、畸形,
　　　　形态改变

心率:约60次/分(基础节
　　　律)
PR间期:0.20s
诊断:窦性心律不齐伴多
　　　源性室性期前收缩

9.84　规律性:规整
　　　P波:均匀;PP间期规整;
　　　　P波多于QRS波群
　　　QRS波群:0.20s;宽大、畸形

心率:心房率为65次/分;
　　　心室率为29次/分
PR间期:P波与QRS波
　　　群无相关性
诊断:三度房室传导阻滞
　　　(CHB)伴室性逸搏心律

9.85　规律性:不规整
　　　P波:不可辨;只有波动存在
　　　QRS波群:0.14s

心率:约90次/分
PR间期:无
诊断:心房颤动,已受控
　　　(伴宽QRS波群)

9.86　规律性:不规整
　　　P波:不可辨;只有波动存在
　　　QRS波群:0.10s

心率:约120次/分
PR间期:无
诊断:心房颤动,未受控

9.87　规律性:规整
　　　P波:均匀;PP间期规整
　　　QRS波群:0.06s

心率:75次/分
PR间期:0.16s,恒定
诊断:正常窦性心律

9.88　规律性:规整的基础节律
　　　　被异位搏动打乱
　　　P波:均匀;PP间期规整;
　　　　异位搏动时P波形态
　　　　改变
　　　QRS波群:基础节律和异
　　　　位搏动时均为0.10s;异
　　　　位搏动时形态无改变

心率:88次/分
PR间期:0.12s
诊断:窦性心律伴3次房
　　　性期前收缩

9.89　规律性:规整
　　P 波:无可见 P 波
　　QRS 波群:0.06s
心率:214 次/分
PR 间期:无
诊断:室上性心动过速
　　——可能为房性心动
　　过速(见说明)

说明:在所有的室上性心动过速中,房性心动过速是唯一能产生 1:1 传导的心室率的心动过速。

9.90　规律性:规整
　　P 波:均匀;PP 间期规整;
　　　P 波多于 QRS 波群
　　QRS 波群:0.08s
心率:心房率为 100 次/分;
　　心室率为 44 次/分
PR 间期:P 波与 QRS 波
　　群不相关
诊断:三度房室传导阻滞
　　(CHB)伴交界性逸搏
　　心律

9.91　规律性:规整,被异位搏动
　　　打乱
　　P 波:均匀;PP 间期规整
　　QRS 波群:基础节律时为
　　　0.14s;异位搏动时为 0.14s
心率:83 次/分
PR 间期:基础节律时为
　　0.24s,恒定;异位搏动
　　时为 0.12s
诊断:窦性心律(宽 QRS
　　波群)伴一度房室传导
　　阻滞和 1 次交界性期
　　前收缩

9.92　规律性:规整
　　P 波:无可见 P 波
　　QRS 波群:0.10s
心率:188 次/分
PR 间期:不可辨
诊断:室上性心动过速

9.93　规律性:轻微不规整
　　P 波:均匀;PP 间期规整;
　　　P 波多于 QRS 波群
　　QRS 波群:0.12s
心率:心房率为 88 次/分;
　　心室率约为 33 次/分
PR 间期:无
诊断:三度房室传导阻滞
　　(CHB)伴室性逸搏心律

9.94　规律性:全部为混乱的基
　　　线波动
　　P 波:无可见 P 波
　　QRS 波群:不可见
心率:无法测定
PR 间期:无法测定
诊断:心室颤动(濒死心
　　律)

9.95　规律性:规整
　　P 波:均匀;PP 间期规整
　　QRS 波群:0.14s
心率:50 次/分
PR 间期:0.16s,恒定
诊断:窦性心动过缓(伴
　　宽 QRS 波群)

9.96　规律性:轻微不规整的基
　　　础节律被异位搏动打乱
　　P 波:不可辨(见说明);异
　　　位搏动前无 P 波
　　QRS 波群:基础节律时为
　　　0.08s;异位搏动时分别为
　　　0.12s 和 0.16s
心率:约 107 次/分(基础
　　节律)
PR 间期:无
诊断:心房颤动,未受控,
　　伴 2 次多源性室性期
　　前收缩

说明:部分 QRS 波群前出现很小的波形,但是间期太短不能被传导;而且,这些波形不能在整个心电图中标记出来。

9.97　规律性:轻微不规整
　　P 波:均匀;PP 间期规整
　　QRS 波群:0.08s
心率:约 37 次/分
PR 间期:0.20s,恒定
诊断:窦性心动过缓(伴
　　轻微窦性心律不齐)

9.98　规律性:规整
　　P 波:均匀;PP 间期规整
　　QRS 波群:0.08s
心率:125 次/分
PR 间期:0.16s,恒定(被
　　T 波轻微掩盖)
诊断:窦性心动过速

9.99　规律性:轻微不规整
　　P 波:形态各异
　　QRS 波群:0.12s
心率:约 110 次/分
PR 间期:约 0.16s;有细微
　　差异
诊断:游走心律(伴宽
　　QRS 波群)

9.100　规律性:轻微不规整
　　　P 波:无可见 P 波
　　　QRS 波群:0.24s
心率:约 170 次/分
PR 间期:无
诊断:室性心动过速

9.101　规律性:不规整
　　　P 波:无可见 P 波,只有
　　　　波动存在
　　　QRS 波群:0.06s
心率:约 130 次/分
PR 间期:无
诊断:心房颤动,未受控

9.102　规律性:全部为混乱的基
　　　　线波动
　　　P 波:不可见
　　　QRS 波群:不可见
心率:不可辨
PR 间期:无
诊断:心室颤动

9.103　规律性:规整的基础节律
　　　　被成组出现的异位搏动
　　　　打乱
　　　　P 波:均匀;基础节律的 PP
　　　　间期规整;异位搏动前
　　　　无可见 P 波
　　　　QRS 波群:基础节律时为
　　　　0.08s;异位搏动时为 0.14s

心率:68 次/分
PR 间期:0.16s,恒定
诊断:窦性心律伴室性期
　　前收缩二联律

9.104　规律性:规整的基础节律
　　　　被异位搏动打乱
　　　　P 波:均匀;PP 间期规整;
　　　　异位搏动前无 P 波
　　　　QRS 波群:　0.12s

心率:100 次/分
PR 间期:0.14s,恒定
诊断:窦性心动过速(伴
　　宽 QRS 波群),2 次交
　　界性期前收缩

9.105　规律性:规整(非常轻微
　　　　的不规整)
　　　　P 波:均匀;PP 间期规整
　　　　QRS 波群:0.08s

心率:约 70 次/分
PR 间期:0.30s,恒定
诊断:窦性心律伴一度房
　　室传导阻滞

9.106　规律性:全部为混乱的基
　　　　线波动
　　　　P 波:不可见
　　　　QRS 波群:不可见

心率:无法测定
PR 间期:无
诊断:心室颤动

9.107　规律性:轻微不规整的基
　　　　础节律被异位搏动打乱
　　　　P 波:均匀,直立
　　　　QRS 波群:基础节律时为
　　　　0.08s;异位搏动时为 0.20s

心率:约 50 次/分
PR 间期:0.08s,恒定
诊断:窦性心动过缓伴室
　　性期前收缩

9.108　规律性:不规整
　　　　P 波:典型的锯齿状外观
　　　　QRS 波群:0.10s

心率:心房率为 214 次/分;
　　心室率约为 100 次/分
PR 间期:无法测定
诊断:心房扑动伴不恒定
　　比例传导

9.109　规律性:规整
　　　　P 波:均匀;PP 间期规整
　　　　QRS 波群:0.08s

心率:75 次/分
PR 间期:0.24s,恒定
诊断:窦性心律伴一度房
　　室传导阻滞

9.110　规律性:轻微不规整
　　　　P 波:无可见 P 波
　　　　QRS 波群:0.12s

心率:约 150 次/分
PR 间期:无
诊断:室性心动过速

9.111　规律性:不规整
　　　　P 波:不可辨;只有波动存在
　　　　QRS 波群:0.14s

心率:约 70 次/分
PR 间期:无
诊断:心房颤动,已受控
　　(伴宽 QRS 波群)

9.112　规律性:规整(非常轻微
　　　　的不规整)
　　　　P 波:QRS 波群后面的 P
　　　　波倒置
　　　　QRS 波群:0.08s

心率:约 46 次/分
PR 期:无
诊断:交界性逸搏心律

9.113　规律性:不规整
　　　　P 波:无
　　　　QRS 波群:约为 0.20s

心率:最初约为 150 次/分;
　　然后为 0
PR 间期:无
诊断:室性心动过速导致
　　心脏停搏

9.114　规律性:不规整的基础
　　　　节律被成组出现的搏
　　　　动干扰
　　　　P 波:均匀;PP 间期规整
　　　　QRS 波群:0.12s

心率:心房率为 125 次/分;
　　心室率约为 80 次/分
PR 间期:变化;逐渐延长
　　直到 1 个 P 波未传导
诊断:文氏型阻滞(二度
　　Ⅰ型房室传导阻滞)

9.115　规律性:轻微不规整
　　　　P 波:无可见 P 波
　　　　QRS 波群:约 0.24s

心率:约 150 次/分
PR 间期:无
诊断:室性心动过速

9.116　规律性:规整的基础节
　　　　律被异位搏动打乱
　　　　P 波:均匀;PP 间期规整
　　　　QRS 波群:基础节律时为
　　　　0.08s;异位搏动时为 0.14s

心率:63 次/分
PR 间期:0.20s,恒定
诊断:窦性心律伴室性期
　　前收缩

9.117　规律性:规整的基础节律
　　　　被成组出现的异位搏
　　　　动打乱
　　　　P 波:均匀;PP 间期规整;
　　　　异位搏动前无可见 P 波
　　　　QRS 波群:基础节律时为
　　　　0.10s;异位搏动时为 0.16s

心率:79 次/分
PR 间期:0.22s,恒定
诊断:窦性心律伴一度房
　　室传导阻滞,室性期前
　　收缩三联律

9.118　规律性:规整
　　　　P 波:无可见 P 波
　　　　QRS 波群:0.14s

心率:150 次/分
PR 间期:无
诊断:室性心动过速

9.119　规律性:规整,被异位搏
　　　　动打乱
　　　　P波:均匀;PP间期规整
　　　　QRS波群:基础节律时为
　　　　0.08s;异位搏动时为0.12s

心率:79次/分
PR间期:0.20s,恒定
诊断:窦性心律伴2次单
　　　源性室性期前收缩

9.120　规律性:轻微不规整
　　　　P波:无可见P波
　　　　QRS波群:0.22s

心率:约107次/分
PR间期:无
诊断:缓慢性室性心动过
　　　速

9.121　规律性:规整的基础节律
　　　　被异位搏动打乱
　　　　P波:均匀;PP间期规整;
　　　　异位搏动前无可见P波
　　　　QRS波群:基础节律时为
　　　　0.08s;异位搏动时为0.16s

心率:83次/分
PR间期:0.14s,恒定
诊断:窦性心律伴室性期
　　　前收缩

9.122　规律性:规整的基础节律
　　　　被异位搏动打乱
　　　　P波:均匀;PP间期规整;
　　　　异位搏动前无可见P波
　　　　QRS波群:基础节律时为
　　　　0.08s;异位搏动时为0.12s

心率:77次/分
PR间期:0.26s,恒定
诊断:窦性心律伴一度房
　　　室传导阻滞,1次室性
　　　期前收缩

9.123　规律性:规整
　　　　P波:均匀;PP间期规整;
　　　　3个P波对应1个QRS
　　　　波群
　　　　QRS波群:0.12s

心率:心房率为94次/分;
　　　心室率为47次/分
PR间期:传导的搏动为
　　　0.28s,恒定
诊断:二度Ⅱ型房室传导
　　　阻滞伴2:1传导(宽QRS
　　　波群)

9.124　规律性:全部为混乱的基
　　　　线波动
　　　　P波:不可见
　　　　QRS波群:不可见

心率:无法测定
PR间期:无
诊断:心室颤动导致心脏
　　　停搏

9.125　规律性:规整的基础节律
　　　　被异位搏动打乱
　　　　P波:均匀;PP间期规整;异
　　　　位搏动前可见直立P波
　　　　QRS波群:0.08s

心率:88次/分
PR间期:0.20s,恒定
诊断:正常窦性心律伴房
　　　性期前收缩

9.126　规律性:全部为混乱的基
　　　　线波动
　　　　P波:不可见
　　　　QRS波群:不可见

心率:无法测定
PR间期:无
诊断:心室颤动

9.127　规律性:规整
　　　　P波:典型的锯齿状外观
　　　　QRS波群:0.08s(被房扑
　　　　波轻微掩盖)

心率:心房率为300次/分;
　　　心室率为60次/分
PR间期:无法测定
诊断:心房扑动伴5:1传导

9.128　规律性:不规整
　　　　P波:形态各异
　　　　QRS波群:0.08s

心率:约110次/分
PR间期:不恒定
诊断:游走心律

9.129　规律性:轻微不规整
　　　　P波:均匀;PP间期规整
　　　　QRS波群:0.10s

心率:约48次/分
PR间期:0.16s,恒定
诊断:窦性心动过缓

9.130　规律性:规整
　　　　P波:无可见P波
　　　　QRS波群:0.16s

心率:150次/分
PR间期:无
诊断:室性心动过速

9.131　规律性:轻微不规整
　　　　P波:形态各异
　　　　QRS波群:0.08s

心率:约75次/分
PR间期:不恒定
诊断:游走心律

9.132　规律性:规整
　　　　P波:均匀;PP间期规整
　　　　QRS波群:0.08s

心率:71次/分
PR间期:0.32s,恒定
诊断:窦性心律伴一度房
　　　室传导阻滞

9.133　规律性:规整的基础节律
　　　　被异位搏动打乱
　　　　P波:典型的锯齿状外观
　　　　QRS波群:基础节律时为
　　　　0.08s(被房扑波轻微掩
　　　　盖);异位搏动时为0.16s

心率:心房率为300次/分;
　　　心室率为75次/分
PR间期:无法测定
诊断:心房扑动伴4:1传导,
　　　1次室性期前收缩

9.134　规律性:规整
　　　　P波:无
　　　　QRS波群:0.08s

心率:83次/分
PR间期:无
诊断:加速性交界性心律

9.135　规律性:不规整,被成组的
　　　　搏动干扰
　　　　P波:均匀;PP间期规整
　　　　QRS波群:0.10s

心率:心房率为115次/分;
　　　心室率约为70次/分
PR间期:变化;逐渐延长
　　　至1个P波未传导
诊断:文氏型阻滞(二度
　　　Ⅰ型房室传导阻滞)

9.136　规律性:规整的基础节律
被成组出现的异位心律
打乱
P 波:均匀;PP 间期相同;
异位搏动前没有 P 波
QRS 波群:基础节律时为
0.10s;异位搏动时为 0.16s

心率:约 70 次/分
PR 期间:0.16s,恒定
诊断:窦性心律伴室性期
前收缩二联律

9.137　规律性:规整的基础节律
被成组出现的异位搏动
打乱
P 波:基础节律时均匀;异
位搏动时 QRS 波群后
面的 P 波倒置
QRS 波群:基础节律时为
0.08s;异位心律时为 0.08s

心率:79 次/分
PR 间期:0.18s,恒定
诊断:窦性心律伴交界性
期前收缩二联律

9.138　规律性:规整的基础节律
被异位搏动打乱
P 波:均匀;PP 间期规整;
异位搏动前可见直立 P
波
QRS 波群:基础节律时为
0.12s;异位搏动时为 0.12s

心率:83 次/分
PR 间期:0.16s,恒定
诊断:窦性心律(宽 QRS
波群)伴房性期前收缩

9.139　规律性:规整的基础节律
被异位搏动打乱
P 波:基础节律时均匀;异
位搏动前无可见 P 波
QRS 波群:基础节律时为
0.08s;异位心律时为 0.16s

心率:94 次/分
PR 间期:0.16s,恒定
诊断:窦性心律伴短阵室
性心动过速

9.140　规律性:规整
P 波:均匀;PP 间期规整
QRS 波群:0.08s

心率:心房率为 75 次/分;
心室率为 40 次/分
PR 间期:无
诊断:三度房室传导阻滞
(CHB)

9.141　规律性:规整
P 波:均匀;PP 间期规整
QRS 波群:0.08s

心率:47 次/分
PR 间期:0.20s,恒定
诊断:窦性心动过缓

9.142　规律性:规整
P 波:无可见 P 波
QRS 波群:0.20s

心率:125 次/分
PR 间期:无
诊断:缓慢性室性心动过
速

9.143　规律性:规整
P 波:倒置,先于 QRS 波
群出现
QRS 波群:0.12s

心率:94 次/分
PR 期间:0.12s
诊断:加速性交界性心律

9.144　规律性:规整的基础节律
被异位搏动打乱
P 波:基础节律时均匀;异
位搏动时形态各异
QRS 波群:基础节律时为
0.10s;异位搏动时为 0.10s

心率:约 80 次/分
PR 间期:0.14s,恒定
诊断:正常窦性心律伴 3
次房性期前收缩

9.145　规律性:规整
P 波:均匀;PP 间期规整
QRS 波群:0.16s

心率:心房率为 103 次/分;
心室率为 42 次/分
PR 间期:无
诊断:三度房室传导阻滞
(CHB)伴室性逸搏心律

9.146　规律性:不规整
P 波:典型的锯齿状外观
QRS 波群:0.10s

心率:心房率为 300 次/分;
心室率约为 80 次/分
PR 间期:无法测定
诊断:心房扑动伴不恒定
比例传导

9.147　规律性:规整
P 波:均匀;PP 间期规整
QRS 波群:0.10s

心率:83 次/分
PR 间期:0.32s,恒定
诊断:窦性心律伴一度房
室传导阻滞

9.148　规律性:规整
P 波:均匀;PP 间期规整
QRS 波群:0.14s

心率:38 次/分
PR 间期:0.16s,恒定
诊断:窦性心动过缓(宽
QRS 波群)

9.149　规律性:规整的基础节律
被异位搏动打乱
P 波:均匀;PP 间期规整;
异位搏动前无可见 P 波
QRS 波群:基础节律时为
0.06s;异位搏动时为 0.14s

心率:115 次/分
PR 间期:0.16s,恒定
诊断:窦性心动过速伴室
性期前收缩

9.150　规律性:轻微不规整的基
础节律被异位搏动打乱
P 波:基础节律时均匀;异
位搏动前无可见 P 波
QRS 波群:基础节律时为
0.08s;异位搏动时为 0.12s

心率:约 55 次/分
PR 间期:0.16s
诊断:窦性心动过缓伴室
性期前收缩

9.151　规律性:轻微不规整
P 波:无可见 P 波
QRS 波群:约 0.16s

心率:约 250 次/分
PR 间期:无
诊断:室性心动过速

9.152　规律性:无可见 P 波或波群
P 波:无可见 P 波
QRS 波群:无

心率:无法测定
PR 间期:无
诊断:心脏停搏

9.153　规律性:不规整
P 波:无可见 P 波
QRS 波群:0.08s

心率:约 150 次/分
PR 间期:无
诊断:心房颤动,未受控

9.154　规律性:规整
P 波:均匀;PP 间期规整
QRS 波群:0.10s

心率:79 次/分
PR 间期:0.22s,恒定
诊断:窦性心律伴一度房
室传导阻滞

9.155　规律性:规整
P 波:无可见 P 波
QRS 波群:0.12s

心率:25 次/分
PR 间期:无
诊断:心室自主心律

9.156　规律性:全部为混乱的基
线波动
P 波:无可见 P 波
QRS 波群:无

心率:无法测定
PR 间期:无
诊断:心室颤动

9.157　规律性:规整
P 波:均匀;PP 间期规整
QRS 波群:0.10s

心率:100 次/分
PR 间期:0.14s,恒定
诊断:窦性心动过速

9.158　规律性:规整
P 波:均匀;PP 间期规整
QRS 波群:0.08s

心率:58 次/分
PR 间期:0.20s,恒定
诊断:窦性心动过缓

9.159　规律性:全部为混乱的基
线波动
P 波:无可见 P 波
QRS 波群:无

心率:无法测定
PR 间期:无
诊断:心室颤动

9.160　规律性:规整
P 波:均匀;PP 间期规整
QRS 波群:0.08s

心率:56 次/分
PR 间期:0.16s,恒定
诊断:窦性心动过缓

9.161　规律性:规整
P 波:均匀;PP 间期规整;
P 波多于 QRS 波群
QRS 波群:0.14s

心率:心房率为 63 次/分;
心室率为 32 次/分
PR 间期:无
诊断:三度房室传导阻滞
(CHB)伴室性逸搏心律

9.162　规律性:规整
P 波:均匀;PP 间期规整
QRS 波群:0.10s

心率:32 次/分
PR 间期:0.16s,恒定
诊断:窦性心动过缓

9.163　规律性:规整
P 波:均匀;PP 间期规整
QRS 波群:0.10s

心率:79 次/分
PR 间期:0.20s,恒定
诊断:正常窦性心律

9.164　规律性:规整的基础节律
被异位搏动打乱
P 波:基础节律时均匀;异
位搏动前无可见 P 波
QRS 波群:基础节律时为
0.14s;异位搏动时为 0.16s

心率:63 次/分
PR 间期:0.20s,恒定
诊断:窦性心律(宽 QRS
波群)伴室性期前收缩

9.165　规律性:规整的基础节律
被异位搏动打乱
P 波:基础节律时均匀;异
位搏动前无可见 P 波
QRS 波群:基础节律时为
0.10s;异位搏动时为 0.16s

心率:63 次/分
PR 间期:0.24s,恒定
诊断:窦性心律伴一度房
室传导阻滞,2 次单源
性室性期前收缩

9.166　规律性:不规整
P 波:无可见 P 波;只有波
动存在
QRS 波群:0.06s

心率:约 110 次/分
PR 间期:无
诊断:心房颤动,未受控

9.167　规律性:不规整
P 波:典型的锯齿状外观
QRS 波群:0.10s

心率:心房率为 300 次/分;
心室率约为 100 次/分
PR 间期:无法测定
诊断:心房扑动伴不恒定
比例传导

9.168　规律性:规整
P 波:均匀;PP 间期规整
QRS 波群:0.06s

心率:107 次/分
PR 间期:0.14s,恒定
诊断:窦性心动过速

9.169　规律性:规整的基础节律
被异位搏动打乱
P 波:基础节律时均匀;异
位搏动前无可见 P 波
QRS 波群:基础节律时为
0.08s;异位搏动时为 0.14s

心率:103 次/分
PR 间期:0.14s,恒定
诊断:窦性心动过速伴 2
次室性期前收缩和成
对室性期前收缩,均为
单源性

9.170　规律性:规整的基础节律
　　　　被成组的异位搏动打乱
　　　P 波:基础节律时均匀;异
　　　　位搏动前无可见 P 波
　　　QRS 波群:基础节律时为
　　　　0.08s;异位搏动时为 0.16s

心率:可见窦性心率为 36
　次/分;实际窦性心率可
　能为 72 次/分
PR 间期:0.16s,恒定
诊断:窦性心律伴室性期
　前收缩二联律

9.171　规律性:全部为混乱的基
　　　　线波动
　　　P 波:无可见 P 波
　　　QRS 波群:无

心率:无法测定
PR 间期:无
诊断:心室颤动(濒死心
　律)

9.172　规律性:规整
　　　P 波:均匀;PP 间期规整;
　　　　2 个 P 波对应 1 个 QRS
　　　　波群
　　　QRS 波群:0.10s

心率:心房率为 96 次/分;
　心室率为 48 次/分
PR 间期:传导的搏动为
　0.20s,恒定
诊断:二度 Ⅱ 型房室传导
　阻滞(2:1)

9.173　规律性:规整的基础节律
　　　　被异位搏动打乱
　　　P 波:基础节律时均匀;异
　　　　位搏动形态各异
　　　QRS 波群:基础节律时为
　　　　0.08s;异位搏动时为 0.10s

心率:68 次/分
PR 间期:0.20s,恒定
诊断:窦性心律伴 2 次房
　性期前收缩

9.174　规律性:不规整
　　　P 波:典型的锯齿状外观
　　　QRS 波群:0.08s

心率:心房率为 333 次/分;
　心室率约为 70 次/分
PR 间期:无法测定
诊断:心房扑动伴不恒定
　比例传导

9.175　规律性:规整的基础节律
　　　　被成组的异位搏动打乱
　　　P 波:基础节律时均匀;异
　　　　位搏动中形态各异
　　　QRS 波群:基础节律时为
　　　　0.10s;异位搏动时为 0.10s

心率:83 次/分
PR 间期:0.12s,恒定
诊断:窦性心律伴房性期
　前收缩三联律

9.176　规律性:规整的基础节律
　　　　被异位搏动打乱
　　　P 波:基础节律时均匀;异
　　　　位搏动前无可见 P 波
　　　QRS 波群:基础节律时为
　　　　0.08s;异位搏动时为 0.12s

心率:75 次/分
PR 间期:0.20s,恒定
诊断:正常窦性心律伴 2
　次单源性室性期前收
　缩

9.177　规律性:规整
　　　P 波:均匀;PP 间期规整
　　　QRS 波群:0.08s

心率:60 次/分
R 间期:0.24s,恒定
诊断:窦性心律伴一度房
　室传导阻滞

9.178　规律性:不规整
　　　P 波:形态各异
　　　QRS 波群:0.12s

心率:约 80 次/分
PR 间期:变化
诊断:游走心律(伴宽QRS
　波群)

9.179　规律性:规整的基础节律
　　　　被成组的异位搏动打乱
　　　P 波:基础节律时均匀;异
　　　　位搏动前无可见 P 波
　　　QRS 波群:基础节律时为
　　　　0.08s;异位搏动时为 0.14s

心率:约 80 次/分
PR 间期:基础节律时为
　0.14s,恒定
诊断:窦性心律伴室性期
　前收缩二联律

9.180　规律性:规整
　　　P 波:无可见 P 波
　　　QRS 波群:0.08s

心率:115 次/分
PR 间期:无
诊断:交界性心动过速

9.181　规律性:不规整的一组心搏
　　　P 波:均匀;PP 间期规整;
　　　　部分 P 波后无 QRS 波群
　　　QRS 波群:0.10s

心率:心房率为 88 次/分;
　心室率约为 60 次/分
PR 间期:变化,逐渐延长
　至 1 个 P 波未传导
诊断:文氏型阻滞(二度
　Ⅰ 型房室传导阻滞)

9.182　规律性:规整的基础节律
　　　　被异位搏动打乱
　　　P 波:基础节律时均匀;异
　　　　位搏动前无可见 P 波
　　　QRS 波群:基础节律时为
　　　　0.08s;异位搏动时为 0.14s

心率:107 次/分
PR 间期:0.12s,恒定
诊断:窦性心动过速伴室
　性期前收缩和成对室性
　期前收缩,均为单源性

9.183　规律性:无可见波群;基本
　　　　为直线
　　　P 波:无
　　　QRS 波群:无

心率:无法测定
PR 间期:无
诊断:心脏停搏(濒死心
　律)

9.184　规律性:轻微不规整
　　　P 波:形态各异
　　　QRS 波群:0.08s

心率:约 70 次/分
PR 间期:轻微改变(0.18~
　0.20s)
诊断:游走心律

9.185 规律性:规整的基础节律被成组出现的异位搏动打乱
P 波:基础节律时均匀;异位搏动前无可见 P 波
QRS 波群:基础节律时为 0.08s;异位搏动时为 0.12s
心率:120 次/分
PR 间期:0.12s,恒定
诊断:窦性心动过速伴室性期前收缩二联律

9.186 规律性:规整
P 波:倒置,在 QRS 波群前出现
QRS 波群:0.08s
心率:54 次/分
PR 间期:0.12s,恒定
诊断:交界性逸搏心律

9.187 规律性:规整
P 波:均匀;PP 间期规整;P 波多于 QRS 波群
QRS 波群:0.20s
心率:心房率为 100 次/分;心室率为 35 次/分
PR 间期:无
诊断:三度房室传导阻滞(CHB)伴室性逸搏心律

9.188 规律性:不规整
P 波:无可见 P 波;只有波动存在
QRS 波群:0.08s
心率:约 100 次/分
PR 间期:无
诊断:心房颤动,已受控

9.189 规律性:全部为混乱的基线波动
P 波:无可见 P 波
QRS 波群:无
心率:无法测定
PR 间期:无
诊断:心室颤动

9.190 规律性:不规整
P 波:无可见 P 波;只有波动存在
QRS 波群:0.08s
心率:约 90 次/分
PR 间期:无
诊断:心房颤动,已受控

9.191 规律性:不规整
P 波:无法测定;只有波动存在
QRS 波群:0.16s
心率:约 80 次/分
PR 间期:无
诊断:心房颤动,已受控(伴宽 QRS 波群)

9.192 规律性:规整的基础节律被成组出现的异位搏动打乱
P 波:基础节律均匀;异位搏动前面无可见 P 波
QRS 波群:基础节律时为 0.08s;异位搏动时为 0.14s
心率:100 次/分
PR 间期:0.14s,恒定
诊断:窦性心动过速伴室性期前收缩三联律

9.193 规律性:轻微不规整
P 波:无可见 P 波
QRS 波群:0.16s
心率:约 136 次/分
PR 间期:无
诊断:室性心动过速(缓慢性)

9.194 规律性:规整的基础节律被异位搏动打乱
P 波:基础节律均匀;异位搏动前面无可见 P 波
QRS 波群:基础节律时为 0.12s;异位搏动时为 0.16s
心率:83 次/分
PR 间期:0.16s,恒定
诊断:窦性心律(宽 QRS 波群)伴 2 次单源性室性期前收缩

9.195 规律性:规整
P 波:均匀;PP 间期规整
QRS 波群:0.12s
心率:心房率为 125 次/分;心室率为 22 次/分
PR 间期:无
诊断:三度房室传导阻滞(CHB)伴室性逸搏心律

说明:你可能也想指出心房去极化的速度比正常速度更快。你可以称之为三度房室传导阻滞伴基础窦性心动过速。

9.196 规律性:规整
P 波:均匀;PP 间期规整
QRS 波群:0.10s
心率:125 次/分
PR 间期:0.16s,恒定
诊断:窦性心动过速

9.197 规律性:规整
P 波:均匀; PP 间期规整
QRS 波群:0.10s
心率:94 次/分
PR 间期:0.24s,恒定
诊断:窦性心律伴一度房室传导阻滞

9.198 规律性:规整
P 波:典型的锯齿状外观
QRS 波群:0.12s
心率:心房率为 264 次/分;心室率为 88 次/分
PR 间期:无法测定
诊断:心房扑动伴 3:1 传导

9.199 规律性:规整的基础节律被异位搏动打乱
P 波:均匀;PP 间期规整;异位搏动前无可见 P 波
QRS 波群:基础节律时为 0.08s;异位搏动时为 0.14
心率:71 次/分
PR 间期:0.16s,恒定
诊断:正常窦性心律伴室性期前收缩

9.200 规律性:规整
P 波:无可见 P 波
QRS 波群:0.16s
心率:167 次/分
PR 间期:无
诊断:室性心动过速

9.201　规律性:全部为混乱的基　心率:无法测定
　　　　线波动　　　　　　　PR 间期:无
　　　P 波:无可见 P 波　　　诊断:心室颤动(濒死心
　　　QRS 波群:无　　　　　　　律)

9.202　规律性:规整　　　　　心率:约 48 次/分
　　　P 波:均匀;PP 间期规整　PR 间期:0.20s,恒定
　　　QRS 波群:0.10s　　　　诊断:窦性心动过缓

9.203　规律性:规整的基本节律　心率:107 次/分
　　　　被频繁出现的异位搏动　PR 间期:0.12s,恒定
　　　　干扰　　　　　　　　诊断:窦性心动过速伴 3
　　　P 波:基础节律时均匀;异　　　次室性期前收缩,其中
　　　　位搏动前无可见 P 波　　　2 次成对出现
　　　QRS 波群:基础节律时为
　　　　0.08s;异位搏动时为 0.14s

9.204　规律性:规整　　　　　心率:115 次/分
　　　P 波:均匀;PP 间期规整　PR 间期:0.14s,恒定
　　　QRS 波群:0.08s　　　　诊断:窦性心动过速

9.205　规律性:不规整　　　　心率:约 100 次/分
　　　P 波:无可见 P 波;只有　PR 间期:无
　　　　波动存在　　　　　　诊断:心房颤动,已受控
　　　QRS 波群:0.08s

9.206　规律性:规整　　　　　心率:43 次/分
　　　P 波:均匀;PP 间期规整　PR 间期:0.20s,恒定
　　　QRS 波群:0.06s　　　　诊断:窦性心动过缓

9.207　规律性:不规整　　　　心率:约 60 次/分
　　　P 波:无可见 P 波;只有　PR 间期:无
　　　　波动存在　　　　　　诊断:心房颤动,已受控
　　　QRS 波群:0.08s

9.208　规律性:规整的基础节律　心率:94 次/分
　　　　被异位搏动打乱　　　PR 间期:0.16s,恒定
　　　P 波:基础节律时均匀;异　诊断:正常窦性心律伴 2
　　　　位搏动前无 P 波　　　　　次单源性室性期前收
　　　QRS 波群:基本节律时为　　　缩
　　　　0.08s;异位搏动时为 0.14s

9.209　规律性:规整　　　　　心率:143 次/分
　　　P 波:均匀;PP 间期规整　PR 间期:0.14s,恒定
　　　QRS 波群:0.08s　　　　诊断:窦性心动过速

9.210　规律性:规整　　　　　心率:47 分/分
　　　P 波:均匀;PP 间期规整　PR 间期:0.28s,恒定
　　　QRS 波群:0.10s　　　　诊断:窦性心动过缓伴一
　　　　　　　　　　　　　　　　度房室传导阻滞

9.211　规律性:不规整　　　　心率:约 150 次/分
　　　P 波:无可见 P 波;只有波　PR 间期:无
　　　　动存在　　　　　　　诊断:心房颤动,未受控
　　　QRS 波群:0.12s　　　　　(伴宽 QRS 波群)

9.212　规律性:初始不规整,然后　心率:无法测定
　　　　完全紊乱　　　　　　PR 间期:无
　　　P 波:无可见 P 波　　　　诊断:室性心动过速导致
　　　QRS 波群:初始节律时约　　　心室颤动
　　　　为 0.16s;最终不能测量

9.213　规律性:不规整　　　　心率:约 130 次/分
　　　P 波:无可见 P 波;只有波　PR 间期:无法测定
　　　　动存在　　　　　　　诊断:心房颤动,未受控
　　　QRS 波群:0.10s

9.214　规律性:规整的基础节律　心率:84 次/分
　　　　被异位搏动打乱　　　PR 间期:0.24s,恒定
　　　P 波:基础节律时均匀;异　诊断:窦性心律伴一度房
　　　　位搏动前无 P 波出现　　　室传导阻滞,1 次室性
　　　QRS 波群:基础节律时为　　　期前收缩
　　　　0.08s;异位搏动时为 0.12s

9.215　规律性:不规整　　　　心率:约 110 次/分
　　　P 波:无可见 P 波,只有波　PR 间期:无
　　　　动存在　　　　　　　诊断:心房颤动,未受控
　　　QRS 波群:0.08s

9.216　规律性:不规整　　　　心率:心房率为 250 次/分;
　　　P 波:典型的锯齿状外观　　　心室率为 70 次/分
　　　QRS 波群:0.08s　　　　PR 间期:无法测定
　　　　　　　　　　　　　　诊断:心房扑动伴不恒定
　　　　　　　　　　　　　　　　比例传导

9.217　规律性:规整　　　　　心率:125 次/分
　　　P 波:均匀;PP 间期规整　PR 间期:0.16s,恒定
　　　QRS 波群:0.14s　　　　诊断:窦性心动过速(伴
　　　　　　　　　　　　　　　　宽 QRS 波群)

9.218 规律性:规整
P 波:均匀;PP 间期规整
QRS 波群:0.14s
心率:心房率为 167 次/分;
心室率为 22 次/分
PR 间期:无
诊断:三度房室传导阻滞
(CHB)伴室性逸搏心律

说明:你可能也想指出心房去极化的速度比正常速度更快。你可以称之为三度房室传导阻滞伴基础房性心动过速。

9.219 规律性:规整
P 波:无可见 P 波
QRS 波群:0.08s
心率:167 次/分
PR 间期:无法测定
诊断:室上心动过速

9.220 规律性:不规整
P 波:无可见 P 波;只有波动存在
QRS 波群:0.10s
心率:约 120 次/分
PR 间期:无
诊断:心房颤动,未受控

9.221 规律性:规整
P 波:均匀,直立
QRS 波群:0.08s
心率:60 次/分
PR 间期:0.22s,恒定
诊断:窦性心动过缓伴一度房室传导阻滞

9.222 规律性:规整
P 波:直立,均匀
QRS 波群:0.10s
心率:52 次/分
PR 间期:0.16s,恒定
诊断:窦性心动过缓

9.223 规律性:轻微不规整
P 波:无
QRS 波群:0.18s
心率:35 次/分
PR 间期:无
诊断:心室自主心律

9.224 规律性:规整
P 波:直立,均匀
QRS 波群:0.14s
心率:心房率为 60 次/分;
心室率为 58 次/分
PR 间期:无
诊断:三度房室传导阻滞
(CHB)伴室性逸搏心律

说明:房室率几乎相同,使之难以鉴别;然而,P 波"穿过"QRS 波群,证实了房室分离。

9.225 规律性:规整
P 波:直立,均匀
QRS 波群:0.08s
心率:56 次/分
PR 间期:0.20s,恒定
诊断:窦性心动过缓

9.226 规律性:不规整
P 波:典型的锯齿状外观
QRS 波群:0.08s
心率:心房率为 375 次/分;
心室率约为 60 次/分
PR 间期:无
诊断:心房扑动伴不恒定比例传导

9.227 规律性:规整
P 波:直立,均匀
QRS 波群:0.08s
心率:130 次/分
PR 间期:0.12s,恒定
诊断:窦性心动过速

9.228 规律性:规整
P 波:不可辨
QRS 波群:0.10s
心率:136 次/分
PR 间期:不可辨
诊断:室上心动过速

9.229 规律性:规整的基础节律被异位搏动打乱
P 波:直立,均匀
QRS 波群:基础节律时为
0.08s;异位搏动时为 0.16~
0.20s
心率:68 次/分(基础节律)
PR 间期:0.12s
诊断:窦性心律伴 2 次多源性室性期前收缩

9.230 规律性:不规整
P 波:无
QRS 波群:0.10s
心率:约 70 次/分
PR 间期:无
诊断:心房颤动,已受控

9.231 规律性:不规整
P 波:直立,均匀
QRS 波群:0.10s
心率:约 80 次/分
PR 间期:0.14s,恒定
诊断:窦性心律不齐

9.232 规律性:不规整
P 波:直立,均匀
QRS 波群:0.08s
心率:约 100 次/分
PR 间期:0.12s,恒定
诊断:窦性心律不齐

9.233 规律性:规整
P 波:无
QRS 波群:0.12s
心率:59 次/分
PR 间期:无
诊断:交界性逸搏心律

9.234 规律性:规整
P 波:直立,均匀
QRS 波群:0.08s
心率:52 次/分
PR 间期:0.24s,恒定
诊断:窦性心动过缓伴一度房室传导阻滞

9.235 规律性:规整的基础节律被异位搏动打乱
P 波:均匀,直立
QRS 波群:基础节律时为
0.08s;异位搏动时为 0.16s;
异位搏动时宽大、畸形
心率:83 次/分(基础节律)
PR 间期:0.18s
诊断:窦性心律伴 1 次室性期前收缩,1 阵连续
3 次室性期前收缩,均为单源性

9.236　规律性:轻微不规整的基
　　　　础节律被成组出现的异
　　　　位搏动打乱
　　　　P 波:直立,均匀
　　　　QRS 波群:基础节律时为
　　　　0.08s;异位搏动时为 0.16s

心率:根据可见的 P 波,
　　约 83 次/分
PR 间期:0.16s,恒定(基
　　础节律)
诊断:窦性心律伴室性期
　　前收缩三联律

9.237　规律性:规整
　　　　P 波:直立,均匀
　　　　QRS 波群:0.08s

心率:48 次/分
PR 间期:0.16s,恒定
诊断:窦性心动过缓

9.238　规律性:轻微不规整
　　　　P 波:直立,均匀
　　　　QRS 波群:0.08s

心率:约 58 次/分
PR 间期:0.24s,恒定
诊断:窦性心动过缓伴一
　　度房室传导阻滞

9.239　规律性:轻微不规整
　　　　P 波:均匀;PP 间期规整;
　　　　P 波多于 QRS 波群
　　　　QRS 波群:0.14s

心率:心房率为 94 次/分;
　　心室率约为 60 次/分
PR 间期:P 波与 QRS 波
　　群无相关性
诊断:三度房室传导阻滞
　　(CHB)伴室性逸搏心
　　律(心室率加快可能是
　　由药物引起)

9.240　规律性:不规整
　　　　P 波:无
　　　　QRS 波群:0.16s

心率:30 次/分
PR 间期:无
诊断:心室自主心律

9.241　规律性:规整
　　　　P 波:不可辨
　　　　QRS 波群:0.20s

心率:107 次/分
PR 间期:无
诊断:缓慢性室性心动过
　　速

9.242　规律性:规整
　　　　P 波:直立,均匀
　　　　QRS 波群:无

心率:心房率为 58 次/分
PR 间期:无
诊断:室性停搏

9.243　规律性:规整
　　　　P 波:直立,均匀
　　　　QRS 波群:0.08s

心率:176 次/分
PR 间期:0.12s
诊断:房性心动过速

9.244　规律性:轻微不规整的基
　　　　础节律被成组出现的异
　　　　位搏动打乱
　　　　P 波:均匀;PP 间期规整
　　　　QRS 波群:基础节律时为
　　　　0.08s;异位搏动时为
　　　　0.16s;异位搏动时宽
　　　　大、畸形,未传导的 P
　　　　波使之进一步变形,难
　　　　以精确测量

心率:根据可见 P 波,心
　　率为 42 次/分;实际窦
　　性心率可能为 84 次/分
PR 间期:0.18s,恒定
诊断:窦性心律伴室性期
　　前收缩二联律

9.245　规律性:规整
　　　　P 波:均匀;PP 间期规整;
　　　　始终 2 个 P 波对应 1 个
　　　　QRS 波群
　　　　QRS 波群:0.10s

心率:心房率 66 次/分;
　　心室率 33 次/分
PR 间期:传导的搏动为
　　0.28s,恒定
诊断:二度Ⅱ型房室传导
　　阻滞伴 2:1 传导

9.246　规律性:不规整
　　　　P 波:无
　　　　QRS 波群:0.28s

心率:无法测定
PR 间期:无
诊断:心室自主心律伴心
　　脏停搏

9.247　规律性:轻微不规整的基
　　　　本节律被 2 次异位搏
　　　　动打乱
　　　　P 波:均匀,直立;除异位
　　　　搏动外,PP 间期规整
　　　　QRS 波群:0.08s

心率:79 次/分(基础节律)
PR 间期:0.20s,恒定
诊断:窦性心律伴 2 次房
　　性期前收缩

9.248　规律性:不规整
　　　　P 波:不可辨;只有波动存在
　　　　QRS 波群:0.10s

心率:110 次/分
PR 间期:无
诊断:心房颤动,未受控

9.249　规律性:规整
　　　　P 波:均匀;呈锯齿状外观
　　　　QRS 波群:0.10s

心率:心房率为 352 次/分;
　　心室率为 88 次/分
PR 间期:无
诊断:心房扑动伴 4:1 传导

9.250　规律性:规整的基础节律
　　　　被异位搏动打乱
　　　　P 波:直立,均匀
　　　　QRS 波群:基础节律时为
　　　　0.10s;异位搏动时为 0.16s

心率:58 次/分(基础节律)
PR 间期:0.12s,恒定
诊断:窦性心动过缓伴 2
　　次单源性室性期前收
　　缩

第 10 章 答案

10.1 规律性：规整
P 波：典型的锯齿状外观
QRS 波群：0.10s
心率：心房率为 300 次/分；心室率为 75 次/分
PR 间期：无法测定
诊断：心房扑动伴 4:1 传导

10.2 规律性：规整
P 波：直立，恒定
QRS 波群：0.10s
心率：125 次/分
PR 间期：0.12s，恒定
诊断：窦性心动过速

10.3 规律性：规整
P 波：直立，恒定
QRS 波群：0.08s
心率：125 次/分
PR 间期：0.24s，恒定
诊断：窦性心动过速伴一度房室传导阻滞

10.4 规律性：规整的基础节律被异位搏动打乱
P 波：基础节律时直立；异位搏动时无
QRS 波群：基础节律时为 0.08s；异位搏动时为 0.14s
心率：75 次/分（基础节律）
PR 间期：0.14s，恒定
诊断：窦性心律伴 1 次室性期前收缩

10.5 规律性：规整
P 波：无可见 P 波
QRS 波群：宽大、畸形
心率：188 次/分
PR 间期：无法测定
诊断：室性心动过速

10.6 规律性：不规整
P 波：直立，恒定
QRS 波群：0.08s
心率：90 次/分
PR 间期：0.14s
诊断：窦性心律不齐

10.7 规律性：规整
P 波：无可见 P 波
QRS 波群：0.14s
心率：27 次/分
PR 间期：无法测定
诊断：心室自主心律

说明：几个小波看起来似乎是 P 波，但它们并不是 P 波。第 2 次 QRS 波群后基线不稳区域均可能是由患者运动引起的干扰。

10.8 规律性：规整
P 波：直立，可见切迹
QRS 波群：0.08s
心率：71 次/分
PR 间期：0.24s，恒定
诊断：窦性心律伴一度房室传导阻滞

10.9 规律性：规整的基础节律被异位搏动打乱
P 波：直立，在每个 QRS 波群前面出现；异位搏动的 P 波也可能叠加在前面的 T 波上
QRS 波群：基础节律和异位搏动时均为 0.10s
心率：107 次/分
PR 间期：基础节律时为 0.20s，恒定；异位搏动时不能测量
诊断：窦性心动过速伴 1 次房性期前收缩

10.10 规律性：在第一个或第二个搏动后非常规整
P 波：无可见 P 波
QRS 波群：0.06s
心率：188 次/分
PR 间期：无法测定
诊断：因为这些发现与几种心律失常（房性心动过速、窦性心动过速、心房颤动、心房扑动、交界性心动过速）表现一致，所以称之为室上性心动过速是合理的。

10.11 规律性：轻微不规整
P 波：倒置，在每个 QRS 波群后面出现
QRS 波群：0.08s
心率：50 次/分
PR 间期：无法测定
诊断：交界性逸搏心律

10.12 规律性：规整（跟随异位搏动后出现的第一次窦性心搏轻微提前）
P 波：直立，始终出现在每个 QRS 波群前面，不包括异位搏动
QRS 波群：基础节律时为 0.06s；异位搏动时为 0.14s；异位搏动夹在两个 R 波之间，不干扰基础节律
心率：58 次/分
PR 间期：0.18s，恒定
诊断：窦性心动过缓伴（插入性）室性期前收缩

10.13 规律性：规整
P 波：直立，恒定
QRS 波群：0.10s
心率：75 次/分
PR 间期：0.16s
诊断：窦性心律

10.14 规律性：不规整
P 波：锯齿状房扑波
QRS 波群：0.12s
心率：心室率为 110 次/分；心房率为 300 次/分
PR 间期：无
诊断：心房扑动伴快速不恒定比例心室传导（宽 QRS 波群）

10.15

规律性:规整的基础节律被成组出现的异位搏动打乱

P波:基础节律时直立;异位搏动时无P波

QRS波群:基础节律时为0.08s;异位搏动时为0.12s;异位搏动时宽大、畸形

心率:80次/分,包括异位搏动

PR间期:基础节律0.18s

诊断:窦性心律伴单源性室性期前收缩二联律

10.16

规律性:基线仅有波动存在

P波:无可见P波

QRS波群:无

心率:无法测定

PR间期:无

诊断:心室颤动

10.17

规律性:规整

P波:直立,在每个QRS波群前面出现

QRS波群:0.10s

心率:58次/分

PR间期:0.24s,恒定

诊断:窦性心动过缓伴一度房室传导阻滞

10.18

规律性:不规整

P波:无可见P波

QRS波群:0.08s

心率:110次/分

PR间期:无

诊断:心房颤动,未受控

10.19

规律性:规整

P波:无可见P波

QRS波群:0.06s

心率:214次/分

PR间期:无

解析:室上性心动过速

说明:如果你认为QRS波群之后的小顿挫是P波,那你就会称之为交界性心动过速。

10.20

规律性:规整(非常轻微的不规整)

P波:直立,在每个QRS波群前面出现

QRS波群:0.10s

心率:48次/分

PR间期:0.20s,恒定

诊断:窦性心动过缓

10.21

规律性:轻微不规整

P波:先于每个QRS波群出现,但形态变化,PP间期不恒定

QRS波群:0.08s

心率:90次/分

PR间期:在0.12~0.20s之间变化

诊断:游走心律

10.22

规律性:规整的基础节律被异位搏动打乱

P波:直立,在每个QRS波群前面出现;异位搏动前的P波倒置

QRS波群:基础节律和异位搏动时均为0.08s

心率:75次/分

PR间期:基础节律时为0.18s;异位搏动时为0.12s

诊断:窦性心律伴交界性期前收缩

10.23

规律性:房性节律规整;室性节律不规整

P波:直立;P波多于QRS波群

QRS波群:0.08s

心率:心房率为65次/分;心室率为50次/分

PR间期:逐渐延长直至一个P波不能传导

诊断:文氏型阻滞(二度Ⅰ型房室传导阻滞)

10.24

规律性:规整

P波:无可见P波

QRS波群:宽大、畸形

心率:167次/分

PR间期:无

诊断:室性心动过速

10.25

规律性:不规整

P波:无(只有波动存在)

QRS波群:0.08s

心率:90次/分

PR间期:无

诊断:心房颤动,已受控

10.26

规律性:房性节律和室性节律均规整

P波:全程均直立;部分P波叠加在QRS波群上

QRS波群:0.10s

心率:心房率为83次/分;心室率为45次/分

PR间期:无

诊断:完全性房室传导阻滞伴交界性逸搏心律

10.27

规律性:心率太低,不能判断规律性

P波:直立,在2次QRS波群前清晰可见

QRS波群:0.16s

心率:12次/分

PR间期:0.20s,恒定

诊断:窦性心动过缓(宽QRS波群)伴濒死心律

说明:此心率不足以支持灌注,对于窦性起搏点来说是极其缓慢的。然而,P波在两个QRS波群之前清晰可见,具有均匀的PR间期,表明节律确实起源于窦房结。

10.28

规律性:规整(非常轻微的不规整)

P波:直立

QRS波群:0.14s

心率:60次/分

PR间期:0.24s,恒定

诊断:窦性心律伴一度房室传导阻滞(宽QRS波群)

10.29

规律性:规整

P波:锯齿状房扑波

QRS波群:0.10s

心率:心房率为334次/分;心室率为167次/分

PR间期:无

诊断:心房扑动伴2:1传导

10.30

规律性:规整

P波:直立,在每个QRS波群前面出现

QRS波群:0.10s

心率:83次/分

PR间期:0.16s,恒定

诊断:正常窦性心律

10.31　规律性:规整

P 波:直立

QRS 波群:无

心率:心房率为 60 次/分

PR 间期:无

诊断:心室停搏

10.32　规律性:室性节律规整;房性节律不规整

P 波:锯齿状房扑波

QRS 波群:0.10s

心率:心房率为 370 次/分;心室率为 29 次/分

PR 间期:无

诊断:心房扑动伴不恒定比例传导

10.33　规律性:室性节律规整;房性节律不规整

P 波:直立

QRS 波群:0.12s

心率:心房率为 40 次/分;心室率为 32 次/分

PR 间期:无

诊断:完全性房室传导阻滞伴室性逸搏心律(心房率减慢)

10.34　规律性:不规整的基础节律被一阵连续 4 次异位搏动打乱

P 波:无;呈颤动样起伏不定改变;可以看见一些房扑波,但不能在整份心电图都标记到

QRS 波群:基础节律时为 0.10s;异位搏动时为 0.12s

心率:90 次/分(不包括异位搏动)

PR 间期:无

诊断:心房颤动,已受控,伴连续 4 个室性期前收缩(短阵室性心动过速)

10.35　规律性:无可见 P 波或波群

P 波:无

QRS 波群:无

心率:无

PR 间期:无

诊断:心脏停搏(假定心电图机运行正常)

10.36　规律性:规整

P 波:无

QRS 波群:0.16s,宽大、畸形

心率:167 次/分

PR 间期:无

诊断:室性心动过速

10.37　规律性:房性节律规整;室性节律不规整

P 波:锯齿状房扑波

QRS 波群:0.08s

心率:心房率为 188 次/分;心室率为 50 次/分

PR 间期:无

诊断:心房扑动伴不恒定比例传导

10.38　规律性:轻微不规整

P 波:直立,在每个 QRS 波群前面出现

QRS 波群:0.14s

心率:30 次/分

PR 间期:0.18s,恒定

诊断:窦性心动过缓(宽 QRS 波群)伴窦性心律不齐(窦性缓慢性心律不齐)

10.39　规律性:无可见 P 波或波群

P 波:无

QRS 波群:无

心率:无

PR 间期:无

诊断:心脏停搏(濒死节律)

说明:基线起伏不定,看起来不像心脏活动;它们更像是由心肺复苏术造成的干扰。

10.40　规律性:规整

P 波:倒置,位于每个 QRS 波群后面

QRS 波群:0.10s

心率:115 次/分

PR 间期:无

诊断:交界性心动过速

10.41　规律性:不规整的基础节律被异位搏动打乱

P 波:无;只有波动存在

QRS 波群:基础节律时为 0.10s;异位搏动时为 0.16s

心率:100 次/分,包含异位搏动

PR 间期:无

诊断:心房颤动,已受控,伴 2 次单源性室性期前收缩

10.42　规律性:房性节律规整;室性节律不可辨

P 波:直立;不是每个 P 波后面都跟随着 QRS 波群

QRS 波群:0.12s

心率:心房率为 60 次/分;只见 1 次室性波群,提示心室率小于或等于 10 次/分

PR 间期:无

诊断:完全性房室传导阻滞伴室性逸搏心律(房室分离)

10.43　规律性:规整

P 波:直立,先于每个 QRS 波群出现

QRS 波群:0.10s

心率:167 次/分

PR 间期:0.12s,恒定

诊断:房性心动过速

10.44　规律性:轻微不规整(接近心电图末端的更规整)

P 波:无可见 P 波

QRS 波群:宽大、畸形

心率:150 次/分(在最初两次搏动后测量)

PR 间期:无

诊断:室性心动过速

10.45　规律性:规整
P 波:直立;位于 QRS 波群中
QRS 波群:0.12s
心率:心房率为 61 次/分;心室率为 59 次/分
PR 间期:无
诊断:三度房室传导阻滞(CHB)伴室性逸搏心律

说明:几乎完全相同的心房率和心室率使得此图形很难辨别,特别是在较短的心律条上。在这个心率下,尽管 QRS 波群的测量值为 0.12s,提示为室性心律,但控制心室的起搏点很可能是交界性的。(QRS 波群应在未被 P 波干扰的波群上测量。)至少有两种可能的诊断:起搏点位于心室,但药物加速了心率,或者起搏点位于房室交界区,伴基础节律的宽 QRS 波群。

10.46　规律性:规整
P 波:锯齿状房扑波
QRS 波群:0.12s
心率:心房率为 352 次/分;心室率为 88 次/分
PR 间期:无
诊断:心房扑动伴 4:1 传导(宽 QRS 波群)

10.47　规律性:规整
P 波:不可辨
QRS 波群:0.08s
心率:214 次/分
PR 间期:无法测量
诊断:室上性心动过速

10.48　规律性:规整
P 波:无
QRS 波群:大于 0.12s,宽大、畸形
心率:250 次/分
PR 间期:无
诊断:室性心动过速

10.49　规律性:不规整
P 波:纤颤波
QRS 波群:0.06s
心率:100 次/分
PR 间期:无
诊断:心房颤动,已受控

10.50　规律性:规整
P 波:直立,在每个 QRS 波群前出现
QRS 波群:0.08s
心率:107 次/分
PR 间期:0.12s,恒定
诊断:窦性心动过速

10.51　规律性:房性节律规整;室性节律不规整
P 波:直立
QRS 波群:0.14s
心率:心房率为 125 次/分;心室率为 80 次/分
PR 间期:进行性延长,直到 1 个 P 波不能传导 QRS 波群
诊断:文氏型阻滞(二度Ⅰ型房室传导阻滞)伴宽 QRS 波群

10.52　规律性:无法测量(因为只可见 2 个波群)
P 波:不可辨
QRS 波群:0.24s
心率:17 次/分
PR 间期:无
诊断:心室自主心律

10.53　规律性:规整
P 波:无
QRS 波群:宽大、畸形
心率:188 次/分
PR 间期:无
诊断:室性心动过速

说明:基线起伏不定,可能是由心肺复苏术造成的干扰。

10.54　规律性:不规整
P 波:无
QRS 波群:0.08s
心率:100 次/分
PR 间期:无
诊断:心房颤动,已受控

10.55　规律性:规整的基础节律被异位搏动打乱
P 波:直立
QRS 波群:基础节律时为 0.08s;异位搏动时为 0.16s
心率:88 次/分
PR 间期:0.16s,恒定
诊断:窦性心律伴 1 次独立的室性期前收缩和一阵连续 3 次室性期前收缩,均为单源性

10.56　规律性:规整
P 波:直立,在每个 QRS 波群前出现
QRS 波群:0.10s
心率:68 次/分
PR 间期:0.28s,恒定
诊断:窦性心律伴一度房室传导阻滞

10.57　规律性:房性节律规整;室性节律不规整
P 波:锯齿状房扑波
QRS 波群:0.10s
心率:心房率为 214 次/分;心室率为 70 次/分
PR 间期:无
诊断:心房扑动伴不等比传导(4:1,2:1)

10.58　规律性:规整
P 波:直立,在每个 QRS 波群前出现
QRS 波群:0.06s
心率:125 次/分
PR 间期:0.16s,恒定
诊断:窦性心动过速

10.59　规律性:不规整
P 波:先于 QRS 波群出现,形态各异
QRS 波群:0.08s
心率:100 次/分
PR 间期:在 0.08s~0.16s 之间变化
诊断:游走心律

10.60　规律性:规整
P 波:无
QRS 波群:大于 0.12s;宽大、畸形
心率:250 次/分
PR 间期:无
诊断:室性心动过速

10.61 规律性:房性节律规整;
由于仅可见 2 个波群,
因此无法测定室性节
律是否规整

P 波:直立

QRS 波群:0.20s

心率:心房率为 33 次/分;
心室率为 19 次/分

PR 间期:P 波与 QRS 波
群无相关性

诊断:三度房室传导阻滞
(CHB)伴室性逸搏心律

10.62 规律性:不规整

P 波:无;存在纤颤波

QRS 波群:0.08s

心率:100 次/分

PR 间期:无

诊断:心房颤动,已受控

10.63 规律性:规整

P 波:直立,在每个 QRS
波群出现

QRS 波群:0.12s

心率:88 次/分

PR 间期:0.18s,恒定

诊断:正常窦性心律(伴
宽 QRS 波群)

10.64 规律性:不规整的基础节
律被 1 次异位搏动打乱

P 波:不可辨

QRS 波群:基础节律时为
0.08s;异位搏动时为 0.12s

心率:110 次/分

PR 间期:无

诊断:心房颤动,未受控,
伴 1 次室性期前收缩

10.65 规律性:不规整;呈每 2 次
心搏出现 1 次异位搏动
的模式

P 波:可见于每个 QRS 波
群前,并且落在异位搏
动前面的 T 波上

QRS 波群:基础节律和异
位搏动时均为 0.14s

心率:90 次/分(包括异位
搏动)

PR 间期:基础节律时为
0.16s;异位搏动时无法
测量

诊断:窦性心律(宽 QRS
波群)伴房性期前收缩
二联律

10.66 规律性:规整

P 波:不可辨

QRS 波群:0.06s

心率:214 次/分

PR 间期:无法测量

诊断:室上性心动过速

10.67 规律性:室性节律规整;
房性节律轻微不规整

P 波:直立

QRS 波群:0.16s

心率:心室率为 36 次/分;
心房率约为 70 次/分

PR 间期:与 QRS 波群无
相关性;似乎穿过 QRS
波群

诊断:完全性房室传导阻
滞伴室性逸搏心律(基
础窦性心律不齐)

10.68 规律性:规整

P 波:倒置,先于 QRS 波
群出现

QRS 波群:0.08s

心率:39 次/分

PR 间期:0.12s,恒定

诊断:交界性逸搏心律

10.69 规律性:规整的基础节律
被异位搏动打乱

P 波:基础节律时直立;异
位搏动时 P 波位于前面
的 T 波上

QRS 波群:基础节律和异
位搏动时均为 0.10s

心率:基础节律时为 107 次/
分

PR 间期:基础节律时为
0.12s,恒定;异搏搏动
时无法测量

诊断:窦性心动过速伴 1
次房性期前收缩和一
阵 3 次连续房性期前
收缩(短阵房性心动过
速)

10.70 规律性:规整

P 波:无

QRS 波群:0.10s

心率:231 次/分

PR 间期:无

诊断:室上性心动过速

10.71 规律性:规整

P 波:直立,先于每个 QRS
波群出现

QRS 波群:0.16s

心率:33 次/分

PR 间期:0.22s,恒定

诊断:窦性心动过缓(宽
QRS 波群)伴一度房室
传导阻滞

10.72 规律性:不规整的基础节
律,被每隔 1 次心搏出
现 1 次异位搏动的模式
替代

P 波:无

QRS 波群:基础节律时为
0.10s;异位搏动时为
0.16s;宽大、畸形

心率:110 次/分(包括异位
搏动)

PR 间期:无

诊断:心房颤动,未受控,
伴室性期前收缩二联
律

10.73 规律性:规整

P 波:锯齿状房扑波

QRS 波群:0.06s

心率:心房率为 300 次/分;
心室率为 150 次/分

PR 间期:无

诊断:心房扑动伴 2:1 传导

10.74 规律性:规整

P 波:无

QRS 波群:0.16s

心率:167 次/分

PR 间期:无

诊断:室性心动过速

10.75 规律性:规整

P 波:倒置,先于每个 QRS
波群出现

QRS 波群:0.08s

心率:100 次/分

PR 间期:0.10s,恒定

诊断:加速性交界性心律

10.76　规律性:规整　　　　　　心率:158 次/分
　　　P 波:明显位于 T 波上　　PR 间期:无法测量
　　　QRS 波群:0.12s　　　　　诊断:室上性心动过速(宽
　　　　　　　　　　　　　　　　　QRS 波群)

10.77　规律性:规整　　　　　　心率:52 次/分
　　　P 波:直立,先于 QRS 波　PR 间期:0.18s,恒定
　　　　　群出现　　　　　　　诊断:窦性心动过缓
　　　QRS 波群:0.10s

10.78　规律性:不规整　　　　　心率:60 次/分
　　　P 波:不可辨　　　　　　PR 间期:无
　　　QRS 波群:0.12s　　　　　诊断:心房颤动(宽 QRS
　　　　　　　　　　　　　　　　　波群),已受控

10.79　规律性:规整的基础节律　心率:基础节律时为 56次/
　　　　　被异位搏动打乱　　　　　分
　　　P 波:直立,先于 QRS 波　PR 间期:0.14s,恒定
　　　　　群出现;异位搏动时无　诊断:窦性心动过缓伴 2
　　　　　P 波　　　　　　　　　次单源性室性期前收
　　　QRS 波群:基础节律时为　　　缩
　　　　　0.10s;异位搏动时 0.14s

10.80　规律性:规整　　　　　　心率:50 次/分
　　　P 波:无　　　　　　　　PR 间期:无
　　　QRS 波群:0.10s　　　　　诊断:交界性逸搏心律

10.81　规律性:不规整　　　　　心率:80 次/分
　　　P 波:无;存在纤颤波　　PR 间期:无
　　　QRS 波群:0.12s　　　　　诊断:心房颤动(宽 QRS
　　　　　　　　　　　　　　　　　波群),已受控

10.82　规律性:规整　　　　　　心率:107 次/分
　　　P 波:直立,先于每个 QRS　PR 间期:0.16s,恒定
　　　　　波群出现　　　　　　诊断:窦性心动过速
　　　QRS 波群:0.08s

10.83　规律性:规整　　　　　　心率:150 次/分
　　　P 波:无法测定　　　　　PR 间期:不能测量
　　　QRS 波群:0.08s　　　　　诊断:室上性心动过速

10.84　规律性:规整　　　　　　心率:115 次/分
　　　P 波:无　　　　　　　　PR 间期:无
　　　QRS 波群:0.18s,宽大、畸形　诊断:室性心动过速(慢
　　　　　　　　　　　　　　　　　速范围)

10.85　规律性:规整(轻微不规整)　心率:45 次/分
　　　P 波:无　　　　　　　　PR 间期:无
　　　QRS 波群:0.08s　　　　　诊断:交界性逸搏心律

10.86　规律性:不规整　　　　　心率:心室率约为 30 次/分;
　　　P 波:由于少见的低电压,　　　心房率为 65 次/分
　　　　　P 波不能立刻清晰识别,　PR 间期:P 波与 QRS 波
　　　　　但整个心电图都可以标　　　群无相关性
　　　　　测出　　　　　　　　诊断:三度房室传导阻滞
　　　QRS 波群:0.08s　　　　　　　伴交界性逸搏心律

10.87　规律性:不规整　　　　　心率:120 次/分(包括异位
　　　P 波:无可见 P 波　　　　　　搏动)
　　　QRS 波群:基础节律时为　PR 间期:无
　　　　　0.08s;异位搏动时为　诊断:心房颤动,未受控,
　　　　　0.14s;宽大、畸形　　　　伴 1 次室性期前收缩

10.88　规律性:规整　　　　　　心率:47 次/分
　　　P 波:直立,先于每个 QRS　PR 间期:0.16s,恒定
　　　　　波群出现　　　　　　诊断:窦性心动过缓
　　　QRS 波群:0.10s

10.89　规律性:规整　　　　　　心率:214 次/分
　　　P 波:不可辨　　　　　　PR 间期:无
　　　QRS 波群:0.10s　　　　　诊断:室上性心动过速

10.90　规律性:轻微不规整　　　心率:约 40 次/分
　　　P 波:无　　　　　　　　PR 间期:无
　　　QRS 波群:0.08s　　　　　诊断:交界性逸搏心律

10.91　规律性:房性节律规整;　心率:心房率为 107 次/分;
　　　　　室性节律不规整　　　　　心室率为 50 次/分
　　　P 波:直立;多个 P 波对应　PR 间期:0.24s,在传导的
　　　　　1 个 QRS 波群　　　　　搏动中恒定
　　　QRS 波群:0.14s　　　　　诊断:二度Ⅱ型房室传导
　　　　　　　　　　　　　　　　　阻滞(不恒定比例传导)

10.92　规律性:无可见波或波群　心率:无
　　　P 波:无　　　　　　　　PR 间期:无
　　　QRS 波群:无　　　　　　诊断:心室颤动

10.93 规律性:规整的基础节律被以每3次心搏出现1次异位搏动的模式打乱

P波:基础节律时直立;异位搏动时无P波

QRS波群:基础节律时为0.08s;异位搏动时为0.16s;虽然所有搏动形态相似,但是异位搏动的外观是畸形的

心率:79次/分(包含异位搏动)

PR间期:0.16s,基础节律中恒定

诊断:窦性心律伴单源性室性期前收缩三联律

10.94 规律性:规整

P波:倒置,先于每个QRS波群出现

QRS波群:0.08s

心率:79次/分

PR间期:0.08s,恒定

诊断:加速性交界性心律

10.95 规律性:规整

P波:无

QRS波群:0.16s

心率:167次/分

PR间期:无

诊断:室性心动过速

10.96 规律性:规整

P波:直立,叠加在前面QRS波群的T波上

QRS波群:0.06s

心率:167次/分

PR间期:无法测量

诊断:房性心动过速

10.97 规律性:轻微不规整的基础节律被多个异位搏动打乱

P波:无;只有波动存在

QRS波群:基础节律时为0.08s;异位搏动时为0.14s;所有异位搏动均宽大、畸形,形态相似

心率:120次/分(包含异位搏动)

PR间期:无

诊断:心房颤动,未受控,伴2次独立的室性期前收缩和一阵连续3次室性期前收缩,均为单源性

10.98 规律性:房性节律和室性节律均规整

P波:直立

QRS波群:0.16s

心率:心房率为100次/分;心室率为38次/分

PR间期:P波与QRS波群无相关性;P波穿过QRS波群

诊断:三度房室传导阻滞伴室性逸搏心律

10.99 规律性:紊乱的纤颤波中存在一个宽大、畸形的波群

P波:无

QRS波群:无法测定

心率:无法测定

PR间期:无

诊断:心室颤动(濒死心律)

10.100 规律性:轻微不规整

P波:无

QRS波群:宽大、畸形

心率:167次/分

PR间期:无

诊断:室性心动过速

索 引

助记卡

《心律失常基础：12 导联心电图》这本书是一本学习教材。每一章节都专门打造而成，带你首先浏览各种概念，教你所需要的技能，并帮你对学到的技能进行训练以加深印象。

但是，有些内容不能仅靠读书或实践来学习。有些东西就像乘法表一样，必须去死记硬背。你没法绕过它。

本章节的这些助记卡就需要你记住里面的内容，这些内容都是对基础心律失常的解读。每张卡的正面是问题，在背面告知答案。你可以用这些助记卡进行训练，或者与同事一起练习，直至你完全掌握了这些信息。

自主神经系统

请解释自主神经系统的两个分支是如何相互制约工作以支配心脏的：

交感神经系统

1. 影响心房、心室的哪一部分？

2. 如果交感神经系统激活，那么心率，传导以及心肌兴奋性会如何变化？

副交感神经系统

1. 影响心房、心室的哪一部分？

2. 如果副交感神经系统激活，那么心率，传导以及心肌兴奋性会如何变化？

PR 间期
QRS 波群

如何测量 PR 间期以及 QRS 波群的时限：

测量 PR 间期

1.PR 间期从何处测量至何处？

2.PR 间期的正常时限是多少？

测量 QRS 波群

1.QRS 波群从何处测量至何处？

2.QRS 波群的正常时限是多少？

心脏传导系统

请说出心脏传导系统各部分的名称：

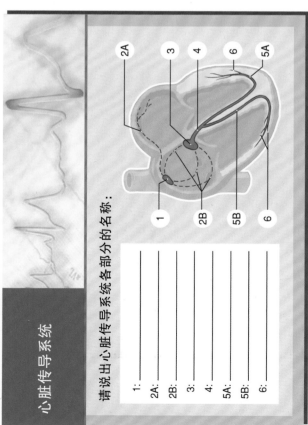

1:
2A:
2B:
3:
4:
5A:
5B:
6:

心动周期

请识别以下心动周期中心电图的各个节段：

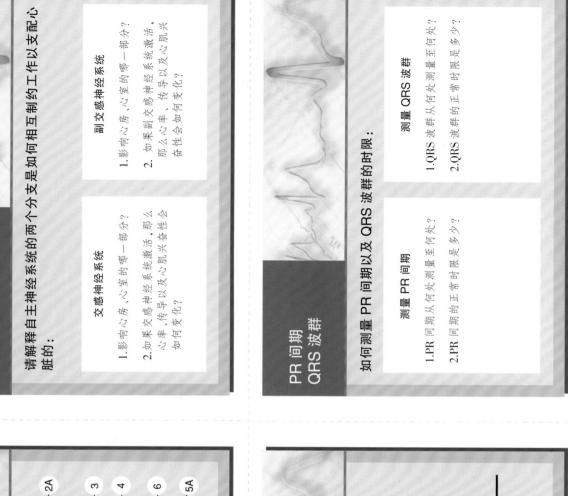

1.波形：P,Q,R,S,T 波
2.PR 间期
3.RP 段
4.QRS 波群

自主神经系统对心脏的支配

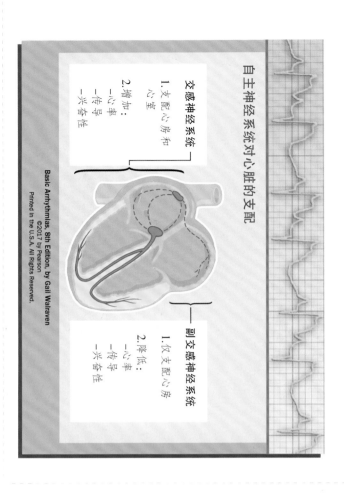

交感神经系统
1. 支配心房和心室
2. 增加：
 —心率
 —传导
 —兴奋性

副交感神经系统
1. 仅支配心房
2. 降低：
 —心率
 —传导
 —兴奋性

Basic Arrhythmias, 8th Edition, by Gail Walraven
©2017 by Pearson
Printed in the U.S.A. All Rights Reserved.

如何测量 PR 间期以及 QRS 波群时限

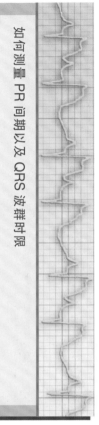

测量 PR 间期
1. PR 间期从 P 波起始到 QRS 波群起始
2. PR 间期的正常时限是 0.12~0.20s

测量 QRS 波群
1. QRS 波群从 Q 波起始到 S 波结束
2. QRS 波群的正常时限是 < 0.12s

Basic Arrhythmias, 8th Edition, by Gail Walraven
©2017 by Pearson
Printed in the U.S.A. All Rights Reserved.

心脏电传导

心脏电传导系统
1. 窦房结
2A: 房间束
2B: 结间束
3. 房室结
4. 希氏束
5A: 右束支
5B: 左束支
6. 浦肯野纤维

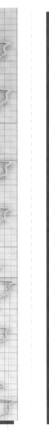

Basic Arrhythmias, 8th Edition, by Gail Walraven
©2017 by Pearson
Printed in the U.S.A. All Rights Reserved.

心动周期

波群

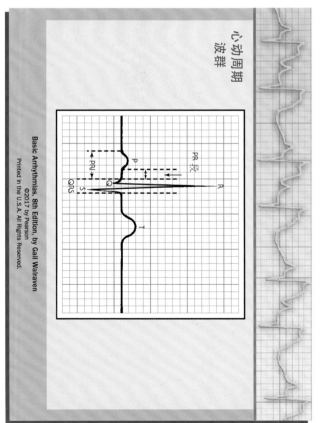

Basic Arrhythmias, 8th Edition, by Gail Walraven
©2017 by Pearson
Printed in the U.S.A. All Rights Reserved.

起搏点和频率

各个起搏点的内在频率是：

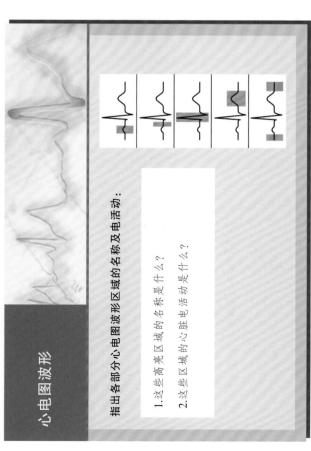

窦房结	＿＿＿ ～ ＿＿＿ 次/分
房室结	＿＿＿ ～ ＿＿＿ 次/分
心室肌	＿＿＿ ～ ＿＿＿ 次/分

正常窦性心律

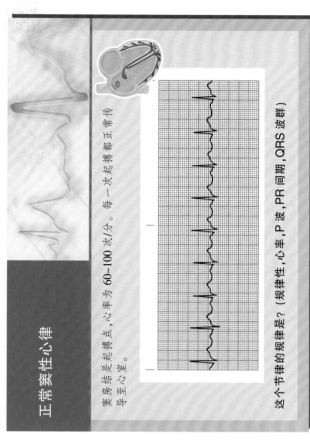

窦房结是起搏点，心率为 60~100 次/分。每一次起搏都正常传导至心室。

这个节律的规律是？（规律性，心率，P 波，PR 间期，QRS 波群）

心电图波形

指出各部分心电图波形区域的名称及电活动：

1. 这些高亮区域的名称是什么？
2. 这些区域的心脏电活动是什么？

心率的计算

你如何计算心率……

1. ……当心率不规整，或者你想想迅速（但粗略）估算心率时？
2. ……心率规整，你想想迅速（但要准确）获得心率时？
3. ……心率规整，准确性比速度更重要时？

各个起搏点的内在频率是

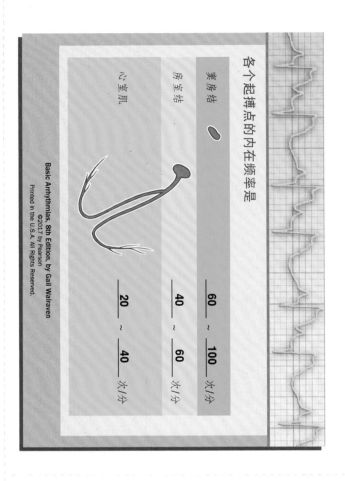

窦房结	60 ~ 100	次/分
房室结	40 ~ 60	次/分
心室肌	20 ~ 40	次/分

正常窦性心律

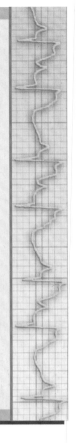

节律规则:

规律性: RR 间期恒定;节律规整。

心率: 心房率和心室率均匀;心率为 60~100 次/分。

P 波: P 波均匀,每一个 QRS 波群之前都有一个 P 波。

PR 间期: PR 间期为 0.12~0.20s;PR 间期在各导联恒定。

QRS 波群: QRS 波群时限小于 0.12s。

心电图波形区域

区域	电活动
P 波	心房除极
PR 段	房室结延迟
QRS 波群	心室除极
T 波	心室复极
等电线	无电活动

心率的计算

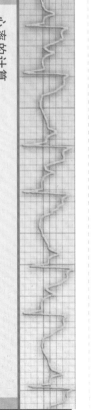

如何计算心率

	特点
1. 数出 6s 内 R 波的数量,然后乘以 10。	· 不准确 · 用于快速计算心率

2. 数出连续的 2 个 R 波之间的大方块的数量,除 300。
或者:记住以下比例:
  1 个大方块=300 次/分
  2 个大方块=150 次/分
  3 个大方块=100 次/分
  4 个大方块=75 次/分
  5 个大方块=60 次/分
  6 个大方块=50 次/分
	· 快速,心率快时不准确
	· 仅用于节律规整时

3. 数出连续 2 个 R 波之间的小方块数量,除 1500。	· 最准确 · 费时间 · 用于节律规整时

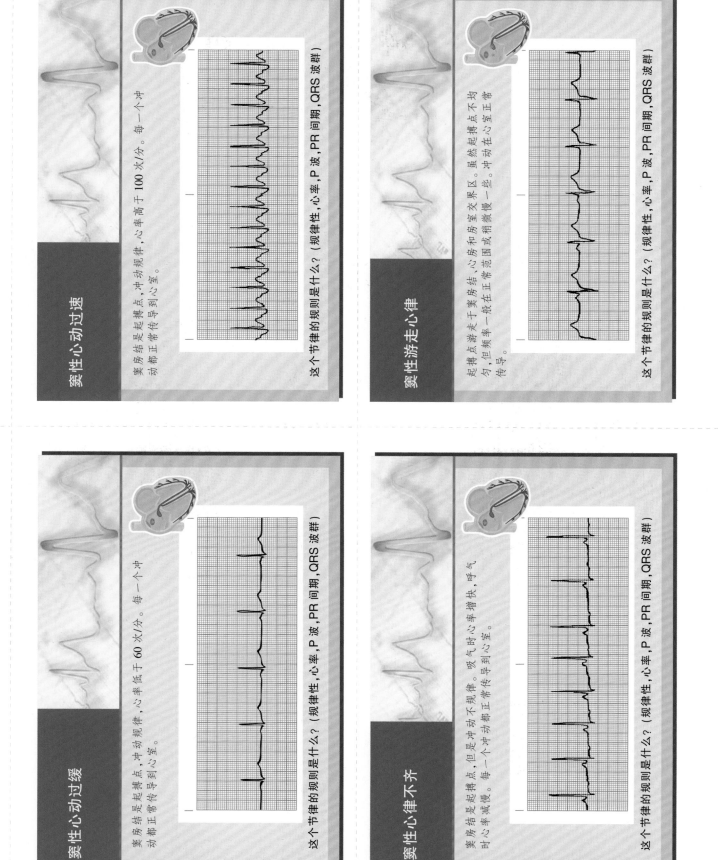

窦性心动过速

窦房结是起搏点，冲动规律，心率高于 100 次/分。每一个冲动都正常传导到心室。

这个节律的规则是什么？（规律性，心率，P 波，PR 间期，QRS 波群）

窦性游走心律

起搏点游走于窦房结、心房和房室交界区。虽然起搏点不均匀，但频率一般在正常范围或稍慢一些。冲动在心室正常传导。

这个节律的规则是什么？（规律性，心率，P 波，PR 间期，QRS 波群）

窦性心动过缓

窦房结是起搏点，冲动规律，心率低于 60 次/分。每一个冲动都正常传导到心室。

这个节律的规则是什么？（规律性，心率，P 波，PR 间期，QRS 波群）

窦性心律不齐

窦房结是起搏点，但是冲动不规律。吸气时心率增快，呼气时心率减慢。每一个冲动都正常传导到心室。

这个节律的规则是什么？（规律性，心率，P 波，PR 间期，QRS 波群）

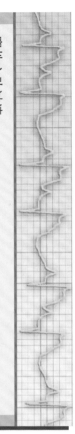

窦性心动过速

节律规则：

规律性： RR 间期恒定；节律规整。

心率： 心房和心室率均匀，心率大于 100 次/分（一般 100~160 次/分）。

P 波： P 波均匀，每一个 QRS 波群之前都有一个 P 波。

PR 间期： PR 间期为 0.12~0.20s；PR 间期在各导联恒定。

QRS 波群： QRS 波群时限小于 0.12s。

Basic Arrhythmias, 8th Edition, by Gail Walraven
©2017 by Pearson
Printed in the U.S.A. All Rights Reserved.

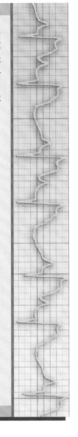

窦性游走心律

节律规则：

规律性： 因起搏点不同而节律稍不规则。

心率： 心房和心室率均匀；心率在正常范围（60~100 次/分）或稍慢一些。

P 波： 每一个 QRS 波群之前都有一个 P 波，但 P 波由于起源不一而形态不一。

PR 间期： 由于起搏点不一稍不同，但都在 0.20s 之内；一些小于 0.12s。

QRS 波群： 小于 0.12s。

Basic Arrhythmias, 8th Edition, by Gail Walraven
©2017 by Pearson
Printed in the U.S.A. All Rights Reserved.

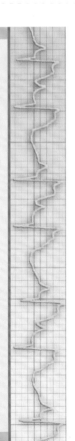

窦性心动过缓

节律规则：

规律性： RR 间期恒定；节律规整。

心率： 心房和心室率均匀；心率小于 60 次/分。

P 波： P 波均匀，每一个 QRS 波群之前都有一个 P 波。

PR 间期： PR 间期为 0.12~0.20s；PR 间期在各导联恒定。

QRS 波群： QRS 波群时限小于 0.12s。

Basic Arrhythmias, 8th Edition, by Gail Walraven
©2017 by Pearson
Printed in the U.S.A. All Rights Reserved.

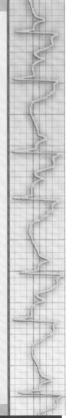

窦性心律不齐

节律规则：

规律性： RR 间期不一；心率随着呼吸而变化。

心率： 心房率和心室率均匀；心率在正常范围（60~100 次/分）或稍微慢一些。

P 波： P 波形态均匀，每一个 QRS 波群之前都有一个 P 波。

PR 间期： PR 间期为 0.12~0.20s；PR 间期在各导联恒定。

QRS 波群： QRS 波群时限小于 0.12s。

Basic Arrhythmias, 8th Edition, by Gail Walraven
©2017 by Pearson
Printed in the U.S.A. All Rights Reserved.

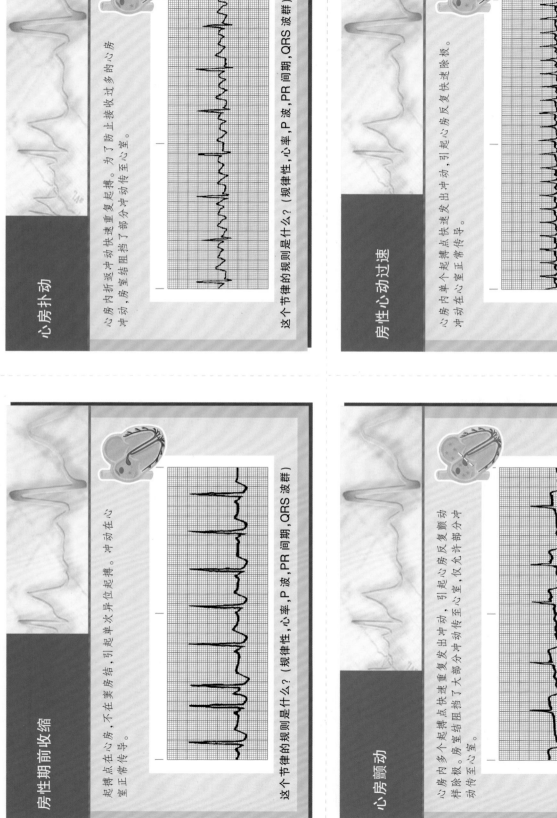
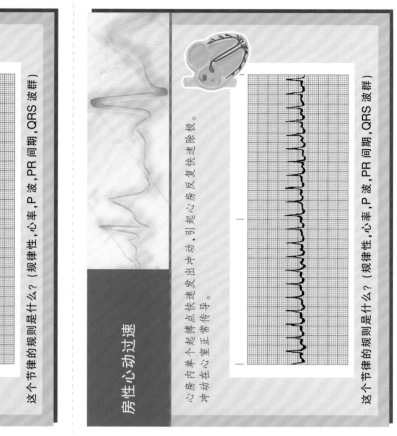

心房扑动

心房内折返冲动快速复重起搏。为了防止接收过多的心房冲动，房室结阻挡了部分冲动传至心室。

这个节律的规则是什么？（规律性，心率，P波，PR间期，QRS波群）

房性心动过速

心房内单个起搏点快速发出冲动，引起心房反复快速除极。冲动在心室正常传导。

这个节律的规则是什么？（规律性，心率，P波，PR间期，QRS波群）

房性期前收缩

起搏点在心房，不在窦房结，引起单次异位起搏。冲动在心室正常传导。

这个节律的规则是什么？（规律性，心率，P波，PR间期，QRS波群）

心房颤动

心房内多个起搏点快速重复发出冲动，引起心房反复颤动，仅允许部分冲动传至心室。房室结阻挡了大部分冲动传至心室。

这个节律的规则是什么？（规律性，心率，P波，PR间期，QRS波群）

心房扑动

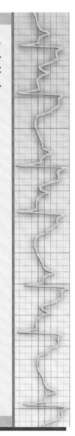

节律规则： 心房节律规整，如果房室结传导率不变，心室节律规整。如果房室结传导率有所变化，则心室节律不规整。

心率： 心房率为250-350次/分。心室率因为房室结传导比例的不同而有所变化。

P波： 房扑发作时可见特征性的P波，很难定P波连来看呈锯齿状。

PR间期： 由于房扑时P波形态特殊，很难定PR间期，一般在房扑时不测量PR间期。

QRS波群： QRS波群时限小于0.12s，但是因为房扑波（F波）与QRS波群融合而难以测量。

房性期前收缩

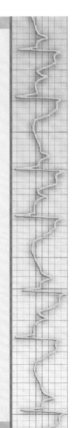

节律规则： 由于这是单个期前收缩，它一般会干扰基础节律。

心率： 心率依赖于基础节律。

P波： 房性期前收缩的P波不同于其他P波，这种P波的形态，合或者其他形态，也有可能隐藏于前一个QRS波群的T波之中，平。

PR间期： PR间期应该为0.12~0.20s，但是较正常稍长；与其他的PR间期有所区别。

QRS波群： QRS波群时限小于0.12s。

房性心动过速

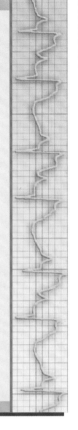

节律规则： RR间期恒定；节律规整。

心率： 心房率、心室率均匀；心室率为150-250次/分。

P波： 每个QRS波群之前都有一个P波，其形态不同于窦性P波，有可能埋藏平或有频挫。由于心室率较快，P波有可能隐藏于前一个QRS波群的T波中。

PR间期： PR间期应该为0.12~0.20s；有时很难测量，因为P波有可能隐藏于前一个QRS波群的T波中。

QRS波群： QRS波群时限小于0.12s。

心房颤动

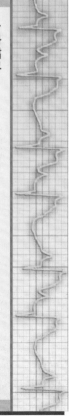

节律规则： 房性心律混乱，无法测量，室性心律极为不规整。

心率： 心房率混乱无法测量；实际测量心室率超过350次/分。因为房室结的阻挡，一般在100次/分左右。心室率过100次/分，则称为"反应性快速心室率"，也称为"未受控"。

P波： 心房颤动时心房不能有效除极，相反反复发生心房颤动，心房电活动为纤颤，或者呈现为基线不稳。

PR间期： 没有P波，因此无法测量PR间期。

QRS波群： QRS波群时限小于0.12s。

房室交界性逸搏心律

当高位起搏点失效，房室交界区就要承担起搏的责任。心房经逆行传导去极化。冲动在心室正常传导。

这个节律的规则是什么？（规律性，心率，P波，PR间期，QRS波群）

房室交界性心动过速

交界区起搏点自律性超过窦房结从而控制心脏起搏。心房通过逆行传导去极化。冲动在心室正常传导。

这个节律的规则是什么？（规律性，心率，P波，PR间期，QRS波群）

交界性期前收缩

起搏点在房室交界区的一个关奋处，它过早地触发引起单次异位搏动。心房通过逆行传导去极化。冲动在心室正常传导。

这个节律的规则是什么？（规律性，心率，P波，PR间期，QRS波群）

加速性交界性心律

交界区起搏点自律性超过窦房结从而控制心脏起搏。心房通过逆行传导去极化。冲动在心室正常传导。

这个节律的规则是什么？（规律性，心率，P波，PR间期，QRS波群）

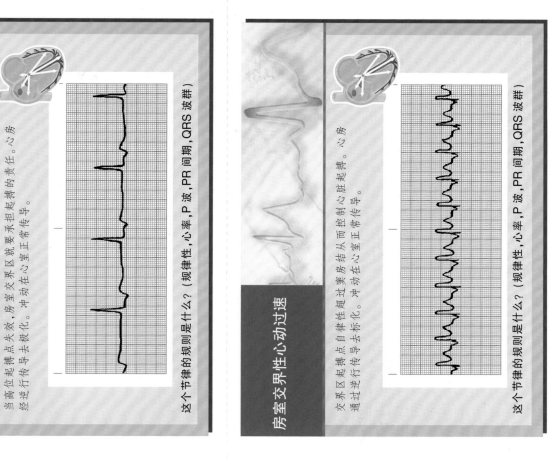

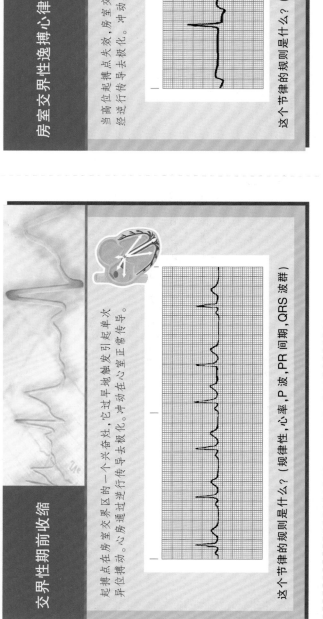

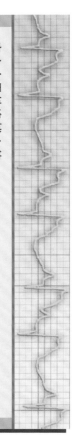
房室交界性心动过速

节律规则：
RR 间期恒定；节律规整。
心率：
心房率和心室率均匀；交界区心率较快，但一般不超过 180 次/分。一般心率在 100~180 次/分。
P 波：
P 波可能在 QRS 波群之前或之后，或者隐藏于 QRS 波群之中。如果可见，P 波是逆向的。
PR 间期：
如果 P 波在 QRS 波群之前，那么 PR 间期小于 0.12s。如果 P 波在 QRS 波群期间或之后，则无 PR 间期。
QRS 波群：小于 0.12s。

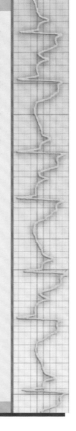

交界性期前收缩

节律规则：
规律性：由于这是单次期前收缩，会干扰基础起搏点的节律，因此 RR 间期不等。
心率：心率取决于基础起搏点的节律。
P 波：P 波可能在 QRS 波群之前或之后，或者隐藏于 QRS 波群之中。如果可见，P 波是逆向的。
PR 间期：如果 P 波在 QRS 波群之前，那么 PR 间期小于 0.12s。如果 P 波在 QRS 波群期间或者之后，则无 PR 间期。
QRS 波群：小于 0.12s。

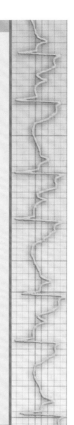

加速性交界性心律

节律规则：
规律性：RR 间期恒定；节律规整。
心率：心房率和心室率均匀，心率快于交界区心率，超过 100 次/分。一般心率在 60~100 次/分。
P 波：P 波可能在 QRS 波群之前或之后，或者隐藏于 QRS 波群之中。如果可见，P 波是逆向的。
PR 间期：如果 P 波在 QRS 波群之前，那么 PR 间期小于 0.12s。如果 P 波在 QRS 波群期间或者之后，则无 PR 间期。
QRS 波群：QRS 波群时限小于 0.12s。

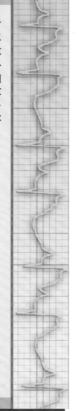

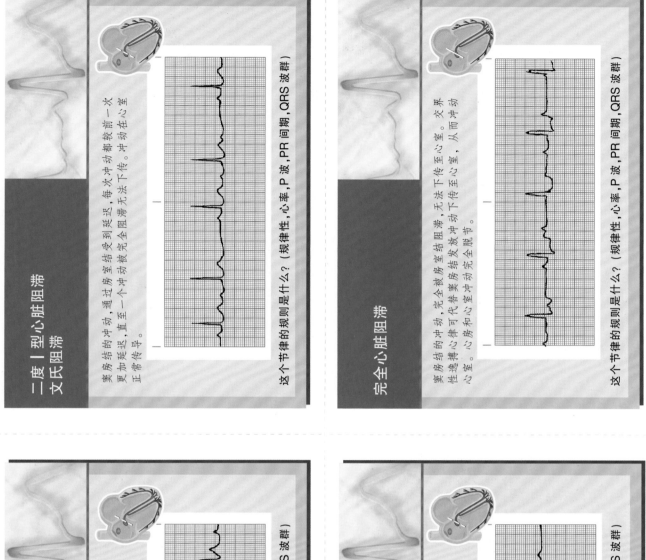
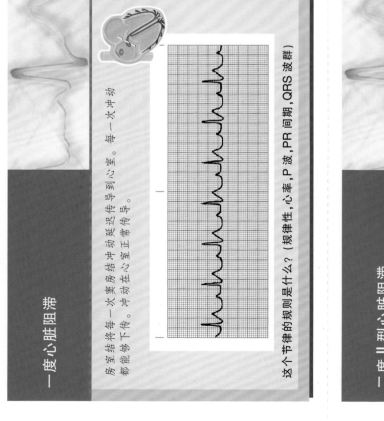
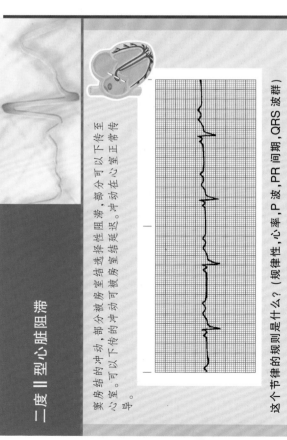

一度心脏阻滞

房室结将每一次窦房结冲动延迟传导到心室。每一次冲动都能够下传。冲动在心室正常传导。

这个节律的规则是什么?(规律性,心率,P波,PR间期,QRS波群)

二度 I 型心脏阻滞 文氏阻滞

窦房结的冲动,通过房室结受到延迟,每次冲动都较前一次更加延迟,直至一个冲动被完全阻滞无法下传。冲动在心室正常传导。

这个节律的规则是什么?(规律性,心率,P波,PR间期,QRS波群)

二度 II 型心脏阻滞

窦房结的冲动,部分被房室结选择性阻滞,部分以下传至心室。可以下传的冲动可被房室结延迟,冲动在心室正常传导。

这个节律的规则是什么?(规律性,心率,P波,PR间期,QRS波群)

完全心脏阻滞

窦房结的冲动,完全被房室结阻滞,无法下传至心室。交界性逸搏心律可代替窦房结发放冲动下传至心室,从而冲动心室。心房和心室冲动完全脱节。

这个节律的规则是什么?(规律性,心率,P波,PR间期,QRS波群)

文氏二度 I 型心脏阻滞

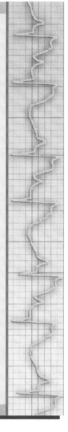

节律规则：

规律性：RR 间期不规整。

心率：由于一些心房冲动无法下传至心室，心室率较正常稍慢（<100 次/分）。心房率正常，在 60~100 次/分。

P 波：P 波直立，均匀。部分 P 波后没有 QRS 波群。

PR 间期：PR 间期进行性延长，直至 P 波后跟随 QRS 波群。随后新的周期开始。

QRS 波群：QRS 波群时限小于 0.12s。

Basic Arrhythmias, 8th Edition, by Gail Walraven ©2017 by Pearson Printed in the U.S.A. All Rights Reserved.

一度心脏阻滞

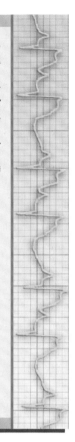

节律规则：

规律性：取决于基础节律的规整。

心率：心率取决于基础节律。

P 波：P 波直立，均匀。每一个 QRS 波群之前都有一个 P 波。

PR 间期：PR 间期大于 0.20;PR 间期在各导联恒定。

QRS 波群：QRS 波群时限小于 0.12s。

Basic Arrhythmias, 8th Edition, by Gail Walraven ©2017 by Pearson Printed in the U.S.A. All Rights Reserved.

完全心脏阻滞

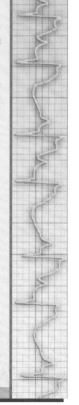

节律规则：

规律性：房性心律及室性心律各自规整，RR 间期恒定。

心率：心房率正常，心室率较低。如果心房起搏，则心率为 40~60 次/分。如果心室起搏，则心室率为 20~40 次/分。

P 波：P 波直立，均匀。P 波数量大于 QRS 波群数量。

PR 间期：由于心房和心室完全脱节，无 PR 间期存在。有时可见 P 波与 QRS 波群。

QRS 波群：如果心室由房室交界区控制，那么 QRS 波群时限小于 0.12s。如果心室由心室起搏，那么 QRS 时限大于 0.12s。

Basic Arrhythmias, 8th Edition, by Gail Walraven ©2017 by Pearson Printed in the U.S.A. All Rights Reserved.

二度 II 型心脏阻滞

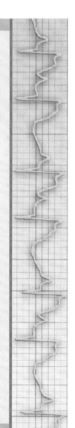

节律规则：

规律性：如果传导比例均匀，那么 RR 间期恒定，节律规整。如果传导比例不一，那么 RR 间期不一。

心率：心房率正常，在 60~100 次/分。由于部分心房冲动无法下传，所以心室率较慢（<60 次/分），一般为 2:1、3:1 或者 4:1 的比例，

P 波：P 波直立，均匀。部分 P 波后没有 QRS 波群。P 波的数量多于 QRS 波群数量。

PR 间期：PR 间期恒定，但可能较正常 PR 间期稍长。

QRS 波群：QRS 波群时限小于 0.12s。

Basic Arrhythmias, 8th Edition, by Gail Walraven ©2017 by Pearson Printed in the U.S.A. All Rights Reserved.

室性心动过速

心室源性的兴奋灶反复规律地激动心室，心室率为 150～250 次/分，远超窦房结位起搏点，引起心动过速。

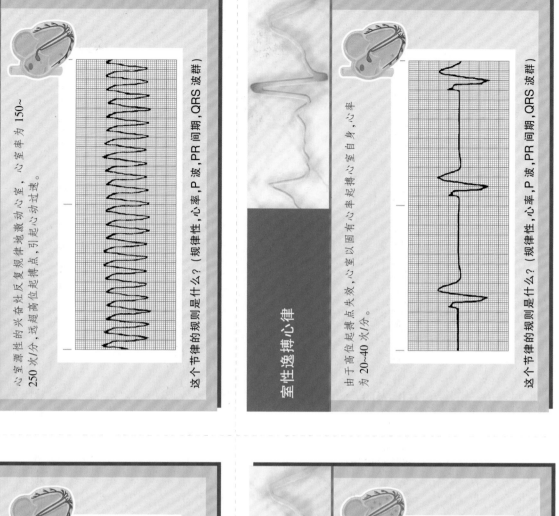

这个节律的规则是什么？（规律性，心率，P 波，PR 间期，QRS 波群）

室性逸搏心律

由于高位起搏点失效，心室以固有心率起搏心室自身，心率为 20-40 次/分。

这个节律的规则是什么？（规律性，心率，P 波，PR 间期，QRS 波群）

室性期前收缩

心室源性单一兴奋灶激动心室，引起心脏收缩。

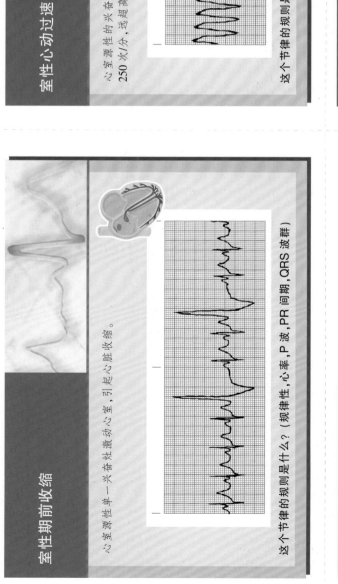

这个节律的规则是什么？（规律性，心率，P 波，PR 间期，QRS 波群）

心室颤动

心室多源起搏点完全不规律地混乱起搏，心脏处于颤动而非有效收缩搏动。

这个节律的规则是什么？（规律性，心率，P 波，PR 间期，QRS 波群）

室性心动过速

节律规则：

规律性：节律规整，可以轻度不规整。

心率：无法确定心率。心室率为150~250次/分。如果心室率小于150次/分，称为慢性室速。超过250次/分称为室扑。

P波：房室分离。有时可见P波与QRS波群融合。

PR间期：由于房室分离，因此无PR间期。

QRS波群：QRS波群宽大畸形，至少0.12s。有时因为QRS波群与T波分界不清而很难测定。

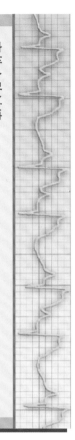

室性逸搏心率

节律规则：

规律性：节律规整，但一般预示着心脏濒死。

心率：心室率为20~40次/分，甚至低于20次/分。

P波：无P波。

PR间期：无PR间期。

QRS波群：QRS波群宽大畸形，至少0.12s。

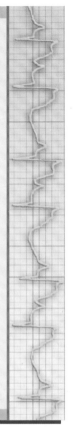

室性期前收缩

节律规则：

规律性：基础节律可规整或不规整。室早会干扰基础节律（除非为插入性室早）。

心率：按照基础节律来计算心率。由于室早常常无法进成有效收缩，因此一般不算在总体心率中。

P波：期前收缩之前无P波，尽管有时可以看到室早之前有P波，但是二者无关。

PR间期：由于房室无关，因此无PR间期。

QRS波群：QRS波群宽大畸形，与基础节律的QRS波群完全不同，至少0.12s。T波方向一般与QRS波群方向相反。

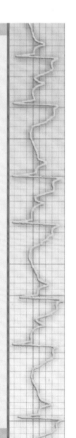

心室颤动

节律规则：

规律性：无可见的规整的波或波群。基线混乱。

心率：无法计算，因无可见的波或波群。

P波：无P波。

PR间期：无PR间期。

QRS波群：无可识别的QRS波群。

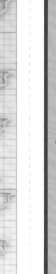

心率计算器

第一个R波

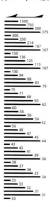

1500
750
500 375
300
250 214
187 167
150
136
125 115 107
100
94
88 83 79
75
71 68
65 62
60
58
56 54 52
50
48 47
45 44
43 42
41 39 38
38 37
36 35 34
33 32 31 31
30

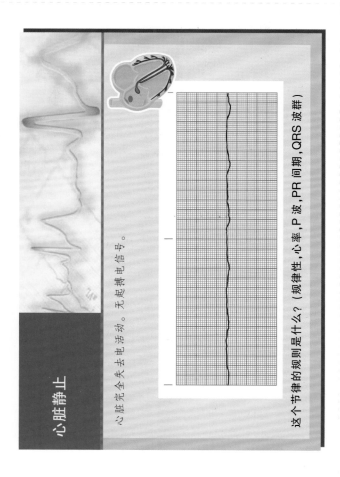

心脏静止

心脏完全失去电活动。无起搏电信号。

这个节律的规则是什么？（规律性，心率，P 波，PR 间期，QRS 波群）

计算心率

方法A
（针对不规整节律）计算6s内R
波的数量并乘以10。

方法B
（针对规整节律）计算两个连续R
波之间的大方格数，然后除以300。

或记住这个量表：

1个大方格=300次/分
2个大方格=150次/分

3个大方格=100次/分
4个大方格=75次/分

5个大方格=60次/分
6个大方格=50次/分

方法C
（针对规整节律）计算两个连续R
波之间的小方格数并除以1500。

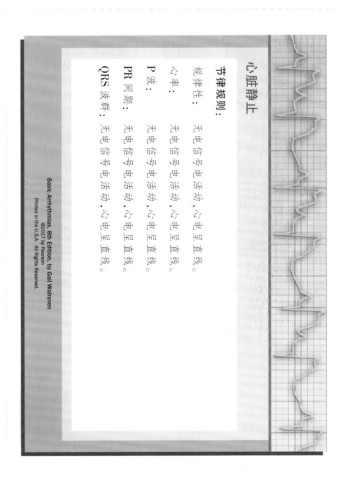

心脏静止

节律规则：

规律性：无电信号电活动，心电呈直线。

心率：无电信号电活动，心电呈直线。

P波：无电信号电活动，心电呈直线。

PR间期：无电信号电活动，心电呈直线。

QRS波群：无电信号电活动，心电呈直线。

Basic Arrhythmias, 8th Edition, by Gail Walraven
©2017 by Pearson
Printed in the U.S.A. All Rights Reserved.